• 现代主治医生提高丛书 •

中医脑病主治医生 480 问

主　编　黄　燕　王新志

中国协和医科大学出版社

图书在版编目（CIP）数据

中医脑病主治医生480问／黄燕，王新志主编．—北京：中国协和医科大学出版社，2011.9
（现代主治医生提高丛书）
ISBN 978-7-81136-528-3

Ⅰ．①中… Ⅱ．①黄… ②王… Ⅲ．①脑病-中医诊断学-问题解答②脑病-中医治疗学-问题解答 Ⅳ．①R277.72-44
中国版本图书馆CIP数据核字（2011）第176941号

现代主治医生提高丛书
中医脑病主治医生480问

主　　编：黄　燕　王新志
责任编辑：吴桂梅　方　琳

出版发行：**中国协和医科大学出版社**
（北京东单北大街69号　邮编100005　电话65260378）
网　　址：www.pumcp.com
经　　销：新华书店总店北京发行所
印　　刷：北京佳艺恒彩印刷有限公司

开　　本：850×1168　1/32开
印　　张：21.25
字　　数：550千字
版　　次：2012年1月第一版　　　2012年1月第一次印刷
印　　数：1—5000
定　　价：43.00元

ISBN 978-7-81136-528-3/R·528

• 现代主治医生提高丛书 •

中医脑病主治医生 480 问

主　编：黄　燕　王新志

副主编：曹晓岚　刘　泰　高　颖　林亚明　赵建军
王立新　杨佳华

编　委（以姓氏笔画为序）

马贤聪　广州中医药大学　硕士研究生

王新志　河南中医学院第一附属医院　教授　主任医师

王立新　广州中医药大学第二附属医院　主任医师

孙利军　山东中医药大学附属医院　教授　主任医师

刘　泰　广西中医学院第一附属医院　教授　主任医师

李品纯　广西中医学院第一附属医院　主治医师

李晓慧　云南中医学院附属医院　主治医师

来建明　云南中医学院附属医院　主治医师

林亚明　云南中医学院附属医院　教授　主任医师

杨佳华　甘肃省中医院　副主任医师

金　曦　长春中医药大学附属医院　副主任医师

周　颖　北京中医药大学东直门医院　副主任医师

赵建军　长春中医药大学附属医院　教授　主任医师

郭闫葵　济南市中医院　副教授　副主任医师

高　颖　北京中医药大学东直门医院　教授　主任医师

贾　翔　广州中医药大学　博士研究生
黄　燕　广州中医药大学第二附属医院　教授　主任医师
曹晓岚　山东中医药大学附属医院　教授　主任医师
曹克刚　北京中医药大学东直门医院　副主任医师
黎明全　长春中医药大学附属医院　副主任医师
廖美容　广西中医学院第一附属医院　硕士研究生

前　言

中医学作为我国传统文化中的一部分，是几千年来华夏民族医学知识提炼出的精髓，其科学性和有效性是众所周知的。随着步入21世纪，现代科学对医学界的影响日渐深远，作为中医师，我们既要运用现代科学，同时又不能忘记中医学基本功，相信只有认真学习并结合多学科的研究结果，才能使医学科学不断发展。

中医脑病学科起源于北宋十三科中的“风科”，历史由来已久，经过历代医家的传承创新，已形成了一套完整的理论体系。中医脑病学是以中医学的基本理论为依据，系统阐发脑的生理及解剖、脑病的病因病机、脑病的诊断与治疗及康复、脑的保健等内容的一门学科，其涵盖了现代神经内科学、精神病学的相关内容，包括脑血管病、眩晕、头痛、睡眠障碍、面神经炎、三叉神经痛、多发性硬化、急性感染性多发性神经根炎、急性脊髓炎、周围神经病、运动神经元病、帕金森病、癫痫、中枢神经系统感染、脑瘫、神经症等神经内科常见病多发病。目前中医药干预在脑病方面的应用已越来越深入，越来越广泛，得到了广大患者的认可，使得中医脑病学科的团队不断壮大，成为了骨干学科。我们不但要继承前贤的医术，更要注重多学科的交叉融合进而使中医脑病学历久弥新。

主治医师是目前临床救治患者的中坚力量，也是日后能否有精良医术的关键角色。主治医师工作强度大，难度高，既要提升自己的临床综合能力，同时也担负起对年轻医生、实习医生的带教指导工作。这要求有牢固的理论知识，并且对临床疾病还要有自己的体会和见解。要想达到这一高度，通常要借助于教科书或者专著，可是教科书太过简洁，而专著又过于深奥与宽泛了。这就需要一本既简明精炼又有深刻内容的书。本书是以问答的方式，分章阐述中医脑病的基本知识、中风、眩晕、头痛等脑科常见病，内容涵盖了疾病的病因病机、证候特点、常用方药、名家对该病的诊疗见解以及部分相关的西医内容。相信本书不仅是一本能够反复诵读的案头书，也是一本能够随手翻阅，常看常有新体会的手边书。

在本书即将出版之际，由衷的感谢长期关怀本书的专家和同道给予的支持和鼓励。由于水平所限，书中难免有错误，恳请专家读者予以批评指正。

黄　燕

目　录

一、中医脑病基础篇

二、中医脑病临床篇

一、中医脑病基础篇

1. 中医理论如何认识脑在人体中的地位？

中医理论认为脑为人体生命中枢之所在，是维持、调节和指挥整个人体生命活动的最高主宰，统治着整个生命活动的始终。朱沛文在《华洋脏象约纂》中指出："夫居元首之内，贯腰脊之中，统领官骸，联络关节，为魂魄之穴宅，性命之枢机者，脑髓是也"。

脑居颅内，由髓汇集而成。《素问·五脏生成篇》说："诸髓者，皆属于脑"。《灵枢·海论》说："脑为髓海"。在《内经》中，通过取类比象的方法，把人与自然联系起来，强调人身之头属天阳之位，乃至贵至高之脏。张景岳《类经》注云："人之脑为髓海，是谓上丹田，太乙帝君所居"。《素问遗篇·本病论》云："神游上丹田，在太乙帝君泥丸宫之下"。谢观在

《中国医学大辞典》中训“太乙帝君”为“脑髓也。脑为人体之所最尊，犹神明中之太乙帝君”。说明在《内经》时代就已认识到脑为人体之最高主宰。

脑为气血精华汇集之处，《灵枢·本神篇》云：“人之气血精神者，所以奉生而同于性命也”，说明脑是阴精与清阳融会贯通之所，气血汇集之处，为全身最重要的器官。《素问·灵兰秘典论》云：“心者，君主之官，……主明则下安，……主不明则十二官危”。明·赵献可在《医贯·内经十二官论》中对此提出异议：“愚谓人身别有一主非心也。……当与十二官平等，不得独尊心之官为主。若以心之官为主，则下文主不明则十二官危，当云十一官矣”。喻嘉言《寓意草·沙宅小儿治验》云：“头为一身之元首，穹然居上，乃主脏而不奉脏者也”。近代医家冉雪峰说道：“是十二官皆秉承于天上玉清的脑，十二官不得相失，十二官于脑更不得相失”。这些论述把大脑的地位凌驾于其他脏腑之上，“主脏而不奉脏”，突出了脑在脏腑中的首脑核心地位，认为其是全身之大主，人体之最高主宰。《蒲辅周医疗经验》阐述的更为明确：“《内经》云：‘主明则下安’，‘主不明则十二官危’。十二官指脏腑，其中心脏也在内。主就是大脑，……主和脏腑的关系，就是现代医学中枢神经系统和脏腑组织的关系”。

《内经》还从病理角度论述了脑之重要性，《素问·刺禁论》云：“藏有要害，不可不察，……刺中心，一日死；……刺中肝，五日死；……刺中肾，六日死；……刺中肺，三日死；……刺中脾，十日死；……刺中胆，一日半死；……刺头，中脑户，入脑立死”，由此可见，对人类生命影响最大的是脑。其后王肯堂在《证治准绳》中亦云：“盖髓海真气之所聚，卒不受邪，受邪则死不可治”，同样从病理角度反证了脑在生命活动中的重要性。

2 · 脑当为脏的理论依据是什么？

脏的共同生理特点是化生和贮藏精气，即所谓“藏精气而不泻”。腑的共同生理特点为受盛和传化物，即所谓“泻而不藏”。《素问·五脏别论》指出：“所谓五脏者，藏精气而不泻也，故满而不能实。六腑者，传化物而不藏，故实而不能满也”。但奇恒之府是指形态上类似腑、功能上类似于脏的器官。奇恒之腑中空而区别于脏，藏精气而不泄而有别于腑。

脑位于头颅之内，乃髓汇集之处，为髓之海，具有藏精气而不泻，但无中空之特点，完全有别于骨、脉、胆、女子胞，故脑不应归于奇恒之府而应当归于脏。明·喻嘉言在《寓意草·沙宅小儿治验》中指出：“……诚之脑之自为一脏”，明确提出脑应该自为一脏。脏的共同生理特点是化生和贮藏精气，即所谓“藏精气而不泻”。就脑的生理特性和解剖形态而言，脑与心肝肾等主要内脏同时或稍前形成。如《灵枢·经脉》云：“人始生，先成精，精成而脑髓生”。清·王清任在《医林改错·脑髓说》中亦云：“精质之清者，化而为髓，由脊骨上行入脑，名曰脑髓”，说明脑由先天之精所化生。《灵枢·决气》又云：“谷气入满，淖泽于骨……补益脑髓”。进一步指出脑髓还需要后天水谷之精以补益。可见脑中所藏之精气包含有先天之精和后天之精，脑具有藏精之生理特点。因此，脑应属于脏的范畴而非奇恒之府。

3 · 何为脑神、心神、五脏神？

脑神：张仲景《金匮玉函经·卷一·证治总则》曰：“头

者，身之元首，人神所注”，指出头是人体最重要的器官，是神汇注之处。《春秋元命苞》亦有“头者，神之居也”的记载。李时珍谓：“脑为元神之府”，王清任提出：“灵机记性不在心在脑”，均从理论上明确提出了脑主元神的观点。

心神：《素问·灵兰秘典论》曰：“心者，君主之官，神明出焉”。《灵枢·邪客》曰：“心者，五脏六腑之大主，精神之所舍也”。表明心与神明活动关系最为密切。

五脏神：《素问·阴阳应象大论》认为“人有五脏化五气，以生喜怒悲忧恐”。心藏神，在志为喜；肝藏魂，在志为怒；脾藏意，在志为思；肺藏魄，在志为忧；肾藏精，在志为惊为恐。将人的精神、思维、意识等心理活动归纳为神、魂、魄、意、志，并为五脏所藏，即五脏神。

脑神与心神：近代张锡纯溯源《黄帝内经》，明确提出心脑共主神明，认为“人之神明，原在心与脑两处，神明之功用，原心与脑相辅而成”，“脑中为元神，心中为识神。元神者无思无虑，自然虚灵也；识神者有思有虑，灵而不虚也”，神明又有体用之分，“盖脑中元神体也，心中识神用也”。

心神与五脏神：张介宾在《类经》中指出：“心为脏腑之主，而总魂魄，兼赅意志，故忧动于心则肺应，思动于心则脾应，怒动于心则肝应，恐动于心则肾应，此所以五志唯心所使也”，表明人的精神、意识、思维活动，虽可分属于五脏，但主要归属于心主神志的生理功能。五脏藏神，并不等于说每脏分别产生某种精神活动，其实质在于强调人体内部有承担心理活动的统一系统。

脑神与五脏神：脑髓内寓元神，为一身之主宰，故五脏六腑听命于脑，脑神调节各脏腑功能之平衡协调。心藏神、肺藏魄、肝藏魂、脾藏意、肾藏志，即所谓“五神脏”，此五神脏皆由脑之元神统领，但脑神又须接受来源于五脏六腑、经络气血之信息，如此上下、内外协同呼应，神之功用方能完成。

简言之，脑之元神统帅着五脏诸神，同时由于心居于五脏之首，是五脏这个核心系统中的核心，脑神和心神共同协调控制五神脏的活动。

4 脑科学的发展和东方传统哲学二者的关系是什么？

系统思维是对中国古代哲学中的整体观念的概括和总结，而整体观念则是以天人合一、主客交融为主题的中国传统文化的主导思想。脑科学的发展对包括大脑在内的神经系统的形成和结构有了较为清晰的认识，从中我们可以探讨到系统思维的具体体现。中国古代哲学认为，世界的本原是混沌未分的元气，元气在运动变化中发生内部的分化，气分阴阳，阴阳交感化生出万物，它是“本原”性的整体，“先天”的整体分化出“后天”的诸部分，因而这种整体是“元整体”。从《周易》到后来的道家和儒家，都把世界和万物理解为混沌未分的统一体分化而成的。

应用太极之理去透视脑的活动，帮助我们认识和理解脑的功能是《周易》和脑科学结合的方向之一。感觉是客观世界的主观反映，客观外界的现象通过感官反映到头脑中来，便产生了感性认识。感觉的形成过程是：感受器接受了环境的刺激，并将刺激的能量变成了神经冲动，沿着一定的神经通路传入脊髓和脊髓以上的各级神经中枢，神经冲动最后到达大脑皮质的一定区域，通过精细分析，产生感觉。仔细分析感觉产生的神经活动过程，发现它和太极理论有着惊人的平行性，脑的感知过程似乎也遵循着无极—太极—两仪—四象—八卦—万物的理论轨迹。

象数符号模型是古人长期生产劳动实践经验的产物，是古人对天地人运动规律“天道”与“人道”的形象、模糊的模拟。《周易》中说：“易者，象也。象者，像也”，八卦是象数的核心，是阴阳运动规律的高度浓缩；阴爻和阳爻是最基本的要素，由阴爻和阳爻相叠构成的六十四重卦的图像是宇宙过程的仿效。

卦由爻组成，积六爻成一卦，由下至上曰初、二、三、四、五、上 6 个爻位，形成一个阴阳有序的六层排列。大脑皮层的组织形态也是呈 6 层有序结构，层次间的细胞构筑学及其功能上的差异显示出阴阳变化。

中医学吸纳并发展了中国哲学中的阴阳学说，用以说明人体的生理病理变化。阴阳是脑构成的基本原理之一，脑的物质世界的性质和进化的性质，决定脑同样应该是阴阳二象构成的。作为一个复杂的非平衡态的开放系统，脑的阴阳二象在它的各个层次和亚系统都有所表现。

现代脑科学的发展已经形成三个主要研究趋势——认识脑、保护脑和开发脑，其中“认识脑”的研究揭示出人脑与太极、宇宙之间也存在着全息现象；而“保护脑”和“开发脑”的领域则为中国传统养生保健活动在脑科学中作出贡献提供了大有作为的新天地。

5. 如何理解心脑同病与动脉粥样硬化的关系？

脑心具有高度一致的致病因素，存在外感六淫、七情内伤、年老体衰等病因，都与虚、火、痰、瘀、毒等病理机制有关。另外，脑心生理功能同源。《素问·灵兰秘典论》云：“心者，君主之官，神明出焉”，指出心具有主神志的功能。李时珍《本草纲目·二十四卷》指出“脑为元神之府”，明确提出脑与神志活动具有密切关系。近代中医学家结合医学发展，总结前人经验，提出心脑共主神明。何廉臣认为：“盖以脑为元神之府，心为藏神之脏，心主神明，所得乎脑为虚灵不昧，开智识而省人事，具众理而应万机”。张锡纯明确提出心脑共主神明，认为“人之神明，原在心与脑两处，神明之功用，原心与脑相辅而成”，“脑中为元神，心中为识神”，“神明之体藏于脑，神明之用发于心”。神志活动的产生，是由脑而达于心，由心而发露于外，心脑神明贯通，才能产生思维意识并支配其相应行为。脑之神明伤可累及于心，心之神明伤亦可累及于脑，即心脑同病。脑血管病和冠心病属于“脉络－血管系统病”，心和脑以遍布全身的络脉系统为载体紧密相连，是脉络－血管系统整体中的有机组成部分，其生理功能和病理变化与整个络脉系统的功能状态同步。心脑血管疾病具有反复发作，经久难愈，入络入血等临床特点，其病程较长，临床表现复杂多样，多为慢性迁延性疾病，均属络脉病变。祖国医学认为本虚标实、久病入络是心脑异病同治中的病理基础。在治疗上，必须见心病而兼治脑，见脑病同时兼顾心。

动脉粥样硬化是一个全身性疾病，病变可累及主动脉、冠状动脉、脑动脉、肾动脉、肠系膜动脉、四肢动脉等，其中冠状动脉和脑动脉的粥样硬化是心血管病（以冠心病为主）和脑血管病（以脑卒中为主）的主要病因，也是两类疾病病理变化的共同基础，只是由于累及的部位不同、发病先后不一，出现了不同的临床症状，是相同的病理改变在不同器官的表现，决定了疾病的预后和发展的趋势，最终常在同一个个体并存是本病程发展的必然结局。因此，预防和治疗动脉粥样硬化便成为预防和治疗心脑血管病的根本和基础，对动脉粥样硬化的预防和治疗措施同时也是对冠心病和脑卒中两大类疾病起到了根本上的预防和治疗作用。

6. 大脑半球分工理论和阴阳理论的区别与联系是什么？

大脑由左右两个半球组成，两个半球之间由胼胝体相连，胼胝体是联系大脑左右半球的神经纤维束。当今科学研究认为，人的左脑是逻辑脑，具有处理语言、文字、符号和进行逻辑推理、抽象思维及判断分析的功能，主管着人的理解、语言、阅读、书写、计算、排列、分类等，有“理性脑”、“逻辑脑”或“理解脑”之称。右脑是情感直觉记忆的脑，具有处理总体形象和空间概念、鉴别图形和绘画、进行艺术思维、感知音乐旋律、进行模仿以及直观性、综合性、整体性、创造性等功能，它主管着人的记忆力、直觉感、时空感、节奏感、想象力、意志力和创意思维、美感体验、态度情感、操作实践、舞蹈艺术等，有“记忆脑”、“感性脑”或“艺术脑”、“直觉脑”之称。

根据中医理论，阴阳是事物之间的关系性质。阴阳者，一二也，阳主动，阴主静，阳化气，阴成形。《素问·阴阳应象大论》曰：“左右者，阴阳之道路也”，人的大脑就是一个完整的太极图，左为阳，右为阴，位于中间联系左右大脑的胼胝体就如太极图中的“S”曲线。《易经》说：“左为阳，右为阴”，左右大脑半球，我们可以用一个中国传统文化的概念来描述和定义：左脑，也就是我们常说的“逻辑理解脑”，在此称之为“阳性脑”；右脑，也就是我们常说的“直觉记忆脑”，在此称之为“阴性脑”，所以左右大脑之间的关系，实际上就是传统所讲的阴与阳的关系。中国现代脑科学研究也发现人的大脑在功能状态出现交叉对称图像时，与太极图极为相似。即兴奋功能的活动优势在左前脑，抑制功能的活动优势在右后脑。左前脑属阳，右后脑属阴，并在中间出现“S”形曲线，形成一个天然的大脑太极图。

阴阳互根互用，对立统一，消长平衡。人体大脑的两侧半球在高级功能上虽然各有其优势，但事实上这些优势都是相对的。比如说，虽然左侧脑半球主管人的理解、讲话、阅读、书写，具有处理语言、文字、符号和进行逻辑推理、抽象思维及判断分析的功能，但它同时也具有一定的非语言性认识功能。虽然右侧脑半球是情感直觉记忆的脑，具有处理总体形象和空间概念，鉴别图形和绘画、进行艺术思维、感知音乐旋律、进行模仿以及直观性、综合性、整体性、创造性等功能，但它同时也具有一定的简单的语言活动功能，这符合中国传统所讲的“阴中有阳”、“阳中有阴”，阴阳互根互用的平衡理论。所以人体左右大脑的功能虽然各不相同，但它们彼此之间却有着紧密的联系。

7 髓和髓的生理功能有哪些?

（1）髓的分类　髓分布于骨腔内，根据位置的不同，有脑髓、脊髓、骨髓之分。骨髓藏于骨腔内，故《素问·脉要精微论》说："骨者，髓之府"。藏于脊髓管内的称为脊髓，脊髓下贯尾骶。藏于颅腔内者称为脑髓，脑髓与脊髓密切相关。

（2）髓的生成　髓的生成与先天之精、后天之精都有关系。从根本上来说，髓由肾精所化生，即肾藏精，精生髓，故《灵枢·经脉》说："人始生，先成精，精成而脑髓生"。张介宾注解说："精藏于肾，肾通于脑，脑者阴也；髓者，骨之充也，诸髓皆属于脑，故精成而脑髓生"（《类经》）。另外，髓的生成和后天之精也有密切关系。饮食所化生的精液，可以通过骨孔而补益骨髓，骨髓又不断地补充脑髓，故《灵枢·五癃精液别论》篇说："五谷之津液，和合而为膏者，内渗于骨空，补益脑髓"。所以，先天之精不足或后天之精失养，都可以影响髓的生成。

（3）髓的功能　髓的生理功能，概括起来有三方面：一是养脑，二是充骨，三是化血。

1）养脑：脑为髓之海，"诸髓者皆属于脑"，髓有补充营养人脑的作用。这个作用从人之始生就开始，直到死亡。若精髓充足，髓海就能得养，脑的发育就健全，就能充分发挥其"精明之府"的生理功能。反之，精髓不充，髓海失养就会出现相应的病理变化。

2）充骨：骨为肾所主，髓为肾所生，骨的生长发育，有赖于骨髓的充盈及所提供的营养。《素问·阴阳应象大论》云："肾生骨髓"，《素问·六节藏象论》说："其充在骨"，说明精髓充足时，才能充养骨髓，这些功能都与肾密切相关。若精髓不足，骨失于充养，则易出现骨骼的病变，如小儿囟门迟闭，骨软无力，老人骨质疏松，易于骨折等等。

3）化血：血是构成人体、维持人体生命活动的基本物质之一，具有很高的营养和滋润作用。血的生成除了依靠水谷精微的化生外，还与精髓密切相关，二者可相互滋生和转化。当肾中精髓充盈时，肝有所养，血有所充，如《张氏医通》所说："气不耗，归精于肾而为精，精不泄，归精于肝而化清血"，又如《素问·阴阳应象大论》说："肾主骨髓，髓生肝"。临床上，对于某些血液病，如再生障碍性贫血，中医学认为其根本在于肾虚髓空，运用补肾益精填髓的方法治疗可以取得一定的疗效，也是以精髓可以化血为理论依据的。

（4）髓的特性　髓的特性为满而不泻，宜满不宜虚。

髓为奇恒之府之一，其特点为满而不泻。必须保证其充满，才能够益脑、充骨、化生血液。若房事过度，耗竭精髓，或外伤伤及脑髓、脊髓，可以引起髓之不足，发为病变。当然，藏而不泻是与六腑泻而不藏相对而言，比如髓化血实际就是泻，但这是生理转化，不是病理变化，对此应灵活看待，不可拘泥于文字。

8 · 脑的生理功能有哪些？

脑在髓海，由精气所化生，为元神之府，具有主持思维，发生感情，产生思想，控制行为，支配感觉，统率全身作用，因而脑为人体生命的根本所在，是人体的重要器官。

（1）脑为人身之大主　脑为人体之最高主宰。朱沛文在《华洋脏象约纂》中指出："夫居元首之内，贯腰脊之中，统领官骸，联络关节，为魂魄之穴宅，性命之枢机者，脑髓也"，说明脑为气血精华汇集之处，为人体生命中枢之所在，统治着生命活动的始终。程杏轩《医述》引《会心录》曰："夫六腑清阳之气，五脏精华之血，皆会于头，为至清至高之处，故谓之元首，至尊而不可犯也"。这些论述说明脑是阴精与清阳融会贯通之所，气血汇集之处，为全身最重要的器官。喻嘉言《寓意草·沙宅小儿治验》云："头为一身之元首，穹然居上，乃主脏而不奉脏者也"。近代医家冉雪峰又补充于后，说道："是十二官皆秉承于天上玉清的脑，十二官不得相失，十二官与脑更不得相失"。这些论述把脑的地位凌驾于其他脏腑之上，突出了脑在脏腑中的首脑核心地位，认为脑是全身之大主，人体之最高主宰。

（2）脑主神明，总统诸神　脑主藏神，在《素问·脉要精微论》早已指出："头者，精明之府"。《素问遗篇·本病论》云："神失守位，即神游上丹田，在太乙帝君泥丸宫下，神既失守，神光不聚"，《类经》注曰："人之脑为髓海，是为上丹田，太乙帝君所居"，太乙帝君即为脑神，泥丸宫即为脑神所居之地。谢观在《中国医学大辞典》中训"太乙"为"至尊无上之义"，训"太乙帝君"为"脑髓也。脑为人体之所最尊，犹神明中之太乙帝君"。喻嘉言之"脑之为上天门，身中万神集会之所"，与李时珍的"脑为元神之府"，均表明人们已认识到主藏神明的器官在于脑。脑总统诸神是指脑主之神明（脑神）对五藏神——神、魂、魄、意、志具有统率作用，成为协调、控制住脏器，保持集体高度统一、有序的中枢。脑在脏腑中居首位，一切精神、意识、思维、情感、记忆等活动皆受脑的支配。因此，脑具有藏神、主神明、总统众神的生理功能。

（3）脑司思维，主聪慧　思维是人体精神意识思维活动的一部分，包括认识、分析事物，做出判断，对不同的外界刺激因素作出诸如喜、怒、忧、思、悲、恐、惊等不同的反应，并通过机体本身进行调节，这些功能都与脑有关，由脑所主宰。《灵枢·本藏》说："志意者，所以御精神，收魂魄，适寒温，和喜怒者也"。"御、收、适、和"都是思维的结果。

（4）脑主记忆　人的记忆活动由脑所主，清·汪昂在《本草备要》中云："人之记忆，皆在脑中。小儿善忘者，脑未满也；老人健忘者，脑渐空也"。王清任亦在《医林改错》中云："灵机记性不在心在脑，……所以小儿无记性者，脑髓未满。高年无记性者，脑髓渐空"，明确指出脑主记忆之功能是通过脑髓实现的。

（5）脑主运动和感觉　脑本身不与外界相通，但脑可以通过五官来认识事物，通过目之视、鼻之嗅、耳之闻、口之味把一些表面的、具体的、片面的现象反映于脑，由脑承受并加以综合分析，做出反应。李东垣的《脾胃论》引张洁古语云："视听明而清凉，香臭辨而温暖，此内受脑之气而外利九窍者也"，阐明每种感觉的功能都是脑之功能活动的具体表现。运动不仅与脑有密切联系，而且由脑所统帅。如王惠源在《医学原始》中说："脑颅居百体之首，为五官四司所赖，以摄百肢，为运动知觉之德"，强调了脑神在机体运动调节中的重要作用。

（6）脑主调节　脑主调节是指脑具有自身调节和调节机体全身两方面的作用。脑不同于其他脏腑，具有自身调节作用。在正常生理状态下，昼则精明，夜则安眠，调节自身的劳动与休息，并且能调节整个机体的精神状态及脏腑功能活动，以维持自身的生理平衡。

9 • 脑气筋的组成部分及其功能是什么？

脑髓系统由脑、髓、脑气筋及其连属的经络系统共同构成。脑气筋是从脑髓发出、分布到肢体、脏腑、五官九窍、皮肉筋骨的分支。这些脑气筋的存在是目之所以能视、耳之所以能听的基础。从脑发出的脑气筋共十二对，连属于目、耳、鼻、口、舌等，或组成目系、舌本，或直接连接官窍，主司这些器官的运动与感觉。并有一对脑气筋从脑发出后，逾颈至脑下，垂胃口之前，并直接和心、肺、肝、胃、大小肠等脏腑发生联系，是脑直接联系其他脏腑，协调脏腑功能的一支。从髓发出的脑气筋共三十一对，分布到手足、躯干，并连属脏腑，是脑髓协调其他脏腑功能的分支。躯干上的纵行经脉大都和这三十一对脑气筋中的部分脑气筋有交汇。行于胸腹的阴经和由髓发出的脑气筋存在交汇，故经景线上分布有治疗各个脏腑病变的募穴；足太阳膀胱经在背部的循行路线和由髓发出的脑气筋相交汇，故在其循行路线上有协调其他脏腑功能的背俞穴。脑气筋的存在是俞穴和募穴功能作用的物质基础。清代赵彦晖《存存斋医话稿·卷上·第二十》将这种结构描述为："脑散动觉之气，厥用在筋，第脑距身远，不及引筋以达百肢，复行颈节膂髓，连脑为一，因偏及也。脑之皮分内外层，内柔而外坚，既以保全体气，又以肇始诸筋，筋自脑出者，六偶，独一偶逾颈至脑下，垂胃口之前，余悉在顶内，导气于五官，或令之动，或令之觉。又从膂髓出筋三十偶，各有细脉傍分，无肤不及。其与肤接处，稍似肤，以肤为始，缘以引气入肤，充满周身，无不达矣。筋之体，瓤其里，皮其表，类于脑，以为脑与周身连接之要约，即心与肝所发之脉络，亦鞘其体，以传本体之性于周身。盖心肝与脑三者，体有定限，必藉筋脉之势，乃能与身相维相贯，以尽厥职。否则七尺之躯，彼三者何由营之卫之，使生养动觉各效灵哉"？其中，赵彦晖所描述的"脑之皮"指的应该是现代医学解剖中的脑膜，由于观察认识的方法，他将脑膜分作了内外层，"内柔而外坚"应该是软脑膜和硬脑膜的描述。将脑气筋分作"六偶"的原因，应该是分别将分布到眼、耳、鼻、面、口的神经和血管束汇总起来进行了观察。"六偶"中的"独一偶逾颈至脑下，垂胃口之前"应该是现代医学解剖中观察到的迷走神经。而"从膂髓出筋三十偶"则指的应该是脊神经。而清末医家邵同珍在《医易一理·论人身脑气血脉根源脏象论·脑脏论》中也明确地描述脑脏系统理论为："脑精气，居脑顶之上，前齐眉，后齐颈，左右齐耳。中系六瓣，中二瓣名曰大脑；前曰前脑；后曰后脑。背行较多，分九对脑气筋，入五官脏腑，以司视听言动。故曰：目无脑气筋则不能视，耳无脑气筋则不能听，鼻无脑气筋则不分香臭，舌无脑气筋则不知甘苦。脊髓者，由脑直下，为脑之余，承脑驱使，分派众脑气筋之本也。脊柱二十四节，凑叠连贯，互相勘合而成。共成脑气筋三十一对，由筋分线，由线分丝，愈分愈细，有绕如网者，有结如球者，以布手足周身，皮肉筋骨，无微不至。人身之能知觉运动，及能记忆古今，应对万事者，无非脑之权也”，他把脑脏分为“六瓣”，而观察脑气筋为“九对”进入五官脏腑，散精气入五官脏腑，统管五官脏腑的活动。

10. 肾藏精与脑主神明二者的关系是什么？

《素问·六节脏象论》云：“肾者，主蛰，封藏之本，精之处也”，说明肾具有贮存、封藏精气的生理功能。肾中精气是五脏六腑功能活动的根本，能够促进人体的生长发育，包括脑的生长发育，维持人体生理功能，包括脑的生理功能活动。肾藏精，精生髓，髓聚于脑，故肾为生髓之官，脑为聚髓之海。《素问·经脉》曰：“人始生，先成精，精成而脑髓生”，《素问·五脏生成》曰：“诸髓者，皆属于脑”，《素问·奇病论》曰：“髓者，以脑为主”。李梴在《医学入门·卷首》中记载：“脑者髓之海，诸髓皆属于脑，故上至脑，下至尾骶，髓则肾主之”。王清任《医林改错·脑髓说》中也指出：“精汁之清者，化而为髓，由脊骨上行入脑，名曰脑髓，盛脑髓者，名曰髓海”。故脑与肾的关系主要体现在髓的化生、储藏方面。肾中精气充盈，髓生化有源，髓海得养，髓海充足，则脑的功能健全，脑所主的功能得以正常发挥，则思维敏捷，反应灵敏。反之，若肾精不足，髓海失养，而形成髓海不足的病理变化，则可见健忘、失眠、头通、头晕等脑病症状；在小儿还可见智力低下、痴呆等髓海不足之征。

肾藏精，生髓，经督脉上通于脑，故“髓不足者力不强，精不足者智不多”。《素问·灵兰秘典论》亦云：“肾者，作强之官，伎巧出焉”，伎巧，是说人的一种思维活动非常细微、精巧。伎巧出于脑，人的思维活动均源于肾精，而由脑发出。肾精充盈，才可作用强大，多能精巧，脑的思维功能正常。汪昂《本草备要·卷三·辛夷条》云：“吾乡金正希先生尝语余曰：人之记性皆在脑中。小儿善忘者，脑未满也，老人健忘者，脑渐空也”，肾精化生脑髓。《素问·逆调论》曰：“肾不生则髓不能满”，直接指出脑髓由后天肾精所化生。肾中精气实于下则髓海满于上，精生髓，源源不断地从下上输于脑。肾精不足，精不化髓，则脑转耳鸣，健忘。肾在志为恐为惊，临床上惊恐可导致脑病如癫证、狂证、痫证、癔症等。

11 · 脑髓与脾的关系是什么？

在生理上，脾运化水谷精微，为气血生化之源，气血可养脑荣脑，《医林改错》云：“因饮食生气血，长肌肉，精汁之清者，化而为髓，由脊髓上行人脑，名曰脑髓”，髓的生成还离不开水谷精微的充养濡润，脾运化水谷精微，为体内津液生化之源，而津液渗入骨腔可以化为髓，上充于脑海，《灵枢·五癃津液别》曰：“五谷之津液和合而为衰者，内渗于骨空，补益脑髓”，《灵枢·动输》曰：“胃气上注于肺，其悍气上冲头者，循咽，上走空窍，循眼系，入络脑”。脾与胃互为表里，互有经脉络属，故脑与脾胃在经络上存在有必然的联系，脾胃通过经络将五脏精华之血和六腑清阳之气转输于“高巅”而为脑神所用，使其发挥“主神明”的作用。脾主升清，能升清阳上达于脑而荣脑。因此，脾运化水谷和升清的作用使脑髓得充，元神功能正常，反过来，脾胃运化功能也有赖于脑主元神的调节支配。正如《灵枢·平人绝谷》所说的："故神者，水谷之精气也"。

脾主运化，为"气血生化"之源，机体生命活动的持续和气血津液的化生都有赖于脾的运化功能；脑主精神、意识、思维活动，统领全身，对脾胃的消化、吸收功能有一定的调节作用，二者相辅相成。脾主运化功能正常，水谷得以运化，其精微可营养全身，脑亦受益，脑主神志功能得以正常发挥。气血充则脑神灵，气血亏则脑失聪。临床上当气血亏虚时，患者常呈现出面色无华、两目无光、动作迟钝、思维不清等现象，称为失神。若脑部病变，如癫证、郁证等，亦可损伤脾之运化功能而出现食欲不振、便溏等。脾主升清，将水谷精微等营养物质吸收和上输心、肺、头目，通过心肺的作用化生气血以营养全身。若脾气不能升清，则水谷不能运化，气血生化无源，脑失所养，可出现神疲乏力、头目眩晕、头空痛等症。若有瘀浊中阻，影响清气上升，脑失所养，亦可出现头晕、头重等症。

脾胃功能直接影响五脏藏五志功能正常发挥。脾藏意主思则为脾与情志功能的集中概括。脾藏意，即主管注意、记忆、意识，主要体现了脾化生营气，以"营"养"意"的生理，《灵枢·本神》曰："肝藏血，血舍魂，……脾藏营，营舍意"，而脾主思，则主管思维、思虑，体现了脾主气机之枢，在情志上表现为主情感的内在转变。只有脾胃后天充养正常，"意"才能表达充分，记忆力强，注意力集中，"思"功能正常，思路宽广而思索敏捷。大脑的意识、学习、思维、记忆、情绪等功能，这些可以归属中医情志范畴。因此，脾胃与大脑存在密切的相关性。

12 肝与脑的关系是什么？

脑与肝的经络相连"肝足厥阴之脉。……，上入颃颡，连目系，上出额，与督脉会于巅"，而《素问·骨空论》记载"督脉者，……，与太阳起于目内眦，上额，交巅上，入络脑……”，由此可见，脑与肝的经脉的相互联系是脑肝相关的基础。

肝在体合筋，为“罢极之本”，与躯体运动有关，因肝具有藏血而濡养诸筋的作用，却由脑统率。髓海有余与不足均对运动产生影响。《灵枢·海论》说：“髓海有余，则轻劲多力，自过其度。髓海不足，……胫痠眩冒，……懈怠安卧”，由此可见，躯体的运动是肝脑协同完成的。

肝脑共司人体的情志活动。脑为元神之府，主司人体的精神情志活动，正常的情志活动，有赖于气机的正常运行，肝主疏泄，调畅气机，气机条畅则气血运行通畅，有利于脑主情志功能的发挥。若肝的疏泄功能减退或太过，则易受情志刺激，造成气机逆乱，脑失其用而为病。此外，肝藏魂，《灵枢·本神》说：“随神往来者谓之魂”，魂是脑主人体精神思维活动的一部分。肝的藏血功能正常，则魂有所舍；若肝血不足，则魂不守舍，可见惊骇多梦、卧寐不安、梦呓、梦游以及出现幻觉等症。另外，肝在志为怒，“怒则气上”，怒可使气血上逆，阳气升泄，血随气逆，直犯脑窍而为病。正如《素问·生气通天论》说：“大怒则形气绝。而血菀于上，使人薄厥，目盲不可以视，耳闭不可以听，溃溃乎如坏都，汩汩乎不可止”，可见，脑与肝在情志致病方面密切相关。

肝主疏泄是指肝有主动、主升的生理特点，调畅全身气机，推动血与津液的运化。由于肝气的正常疏泄条达，使清阳之气上升于脑，并将所藏之血上奉于脑，使之得到荣养。当肝的疏泄功能减退时，气的升发就显得不足，血虚不能荣脑，出现头晕、视物昏花诸症。若肝的升发太过，则气的升发就显得过亢，形成肝气上逆的病机，出现头目胀痛、面红耳赤、易怒等病理表现。气升太过，肝阳暴亢，则血随气逆，上扰清空，轻者头痛耳鸣，重者导致猝然昏不知人，发为气厥。

肝主疏泄的功能正常，则气血津液运行正常，痰浊瘀血不会内生；相反则气机逆乱，津液失于输布，血液不循常道，停而为痰、为瘀。若痰瘀内生，阻于脑窍经络，则会出现头痛、头晕、中风、痴呆等脑系疾患。痰瘀内生后，会进一步阻滞气机，影响津血的运行，加重痰瘀，使病情进一步恶化。因此，肝通过影响气机，产生痰浊、瘀血而造成脑系疾患，也体现了肝脑相关性。

脑与肝的特性均为喜伸忌郁，二者常相互影响。当脑的功能失常时，可致肝气之疏泄可致肝气之疏泄异常，出现肝气郁结或肝气横逆等；如某些原因导致头痛时，可出现心烦易怒、不欲饮食等症状，而肝气郁结或肝气上逆时，亦常常引起头胀痛、口苦、耳鸣、耳聋等。

13 · 脑与心的关系是什么？

脑与心的关系，主要表现在血液的运行调节和神志两方面。心主一身之血脉，而四肢百骸、诸官窍，包括脑均需要血液的濡养作用，脑为人体最高主宰，元神之府，主神志。脑主神明和心主血脉间功能和物质的联系，赖络脉得以联络沟通。明·《人镜经》指出："其脊中生髓，上至于脑。下至尾骶，其两旁附肋骨，每节两向皆有细络一道，内连腹中，与心肺系，五脏通"，说明脑和心之间有络脉直接联属。

首先，在血液的运行和调节方面，心气推动血液通过脉管运行至脑，以发挥其温润、濡养作用，脑方能正常发挥其调节血液运行之功能。心主血脉的功能就会失常，主要表现在心气不足推血无力、心血亏虚脉道不充和心血瘀阻血脉运行不畅等方面，均会导致心不主神明的病症，即可出现精神意识思维的异常；或表现为心神不足的精神萎顿、神思衰弱、反应迟钝、健忘、迷蒙多睡；或表现为神明被扰的心神不宁、失眠多梦，甚则精神混乱、狂躁妄言、谵语、昏迷等。所以《素问·脉要精微论》说："衣被不敛，言语善恶，不避亲疏者，此神明之乱也"，另一方面，脑之神明伤，可累及于心。脑为元神之府，具有调节心主血脉之功能。脑的调节功能失常，就会出现心血不足、心血瘀阻等证；若心血不足或心气不足不能推动血液运行至脑，脑失所养则可出现头晕、耳鸣、脉数等症。

其次，在神志方面，人的精神、意识、思维活动是大脑的生理活动，而心主血脉是人体精神活动的物质基础。只有心主血脉的功能正常，脑部的血液供应充足，神志活动才能正常发挥出来，故《素问·八正神明论》说："血气者，人之神"，《灵枢·营卫生会》又说："血者，神气也"，当心气旺盛，心血充盈时，则神志活动正常而精神充沛、思维敏锐、反应灵活。若血气衰少，血行迟缓，则可出现神疲、萎靡，甚则神昏狂躁、谵语等神志的异常。另一方面，人的精神、意识、思维活动的异常，亦能反作用于气血的运行和脏腑的生理功能。如明·李木延在《医学入门·心脏》中说："神者，血气所化，生之本也。万物由之盛长，不着色象，谓有何有，谓无复存。主宰万事万物，虚灵不昧者是也。然形神亦恒相因，凡心之病，皆由忧愁思虑而后邪得以入之……"。

14 · 脑与肺的关系是什么？

肺位于胸腔，左右各一，主要生理功能为主气，司呼吸，主宣发肃降，通调水道，朝百脉而主治节，外合皮毛，开窍于鼻，为魄之处，气之主，五行属金，在志为忧，在液为涕。

肺主气司呼吸，吸入自然界的清气，呼出体内的浊气，实现体内外的气体交换，通过不断地吸清呼浊，吐故纳新，促进气的生成，调节气的升降出入运动，从而保证人体新陈代谢的正常进行。当肺的功能正常时，气机升降出入正常，保证了脑的需求，若肺气虚弱，呼吸不利，可出现两目无神、头痛、头昏等症，甚者出现两耳不闻、两目不视、神昏谵语、不省人事等危重症候。

肺对脑有支持供养的作用，脑对肺有一定的支配能力，如人的呼吸，可有其自主性，若用脑加以干涉，可有目的地增快或减慢其节律。

肺藏魄。所谓“魄”，也是精神意识活动的一部分，《灵枢·本神》说：“并精而出入者谓之魄”，《左转·昭公七年》说：“人生始化为魄”，杜预注之为：“魄，形也”。其功能作用如张景岳在《类经·脏象类》中所述：“魄之为用，能动能作，痛痒由之觉也”。因此，魄所指的是人体对外界的感觉功能和反应能力，属于本能的感觉和动作。之所以把其归属于肺，是由于肺主皮毛，而对外界的感觉和反应需要通过皮毛来实现。进一步分析可以看出，皮毛只是对外界刺激的感觉器官，通过它反应与脑，由脑进行思维判断，作出决定后再通过皮毛来实现。例如临床上脑部受到外伤后，不少患者肢体功能障碍，皮肤麻木不仁，感觉迟钝，这时肺主气及皮毛的功能并不异常，从肺进行论治并不奏效。再如对肺开窍于鼻，主嗅觉之论，《内经》中有明确记载。如何理解《灵枢·脉度》所说“肺气通于鼻，肺和则鼻能知香臭矣”。鼻与肺是身体与外界气体交换的通道，当外感风寒时，鼻塞不通，不闻香臭，是由于气道不通的原因，这种情况下，可用理肺的方法来治疗。但若将所有不闻香臭之病症均归属于肺则太过绝对。对外界味觉的感受亦是脑的功能，是脑通过肺主呼吸而感受的，脑对此不仅有分析判断能力，亦有耐受能力，当长期接受某一气味时，会对此种气味产生适应性，这也是大脑对外界物质的反应。

15 · 脑与形窍的关系是什么？

脑为人体之最高主宰，其对五官七窍有主宰作用。脑主物，五官所接受的各种信息必须传入脑中，经脑的分析、判断后才能产生各种反应。

脑与目。目是视物之官，与脑密切相关，双目与脑通过目系直接与脑相连。目所之物必反映于脑际，目之能视、别黑白、审长短之功，则由脑所主，只有当脑髓充满，脑之功能正常时，目之功能才能正常发挥。目病可以及脑，脑病亦可及目。临床上，目痛及头，或头痛及目者也不新鲜。瞳仁为脑之华，中医学善有“瞳神”之说，我们认为瞳神乃是脑神功能活动的反映，其功能是脑神功能活动的一部分。

脑与鼻。鼻为主嗅之官，王清任《医林改错·脑髓》说：“鼻通于脑，所闻香臭归于脑”，临床上，头部外伤后出现鼻不闻香臭或嗅觉异常；再者，鼻渊患者亦可见头痛，这些都说明了脑与鼻在生理病理上密切相关。

脑与耳。脑开窍于耳，为听觉之官，具有司听觉之功能。王清任在《医林改错·脑髓》说：“两耳通脑，所听之声归于脑”，两耳所听之声直接传入脑，经脑的分析、综合、判断，作出反应，受脑的支配。脑髓满则耳聪，脑髓不足则耳鸣。脑开窍于耳，则有时耳的病变，可为脑的诊断提供参考依据或者作为脑病的先兆，如《诸病源候论》云：“凡患耳策策痛着，……责猝然变脊强直，成痉也，……所以然者，……上焦有风邪，入于头脑”。

脑与舌。脑与舌的密切关系，主要表现在发声上。言语虽出于脑，但其正确表达却是脑与舌共同作用的结果，由脑所生，如王清任在《医林改错·辨语言謇涩非痰火》中云：“舌中原有两管，内通脑气，即气管也。以容气之往来，使逐舌动转能言”。

耳之听声聆音，鼻之嗅香闻臭、辨别异味，舌之辨尝酸、苦、甘、辛、咸、淡，皆为脑髓元神之能也。正如王慧源在《医学原始》中说：“人之一身，五脏藏于身内，只为生长之具；五官居于身上，为知觉之具，耳、目、口、鼻聚于首，最显最高，便于接物，耳、目、口、鼻之所导入，最近于脑，必以脑先受其象而觉之，而寄之，而存之也”，《性命患者全身》之“天有七星，地有七宝，人有七窍权归脑”，即为上述之义，而且阐述的更为明确。王清任谓：“两耳能脑，所听之声归于脑……两目即脑汁所生，两目系如线，长于脑，所见之物归于脑……鼻通于脑，所闻香臭归于脑”，人之前后二阴为泄浊之窍，廉泉为津窍以敷津施液，鬼门为汗窍以排泄汗液，此亦皆归属脑之元神所司。

16 • 督脉与脑的关系是什么？

从循行上，督脉与脑直接相关。《难经·二十八难》云“督脉者……起于下极之腧，并于脊里，上至风府，入属于脑：说明督脉归属于脑。另外，《素问·骨空论》中还载有督脉的一条分支“上额交巅上，入络脑”，进一步说明督脉与脑的关系密切。《奇经八脉考》论述督脉循行时说：“其脉起于肾下胞中……至少阴与太阳中络者合少阴上股内廉，由会阳贯脊，会于长强穴。在骶骨端与少阴会，与脊里上行，历腰俞、阳关、命门、悬枢、脊中、中枢、筋缩、至阳、灵台、神道、身柱、陶道、大椎，与手足三阳会合；上哑门，会阳维；入系舌本，上至风府，会足太阳阳维，同入脑中……”，由此可见，督脉与足太阳、足少阴、阳维脉、手足阳明经、任脉等交会，受诸经之气，贯于脑髓。

从生理功能上看，督脉通髓达脑，又与诸多经脉交会，通过十四经经气灌注，将脏腑之精气向上转输于脑，以奉元神。因此督脉具有统率诸阳经的作用，为阳脉之海，调节阴阳，而且体内脏腑也通过足太阳膀胱经背部的腧穴受督脉经气的支配。而头为诸阳之会，明代李时珍精辟地指出：脑为“元神之府”。《锦囊密录》说：“脑为元神之府，主持五神，以调节脏腑阴阳，四肢百骸之用”。由此可见，脑和督脉对人体均有调节作用。

在病理上，《脉经·平奇经八脉病》说督脉为病“大人癫疾，小儿风痫疾”，可见督脉在病理表现上也与脑密切相关。督脉的症候，或由经气不足引起，或由经气有余引起，主要是关于头脑、五官、脊髓及四肢的见症，如头风、头痛、项强、头重、耳鸣、眩晕、嗜睡、癫狂、俯仰不利、手足拘挛、震颤、抽搐、麻木及中风不语等。这符合督脉贯通脑髓为脑之脉的主脑之病的理论。

督脉的穴位主要治疗腰骶、背、头项、神志等疾病，也是由于督脉贯通脑髓、协调脏腑功能的缘故。在临床上，中风、惊厥、癫痫、昏迷的患者常用针刺人中的办法急救，头痛、项强、耳鸣、眩晕常取风府、脑户、后顶、前顶、神庭等即是例证。如《针灸甲乙经》：“癫疾……本神及百会主之”。“头痛项急，舌急难言，刺风府主之”。“狂易多言不休，及狂走易自杀及目妄见，刺风府”。八脉交会穴中的后溪穴通督脉，故其主治有手足拘挛、震颤、抽搐、中风不语、痫证、癫狂、头痛、目赤肿痛流泪、腿膝腰背疼痛、颈项强直等神志、运动系统以及头面、脊柱部位的病症，其原理也是如此。

总而言之，督脉为脑之经脉，总督诸阳，输布阳气，在循行路线、生理功能及病理上表现出与脑的直接或间接的联系，成为十二正经与奇经八脉中与脑关系最为密切的经脉。

17 · 脑病常见的临床表现是什么？

（1）抽搐　抽搐是指各种原因引起四肢不随意抽动。抽即收也，引也；搐者牵动，抽缩也。故一切四肢不能自主控制的抽动、牵动，或屈伸不已，均属于抽搐的范畴。可见于暑温、春温、脑劳、脑痈、外伤性脑病、热入血室、痫证、痉证等多种脑病。

（2）角弓反张　角弓反张是指项背强急，腰背反折，身体后仰如弓状的症状。可见于各种急性热病、急慢惊风、破伤风等疾病中。

（3）四肢强直　四肢强直系指两种情况：一为四肢筋肉强硬，肢体伸直而不能屈曲；一为四肢关节由于某种原因而致僵硬，不能屈伸的症状。见于暑温、春温、外伤性脑病、痉证、中风等多种疾病。

（4）震颤　震颤是指风气内动，筋脉失养引起头部或肢体颤抖、摇动为主要临床表现的一种脑系病症。轻者仅有头摇或手足微颤；重者头部震颤大动，或躯体四肢颤动不已。

（5）手足厥冷　手足厥冷又称厥逆、四逆，是指四肢由手足冷至肘、膝的症状。一般冷至腕、踝者称手足厥冷；冷至肘、膝者称手足厥逆。见于暑温、春温、惊风、厥证、闭证、昏迷等多种脑病。

（6）四肢麻木　麻木指肌肤知觉消失，不知痛痒，若见于四肢者，则称之为四肢麻木。四肢麻木可见于中风先兆症、中风后遗症及流行性脑脊髓膜炎、流行性乙型脑炎等病的后遗症。

（7）肢体痿废　肢体痿废是指四肢痿软无力，缓纵不收，甚或肌肉萎缩，出现功能障碍或功能丧失。见于中风后遗症、脑性瘫痪、流行性脑脊髓膜炎等病的后遗症等多种疾病。

（8）半身不遂　半身不遂亦名偏枯或偏瘫，系指一侧肢体瘫痪，不能随意运动的症状而言，可伴见口眼㖞斜、语言謇涩等。后世历代文献多于“中风”一病中讨论。

（9）烦躁　烦躁即指心中烦热不安、手足躁扰不宁的症状。可见于内伤外感诸病，如暑温、春温、脏躁、热入血室、惊风、解颅、狂证、脑劳、脑痈、外伤性脑病等。常由火热引起，以实证居多。

（10）谵语　谵语是以神志不清，胡言乱语为特征的一种症状。谵语可见于春温、暑温、脑劳、脑痈、昏迷、惊风、热入血室、痉证及流行性脑脊髓膜炎、流行性乙型脑炎、结核性脑膜炎等多种中西医疾病。多属实证。

(11) 善惊　善惊是指遇事容易惊吓，或经常无故自觉惊慌，心中惕惕不安的症状而言。可见于癫证、郁证、恐怖、神经衰弱等多种脑病。

(12) 善恐　善恐是指未遇恐惧之事而产生恐惧之感，终日胆怯恐怖，神志不安，如人将捕的症状。本症可见于癫证、癔证、恐怖证等多种脑病。

(13) 善怒　善怒是指无故性情急躁，易于发怒，不能自制的症状而言。又称“喜怒”、“易怒”。本证可见于狂证、精神分裂症、躁狂抑郁症等多种脑病。

(14) 善喜　善喜是指未遇喜乐之事，或非高兴之时，而经常无故喜笑不休的症状而言。本症可见于癫证、精神分裂症、癔症等多种疾病。

(15) 善抚思　善抚思是指未遇忧愁之事，而经常反复思虑绵绵，忧郁不解，闷闷不乐的症状而言。本症常见于郁证、癫证、百合病、精神分裂症、经行情志异常、老年性精神病等多种疾病。

(16) 语言错乱　语言错乱亦称“语言颠倒”，《丹溪心法》简称“错语”。是指神志恍惚，语言前后颠倒错乱，或言后又自知讲错不能自主的一种症状。本症可见于癫证、痫证、狂证、痴呆、热入血室、暑温、春温、精神分裂症、精神发育迟缓等多种疾病。

(17) 头重　头重亦名头沉，是指头部沉重，或自觉重坠，或如被捆裹的一种自觉症状。本症可见于暑温、脑痈、头痛、脑囊虫病等多种脑病。

(18) 呕吐　呕、吐、干呕均为胃气上逆所出现的症状。《内经》、《伤寒论》、《金匮要略》等将三者清楚分辨。《医经溯洄集》谓：“夫呕者，东垣所谓声物兼出者也。吐者，东垣所谓胃物出而无声也。至若干呕或哕，皆声出而无物也。夫仲景以声物兼出而名为呕，以物出而名之为吐，以声独出而名为干呕”，故言吐者，有吐涎、吐浊唾（即痰）、吐酸水、吐苦水等，均不必有呕声；若言呕者，必声物俱出，而后世呕吐并称者，亦即古谓之呕，多指呕吐出胃中食物而言。呕吐可见于多种脑病，尤以暑温、春温、脑劳、脑痈、外伤性脑病、中毒性脑病、脑积水、颅内肿瘤等多见。

18 中医脑病分类的标准是什么？

中医脑病分类应当根据中医的理论和实践作出。从理论上来讲，脑为真气汇聚之地，脑为元神之脏，脑为髓之海，这三条应当指导脑病的分类。因为无论从体或用的失调为病，都不外乎真气、神、髓方面的病变。从临床实践来讲，既不能脱离中医理论指导下的实践，也不能忽视现代中医实践的客观性，不能认为古人没有认识到的，今人就不必认识到，或者说也不可能认识到。例如，肺性脑病等，这些已是当代中医正在实践，并且有了一定成功经验的疾病，所以作出补充是十分必要的。

19 神经干细胞和中医脑髓理论二者之间的关系是什么？

神经干细胞是一类具有分裂潜能和自更新能力的母细胞，它可以通过不对等的分裂方式产生神经组织的各类细胞。不同的神经干细胞类型产生的子代细胞种类不同，分布也不同。脑在人体生命活动中起着重要作用，脑的功能正常，人体各脏器的协调将保持平衡，人体的生命活动将保持正常。“脑为髓之海”，脑髓是脑的最基本物质。通过比较脑髓理论与神经干细胞的概念和特征，二者之间有许多相似之处。如：

（1）神经干细胞揭示了细胞增殖、分化、生物发育机制等基本的生命规律，而脑髓是由肾精所生，肾精对生命个体的生长、发育、繁殖过程亦起着十分重要的作用，二者对细胞生命过程的调控非常相似，只是中西医学各自理论的阐述有所不同，研究角度也有微观与宏观的差异。

（2）神经干细胞具有多向分化的潜能，可分化为中枢神经系统神经元、星形胶质、少突胶质三种主要神经细胞，而这些神经细胞正是脑髓的主要组成部分。由此可以看出，脑髓与神经干细胞的作用有许多共同之处。

从以上比较不难看出，中医学的脑髓理论与神经干细胞之间有非常密切的关系，二者对人体的作用十分相近，肾精生髓充脑的作用可能是通过神经干细胞这一环节体现的。这一点从很多疾病也能体现出来，比如血管性痴呆是老年痴呆的一种，该病的病机为“肾精不足，瘀阻脑窍”，属本虚标实。肾藏精，精生髓，肾精不足、脑髓空虚则发为呆病。根据中医脑髓理论与神经干细胞的密切关系，通过研究中医药对移植神经干细胞增殖、分化和迁移的诱导作用，为血管性痴呆的治疗开辟了新的途径。补肾益髓中药能促进神经干细胞的增殖与分化，补充内源性神经干细胞不足能明显改善临床症状。这一认识发展了中医肾藏精、生髓、主生殖的理论，丰富了许多疾病的临床研究，同时对中医脑髓理论的发展具有积极作用，必将促进神经系统疾病临床治疗水平的提高，具有重要的理论与临床指导意义。

20 · 脑髓神经疾病的病机特点？

脑病的发生、发展与变化，与患病机体的体质强弱、受邪方式、致病邪气的性质等因素密切相关。故而，脑病病变的机理十分复杂，但并不是说它杂乱无章，而是有规律可循的。总的来说，脑病的病机离不开邪正盛衰、阴阳失调、气血逆乱等。它们是脑病病理变化的基本病机。

（1）邪正盛衰　在脑病的发生发展过程中，由于机体正气与邪气之间的抗争，若正气增长而旺盛，则促使邪气消退；反之，邪气增长而亢盛，则正气必然耗损而衰减，这种关系称为邪正盛衰。它直接关系到脑病的发生、发展与转归。

（2）阴阳失调　由于致病因素的干扰破坏，或疾病中病理变化的影响，体内阴精与阳气双方的相对平衡与稳定关系发生紊乱，失却调和的状态，称为阴阳失调。它包括了人体脏腑、经络、气血等机能与物质相互关系失调。由于六淫、七情、饮食、劳倦等各种致病因素作用于人体，必须通过机体的阴阳失调才能形成疾病，而疾病的各个阶段又无不是阴阳失调而表现为水、火、寒、热的偏颇。它是疾病发生、发展的总纲领。脑为真气所汇之处，藏元神，源于先天父母之精，又赖后天肾精所养，由于肾气根源于命门肾间动气，而命门之气又本于父母先天脑髓所至真气，因而脑病产生的根本矛盾是阴精与阳气失调。任何一脏都具有阴阳气血，髓为阴，气为阳，因而脑之阴阳气血失调则病。由于脑为元神之脏，具有主宰人之精神活动的功能，因而脑病可以影响五脏阴阳，可导致他脏阴阳失调。又因为脑有赖五脏功能正常而奉养，因而五脏阴阳失调为病，也必然导致脑之阴阳失调。这就是我们强调阴阳失调是脑病的根本病机的理由所在。阴阳失调一般常见的有阴阳偏胜、阴阳偏衰、阴阳转变及阴阳亡失等几个方面。

（3）营卫气血失调　气和血都是构成人体和维持人体生命活动的物质基础。人体的气和血流行于全身，是脑进行生理活动的物质基础。如果脑的气血失常，必然会影响到它的各种生理功能，从而形成各种脑病，正如《素问·调经论》说："血气不和，百病乃变化而生"，故而气血失常的病机，同邪正盛衰、阴阳失调一样，也是分析脑病病机的基础。

21 脑病常见的中医证候？

（1）肝气郁结证　胸胁满闷或疼痛，或乳房及少腹胀痛，善太息，嗳噫频作，食纳呆滞，或咽中如物梗阻，吞吐不利，或见颈项瘿瘤，情志抑郁，腹部积聚，月经不调，甚或闭经，苔薄，脉弦。

（2）肝阳上亢证　头晕，头胀，头痛，目眩畏光或视物不清，泛泛欲吐，喜静，面红目赤，急躁易怒，耳鸣，失眠多梦，口舌干燥，舌边红，苔薄黄，脉弦细或弦数。

（3）肝风内动证　眩晕欲仆，头痛耳鸣，肢体震颤，手足蠕动，步履不稳，瘛疭，偏瘫，甚则昏仆失语，不知人事，或高热抽搐，角弓反张，舌质或红或绛，脉多弦细数或弦滑数。

（4）心脾两虚证　心悸怔忡，失眠多梦，头晕健忘，面色萎黄，食少倦怠，腹胀便溏，气短神怯，或皮下出血；妇女见月经不调，经量多色淡，甚至崩漏，或经少渐至经闭，舌质淡嫩，苔白，脉细弱。

（5）心肾不交证　心悸健忘，虚烦不寐，头晕耳鸣，腰痠遗精，或腰膝痠困发凉，潮热盗汗，五心烦热，舌质红，苔少或无，脉细数。

（6）心胆不宁证　虚烦不得眠，多梦，入睡后又易惊醒，终日惕惕，心神不安，胆怯恐惧，遇事易惊；并有心悸，气短，自汗或伴头目眩晕，视物模糊。舌质正常或淡，脉弦细。

（7）肝肾阴虚证　视物昏花或雀盲，筋脉拘急，麻木，抽搐，爪甲枯脆，胁痛，眩晕，耳鸣，腰膝痠软，齿摇，发脱，遗精，形体消瘦，咽干口燥，五心烦热，午后潮热，颧赤盗汗，虚烦不寐，尿黄便干，舌红少苔，脉沉弦数。

（8）胆郁痰扰证　眩晕，口苦，泛恶，咽干，烦躁，失眠，胸闷，或呕吐痰涎，舌苔黄腻，脉弦滑。

（9）气滞血瘀证　胸胁胀闷，走窜疼痛，性情急躁，胁下痞块，刺痛拒按；或伴心悸，怔忡，健忘；或伴肢体麻木，瘫痪；妇女可见经闭或痛经，经色紫暗，夹有血块等，舌质紫黯边有瘀斑，苔白，脉弦或弦涩。

（10）热毒炽盛证　壮热喜冷，口渴饮冷，面红目赤，汗大出，烦躁或神昏谵语，腹胀满痛拒按，大便秘结，小便短赤，舌质红苔黄而燥，脉洪大或滑数。

（11）热入血分证　身热夜甚，心烦不寐，躁扰不安，甚或昏狂，谵妄，斑疹透露，色紫或黑，吐衄，便血，尿血，舌质深绛或紫，脉细数或兼抽搐、颈项强直，角弓反张，窜视，牙关紧闭，脉弦数或持续低热，暮热朝凉，五心烦热，热退无汗，口干咽燥，耳聋，肢体干瘦，舌红少津，脉象虚细。

（12）痰火上扰证　心烦不安，失眠多梦，易惊善恐，心悸不宁，便秘尿黄；或喉间痰鸣，胸闷烦躁，甚则狂越妄动，伤人毁物，不避亲疏；或语言错乱，哭笑无常；或神昏谵语，或伴肢体强痉拘急，舌质红，舌苔黄腻，脉滑数或弦滑。

（13）痰热腑实证　时有谵语，痰涎壅滞，喘促不宁，大便秘结，或纯利恶臭稀水，肛门灼热，腹部胀满硬痛拒按，苔黄腻或黄滑或黄燥，甚者灰黑而燥，脉沉实有力而右寸实大。

（14）痰浊蒙窍证　面色晦滞，脘闷作恶，意识模糊，语言不清，喉有痰声，甚则昏不知人，舌苔白腻，脉滑或精神抑郁，表情淡漠，神志痴呆，喃喃自语，举止失常；或突然仆地，不省人事，口吐痰涎，喉中痰鸣，面目上视，手足抽搐，口中如作猪羊叫声，舌苔腻，脉滑。

（15）痰气互结证　精神抑郁，表情淡漠，寡言少语，或多疑虑，语无伦次，或喃喃自语，喜怒无常，甚则忿不欲生，不思饮食，或胸部闷塞，胁肋胀痛，咽中如有物梗阻，吞之不下，咯之不出，舌苔白腻，脉弦滑。

（16）风痰阻络证　平素眩晕、胸闷、乏力，突然发生口眼㖞斜，舌强语謇，肢体麻木；或突然跌倒，神志不清，抽搐吐涎；或伴尖叫与二便失禁；也有短暂神志不清，或精神恍惚而无抽搐者；舌苔白腻，脉多弦滑。

（17）痰瘀互结证　头痛头昏，神倦嗜睡，遇事善忘，兼见语言迟缓，神思欠敏，表情呆钝，胸闷脘胀；或耳鸣、耳聋如塞，面色黧黑，耳流陈血。舌质紫暗或有瘀斑，苔厚，脉细涩。

22 • 脑病传变机制的特点是什么？

（1）易虚易实　脑髓受头颅、脊骨卫护，至清至静之地，受浊邪则病，病理上表现出易虚易实的特点。易虚者是因为脑神耗损能量较多，真精阳气易耗难补，不易代偿。易实者，非疫疠六淫之邪，即痰、瘀、水、毒为病，且部位深在，难以速去。即使以虚证为主者，因脑病多病势较长，病久入络可产生瘀滞而见虚实兼夹证，因此，在脑病的辨证过程中，必须注意邪正盛衰的变化，区别虚实的多少。

（2）病变多端　脑为元神之府，统摄一身功能。脑髓为人体中枢，损伤后临床表现复杂，病变多端。如中风病，因病因病灶的不同而表现多样，或以失语为主症，或以肢体不遂为主症，或感觉障碍比较突出，或昏迷不醒。

（3）痰瘀易结，毒邪为患　脑为至清之脏，邪不能犯，犯之则病。而脑病又易虚易实。实证中痰浊、瘀血导致的脑病占有相当大的比例。因其位居要地，痰瘀不易祛除。脑络瘀阻见头痛、肢软不用、失语、痴呆等症；痰凝脑窍，滞于经络，则可表现为精神抑郁，神识昏迷，哭笑无常，或癫痫发作，或肢体麻木不仁，或半身不遂等。痰瘀蕴积则酿生毒邪，毒损脑髓使其不用而导致脑病的发生。

总之，脑病的变化颇为复杂，但可从病变的性质、部位、趋势等方面加以概括。其病位之本在脑，病位之标在脏腑、气血、经络。病变性质则首辨阴阳，再辨虚实寒热；病变趋势则从邪正盛衰而推之。

23 如何把握脑病在发病中的邪正盛衰？

脑病的发生发展过程，实际上是机体正气和邪气之间的抗争过程，若正气旺盛，则邪气消退；反之，若邪气亢盛，则正气衰减，这种关系称为邪正盛衰。它直接关系到脑病发生、发展与转归。

（1）正盛邪实是指人体正气未衰而邪气亢盛，是以邪气亢盛为主要矛盾的病理反应　虽然邪气亢盛，但正气并未虚衰，因此形成邪正俱盛的争持局面，临床上多表现为精神亢奋，烦躁不宁，二便不通等实证。如外感湿热疫毒之邪，热毒炽盛，传变入里，扰乱神明则会出现高热、烦躁、谵语、抽搐，甚或昏迷等病变；如饮食不节、嗜食肥甘厚味，脾失健运，则水湿失其运化，积而成痰，痰湿蒙蔽清窍，则可见癫狂、痴呆、昏迷、独语等症；如瘀血内阻可致发狂、昏迷、不寐等病症。总之，正盛邪实主要是邪气“或外闭于经络，或内结于脏腑，或气血壅而不行，或血流凝滞”。

（2）正虚邪实是以正气不足为主要矛盾的病理反应　主要包括两个方面：一方面由于正气虚损而直接导致脑病的发生，另一方面则是在正虚的基础上导致邪气的产生。但正虚为其根本，其病理变化表现为正气无力抗邪。如《素问·大奇论》指出癫痫的发作因“在母腹中时，其母有所大惊，气上而不下，精气并居，故令子发为癫疾”，说明先天禀赋不足与癫痫的发生有密切关系。如年迈，或劳役过度，或房劳过度，阴精过耗，肾气不足，脑髓失其充养，可见眩晕、头痛等症；如气血虚弱，清阳不展，脑窍失利，可出现失眠、多梦、眩晕等病症。由于人体正气亏虚，机体易感受外邪，或产生致病因素，因此治疗上应遵守“虚则补之”的原则，补其不足。

（3）虚实夹杂是以邪实正虚为主要矛盾的病理反应　邪正盛衰，不仅可以产生虚证或实证，还可形成虚实夹杂之证，主要是指邪气亢盛而导致正气亏损，或正气本虚而致邪气变生者，临床表现或以邪实为主，或以正虚为主。夏月暑热当令，暑热亢盛，机体阳气随汗外泄，阴精因暑内耗，由实致虚，正气不足，则出现烦躁、失眠、眩晕等症状；素体脾阳亏虚，运化无权，水液失其正常运化，聚而为痰，痰浊蒙蔽清窍可出现眩晕、痴呆等症，此为由虚致实。因此，在脑病的治疗中，应辨邪实正虚，或以扶正为主，或以祛邪为主，或扶正祛邪兼顾。

24. 络脉、病络、络病三者之间的区别和联系？

络脉有广义与狭义之分，广义络脉包含经络之络与脉络之络。经络之络是经络系统的重要组成部分，是对经脉支横旁出的分支部分的统称。脉络之络系指血脉的分支部分。脉络在《灵枢》亦称血络。狭义之络仅指经络的络脉部分。络脉有三大特性：分布的广泛性，结构的复杂性，功能的多维性。络脉在很大程度上从属于经脉，故络脉的生理功能是与经脉密切相关、息息相通。络脉的生理功能除具有与经脉共同的生理作用外，重点是加强了十二经脉中表里两经之间的联系，输送营卫气血，渗灌濡养全身，保证经气环流，成为具体联系的纽带和效应的信使。其次是加强血络主干与主干之间、主干与分支之间、分支与分支之间的气血联系、津液渗灌和神机运转，以调节机体的整体平衡和维持体内环境的稳定。

病络是络脉的病理过程、病机环节、病证产生的根源。络脉有常有变，常则通，变则病，病则必有“病络”产生，“病络”生则“络病”成，此时产生一种状态，可以是疾病状态，也可以是亚健康状态。所谓病络，其概念的外延是络脉某种具体的非正常的状态，而内涵是以证候表达为核心的联系病因病机的多维界面的动态时空因素，是可以直接提供干预的依据。

叶天士认为“久病入络”或“久痛入络”，意谓不少疾病或病症都可以波及络脉，导致络脉功能或结构失常。络病泛指发生于以络脉为主要病位、以络脉功能和/或结构失常为主要病机的一类疾病。这种疾病与在病程的某一个阶段出现或兼夹“络病”是有不同内涵的。

络病和病络不同，络病可以限定为一类病，属于病的范畴；病络则不局限于一种病，属于中医学的病机范畴。由于络脉分布的广泛性，任何疾病都可以波及络脉，引起病络病机，导致相应的疾病或病症。可以看出，病络不单产生络病，也可以产生其他疾病。任何疾病都可能出现病络病机，病络病机可与其他病机夹杂出现。

25 何为脉络理论？

《内经》中没有“脉络”一词，纵观《内经》对“脉”的运用，如果单独论及“脉”字很少是指经脉，大多数代表的是血脉或脉象，随着“经脉”和“络脉”概念的产生，“脉”字内涵又回归了它的本意——血管，而且春秋战国时期人体解剖学有了相当的进步。《灵枢·经水》载：“若夫八尺之士，皮肉在此，外可度量切循而得之，其死可解剖而视之，其藏之坚脆，府之大小，谷之多少，脉之长短……皆有大数”，可以说，中医学已认识到血脉是一种相对独立的结构系统。《素问·脉要精微论》：“夫脉者，血之府也”，脉为“奇恒之府”之一，其结构特点中空有腔、与心肺相连。脉络，是指容纳和运行血液的空腔器官，生理学特点“藏精气而不泻”，保持血液量和质的相对恒定，运动状态为伴随心脏搏动而发生舒缩运动，功能特点为运行血液至全身脏腑组织并发挥营养代谢作用。从“脉”上分出遍布全身的“脉络”包括大络、系络、缠络、孙络，在解剖形态和功能特性上与西医的中小血管、微血管极其相似，可见中医所说之“脉络”与西医学“血管”系统有高度相关性。

26 如何理解“毒损脑络”理论？

毒的内涵丰富，有病名、病症、药性、治法、病因及致病性质。作为致病因素，亦有广义与狭义之分。前者泛指对机体有不利影响的物质。后者指热极之毒。毒作为病因早在《内经》即已有明确认识，如《素问·生气通天论》云：“虽有大风苛毒，弗之能害”，《古书医言》曰：“邪气者毒也”，故亦称为毒邪。然邪与毒有本质区别，邪气偏盛猛烈，或蕴藏蓄积，郁久顽恶才是毒。正如《金匮要略》云：“毒，邪气蕴结不解之谓”，说明任何病邪不解均可成毒。此内生之毒，并非是原来的致病因素，而是具有原病理因素特点的新致病因素。毒既是病理产物，又是病理因素，既能加重原有病情，又能产生新的病证。因此可以认为邪气亢盛，败坏形体即转化成毒。毒系脏腑功能和气血运行失常使体内的生理和病理产物不能及时排出蕴积体内过多而生成。络脉纵横交错，遍布全身，内络脏腑，外联肢节，构成了一个复杂的网络系统。其贯通上下表里、环流气血津液、渗灌脏腑组织器官、运毒排毒，维持人体正常的生命活动，而脑络即网络交错于头窍的络脉，为气血最盛之所，充实脑髓，营养脑神。

外感六淫，或情志失调，或饮食不节，或劳逸失度，或年老体衰等诸多因素，反复作用，使风、痰、热、瘀、等诸邪丛生，蕴结不解，酿化成毒，毒邪炽盛，侵袭脑络，闭阻脑窍，扰乱神明，致使脑脉之气血逆乱，从而发为中风。起因于风为主而酿化所成之毒，可称之为风毒，而引起风毒损络；起因于火热为主而酿化所成之毒，可称之为热毒或火毒，而引起热（火）毒损络；起因于痰为主而酿化所成之毒，可称之为痰毒，而引起痰毒损络；起因于瘀血为主而酿化所成之毒，可称之为瘀毒，而引起瘀毒损络。脑络受损，一方面气血不得濡养脑髓，脑髓继之受损，脑神失用；另一方面，毒邪不得从络脉排出，进一步败坏脑络、脑髓和其他脏腑组织器官。如此两者相互影响，形成恶性循环，这些病理产物就又成为中风病变过程的新的主体病因，进一步在体内积聚，最终形成复杂的病证，造成病势缠绵或变症多端。由此可见，中风病起病症见多端，变化迅速，多见神志改变，病情重，程度甚等，均与毒邪致病的特点相似。

27 · 脑病的主要诊断线索是什么？

脑病是指由于情志所伤、禀赋不足、年老体虚、久病失养等，引起脑的阴阳气血失调和功能失常的一类病证。证是指在疾病发展过程中，某一阶段的病理概括。它包括疾病的病因、病位、病性和邪正关系，反映了疾病发展过程中，某一阶段病理变化的本质。辨证，就是将四诊所收集的资料、症状和体征，通过分析、综合，辨清疾病的原因、性质、部位和邪正之间的关系，概括、判断为某种证，从而为治疗提供正确的依据。证是在具体的人和具体的时空内疾病本质的反映，具有个体化的特点，所以中医对于脑病的认识和治疗，重视对证的辨别、认识和判断。也就是说，辨证在脑病中具有非常重要的地位。

证候学是应用中医理论，分析疾病证候的特征、性质、部位及其形成原因和发展变化趋势，从而为辨证治疗提供依据的一个学科领域。脑病的诊断和辨证皆从分析证候入手，证候包括症状和体征，是脑病的主要诊断线索。

28 病证结合，方证相应内涵是什么？

病证结合是指辨病与辨证结合。这里的病是指西医的病。所谓辨病，就是要明确西医的诊断。病是全过程、贯彻始终的，而证是阶段性、随时变化的。病证结合的原则体现了病、证的不可分离与统一性。病是以病理学内容为核心的疾病分类体系以及以此为基础的诊断模式，证是以病机为核心的疾病分类体系以及以此为基础的诊断模式。病证结合事实上涵盖了从中西医病理学到中西医诊断学的全部内容。病证结合的实质是将疾病概念体系与证候概念体系相结合，研究疾病的发生发展规律，指导疾病防治。在证候研究过程中，单纯从证候进行研究不但难以找到研究的切入点，而且其结果不一致、甚至有相互矛盾之处，而从用病证结合的证候研究，显示出解决上述问题可能性，并取得一定进展，并征集和受到研究者的重视。通过中医病与中医证的研究，完善疾病分类与诊断体系，阐明疾病的病机规律；明确不同病证的演化规律，从而知微杜变；阐明异病同治的证候表现特征，有利于提高临床辨证水平，推动中医药学术发展。通过西医病与中医证的研究，系统观察及探讨不同西医疾病的中医病机及其演化规律；病证结合研究异病同证的理化指标变化规律，解决单纯从证候切入引起的指标变化的矛盾，寻找更有针对性的病证结合证候诊断指标；通过病证结合研究，可以寻求某些疾病的关键共性病机，研究开发对病特效方药；通过病证结合研究，有望解决无证可辨情况下的辨证方法，丰富和完善中医理论体系与诊疗方法。

证候与方剂是中医两个重要的概念，证候是一定阶段患者机体状态的综合反应，方剂是中医治病的主要手段，方剂包涵了理法。认识疾病在于证，治疗疾病在于方，方证的研究为历代医家所重视。方随证立，证以方名，孙思邈主张“方证同条，比类相符”，在证之下载其方，使方证扭在一起，互不分离。从证、方的角度来看，病证方药之间的关系更显复杂。同证同方，异证异方是普遍了知的情况，所谓“有是证用是方”；而在实际中，同证可以异方，异证也可以同方。方证相应是辨证论治的必然要求，方证相应体现了直接对应与间接对应关系，直接对应是方剂主治证候与患者病证表现的对应，间接对应是方剂之理法与证候的理法相统一。方证相应的关键是主要的、关键的病机层面上的对应，方剂所治病证有一定的病机，证候所体现了病机应与方剂所针对的病机吻合，方能取得疗效。无论是直接对应还是间接对应，实质都是强调了“理法方药的统一”。方证相应说是探讨临床处方药物应用规律的学说之一。该学说首见于《伤寒论》，后经众多医家的发挥，成为中医临床的原则和方法。方证相应说强调方与证的对应性，证以方名，方为证立，方随证转；临床上重视抓主证，有是证则用是药，无是证则去是药，而不受病名的约束。方证相应说在理论上有鲜明的特色，在临床上也有较大的实用价值，是中医基础研究的重要内容。方证相应研究是中医临床基础研究的重要内容，方证相应研究有助于方证的规范化，即规范方证的临床诊断依据以准确地表达方剂治法所针对的病机。

29 在脑病临床治疗中，按病机论治的疾病种类有哪些，理由是什么？

在脑病的临床治疗中，有按病因论治和病机论治之分。病因论治是指按发病的病因对疾病进行辨证论治，如风寒头痛、风热头痛、风湿头痛等。病机论治是指按照疾病发生发展的病机，结合脏腑辨证和八纲辨证进行辨证论治。脑病临床治疗中大部分疾病都是按照病机论治，如眩晕的病机特点是本虚标实，本虚表现在肝、脾、肾三脏的虚损，标实表现为风、火、痰、瘀等。因而临床辨证论治为肝阳上亢、痰浊上蒙、气滞血瘀、气血亏虚、肾阴亏损、肾阳虚损等六型。中风病按照中经络、中脏腑分期论治。中经络者分为肝阳暴亢风火上扰证、风痰瘀血痹阻脉络证、气虚血瘀证、阴虚风动证、腑气不通证，中脏腑者分为风火上扰清窍证、痰湿蒙塞心神证、痰热内闭心窍证、元气败脱心神散乱证。老年呆证病机为髓减脑消、神机失用。痰、瘀、郁、虚为主要的病机特点，因而辨证分型为肾阳虚损证、肾阴不足证、心脾两虚证、痰浊蒙窍证、气滞血瘀证、肝气郁结证等。不寐证辨证分型为肝郁化火证、痰热内扰证、阴虚火旺证、心脾两虚证、心胆气虚证等。

从以上按病机论治的疾病种类可以看出：病机论治的基础就是脏腑辨证和八纲辨证，肝、脾、肾为主要脏腑病变，而风、火、痰、瘀、虚为主要的病机产物。两者结合能够很好地进行辨证论治，体现疾病的病机特点。

30 六淫对脑病的影响是什么？

风、寒、暑、湿、燥、火是自然界六种不同的气候变化，在正常情况下称为“六气”，是万物生长的必要条件，对于人体是无害的。若六气太过或不及，抑或突然变化，非其时而有其气，则变为“六淫”，成为致病因素，加之人体正气虚弱，卫外不固，导致疾病的发生。

(1) 风　风为春季的主气，但四季皆有风，故风邪引起的疾病虽以春季为多，但在其他季节亦可发生，中医学认为风是外感发病中的一种重要致病因素。风邪对人体的侵袭多由皮毛肌腠而入。因风为阳邪，其性开泄，易侵犯人体阳位。头脑为人体最高，故最易感受风邪。《素问·太阴阳明论》说："故犯贼风虚邪者，阳受之"，"伤于风者，上先受之"。风为百病之长，常挟湿热寒邪侵袭人体，作用于头脑，影响经气的正常运行，常引起头痛等症状，如《素问·风论》说："风气循风府而上，则为脑风。风入系头，则为目风、眼寒"。

（2）寒　寒为冬季主气，若气温骤变，人体防护不够，或汗出当风，淋雨涉水易感之。寒为阴邪，易伤人体阳气，主收引，主凝滞。风寒外袭，可沿经脉循风府而入于脑，导致气血收引凝滞发为巅疾，临床上见头痛遇寒加重，得温痛减，恶风寒等。如《素问·奇病论》说："帝曰：人有病头痛，以数岁不已，此安得之，名为何病？岐伯曰：当有所犯大寒内至骨髓，髓者以脑为主，脑逆故令头痛"，宋代王执中《针灸资生经》说："脑虚冷、脑衄，风寒入脑"。

（3）暑　暑为夏季主气，火热所化生，故《素问·五运行大论》说："其在天为热，在地为火……其性为暑"。暑邪致病有明显的季节性，主要发生在夏至以后，立秋以前，所以《素问·热论》说："先夏至日者为病温，后夏至日者为病暑"。暑为阳邪，其性炎热，性升散，耗气伤津，多挟湿邪侵袭人体。由于暑邪易耗气伤津，在大量出汗的同时，易致气随津泄，气阴俱乏，故临床上感受暑邪之气者，往往见到乏力、气短，轻者烦渴引饮，言语无度，如《素问·生气通天论》所说："因于暑，汗，烦则喘喝，静则多言"，重者突然昏倒，不省人事，如《素问·六元正纪大论》所说："炎火行，大暑至……故民病少气……甚则瞀闷懊憹，善暴死"。至于中暑而出现头晕之症者更为常见，《医学心悟》说："中暑者，病之重也，其症汗大泻，昏闷不醒，或心烦，喘喝，妄言，昏闷……"。

（4）湿　湿为长夏主气，发于春秋之交，多由于气候潮湿，或涉水淋雨，居处潮湿等外在湿邪侵袭人体所致，在外阻滞经络，对内则多伤于脾，其性重浊，感之则头身困重，如《素问·生气通天论》所说："因于湿，首如裹"。湿为阴邪，易阻遏气机，损伤人之阳气，性质黏滞，缠绵难愈，其性趋下，易袭阴位。

（5）燥　燥为秋季主气，其侵袭人体，多从口鼻而入，侵犯肺卫。燥性干涩，易伤津液。在脑髓病中，燥邪影响相对较小。

（6）火（热）　火热为阳盛所生，二者可以混称，但同中有异，热为火之渐，火为热之极。火为阳邪，其性炎上。火热伤人，常上扰神明，出现狂躁妄动、心烦失眠、神昏谵语、头痛面赤等症，《素问·至真要大论》说："诸躁狂越，皆属于火"。火易生风动血，火热之邪侵袭人体，易伤人津液，劫耗肝肾之阴，使筋脉失于濡养，从而导致肝风内动，出现"热极生风"，主要表现为脑病的症状，可见高热、四肢抽搐、角弓反张、神昏谵语、不省人事等症。此外，火热之邪常导致肿痛为患，变生毒邪循脉入脑，扰乱神明而出现烦躁、谵妄，甚则昏迷不醒。

31　七情对脑病的影响如何？

喜、怒、忧、思、悲、恐、惊七种情志变化是机体对各种外界刺激所产生的精神活动。情志为病，主要包括太过和不及两个方面。过则为淫，使人体功能失于调节，出现脏腑功能失调，气血逆乱等症，影响脑神的功能，如《吕氏春秋·尽数》所说："大喜、大怒、大忧、大恐、大哀，五者接神则生害矣"。同样，若情志不及亦影响人体的功能，如《灵枢·本神》说："肝气虚则恐……心气虚则悲……"。另外，情志活动是以气血为基础的，所以在分析情志病时，不仅要考虑到相关的脏腑，还要考虑气血的虚实，如肾志为恐，肝志为怒，当气血失常时，都会互相影响，正如《素问·调经论》所说："血有余则怒，不足则恐"。

（1）喜　喜为心志，在生理状态下，喜能缓和精神紧张，使营卫通利，心情舒畅，气血和调，使其主血脉功能正常发挥，以使脑有所养，如《素问·举痛论》说：“喜则气和志达，营卫通利，故气缓矣”。但喜无节制，暴喜过度，则使心气涣散，神不内守，出现神志恍惚，甚至失神狂乱，嘻笑不休等症，《灵枢·本神》说：“心气虚则悲，实则笑不休”，“喜乐者，神惮散而不藏”。在临床上常见到因喜而病的患者，因过于高兴，嘻笑不休，心血不束，脑失神明，甚者神气不敛，外越而亡。

（2）怒　怒为肝志，在生理状态下，怒可助肝以疏泄气机，使肝气调达不郁，但若过于愤怒，怒则气上，肝气疏泄失常，横冲上逆，血随气并走于上，扰乱神明，出现头晕甚则昏厥，如《素问·生气通天论》说：“大怒则形气绝，而血菀于上，使人薄厥”。若素体肝阳偏亢者，加之大怒，气血上冲，轻者头痛头晕，重者肢体活动不遂，甚者死亡。

（3）忧、悲　忧为肺志，指忧愁、苦闷。悲指悲哀、伤心。忧与悲情感相似，可以相合。其为病，悲（忧）则气消，使肺气抑郁，意志消沉，肺气耗伤，如《素问·举痛论》说：“悲则心系急，肺布叶举，而上焦不通，营卫不散，热气在中，故气消矣”。由于肺气耗伤，气机失常，从而影响脑的新陈代谢，临床上见到忧悲所伤的患者常表现为少气无力，气短懒言，言语低微，行动迟缓等失神病症。

（4）思　思为脾志，指思念、怀念这类情感。若过度，“思则气结”，耗伤心神，影响脾气，如《素问·举痛论》言：“思则心有所存，神有所归，正气留而不行，故气结矣”。气机结而不行，则影响脾胃的运化功能，造成气血不足，脑失所养，髓海空虚，发为病患。

（5）惊、恐　惊指惊吓，恐指恐惧、害怕，两者意近。正常时是人体对外界刺激所产生的反应，若过度则出现“恐则气下”，“惊则气乱”的证候。恐则气下不得升，脑居高位无以奉养，惊则气乱乖戾，神无所归。《素问·奇病论》曰：“人生而有病癫疾者，病名曰何？安所得之？岐伯曰：病名为胎病，此得之在母腹中，其母有所大惊，气上而不下，精气并居，故令子发为癫疾也”，明确指出惊恐可导致脑病。

32 如何理解从瘀血治疗脑病？

瘀血既是脑病的病理产物，又是导致脑病的原因。气虚、气滞、血热、血寒等均可使血行不畅而瘀滞于脉内或溢于脉外形成瘀血；同时，内外伤及其他原因造成的内出血，不能及时消散或排除体外亦可形成瘀血，瘀积不行，阻于脑络，清窍闭塞而发为脑病。再者，瘀血即成，便又形成一种新的致病因素而使血瘀证加重，形成一种恶性循环而引起或加重多种脑病。其临床表现多种多样，常见头痛、眩晕、中风、癫证、狂证、痫证、不寐、痴呆、外伤性脑病、春温、暑温等，包括现代医学之神经血管性头痛、紧张性头痛、震颤麻痹、外伤性头痛、短暂脑缺血发作、脑梗死、脑出血、蛛网膜下腔出血、脑动脉硬化症、脑积水、脑性瘫痪、脑震荡、颅内肿瘤、脑脓肿、小舞蹈病、精神分裂症、躁狂抑郁症证、癫痫、阿尔茨海默病、流行性脑脊髓膜炎、流行性乙型脑炎等多种疾病。常用活血化瘀法治疗血瘀证，并根据兼夹证的不同，灵活用药，如理气活血、益气养血、破血逐瘀、活血利水、活血通瘀、活血解毒、温经活血、活血软坚等方法，而达到瘀散血行的治疗目的。

33 调整脏腑功能如何治疗脑病？

人体作为一个有机的整体，脏与脏，脏与腑，腑与腑之间在生理上是相互联系，相互为用的，而且在病理上也相互影响。脑能“下和六腑诏五官”（《黄庭经》），有协调平衡脏腑功能的作用，而且各脏腑也能反作用于脑。如心血可以养脑神；肾藏精生髓，“益肾生精”则“化为髓而藏之于脑中”（唐容川《内经精义》）；肝藏魂，若“怒气伤肝，及肺气不顺”，则“上冲于脑，令人头痛”（戴思恭《证治要诀》）；胆经络于脑，“心于胆通”（《医学入门·脏腑》）实亦指“脑与胆通”等。由此可见，脑病的发生，除其可因其本身功能失调引起外，也可因他脏或他腑病变而引发，如肝阳上亢可致头痛、眩晕，甚至昏仆；心肾阳虚，“肾气生寒而上逆”可导致水气凌心之“奔豚气”，患者自觉“气从少腹上冲咽喉，发作欲死，复还止”；脾藏意，“五谷之津液合而为膏者，内渗于骨空，补益脑髓”（《灵枢·五癃津液别》）等。因此在治疗脑病时，决不能只着眼于脑，而是应该从整体出发，明辨发病之先后，确定治则之缓急。如肝病而后致昏迷，不治肝则不能持久醒脑；心动过缓而致昏厥，不鼓舞心气则无以救逆醒神。当然，脑病亦可引起它病，如脑外伤瘀血停积，败血归于肝，可致肝阴暗耗，阴亏阳亢，上扰清窍，而见眩晕、头痛、烦躁、易怒、不寐、口干口苦等。脑病日久暗耗肾精，髓海不足，则会眩晕、头痛、耳鸣、腰痠、健忘等。总之，只有根据脏腑间及其与脑的生理联系和病理影响，调整脏腑功能活动，使其各司职守，有条不紊，才有利于脑恢复其正常的功能，进而促进脑病向愈。

34 · 如何看待中药的“归经于脑”？

传统药物归经理论是以脏腑、经络为基础，脏腑无疑包括大脑，但从古至今的中药学书籍中没有归“脑经”的药物。脑脏产生的病变应该有归脑经的药物治疗，而不应由归他经的药物所替代。古代人们对脑认识不清，用心主神明学说概括了脑的全部功能。心与脑有各自的生理功能，因此它们的药物归经同样是有区别的。

一般来说，过去认为归心经的药物大部分首先是归脑经的。如酸枣仁，首先是归脑经以安神定志，其次是归心经以养心宁悸。干姜入心经有回阳救逆的作用，治疗亡阳之病证，严格地说它是归脑经治疗休克、昏迷的。肝主疏泄，调节情志，主谋虑。事实上情志、谋虑等都是脑神所主。入肝经的药物中大多能归经于脑，如香附功效为疏肝理气，调经止痛。实际上它除了理肝气外，还能行脑气，用于气机郁滞逆脑之证，所以香附既入肝经，又能归脑经。肾藏精主骨生髓通脑，所以说归肾经的药物中有很大一部分可入脑经，特别是补肾精的药物全部能归脑经，如熟地、何首乌，传统理论都归肾经，补血滋阴。实际上它们都能入脑经，补大脑之血，养大脑之精以治头晕目眩、耳鸣重听。脾主运化为后天之本，是大脑正常发挥生理功能的基础，从传统中医理论来看，单纯入脾经的药物不能列入归脑经的范围。外邪侵袭，肺卫肌表首当其冲，头面部的病证亦包括于其中。严格地说，治疗头面部表证的药物也应该归属于脑经，如麻黄除入肺经发汗散寒外，还能入脑止头痛；白芷入肺经祛风解表，还能入脑经治疗各种头痛。

传统药物归经理论是人们长期从临床疗效观察总结出来的，因此可以得出这样的结论：凡能治疗脑脏内外病邪并取得一定疗效的药物，我们就认定它可以归于脑经。

35 入脑经的药物特点及分类如何？哪些药物可归于脑经？

入脑经的药物主要有四个特点：辛行温散、重镇潜降、芳香透窍、血肉有情。归脑经的药物可分为主要归经于脑及次要归经于脑两大类。主要归经于脑的含义是某类药物全部或大多数都能归经于脑，或是某种药物在脏腑归经中归脑经占主要地位，其他归经占次要地位。次要归经于脑的含义是某类药物只有一部分能归于脑经，或某种药物在脏腑归经中归脑经位于其他脏腑之后。

（1）主要归脑经的药物

1）开窍醒脑药：麝香、冰片、樟脑、苏合香、石菖蒲。

2）镇脑安神药：朱砂、磁石、琥珀、龙骨、牡蛎、珍珠、酸枣仁、柏子仁、远志、夜交藤、合欢皮、灵芝。

3）麻醉止痛药：洋金花、蟾酥、川乌、雪上一枝蒿、祖师麻、羊踯躅、天仙子、曼陀罗、八角枫。

4）平脑息风药：羚羊角、牛黄、石决明、天麻、钩藤、刺蒺藜、稆豆衣、代赭石、地龙、僵蚕、贝齿、玳瑁、马宝、紫石英、全蝎、蜈蚣、壁虎、罗布麻。

5）补益脑髓药：

补气药：人参、党参、太子参、黄芪、白术、五味子。

补血药：熟地黄、何首乌、当归、白芍、阿胶、桑葚子、桂圆肉。

补津液药：西洋参、天门冬、麦门冬、石斛、玉竹、百合、女贞子、旱莲草、葛根、天花粉、黄精。

补精髓药：鹿茸、鹿角胶、紫河车、海狗肾、海马、山茱萸、山药、龟板胶、鳖甲胶、枸杞子、锁阳、肉苁蓉。

6）温里回阳药：附子、肉桂、干姜、吴茱萸。

7）抗脑肿瘤药：长春花、喜树、山慈菇、斑蝥、马钱子。

（2）次要归脑经的药物

1）解表祛邪药

发散风寒药：麻黄、桂枝、紫苏、防风、羌活、细辛、白芷、藁本、辛夷、苍耳子、香薷、葱白。

发散风热药：薄荷、桑叶、菊花、升麻、柴胡、蝉蜕、蔓荆子、木贼、豆豉。

2）清脑热药

清热泻火药：石膏、寒水石、知母、栀子、大黄、芒硝、芦荟、淡竹叶、夏枯草、莲子心。

清肝明目药：青葙子、谷精草、决明子、密蒙花。

清热凉血药：生地黄、牛黄、牡丹皮、赤芍药、大青叶、玄参。

清热解毒药：金银花、连翘、蚤休。

清热燥湿药：黄连、黄芩、龙胆草、秦皮。

3）芳香化浊药：藿香、佩兰、青蒿、苍术。

4）利水渗湿药：茯苓、泽泻、车前子、灯心草。

5）祛风除湿药：独活、豨莶草、臭梧桐、苍耳子、秦艽、五加皮、虎骨（狗骨代）、乌梢蛇、白花蛇。

6）梳理脑气药：香附、乌药、川楝子、枳实、檀香、沉香、降香。

7）活血化瘀药：丹参、川芎、桃仁、红花、郁金、延胡索、夏天无、三七。

8）化脑痰浊药：半夏、天南星、白附子、皂荚、天竺黄、猴枣、礞石。

36 提高中医药治疗脑病疗效的主要途径是什么？

加强中医脑病学的研究，最终就是要预防脑病的发生、提高脑病的临床疗效。我们体会到：提高中医治疗脑病疗效的途径与方法主要有以下几个方面。

（1）衷中参西，取长补短　中、西医是两个不同的医疗体系，由于它们认识事物的角度和方法不同，导致两个医疗体系之间存在着许多差异。临床之中，尤其是在治疗脑病这类难治的疾病上，应充分贯彻“一个特色，两个结合”的方针，以取两家之长，疗病祛疾，同时，也可以此之长，消彼之短，既能提高疗效，又能减少或减轻不良反应的发生。

（2）用药科学化，给药途径多样化　传统中医治疗疾病，多以汤液、丸、散、膏、丹等药物口服治疗，其疗效如何，除与药物的选择、配伍及剂量有关外，还往往与药物在胃肠道内的吸收程度相关。服用传统剂型的中药，尤其是煎煮而成的中药汤液，对于一些病情危重的急症患者，常因煎煮费时，或在胃肠道吸收较慢而很难迅速达到有效血药浓度，从而影响治疗效果，甚至延误疾病的治疗，危及患者的生命。近几十年来，随着中药药效学、药代动力学研究的不断深入，对中药的有效成分及其作用机制、代谢过程有了进一步的了解和认识。因此，在临床用药时，应充分利用这些研究结果，有针对性选择药物、确定剂量及服药时间，使有效药物在血中的有效浓度维持较长时间，而改善和提高临床治疗效果。同时，随着对中药剂型的不断改革，许多新的口服剂型、栓剂、注射剂（肌内注射剂和静脉注射剂）不断涌现，大量中药及中药单体得到纯化，增加了单位体积或重量内的有效药物浓度，并可静脉用药，因而，大大缩短了中药从胃肠道吸收到起效所需的时间，为应用中药在急诊中抢救危重患者提供了时间上的保障，并使之成为现实。

（3）加强现代研究对临床治疗的指导作用　目前，脑病作为一种严重危害人类生命健康的常见、多发疾病，已经受到人们的普遍重视，有关方面的研究也日趋深入，对其发病机制及病后的一系列病理生理改变也有了更深刻的认识。近些年来，我国在中医药防治脑病的研究上，也取得了长足进步，通过大量的基础实验和临床研究，中药治疗脑病的部分机制得以阐明。这些研究成果又将进一步指导临床用药，使中药在传统辨证论治思想指导下的应用更具有科学性。

（4）加强非药物疗法的应用　非药物治疗正日益受到全世界医学界的广泛重视，是我国传统医学的一个重要组成部分。它在我国有着悠久的历史，对我国人民的防病、治病起着不可估量的作用，为中华民族的繁衍昌盛作出了巨大贡献。针灸、推拿则是非药物疗法中极为重要的组成部分，古人多将药物治疗与非药物治疗结合起来应用，故曾有“用药攻其内，针石攻其外”之说。近年来随着科技的不断发展，其分支越来越多、越来越细，中医的临床医学也出现了许多分科，传统的针药一体化现象也开始分化，特别是，现在供临床医师选择的药物相对较多，从而使得针灸、推拿等非药物疗法在脑病的治疗上，已渐渐退至一个较次要的地位。在人们的思想中，非药物疗法的作用开始退化，认为其仅仅是一种在后期康复中的辅助治疗措施，或仅仅是一种保健措施。由于这种观念的影响，许多脑病患者不仅因大量使用药物而带来一定不良反应，而且失去了最佳治疗时机，而留下终身遗憾。

许多脑病，如常见的脑血管疾病、外伤性脑病等是致残率极高的疾病，其功能障碍主要体现在肢体功能、吞咽功能和语言功能上。大量的临床实践业已证明，针灸治疗这些脑病的疗效是肯定的，而且针药并用可以明显地提高临床疗效，降低这些疾病的致残率。推拿作为另一种重要的非药物治疗手段，在这些脑病早期的功能锻炼上，尤其是在被动的功能锻炼和恢复期降低肌张力上，所发挥的作用是不容忽视的，它们可以起到药物治疗所达不到的作用。药物治疗与非药物治疗两者恰当配用，内、外兼施，相得益彰，可以缩短患者的治疗、康复周期，减少后遗症的发生，提高临床疗效。

（5）加强早期康复意识　在许多临床工作者的思想中常常存在一个误区，认为康复是疾病治疗后期的问题，这个观念使得许多本应得到康复的患者，延误了康复时间，失去了康复机会，而留下终身遗憾。在脑病，尤其是在脑实质损伤这类疾病的治疗过程中，这个问题显得尤为突出，在这些疾病的急性期，许多医师一方面把主要精力放在对疾病的治疗上，另一方面又过分强调要求患者卧床，而忽视了该病的早期康复治疗和功能锻炼的指导工作。人的神经系统功能具有较强的代偿能力，这类疾病的康复与否和神经功能缺失的多少，在很大程度上取决于患肢功能的早期锻炼及患肢关节功能的保护程度。总的来讲，神经缺失症状的恢复可分为两个阶段：第一阶段是被破坏的脑组织周围的可逆性病变的改善、消失，使可逆性的神经缺失症状改善，机能再次恢复到以前的状态。第二阶段是进行病理学的修复过程，使残存的神经组织的功能逐步得到恢复，神经缺失症状得到改善。目前认为，中枢神经细胞是不能再生的，但残存的神经细胞可出现侧支，形成新的神经细胞间联系，出现形态学上的恢复，亦即所谓功能的再学习。但是，要达到上述目的，单从某一方面努力很难收到满意效果。大量的临床实践证明，早期的功能锻炼对于功能的再学习尤为重要，早期必要的、适当的功能锻炼可以促进大脑损伤后形态学上的修复。因此，应当加强这类疾病的早期康复意识，同步进行康复和药物治疗，使上述两个恢复阶段重叠进行，为患者康复争取时间，最大程度的使患者得以康复。

总之，脑病的治疗是一个相当复杂的过程，单从某一方面努力，是很难达到提高临床疗效，降低死亡率及致残率、减轻致残程度的目的。发扬中医特色，结合现代研究成果，综合各种有效的治疗方法，从多方面进行治疗，并且使治疗科学化是提高本病治疗效果的最佳途径。

当前，中医脑病学的研究，犹如春云乍展，方兴未艾，业已取得较大进展。我们深信，只要按照“一个特色、两个结合”的方针，深入开展中医脑病学的研究，那么，中医脑病学的研究成果必将立于世界医学之林，并大放光彩，为人类的健康作出更大的贡献。

37 如何从循证医学角度看中医药防治中风？

循证医学是近十余年来在临床医学实践中发展起来的一门新兴的以方法学为主的临床学科。循证医学的本意是指临床医生对患者的诊治应该有充分的依据，任何医疗决策需建立在科学证据的基础之上。中医药防治中风的研究，是 20 余年来国家科技攻关项目中的重要内容之一，并取得了多项成果。随机、对照临床试验正在逐渐增多，但主要用于中药新药临床试验中，其中严格按照循证医学的要求及临床流行病学的方法进行的临床研究尚显不足。而且，对中医辨证论治方法的疗效评价与循证医学所采用的方法难以完全一致，具有它的特殊性。因此，在中医药防治中风的研究中如何实践循证医学是值得我们深入探讨的重要问题。

近20余年，中医药防治中风的研究虽取得了一定进展，但在研究方法上与循证医学的要求仍有较大距离。主要体现在多中心、大样本、随机对照临床试验的不足，影响了研究结论的真实性、科学性，阻碍了一些有效治疗方法或药物的推广应用，更难以走向世界。另一方面，则表现在对中药制剂的滥用现象增多，导致了医药卫生资源的浪费。由于缺乏对一些中成药临床疗效的科学系统的评价，不能为临床医生提供最佳的科学证据，因而临床医生难以为患者优选最佳的治疗药物，从而出现了对中风患者用药过多的现状。实践循证医学的目的是解决临床医疗中的难题，促进临床医学的发展。如：搞清疾病的病因与危险因素，以利于预防疾病的发生；提高疾病早期的正确诊断率；帮助医生为患者选择最真实、可靠、实用的治疗措施，指导合理用药；改善疾病的预后，提高患者生存质量；提供最佳的科学证据，促进管理决策的科学化，以避免卫生资源浪费等。循证医学提倡经济而有效的干预措施，重视对成本-效果的分析与评价。因此，在中医药防治中风的研究中，应学习和借鉴循证医学的理念和方法，通过开展大样本、随机、对照临床试验，优选出具有最佳科学证据的有效治疗方法或方案，用于临床实践，以减少卫生资源的浪费。

对医学文献进行系统评价，以寻求具有最佳科学证据的研究结果或诊断治疗措施，是循证医学常用的方法，并在选择文献时重视随机、对照临床试验，即研究方法的科学性。目前，治疗中风的中药注射剂较多，而且不断有临床研究报告发表，但严格按照临床流行病学的方法，进行设计、衡量、评价的研究并不多。

在中医药治疗中风的研究中尤其是中药新药的研究中应重视随机、对照临床试验的科学性，以保证研究结论的可靠性，有利于有效治疗方法的推广应用。

同时，鉴于中医药治疗中风研究的特殊性，在对中风证候学进行系统研究的基础上，进一步完善中风的证候量化诊断标准，对于建立中风的中医临床疗效评价体系具有重要意义。目前已在临床研究中被逐渐应用的《中风病辨证标准》，虽在证候的计量诊断上提供了可依据的工具，但在症状的描述及可操作性方面仍需进一步改善。此外，应重视中风急性期的证候演变规律，注意对多层次、多指标评价的分析和研究，探讨运用非线性的方法以解决疗效评价中的复杂问题，以求更加客观、全面地反映出中医药的疗效优势与特点。

中医辨证论治与循证医学在循求诊治疾病的依据这一原则上是一致的，但在方法学和研究对象上又不尽相同，而共同目标均是提高临床疗效，解决医学疑难问题，因而循证医学为中医辨证论治研究提供了可以借鉴的方法。

38. 中医脑病的疗效判定与循证医学的关系是什么？

结局评价是目前国际医学界的一个研究热点，因为人们越来越认识到：恰当的疗效判定指标是临床试验的重要环节，采用不同的疗效指标甚至可以得出有效或无效的截然相反的结论。根据WHO对疾病状态的分类（死亡除外），结局指标可以分为以下四个水平：①病理，即和疾病有因果关系的生物学参数；②损害，即病理损害所致的各种症状、体征；③能力减退，如日常生活活动能力的减退等；④残障，即疾病对社会功能的影响。其中病理水平相对客观、稳定、易于测量，经常是临床医生最关心的问题，但对患者的意义较小、不直接。和患者直接相关、患者最关心的指标依次是残障、能力减退和损害水平。

临床研究的结局是指疾病在干预措施下所发生的、与患者直接相关的、有临床意义的重要临床事件，如生存或死亡、能力减退、失语等，也是循证医学关注的主要指标。次要指标是在主要指标不可行的情况下对其进行替代的间接指标，通常是指单纯的生物学指标，包括实验室理化检查和体征发现。在中医脑病临床疗效的评价中，疗效指标的选择是一个关键问题，因为目前国内对这方面的认识尚不统一，很多研究采用替代指标进行疗效的评价，加之疗效评价标准不一，这在一定程度上影响了疗效的总体评价，也无法真实反映中医药的治疗效果。

就中风而论，国内采用的疗效指标通常是将神经功能、理化检查、中医症状评分、生活能力等综合起来判断病人病情的改善程度（有效、显效、痊愈等），未把病死率（近期病死率和远期病死率）作为中风临床研究的首要疗效评价指标，所以国内中风的临床研究大多是阳性结果的报道，而国外的首要疗效评价指标是病死率，故极少有阳性结果的报道。随着结局指标评价研究的进展，综合评价患者的总体感觉、功能状态和生活质量被视为重要的临床主要指标，最常用的是日常生活活动能力等功能评价和生活质量的测量。目前中医脑病的临床研究中疗效评价指标主要欠缺以下方面：病死率的报告，残疾、残障水平的日常生活活动能力和生活质量的测量。

其实，中医历来以“人”为本，注重人的主观感觉和功能状态，这和循证医学着重从人体对干预措施的整体反应去选择临床试验的结局指标的思辨方式是一致的。如果置中医学的精华于不顾，盲目地采用西医的理化检查指标判断中医药治疗脑病的临床疗效，无疑于舍本逐末。当然，证候指标是软指标，如何客观地量化并让国内国际医学界接受是目前亟待解决的问题。为此，我们有必要在规范中医脑病的证候诊断标准的基础上，制定具有中医特色的能反映患者日常生活活动能力和生活质量的量表，以客观地评价中医药治疗脑病的临床疗效。

综上所述，中医脑病的临床研究和疗效评价还存在诸多需要解决的问题。我们必须在已有研究成果的基础上，按照临床流行病学和循证医学的思路和方法，严格地进行中医脑病的临床科研设计、衡量与评价；要继续探讨如何在保证辨证论治的特色的同时进行多中心、大样本、随机对照的临床试验；注重结局指标的观测与评价。证据的真实性和可重复性是中医药走向世界的基础，也是中医脑病的科研工作中应引起高度重视的关键问题。

39 怎样理解中药方剂的“多环节、多靶点、综合调节”的临床作用?

方剂的作用之所以要满足综合性，首先是基于对人体脏腑功能和疾病或证候发生、发展、变化规律的认识。正常情况下，人体的正常生理功能是围绕以五脏为核心的五行系统展开的。五行之间存在着极为严格的“生、克”关系，这种关系原理，在正常情况下，使人体脏腑组织器官在不断相生、相克的运动中维持着协调平衡的生理活动。当这种协调平衡被破坏时，五行之间便以乘、侮的关系相互影响、相互传变。于是，便有“肝肾同源”、“水火相济”、“心肾不交”、“肝脾（胃）不和”、“风能胜湿”、“金水相生”、“泻其子，实其母”的生理、病理和防治规律。一脏有病，必将涉及他脏，即便尚未涉及，也要有“见肝之病，知肝传脾，当先实脾”的“治未病”观念。因此，在治疗上一定要考虑治疗他脏的因素。

在治疗观念上，中医特别强调立足于整体，明辨病机，全面综合考虑问题。如“善补阳者，必于阴中求阳；善补阴者，必于阳中求阴，则阴得阳升而泉源不竭”，“善治血者，不求之有形之血，而求之无形之气”，“善治脾胃者，能调五脏，即所以治脾胃也”，“善治痰者，不治痰而治气，气顺则一身之津液亦随气而顺矣”。这些论述都要求在处方遣药时，不能单纯“头痛医头”，一定要综合考虑涉及方面的“标本缓急”。

方剂在辨证的前提下，针对病机的关键环节，以中药药性理论为基础，遵循配伍理论进行“君、臣、佐、使”配伍，从而使群药形成“有制之师”，针对患者或证或病或症，达到“整体综合调节”的作用。方剂的“君、臣、佐、使”配伍理论，能最大限度地满足中医整体综合治疗方式的要求。君、臣、佐、使各部分分别针对证候的发生的主、次不同环节，从病因、主证候、主症状、次证侯、次症状、兼症等不同方面考虑，同时兼顾减毒、反佐、引经、调和等问题予以选药配伍，使合方既有分工，又有合作，完全满足治疗原则所涉及的各个方面，体现了方剂综合性的治疗方式。此外，中药的性味、归经、功能主治很少是单一的，大都是复合的，一味药物的性味、归经分别是两种以上，功能也不只一途。

40 中医学如何认识体质?

人是形与神的统一体。人类既有脏腑经络、形体官窍、精气血津液等相同的形质和功能活动，也有神、魂、意、志，以及喜、怒、悲、思、恐等相同的心理活动，这是人体的共同特性。但正常人体是有差异的，不同个体在形质、功能、心理上又存在着各自的特殊性，这种个体在生理上的身心特性便称之为体质。简言之，体质是指人类个体在生命过程中，由遗传性和获得性因素所决定的表现在形体结构、生理功能和心理活动方面综合的相对稳定的特性。基于形神合一的生命观，中医学认为，人体的体质既包括身体要素，又包括心理要素，并且二者高度统一。体质的标志，通过体质的构成内容来体现。因此，当评价一个人的体质状况时，应从形态结构、生理功能及心理特征方面进行综合考虑。中医学认为脏腑、经络的结构变化和功能盛衰，以及精气血津液的盈亏都是决定人体体质的重要因素。中医体质学主要是根据中医学阴阳五行、脏腑、精气血津液等基本理论来确定人群中不同个体的体质差异性。其具体分类方法有阴阳分类法、五行分类法、脏腑分类法、体型肥瘦分类法，以及禀性勇怯分类法等。“阴平阳秘，精神乃治，阴阳离决，精气乃绝”（《素问·生气通天论》）。形为阴，神为阳。机体内部及其与外部环境的阴阳平衡，形与神的相对平衡是健康的标志。要保持强健的体魄，必须使形神统一。因此，中医学常常将理想体质的标志融于健康的标志之中。健康的具体标志如下，包括生理和心理两个方面：①生理健康的标志：形体壮实，眼睛有神，面色红润，呼吸微徐，牙齿紧固，腰腿灵便，声音洪亮，须发润泽，双耳聪敏，脉象缓匀，二便正常；②心理健康标志：精神旺盛，七情和调，记忆良好。这是中医学形神合一，天人合一生命观、健康观的具体体现。理想的体质应是阴阳平和之质，但是阴阳的平衡是阴阳消长动态平衡，所以总是存在偏阴或偏阳的状态，只要不超过机体的调节和适应能力，均属于正常生理状态。因此，人体正常体质大致可分为阴阳平和质、偏阳质和偏阴质三种类型。每种体质的具体特征将在下面的问题中进行详细说明。

41 · 禀赋和体质二者的关系是什么？

体质特征取决于脏腑经络气血的强弱盛衰。因此，凡能影响脏腑经络、精气血津液功能活动的因素，均可影响体质。它的形成是机体内外环境多种复杂因素共同作用的结果，主要关系到先天因素和后天因素两个方面，并与性别、年龄、饮食、劳逸、情志、地理等因素有关。先天因素，又称禀赋，是指子代出生以前在母体内所禀受的一切，包括父母生殖之精的质量，父母血缘关系所赋予的遗传性，父母生育的年龄，以及在母体内孕育过程中母亲是否注意养胎和妊娠期疾病所给予的一切影响。先天禀赋是体质形成的基础，是人体体质强弱的前提条件。在生命形成的过程中，男主阳施，女主阴受，男女媾精，胎孕乃成，禀受母体气血的滋养而不断发育，从而形成人体，这种形体结构便是体质在形态方面的雏形，故《素问·决气》说："两神相搏，合而成形"，张介宾称之为"形体之基"。父母生殖之精的盈亏盛衰和体质特征决定着子代禀赋的厚薄强弱，从而影响着子代的体质。子代的形体始于父母，父母的体质是子代体质的基础。故汉·王充《论衡·气寿》指出："夫禀气渥则其体强，体强则其命长；气薄则其体弱，体弱则命短，命短则多病短寿"，明·万全《幼科发挥·胎疾》认为："子与父母，一体而分"。父母体质的强弱，使子代禀赋有厚薄之分，表现出体质的差异，诸如身体强弱、肥瘦、刚柔、长短、肤色、性格、气质，乃至先天性生理缺陷和遗传性疾病，如鸡胸、龟背、癫痫、哮喘、杨梅疮（梅毒）等。在体质形成过程中，先天因素起着决定性的作用，是它确定了体质的"基调"。先天因素、人体的遗传性状是身心发展的前提条件，它对于人的智力和体力的发展，对于人体体质的强弱，具有重大的影响。但是，先天因素、遗传性状只对体质的发展提供了可能性，而体质强弱的现实性，则有赖于后天环境、营养和身体锻炼等。

42 王琦教授九类体质分类的标准是什么？

该标准将体质分为平和质、气虚质、阳虚质、阴虚质、痰湿质、湿热质、血瘀质、气郁质、特禀质九个类型，应用了流行病学、免疫学、分子生物学、遗传学、数理统计学等多学科交叉的方法，经中医临床专家、流行病学专家、体质专家多次论证而建立的体质辨识的标准化工具，并在国家 973 计划"基于因人制宜思想的中医体质理论基础研究”课题中得到进一步完善。

（1）平和质（A 型）

1）总体特征：阴阳气血调和，以体态适中、面色红润、精力充沛等为主要特征。

2）形体特征：体形匀称健壮。

3）常见表现：面色、肤色润泽，头发稠密有光泽，目光有神，鼻色明润，嗅觉通利，唇色红润，不易疲劳，精力充沛，耐受寒热，睡眠良好，胃纳佳，二便正常，舌色淡红，苔薄白，脉和缓有力。

4）心理特征：性格随和开朗。

5）发病倾向：平素患病较少。

6）对外界环境适应能力：对自然环境和社会环境适应能力较强。

（2）气虚质（B 型）

1）总体特征：元气不足，以疲乏、气短、自汗等气虚表现为主要特征。

2）形体特征：肌肉松软不实。

3）常见表现：平素语音低弱，气短懒言，容易疲乏，精神不振，易出汗，舌淡红，舌边有齿痕，脉弱。

4）心理特征：性格内向，不喜冒险。

5）发病倾向：易患感冒、内脏下垂等病；病后康复缓慢。

6）对外界环境适应能力：不耐受风、寒、暑、湿邪。

（3）阳虚质（C 型）

1）总体特征：阳气不足，以畏寒怕冷、手足不温等虚寒表现为主要特征。

2）形体特征：肌肉松软不实。

3）常见表现：平素畏冷，手足不温，喜热饮食，精神不振，舌淡胖嫩，脉沉迟。

4）心理特征：性格多沉静、内向。

5）发病倾向：易患痰饮、肿胀、泄泻等病；感邪易从寒化。

6）对外界环境适应能力：耐夏不耐冬；易感风、寒、湿邪。

（4）阴虚质（D 型）

1）总体特征：阴液亏少，以口燥咽干、手足心热等虚热表现为主要特征。

2）形体特征：体形偏瘦。

3）常见表现：手足心热，口燥咽干，鼻微干，喜冷饮，大便干燥，舌红少津，脉细数。

4）心理特征：性情急躁，外向好动，活泼。

5）发病倾向：易患虚劳、失精、不寐等病；感邪易从热化。

6）对外界环境适应能力：耐冬不耐夏；不耐受暑、热、燥邪。

（5）痰湿质（E 型）

1）总体特征：痰湿凝聚，以形体肥胖、腹部肥满、口黏苔腻等痰湿表现为主要特征。

2）形体特征：体形肥胖，腹部肥满松软。

3）常见表现：面部皮肤油脂较多，多汗且黏，胸闷，痰多，口黏腻或甜，喜食肥甘甜黏，苔腻，脉滑。

4）心理特征：性格偏温和、稳重，多善于忍耐。

5）发病倾向：易患消渴、中风、胸痹等病。

6）对外界环境适应能力：对梅雨季节及湿重环境适应能力差。

（6）湿热质（F 型）

1）总体特征：湿热内蕴，以面垢油光、口苦、苔黄腻等湿热表现为主要特征。

2）形体特征：形体中等或偏瘦。

3）常见表现：面垢油光，易生痤疮，口苦口干，身重困倦，大便黏滞不畅或燥结，小便短黄，男性易阴囊潮湿，女性易带下增多，舌质偏红，苔黄腻，脉滑数。

4）心理特征：容易心烦急躁。

5）发病倾向：易患疮疖、黄疸、热淋等病。

6）对外界环境适应能力：对夏末秋初湿热气候，湿重或气温偏高环境较难适应。

（7）血瘀质（G型）

1）总体特征：血行不畅，以肤色晦黯、舌质紫黯等血瘀表现为主要特征。

2）形体特征：胖瘦均见。

3）常见表现：肤色晦黯，色素沉着，容易出现瘀斑，口唇黯淡，舌黯或有瘀点，舌下络脉紫黯或增粗，脉涩。

4）心理特征：易烦躁，健忘。

5）发病倾向：易患癥瘕及痛证、血证等。

6）对外界环境适应能力：不耐受寒邪。

（8）气郁质（H型）

1）总体特征：气机郁滞，以神情抑郁、忧虑脆弱等气郁表现为主要特征。

2）形体特征：形体瘦者为多。

3）常见表现：神情抑郁，情感脆弱，烦闷不乐，舌淡红，苔薄白，脉弦。

4）心理特征：性格内向不稳定、敏感多虑。

5）发病倾向：易患脏躁、梅核气、百合病及郁证等。

6）对外界环境适应能力：对精神刺激适应能力较差；不适应阴雨天气。

（9）特禀质（I型）

1）总体特征：先天失常，以生理缺陷、过敏反应等为主要特征。

2）形体特征：过敏体质者一般无特殊；先天禀赋异常者或有畸形，或有生理缺陷。

3）常见表现：过敏体质者常见哮喘、风团、咽痒、鼻塞、喷嚏等；患遗传性疾病者有垂直遗传、先天性、家族性特征；患胎传性疾病者具有母体影响胎儿个体生长发育及相关疾病特征。

4）心理特征：随禀质不同情况各异。

5）发病倾向：过敏体质者易患哮喘、荨麻疹、花粉症及药物过敏等；遗传性疾病如血友病、先天愚型等；胎传性疾病如五迟（立迟、行迟、发迟、齿迟和语迟）、五软（头软、项软、手足软、肌肉软、口软）、解颅、胎惊等。

6）对外界环境适应能力：适应能力差，如过敏体质者对易致过敏季节适应能力差，易引发宿疾。

43 体质和正气的关系是什么？

正气是一身之气相对邪气时的称谓，是指人体内具有抗病、祛邪、调节、修复等作用的一类细微物质。正气的旺盛取决于气血精津液等精微物质的充沛和脏腑生理功能的正常与相互协调。当精气血津液等精微物质的充盛、脏腑经络生理功能的正常协调，而呈现出人体自我调节、适应环境、抗病祛邪和康复自愈能力强时，我们称之为正气充沛。反之，则称为正气不足。正气具有抗御病邪侵袭，及时驱除病邪而防止发病的作用，具体有抵御外邪的入侵；祛邪外出；修复调节作用；维持脏腑经络功能的协调。而脏腑经络气血精津液是体质的生理基础，体质实质上是因脏腑经络气血精津液的盛衰偏颇而形成的个体特征。体质在一定程度上反映了正气盛衰的偏颇。从中医发病学观点来看，正气在发病过程中具有主导的、决定性的作用，而作为反应正气盛衰特点的体质，自然会在发病过程中占具决定的地位。一般来讲，体质强盛，则抗病力亦强，不易感邪发病；或虽被内外邪气所扰，病后易趋实证。体质弱，则易感邪发病，发病后易趋虚实夹杂证或虚证。《灵枢·五变》说："肉不坚，腠理疏，则善病风"，

“五脏皆柔弱者，善病消瘅”，“小骨弱肉者，善病寒热”。由于体质不同，阴阳气血的盛衰有别，可以显示出虚实寒热的特点；同时，作为正气的组成部分，阴阳气血其抵御外邪的能力各有所长，如气主卫外，而阳主御寒，阴主制热。若气虚体质则卫外不固，外邪易从表而入；阳虚体质，其抵御寒邪的能力不足，每易感寒邪，且受邪之后又易于入里，在《伤寒论》所论述的太阴、少阴、厥阴病都是以阳气不足为共同机转的；阴虚体质，阴液不足虚热内生，每易感受热邪而发生温热病，故《素问·金匮真言论》说：“冬不藏精，春必病温”，《温病条辨》则曰：“温病之人，下焦精气久已不固”。总之，体质反映正气的偏颇，正气与体质共同对疾病的发生产生作用。

44 · 体质和邪气的关系是什么？

邪气，泛指各种致病因素，简称为“邪”。包括存在于外界或由人体内产生的种种具有致病作用的因素。如六淫、疠气、外伤、虫兽伤、寄生虫、七情内伤、饮食失宜、痰饮、瘀血、结石等。邪气侵犯人体，则对机体的形质和机能产生损害和障碍。邪气对机体的损害作用主要体现为：①导致生理机能失常；②造成脏腑组织的形质损害；③改变体质类型：邪气侵入，还能改变个体的体质特征，进而影响其对疾病的易罹倾向。如阴邪致病，损伤阳气，久之可使机体由原型体质转变为阳虚体质，又易感受阴寒之邪。不同的体质，精气阴阳盛衰有别，对某种病邪具有不同的易感性，对某些疾病具有不同的易发性。阳虚之体，每易感受寒邪；阴虚之质，每易感受热邪。小儿脏腑娇嫩，形气未充，且又生机蓬勃，发育迅速，故易感外邪，或伤饮食或感邪后易热化生风，或易患生长发育障碍之疾。年高之人，脏气已亏，精血不足，抗病力、调节力、康复力均已下降，易感外邪而发病，其病证易形成虚实夹杂证或虚证，并多迁延难愈。女性以血为本，具有经、带、胎、产的生理变化，对发病也有一定影响，易病肝郁、血虚、血瘀；男子以精气为本，易患肾精肾气亏虚之疾。肥人或痰湿内盛之体，易感寒湿之邪，易患眩晕、中风之疾；瘦人或阴虚之质，易感燥热之邪，易患肺痨咳嗽诸疾。感受相同的病邪，因个体体质不同，可表现出不同的证候类型。如同感风寒之邪，卫气盛者，易形成表实证；卫气虚者，易为表虚证或虚实夹杂证。同感湿邪，阳盛之体易热化形成湿热证；阳虚者又易寒化为寒湿证。反之，若体质相同，虽感受不同的病邪，也可表现出相同的证候类型。如阳热体质无论感受热邪或寒邪，都可表现出热性的证候。邪气可以影响体质，体质决定邪气的发病。

45 为什么说体质可辨可调？

体质是辨证的基础，体质决定疾病的证候类型。首先，感受相同的致病因素或患同一种疾病，因个体体质的差异可表现出阴阳表里寒热虚实等不同的证候类型，即同病异证。如同样感受寒邪，素体强壮，正气可以御邪于肌表者，表现为恶寒发热，头身疼痛，苔薄白，脉浮等风寒表证；而素体阳虚，正不胜邪者，一发病就出现寒邪直中脾胃的畏寒肢冷，纳呆食减，腹痛泄泻，脉象缓弱等脾阳不足之证。又如同一地区、同一时期所发生的感冒病，由于邪气性质的不同，感邪轻重的不同和体质的差异，证候类型就有风寒、风热、风湿、风燥等的不同。可见体质是形成同病异证的决定性因素。另一方面，异病同证的产生也与体质密切相关。感受不同的病因或患不同的疾病，而体质在某些方面具有共同点时，常常可表现为相同或类似的证候类型。如阳热体质者，感受暑、热邪气势必出现热证，但若感受风寒邪气，亦可郁而化热，表现为热性证候。泄泻、水肿病，体质相同时，都可以表现为脾肾阳虚之证。所以说，同病异证与异病同证，主要是以体质的差异为生理基础，体质是证候形成的内在基础。由于体质的特殊性决定着发病后临床证候类型的倾向性，证候的特征中包含着体质的特征，故临床辨证特别重视体质因素，将判别体质状况视为辨证的前提和重要依据。疾病初愈或趋向恢复时，促其康复的善后调理十分重要，也属于治疗范畴。调理时需多方面的措施配合，包括药物、食饵、精神心理和生活习惯等。这些措施的具体选择应用，皆须兼顾患者的体质特征。如体质偏阳者初愈，慎食狗肉、羊肉、桂圆等温热及辛辣之味；体质偏阴者大病初愈，慎食龟鳖、熟地等滋腻之物和五味子、诃子、乌梅等酸涩收敛之品。体质禀赋于先天，受制于后天。先、后天多种因素构成影响体质的内外环境，在诸多因素的共同作用下，形成个体不同的体质特征。因此，体质是可辨可调的。

46 体质和中医脑病证候的关系？

机体的精气阴阳在正常生理状态下，总是处于动态的消长变化之中，使正常体质出现偏阴或偏阳的状态。机体的精气阴阳，包括精为阴而气为阳和气自身所分之阴阳两个层次。体质类型的阴阳，主要是指以对立制约为主而多表现为寒热、动静偏倾的阴阳二气。人体正常体质大致可分为阴阳平和质、偏阳质和偏阴质三种类型。

（1）阴阳平和质　阴阳平和质是功能较为协调的体质类型。体质特征为：身体强壮，胖瘦适度；面色与肤色虽有五色之偏，但都明润含蓄；目光有神，性格开朗、随和；食量适中，二便通调；舌红润，脉象缓匀有神；夜眠安和，精力充沛，反应灵活，思维敏捷，工作潜力大；自身调节和对外适应能力强。具有这种体质特征的人，不易感受外邪，很少生病。即使患病，多为表证、实证，且易于治愈，康复亦快，有时会不药而愈。如果后天调养得宜，无暴力外伤、慢性疾患及不良生活习惯，其体质不易改变，易获长寿。

（2）偏阳质　偏阳质是指具有亢奋、偏热、多动等特性的体质类型。体质特征为：形体适中或偏瘦，但较结实；面色多略偏红或微苍黑，或呈油性皮肤；性格外向，喜动好强，易急躁，自制力较差；食量较大，消化吸收功能健旺；大便易干燥，小便易黄赤；平时畏热喜冷，或体温略偏高，动则易出汗，喜饮水；唇、舌偏红，苔薄易黄，脉多偏阳；精力旺盛，动作敏捷，反应灵敏，性欲较强。具有这种体质特征的人，对风、暑、热等阳邪的易感性较强，受邪发病后多表现为热证、实证，并易化燥伤阴；皮肤易生疖疮；内伤杂病多见火旺、阳亢或兼阴虚之证；容易发生眩晕、头痛、心悸、失眠及出血等病症。由于此类体质的人阳气偏亢，多动少静，故日久必有耗阴之势。若调养不当，操劳过度，思虑不节，纵欲失精，嗜食烟酒、辛辣，则必将加速阴伤，发展演化为临床常见的阳亢、阴虚、痰火等病理性体质。

（3）偏阴质　偏阴质是指具有抑制、偏寒、多静等特征的体质类型。体质特征为：形体适中或偏胖，但较弱，容易疲劳。面色偏白而欠华；性格内向，喜静少动，或胆小易惊；食量较小，消化吸收功能一般；平时畏寒喜热，或体温偏低；精力偏弱，动作迟缓，反应较慢，性欲偏弱。具有这种体质特征的人，对寒、湿等阴邪的易感性较强，受邪发病后多表现为寒证、虚证；表证易传里或直中内脏；冬天易生冻疮；内伤杂病多见阴盛、阳虚之证；容易发生湿滞、水肿、痰饮、瘀血等病症。由于本类体质者阳气偏弱，长期发展，易致阳气虚弱，脏腑机能偏衰，水湿内生，从而形成临床常见的阳虚、痰湿、水饮等病理性体质。

应当指出，在体质分类上所使用的阴虚、阳虚、阳亢以及痰饮、瘀血等名词，与辨证论治中所使用的证候名称是不同的概念。证候是对疾病某一阶段或某一类型的病变本质的分析和概括，而体质反映的是一种在非疾病状态下就已存在的个体特异性。诚然，体质是疾病的基础，许多疾病，特别是慢性病，体质类型对其证候类型具有内在的规定性，这时，证候名称和原来的体质类型名称就可能一致，这说明体质与证候关系密切，其中也包括了脑病的证候。

47 • 调体质治未病的优势是什么？

因先天禀赋与后天生活环境的不同，个体体质存在着差异，一方面不同体质有着不同的病邪易感性，另一方面，患病之后，由于机体的体质差异与反应性不同，病证就有寒热虚实之别或“从化”的倾向。善于养生者，就要修身养性，形神共养，以增强体质，预防疾病，增进身心健康。调摄时就要根据各自不同的体质特征，选择相应的措施和方法。

中医学的养生方法，贯穿于衣食住行的各个方面，主要有顺时摄养、调摄精神、起居有常、劳逸适度、饮食调养及运动锻炼等，无论在哪一方面的调摄，都应兼顾体质特征。例如，在食疗方面，体质偏阳者，进食宜凉而忌热；体质偏寒者，进食宜温而忌寒；形体肥胖者多痰湿，食宜清淡而忌肥甘；胃酸偏多者，则不宜酸咸食品；阴虚之体，饮食宜甘润生津之品，忌肥腻厚味、辛辣燥烈之品；阳虚之体宜多食温补之品。在精神调摄方面，要根据个体体质特征，采用各种心理调节方法，以保持心理平衡，维持和增进心理健康。如气郁质者，精神多抑郁不爽，神情多愁闷不乐，性格多孤僻内向，多愁善感，气度狭小，故应注意情感上的疏导，消解其不良情绪，以防过极。阳虚质者，精神多萎靡不振，神情偏冷漠，多自卑而缺乏勇气，应帮助其树立起生活的信心。明·汪绮石《理虚元鉴·虚证有六因》中曾概括说：“荡佚者，惕之以生死；偏僻者，正之以道义；执著者，引之以洒脱”。又如在音乐娱心养性时，也须因个体心理特征的不同，而选择适宜的乐曲，正如先秦《乐礼·师已》中说：“爱者宜歌《商》；温良而能断者宜歌《齐》；宽而静、柔而正者宜歌《颂》；广大而静、疏达而信者宜歌《大雅》；恭俭而好礼者宜歌《小雅》；正直而静、廉而谦者，宜歌《风》”。这一些都与体质的特点密不可分：体质是人体身心特性的概括；体质具有普遍性、全面性和复杂性；体质具有稳定性和可变性；体质具有连续性和可预测性。偏于某种体质类型者，在初显端倪之后，多具有循着这类体质固有的发展演变规律缓慢演化的趋势，体质的这些特点，为治未病提供了可能。

48 中医治疗脑病的优势是什么？

中医学是我国传统优秀文化的重要组成部分，中医有关脑髓理论已经是比较完善，需要我们去挖掘。作为当代中医，我们有责任将中医学的优势积极参与世界性的脑科学研究。中医在内治外服方面显示了对脑病治疗的优势，充分发挥了中医特色。近几十年来，中药剂型的改变，给药途径的多样化为脑病的急救创造了有利条件，特别是根据古方配制的清开灵注射液、醒脑静注射液、参附注射液等中药针剂通过静脉给药，疗效肯定，不容忽视。针灸、推拿等非药物治疗在脑病治疗中有着举足轻重的作用，提高了临床疗效。中医理论重视天人合一，整体观念，审证求因，辨证论治，综合调节，对此，具有巨大的发展优势和潜力。目前，中医药在脑病防治方面显示出自己的特色和学术优势。我们相信中医脑病学，不仅能够适应未来疾病演变的需要，而且将为脑科学的研究乃至现代生命科学的发展做出贡献。今后，中医学将会不断吸收和运用现代科学技术成果，应用分子生物学、系统论、耗散结构论、电子计算机、光学、原子物理等现代科学技术的最新成就，充实自己的理论，彼此渗透，来探讨研究中医学基本理论和中医脑病学。充分发挥中医之长，克服其短，不断修正与完善学科的发展方向，提出新的见解和理论。中医药学科的创新要在继承的基础上，遵循中医药学科自身发展的规律来进行。基础研究、应用基础研究、临床研究、开发研究都要重视源头的创新，中医脑病学也将日趋成熟。现代中医脑病的治疗，古为今用，在前人的基础上大有发展，方法多种多样，从药物治疗到非药物治疗，自然疗法，心理疏导，针灸、气功、推拿等独特的综合治疗措施，将得到充分广泛的应用。中医脑病学有着广阔的前景，对脑病的研究具有迫切的临床价值和重要的学术意义。

49. 固护胃气的治疗原则，在治疗脑病中的作用是什么？

脑汇聚了五脏六腑之精气，对脑发挥濡养作用。脑中精气是否充足，有赖于五脏六腑之气的充足。脑接受五脏六腑精气的灌注，五脏六腑精气受损，都能影响脑中精气而出现脑精气不足。顾护胃气：胃气又称脾胃之气、胃气，脾胃为后天之本，胃气亦为后天之本。因五脏六腑皆禀气于胃，胃气能养五脏之气，而五脏之气中，肾气与胃气的关系最为密切。肾为先天之气，脾胃为后天之气，肾气为胃气的根本，而胃气又滋养着肾气。先天之气不足，也可由后天之气来调养。健康人的胃气充足，其表现为食欲良好，精力充沛。若病中饮食如常，提示胃气未伤；如食欲逐步改善，食量增加，为胃气恢复。若久病重病而见食欲减退，食量减少，甚至不思饮食，乃胃气衰败的表现，预后多不良，所谓得谷者昌，失谷者亡。祖国医学十分重视人体的正气，早在《内经》就提出这一发病学原理，认为疾病产生的根本原因是正虚，曰："正气存内，邪不可干"，"邪之所凑，其气必虚"。如果人体正气相对不足，邪气趁虚入侵，则进一步使人体阴阳失调，脏腑经络功能紊乱，导致疾病的发生。脾胃健运，脑神才能得到后天水谷精微之气的充养，故有“神者，水谷之精气也”。若脾胃失调，可导致大脑气血精髓的来源困乏而见神明之乱。诸如食欲不振，胃脘饱胀、疼痛常与精神紧张、焦虑、忧愁等同时出现。《内经》有“胃不和则卧不安”之训，足见脾胃病皆可病及于脑。

在治病时不仅不可克伐胃气，而且要时刻顾护胃气。临证用药慎药性之偏颇，始终以“顾护胃气”为原则，对阴虚内热证而宜用养阴清热法者，若兼见纳食不馨，大便溏稀，宜远生地、玄参等滋腻碍胃诸药，投药避免过于滋腻、苦寒，常精选沙参、麦冬、天冬、石斛等轻清生津之品；要严格控制清热解毒药物的药味及剂量，以免苦寒败胃及损伤阳气。总之，只有胃气来复，纳食馨香，才能正气充盛，抵抗脑病，这也是中药治疗脑病的优势之一。

50. 中医辨证论治和现代医学个体化防治脑病二者的内在联系是什么?

辨证是在望、闻、问、切四诊所得临床资料的基础上，进行诊断和鉴别诊断的辨证思维过程。它是在整体观念理论指导下，把四诊所得资料进行分析和综合，辨别病证的本质。辨证是中医临床的重要环节之一，它直接指导者确立治则和处方用药，也就直接影响临床治疗效果。对于脑病的诊治必须首先辨证准确。中医的辨证经过了漫长的发展过程，至今已确立了多种辨证方法。因脑病的范围广泛，内容丰富，几乎所有的辨证方法，诸如八纲辨证、六经辨证、卫气营血辨证、脏腑辨证、气血津液辨证、病因辨证等都可得到充分的运用。

从系统科学角度看，中医辨证论治的“证”可以理解为个体作为一个开放复杂巨系统对致病因子做出反应所处的状态，是人体系统的一种整体反应状态。状态是系统科学常用而不加定义的概念之一，指系统的那些可以观察和识别的状况、态势、特征等。状态是刻划系统定性性质的概念，可用适当的“状态变量”来描述；给定状态变量的一组数值就是给定一个系统的状态。换言之，状态变量就是可以给定和描述一个系统状态的最少一组变量。中医的“证”作为系统的一种反应状态可通过望、问、闻、切观察和搜集系统（患者）的输出信息（证候－症状体征）加以识别和描述。“证候”也就是医师借以识别给定病人系统状态（“证”）的“状态变量”，因此作为个体反应状态的证可以理解为个体一种整体涌现性的体现。正因为它是整体涌现性，从而具有不可还原性，这可能是多年来人们企图单纯通过还原方法找到“证”的特异指标大都落空的部分原因。系统科学认为环境也是决定系统整体涌现性的重要因素，因此中医辨证论治强调因时、因地制宜正好加以体现。由于整体涌现性的非还原性，因此西方学者认为“要预测基因在复杂疾病过程中与环境的相互作用是一种令人气馁的任务”。但中医千百年来在完整的活着的人体黑箱上用多输入－多输出试错法可以从未被支离破碎分割开来（还原）的个体“诸多关系的总和上”和“多样性的统一上”把握整体的某些本质，也就是掌握了病人的整体涌现性以及环境等因素如何影响它。《灵枢·通天》“人有阴阳治分五态”的“态”也是一种整体涌现性。因此可以认为以上是传统中医个体化医学的最显著特色。传统中医个体化医学对现代个体化医学的作用和优势就在于它的整体涌现性，但它的局限性在于它未能像现代个性化或基因组医学那样对系统诸多较低层次涌现性加以掌握，因此它还不是一种完美的个体化医学。

51 诸风掉眩皆属于肝，在脑病治疗中有何指导意义？

“诸风掉眩，皆属于肝”出自《素问·至真要大论》，属于“病机十九条”之一，对后世中医学理论和临床影响颇深，至今还广泛指导着临床实践。诸，众也。风，这里用以概括掉眩病证具有风类特点。掉，摇也，即肢体、头部震摇之状；眩，目前黑也，指头晕、目眩的症状。皆，是“同”“同样”的意思。不能作完全、全部讲。属，是联系、有关的意思，有关联，有联系。气郁化火，风阳内动，致风火上扰。肝为风木之脏，将军之官，罢极之本。肝藏血，主疏泄，主谋虑，在体合筋，开窍于目，在液为泪，在志为怒，在声为呼。肝体阴而用阳，主升主动，其病机极易化风动风，“风气通于肝”“风胜则动”，病变多表现为肢体震摇，头晕目眩之状。素体阳盛，阴阳失衡，阴亏于下，阳亢于上，发为眩晕。或忧郁恼怒，肝失条达，肝气郁结，气郁化火，火邪伤阴，肝阴暗耗，阴不制阳，风阳升动，上扰脑窍，或肾阴素亏，水不涵木，阴不维阳，风阳升动。肝为风木之脏，体阴用阳，主升主动，肝之阴阳失调，则肝阳上亢，虚风内动，脑窍受扰，发为眩晕。该条病机以言简意赅的论述，揭示出震摇、眩晕一类证从肝论治的重要性，成为后世的“肝风致颤”“风火作眩”立论的理论渊源。其特点是头目眩晕，烦躁易怒，怒则头晕加重，面赤耳鸣，少寐多梦，舌红苔黄，脉弦数等症，治宜清火息风，平肝潜阳。正如《临证指南医案·眩晕门》：“经云诸风掉眩，皆属于肝。头为诸阳之首，耳目口鼻皆系清空之窍。所患眩晕者，非外来之邪，乃肝胆之风阳上冒耳，甚则有昏厥跌仆之虞”。运用该病机理论在临床上可广泛用于震颤麻痹、特发性震颤、肝豆状核变性、脑血管疾病、梅尼埃病、高血压等诸多疾病的治疗。

52 醒脑开窍法在治疗脑病窍闭中的作用是什么？

醒脑开窍法是指利用各种方法通窍开闭、苏醒神识，以治疗神昏窍闭证的方法。凡热毒内陷，痰蒙清窍，寒湿痰浊闭扰神明，或气机逆乱，或瘀阻清窍，或卒冒秽浊之气，以致脑窍被蒙，神明灵机丧失，即可发生窍闭神昏证，而醒脑开窍法是通过清解热毒，开泄痰浊闭阻，散寒化浊，通利气机等方法，通窍开闭，苏醒神识，以达到治疗窍闭神昏证的目的。具体方法主要包括清热开窍、温通开窍、化瘀开窍等。

（1）清热开窍法　即凉开法，具有清热开窍、泄热解毒的作用。于热性病，邪热犯脑，或中暑等所引起的神昏，惊厥，谵语等症，常见症状为神昏谵语或不语，身热烦躁，或痰盛气粗，或抽搐，惊厥，舌红（绛），苔厚腻，脉数有力等。

（2）温通开窍法　即温开法，具有温通气机，开窍解郁，化痰辟秽的作用，适用于寒邪或痰浊内闭，或中风，中毒而见神昏阴闭者，症见突然昏倒，不省人事，牙关紧闭，痰鸣气促，面色苍白，口唇青紫，两手紧握，手足不温，舌质淡，苔白润，脉沉迟等。

（3）化瘀开窍法　有破气逐瘀，通窍醒脑的作用。适用于太阳蓄血，“其人如狂”，或“气血凝滞，脑气与脏腑气不接”的癫狂，或热入血室，或瘀热互结等，而见神昏，谵语，或癫狂，或伴周身灼热，或少腹硬满急痛，大便秘结，或下利酱粪等。

53 通腑法在治疗脑病中的作用是什么？

腑气不通在中风病、癫痫等多种脑病病机中占有重要的地位。中风病急性期病机多为阳热亢盛，消烁津液，肠道燥结，导致腑气不通。癫痫的发生以气机逆乱为其主要病机，叶天士《临证指南医案·癫痫门》云：“痫证或由惊恐，或由饮食不节，或由母腹中受惊，以致脏气不平，经久失调，一触积痰，厥气内风，卒焉暴逆，莫能禁止，待其气反然后已”，气机不畅，津液不布，肠道失其濡润，大便秘结，腑气不通。故腑实既可作为脑病的一种诱发因子，又可作为一种病理状态，持续存在于脑病病程中，在急性期腑实尤为常见。腑气不通，肠胃积热，可加重火升阳亢之势，煽动浊邪上逆，蒙蔽清窍，导致神昏加重；腑气不通，中焦气机受阻，气血输布不畅，使肢体功能恢复延缓；邪盛壅结，腑实不通，邪出无门可致惊厥、烦躁、气急等变症迭出，使病情更为复杂。

通腑法属八法中之下法，为祛邪之要法。通腑法能通腑泻浊、釜底抽薪，使痰瘀速下，切断这一恶性病理循环，则诸症自除，转危为安，起到“一窍通而诸窍皆通，大关通而百关皆通”之用。通腑法治疗中风源远流长，最早把通腑法用于中风病的首推金元时代张元素所创立的三化汤（大黄、枳实、厚朴、羌活），为治疗中风腑实便秘的代表方。张锡纯在临床中发现，大凡中风病人多有大便燥结不通之证，并认为“是治此证者，当以通其大便为要务，迨服药至大便自然通顺时，则病愈过半矣”，可见古代医家早已注意到通腑法对治疗中风病的重要作用。因此腑实证在中风急性期占有极其重要的地位，通腑法治疗急性中风可改善人体新陈代谢、排除毒素、清除肠道有害物质、减轻毒素进入血液循环所产生的神经系统症状，使神志异常等症状好转，增加胃肠活动、降低机体应激状态、调整自主神经功能紊乱、稳定血压、降低颅内压、减轻脑水肿、促进血肿吸收、增加脑供氧、调整血管通透性、改善微循环、减轻神经损伤等作用。

54 活血化瘀法在脑病治疗中的作用是什么?

活血化瘀法属中医传统八法中消法的范畴，是指运用多种方法，通过畅通血脉，促进血行，以达到消除血液瘀滞目的的一种治疗方法。活血化瘀法通过通利血脉、促进血行、消除污浊、消散瘀血，恢复血液的正常运行而使血液发挥其正常功能，从而达到治疗脑病的目的。现代药理学研究表明活血化瘀法具有改善血流动力学、改善血液流变学、抗血栓形成、改善微循环、镇痛、抗炎抗菌以及调节免疫功能等作用，部分活血化瘀中药尚有降压、利尿、降低胆固醇、兴奋或抑制平滑肌收缩、调节内分泌功能、防止放射性损伤等作用。临床可根据致瘀原因、瘀滞程度及部位和因瘀致病等的不同，采用不同的配伍方法，如理气活血、益气活血、温经活血、破血逐瘀、通窍活血、活血解毒、活血利水等。其中理气活血法既可适用于因气滞而致血瘀的血瘀证，也适用于因瘀血而致气滞的血瘀证；益气养血法适用于因气虚运血无力而致的血瘀证；温经活血法主要适用于因阳气衰微运血无力而致的血瘀证；活血通瘀法适用于瘀阻头面之血瘀证；活血解毒法适用于春温、暑温及流行性乙型脑炎、流行性脑脊髓膜炎、脑脓肿等见有血瘀证者；活血软坚法主要用于因气滞血瘀而致的颅内肿瘤等；有人根据“血不利则为水”，认为急性脑血管之脑水肿等，可采用活血利水法治之，并认为活血可促进利水，利水可促进活血，扩张脑血管，除黏解聚，缓解血管痉挛，降低毛细血管通透性，改善微循环；破血逐瘀法适用于血瘀之重证。

55. 涤痰通络法在脑病治疗中的作用是什么？

脾失健运过食肥甘醇酒，致使脾胃受伤，脾失运化，痰浊内生，郁久化热，痰热互结，壅滞经脉，上蒙清窍；或素体肝旺，气机郁结，克伐脾土，痰浊内生；或肝郁化火，烁津成痰，痰郁互结，携风阳之邪，窜扰经脉，发为本病。此即《丹溪心法·中风》所谓“湿土生痰，痰生热，热生风也”。饮食不节，脾失健运，气血生化无源，气血精微衰少，脑脉失养，再加之情志过极、劳倦过度等诱因，使气血逆乱，脑之神明不用，而发为中风。

痰之为病，无处不在，胸膈胃肠心脑，经络四肢皆可有之。化痰法就是通过消除痰饮而治疗由痰引起的各类病症。由于痰饮停留的部位不同，兼夹的邪气也不尽相同。痰随气而升降，气壅则痰聚，气顺则痰清，津液不运化，聚而为饮，无处不至，无病不有，无症不见，故有“怪病多起于痰”。若痰凝经络，则肢体麻木、痿废不遂；痰凝脑脏，则神志被蒙，神昏窍闭；痰滞五脏，则五神受扰。所以治痰醒脑，实不可缺。几乎所有神志病症，神经系统病症都有本法应用的机会。

若风寒湿邪夹痰而留滞经络。可见肢体筋脉挛痛，关节屈伸不利，或中风，手足不仁，肩臂不举等症，可用小活络丹化痰通络，祛风胜邪。若中风瘫痪、痰厥而正气虚弱，可用通络化痰佐以扶正的大活络丹。

56. 息风止痉法在脑病治疗中的作用是什么？

头巅之上，唯风可达。“伤于风者，上先受之”故无论外感脑病或内伤脑病中，均可见到风邪为患所致脑病，所以恰当地运用息风止痉法治疗脑病是十分有益的。息风止痉法常用于肝阳化风、热极生风、阴虚风动等原因所致的风动之证。非降逆清热不能潜其亢阳。症见颈项强直、神智不清、肢体抽搐、双手握固、面涨红、牙关紧闭等。故投之药多半是质重的矿物及贝壳类，具有重镇之效，又有降逆清热之功的药，折其亢逆之风阳，使气血不得上逆。息风有内风外风之别。疏散外风，适用于治疗风邪所致的诸病，主要指风邪外袭侵入肌表、经络、筋骨、关节，引起头痛、眩晕、手足挛痛、麻木不遂、屈伸不利、口眼㖞斜等。

（1）疏风止痛　适用于外感风邪所致的头痛。可用于血管性头痛、三叉神经痛等。

（2）祛风解痉　适用于风痰阻络、筋脉痉挛所致的抽搐、口眼㖞斜等病症。见于面神经炎、面肌痉挛、三叉神经痛等。

（3）搜风通络　适用于风寒湿邪留滞经脉所致的肢体筋脉挛痛、屈伸不利或疼痛游走不定等，可见于痹症、面神经病变等。平息内风，适用于脏腑病变所致的内风病，如高热昏迷、四肢抽搐、头目眩晕、甚至昏仆、口舌㖞斜、半身不遂、舌强不语等。①镇肝息风。适用于肝阳上亢、肝风内动而见头晕目眩，肢体抽搐，震颤，甚至猝然昏倒，口眼㖞斜。半身不遂等病症。可见于中风、前庭神经病变所致的眩晕及帕金森病等。②清热息风。适用于热盛动风而见高热神昏、躁扰如狂、四肢抽搐、项强等。③养血息风。适用于邪热伤阴，血虚不能濡养筋脉，虚阳不能潜藏，虚风内动而见手指蠕动，筋脉拘挛等病症。风有内外之分，外风易散，内风易息，但外风可以引动内风，内风又可兼夹外风，临证时需当兼顾治疗。外风上犯，易于入脑而见风象。“内风多由火出”，“乃身中阳气变动”，其变在肝，其源却关乎脑。因此，恰当运用祛风法有利于脑病康复。

57 平肝潜阳法在脑病治疗中的作用是什么？

平肝潜阳法属于中医肝胆治法的常用治法。平肝，即通过泻火滋阴重镇，以平定潜镇肝阳。主要包括平抑肝阳，重镇息风二法。①平抑肝阳法。适用于肝阳上亢，以眩晕头痛，严重失眠，烦躁不安，或兼惊痫抽搐为主要见症者，以天麻钩藤饮、羚羊角散为代表方。②镇肝息风法。适用于肝阳上扰、肝风内动，症见头痛眩晕，耳鸣昏厥，抽搐震颤，甚则颠仆，口舌喎斜，半身不遂。以镇肝息风汤、建瓴汤为代表方。

平肝潜阳法在脑病治疗中的作用是：

（1）中风、眩晕——肝阳上亢　症状：眩晕，耳鸣，头胀痛，易怒，失眠多梦，脉弦。或兼面红，目赤，口苦，便秘尿赤，舌红苔黄，脉弦数；或兼眩晕欲扑，泛泛欲呕，头痛如掣，肢麻震颤，语言不利，步履不正，半身不遂。病机分析：肝阳上亢，上冒巅顶，故眩晕耳鸣，头痛且胀，脉见弦象；肝阳升发太过，故易怒；阳扰心神，故失眠多梦；若肝火偏生，循经上炎，则兼见面红目赤口苦，脉弦且数；火热灼津，故便秘尿赤，舌红苔黄；若属肝肾阴亏，水不涵木，肝阳上亢者，则兼见腰膝痠软，健忘遗精，舌红少苔，脉弦细数。若肝阳亢及化风，则可出现眩晕欲扑，泛泛欲呕，头痛如掣，肢麻震颤，步履不正，甚者出现半身不遂、口舌喎斜、语言謇涩、偏身麻木等风动之象。治法：平肝潜阳 清火息风。方药：天麻钩藤饮加减。

（2）内伤头痛——肝阳头痛　症状：头痛而眩，时作筋掣，两侧为重，心烦易怒，面红口苦，或兼胁痛，舌红，苔薄黄，脉弦或弦细带数。病机分析："诸风掉眩，皆属于肝"肝体不足，肝用有余，肝阳循经上扰清空，故头痛而眩，时作筋掣，以两侧为甚；胁为肝之分野，肝火内郁，故见胁痛；肝胆之火偏亢，则心烦易怒；面红口苦，为肝胆郁火内炽之征；舌红，苔薄黄，脉弦，为肝火偏亢之象。如属肝肾阴虚，肝阳偏亢者，脉见弦细带数。治法：平肝潜阳。方药：天麻钩藤饮化裁。

58 · 安神剂分为几种？

凡以安神药为主要组成，具有安神定志作用，治疗神志不安病证的方剂，统称为安神剂。

神志不安的病证主要责之心、肝、肾三脏功能及其相互关系的失调，其主症为心悸，失眠，烦躁。随病因病机及临床症状的不同，有虚实之别。实证多为外受惊恐，或肝郁化火，内扰心神所致，故症又见惊狂喜怒，烦躁不安等；虚者多因忧思太过，心肝之血不足，心神失养所致，或心阴不足，虚火内扰而成，故又见惊悸健忘，虚烦不寐等。根据“惊者平之”，“虚者补之”的治疗原则，属实者应重镇潜降以安神，属虚者应补养阴血以安神。分为重镇安神与滋养安神两类。

重镇安神剂，适用于心阳偏亢，火热扰心所致的烦乱，失眠，惊悸，怔忡，癫痫等。药物常用重镇安神药，如朱砂、磁石、珍珠母、龙齿等为主组方。在配伍用药方面，由于火热扰心，故常配伍栀子、黄连等清热泻火药以彻火热；心经火热每多耗伤阴血，故常配伍生地黄、当归等滋阴养血药，补其不足之阴血。代表方如栀子豉汤、朱砂安神丸、磁朱丸等。

补养安神剂具有滋阴养血、安定神志之功，适用于神志不安属阴血不足，心肝失养之证者。症见虚烦不眠，心悸怔忡，健忘多梦等。药物常以养心安神药如酸枣仁、五味子、茯苓、小麦等为主，配伍滋阴养血药如当归、天冬、麦冬、生地黄等组成。代表方如天王补心丹、酸枣仁汤、甘麦大枣汤等。

59 半夏白术天麻汤在治疗脑病中的适应证？

半夏白术天麻汤来自《医学心悟》，全方由半夏、白术、天麻、橘红、茯苓、甘草（炙）、生姜、大枣组成。主治脾虚失运，聚湿生痰，肝风内动之证，证属本虚标实，肝风夹痰为标，脾虚为本。功用为补脾燥湿，化痰息风。方中以半夏燥湿化痰，降逆止呕，为治痰之要药，天麻平肝息风而止头眩，为治风之要药，二者共为君；白术运脾燥湿，茯苓健脾渗湿，橘红理气化痰共为臣；生姜、大枣调和脾胃为佐；甘草调合诸药为使。诸药相伍，温凉并济，补泻兼施，共奏燥湿化痰，平肝息风之功。主治因风痰上扰引起的诸症如胸闷、眩晕等，以头重、头痛，呕恶、舌苔白腻，脉弦滑为辨证要点。临床表现或头痛，咳痰稠黏，头眩烦闷，恶心吐逆，身重肢冷，不得安卧，舌苔白腻，脉弦滑；或脾胃气虚，痰涎内停，虚风上搅，以致头旋眼黑，恶心烦闷，气促上喘，心神不安，目不敢开，头痛如裂，身重如山，四肢厥冷，不能安睡，心气不足；或痰饮上逆，痰厥头痛者，胸膈多痰，动则眩晕，恶心呕吐；或头痛如裂，目眩头晕，胸脘烦闷，恶心呕吐，痰唾稠黏，气短懒言，四肢厥冷，不得安卧者；或头眩恶心烦闷，气喘短促，心神颠倒，目不敢开，头痛眩晕，身重如山，不得安卧。现代临床多用于治疗梅尼埃病、血管神经性头痛、动脉硬化性脑病、Bell 氏面瘫、癫痫、缺血性脑血管病、椎动脉型颈椎病、失眠等病。

60 天麻钩藤饮在治疗脑病中的适应证？

天麻钩藤饮出自《中医内科杂病证治新义》，由天麻、钩藤、生决明、山栀、黄芩、川牛膝、杜仲、益母草、桑寄生、夜交藤、朱茯神组成。全方具有平肝息风，清热活血，补益肝肾之效。主治肝阳偏亢，肝风上扰之证，肝肾阴虚为本，阳亢化风为标，证属标急本缓。方中天麻、钩藤均入肝经，平肝息风，用以为君；石决明平肝潜阳，清热明目，川牛膝引血下行，活血利水，共为臣药；山栀、黄芩清热泻火，使肝经不致偏亢，益母草活血利水，有利于平肝潜阳，夜交藤、朱茯神安神定志，俱为佐使药。主要用于因肝肾阴虚、肝阳偏亢、肝阳化风、肝风上扰引起的诸病症，以头痛，眩晕，失眠，舌红苔黄，脉弦为证治要点。肝经有热，肝阳偏亢，头痛头胀，耳鸣目眩，少寐多梦；或半身不遂，口眼㖞斜，舌红，脉弦数。近代药理研究表明本方中的钩藤、杜仲、寄生、黄芩、栀子、牛膝等均有不同程度的降压作用，且具有调节高级神经活动的作用，所以临床常用于治疗高血压早期或中青年患者，表现为肝火上升、肝阳偏亢证候者。另外，本方在妇科亦可用于治疗先兆子痫的患者，主要表现为头晕目眩、烦热少寐、心悸、水肿等症。现代临床多用于治疗急性脑血管病及其后遗症、神经衰弱、更年期综合征、脑动脉硬化症、老年性痴呆、顽固性偏头痛、高血压、脑梗塞、脑出血、脑萎缩、冠心病、椎－基底动脉供血不足等。

61 · 涤痰汤在治疗脑病中的适应证？

涤痰汤组成南星（姜制）、半夏、枳实、茯苓、橘红、石菖蒲、人参、竹茹、甘草、生姜组成。方中南星息风化痰，竹茹化痰清热开郁，橘红理气化痰，半夏、生姜祛痰止呕，枳实破痰利膈，菖蒲开窍通心，茯苓淡渗利湿，人参甘草补心益脾，鼓舞正气，通中寓补。全方功用为豁痰开窍。主治中风痰迷清窍，舌强不能言等。症见昏迷、喉中痰鸣、胸中呕恶、舌强不语、口眼㖞斜、半身不遂、脉弦滑。现代临床多用于治疗急性出血性与缺血性脑血管病及其后遗症、各型脑炎后遗症、梅尼埃病、有机磷农药中毒后遗症、癫痫、老年性痴呆、发作性睡病等。

62 通窍活血汤在治疗脑病中的适应证?

通窍活血汤出自《医林改错》，由赤芍、川芎、桃仁、红枣、红花、老葱、鲜姜、麝香（冲服）组成。方中赤芍、川芎行血活血，桃仁、红花活血通络，葱、姜通阳，麝香开窍，黄酒通络，佐以大枣缓和诸药辛窜之性。其中麝香味辛性温，“通诸窍，开经络”，功专开窍通闭，解毒活血，因而用为要药；与姜、葱、黄酒配伍更能通络开窍，通利气血的运行，从而使赤芍、川芎、桃仁、红花更能发挥其活血通络的作用。在治疗脑病中主要用于治疗瘀血与水湿痰浊互阻于脑窍，而出现神明失主，肢体失用，九窍失司为主要临床表现的一类脑病，临床上多具病程长、病情复杂，表现多端，一般疗法难于奏效等特点。临床上主要用于瘀血阻滞、瘀阻头面、清窍不利所致多种病证，如：中风、头痛、眩晕、解颅、痴呆、脑瘤、脑外伤综合征、耳聋年久、白癜风、酒渣鼻、妇女干血痨、小儿疳积、斑秃、荨麻疹等。现代临床多用于治疗偏头痛、血管性头痛、颅脑外伤后遗症、嗜睡症、老年性痴呆、脑溢血、脑血栓形成、昏迷、脑震荡后遗症、脑外伤后综合征等。

63 归脾汤在治疗脑病中的适应证?

归脾汤原载于宋·严用和《济生方》，由白术、茯苓、黄芪、龙眼肉、酸枣仁、人参、炙甘草、木香组成，但方中无当归、远志，至明·薛己加强养血宁神之效，将此二味补入，共十味药组成。主治心脾两虚之证，功用健脾养心，益气补血。方中人参、黄芪、白术、炙甘草甘温补脾益气，以资气血之源；当归甘辛温，养肝而生心血，黄芪配当归，寓当归补血汤之意，使气旺则血自生，血足则心有所养；茯苓、远志、龙眼肉、酸枣仁养心安神；木香理气醒脾，且可防补益之品滞阻脾胃。全方合用，心脾同治，重点在脾，使脾旺则气血生化有源；气血并补，以补气为先，气旺则血行；并佐少量行气药，补而不滞，共奏养血健脾宁心之功，是治疗气血亏虚之根。主治由于久病不愈，耗伤气血；或嗜酒肥甘、饮食劳倦、忧思过度，劳伤心脾，脾胃虚弱，不能健运水谷以化生气血；或慢性失血，气血亏虚，气血不能上荣于清窍，气虚则清阳不展，血虚则脑失养，发为眩晕、不寐等脑病。症见头晕，健忘，不寐，心悸，神疲劳倦，纳呆，面色萎黄，舌淡，苔薄白，脉细弱等心脾气血亏虚证均可应用。

64. 酸枣仁汤在治疗脑病中的适应证？

酸枣仁汤是由炒酸枣仁、甘草、知母、茯苓、芎穷（即川芎）组成。功用：养血安神，清热除烦。主治：肝血不足，虚热内扰证。临床以虚烦失眠，心悸不安，头目眩晕，咽干口燥，舌红，脉弦细。本方证皆由肝血不足，阴虚内热而致。肝藏血，血舍魂；心藏神，血养心。肝血不足，则魂不守舍；心失所养，加之阴虚生内热，虚热内扰，故虚烦失眠、心悸不安。血虚无以荣润于上，每多伴见头目眩晕、咽干口燥。舌红，脉弦细乃血虚肝旺之征。治宜养血以安神，清热以除烦。方中重用酸枣仁为君，以其甘酸质润，入心、肝之经，养血补肝，宁心安神。茯苓宁心安神；知母苦寒质润，滋阴润燥，清热除烦，共为臣药。与君药相伍，以助安神除烦之功。佐以川芎之辛散，调肝血而疏肝气，与大量之酸枣仁相伍，辛散与酸收并用，补血与行血结合，具有养血调肝之妙。甘草和中缓急，调和诸药为使。诸药相伍，标本兼治，养中兼清，补中有行，共奏养血安神、清热除烦之效。

酸枣仁汤在治疗脑病中的适应证：本方是治心肝血虚而致虚烦失眠之常用方。临床应用以虚烦失眠，咽干口燥，舌红，脉弦细为辨证要点。本方常用于神经衰弱、心脏神经症、更年期综合征等属于心肝血虚，虚热内扰者。不寐——肝郁血虚型，症见难以入睡，即使入寐，也多梦易惊，或胸胁胀满，善太息，平时性情急躁易怒，舌红，苔白或黄，脉弦数。病机分析：郁怒伤肝，肝气郁结，郁而化热，郁热内扰，魂不守舍，所以不能入寐，或通宵不眠，即使入睡也多梦惊悸；肝失疏泄，则胸胁胀满，急躁易怒，善太息。舌红苔黄、脉弦数为肝郁化火之象。

65 · 补中益气汤在治疗脑病中的适应证？

补中益气汤是由黄芪、炙甘草、人参、当归、橘皮、升麻、柴胡、白术组成。功用补中益气，升阳举陷。主治：①脾虚气陷证。饮食减少，体倦肢软，少气懒言，面色萎黄，大便稀溏，舌淡脉虚；以及脱肛，子宫脱垂，久泻久痢，崩漏等。②气虚发热证。身热自汗，渴喜热饮，气短乏力，舌淡，脉虚大无力。本方治证系因饮食劳倦，损伤脾胃，以致脾胃气虚、清阳下陷所致。脾胃为营卫气血生化之源，脾胃气虚，纳运乏力，故饮食减少、少气懒言、大便稀薄；脾主升清，脾虚则清阳不升，中气下陷，故见脱肛、子宫下垂等；清阳陷于下焦，郁遏不达则发热，因非实火，故其热不甚，病程较长。时发时止、手心热甚于手背，与外感发热之热甚不休、手背热甚于手心者不同。气虚腠理不固，阴液外泄则自汗。

补中益气汤在治疗脑病中的适应证：临床应用以体倦乏力，少气懒言，面色萎黄，脉虚软无力为辨证要点。本方常用于内脏下垂、久泻、久痢、脱肛、重症肌无力、乳糜尿、慢性肝炎等；妇科之子宫脱垂、妊娠及产后癃闭、胎动不安、月经过多；眼科之眼睑下垂、麻痹性斜视等属脾胃气虚或中气下陷者。①内伤头痛——气虚头痛。症状：头痛 痛势绵绵，时发时止，遇劳益聚，倦怠乏力，畏寒少气，口淡乏味，胃纳不佳，苔薄，脉大无力。病机分析：脾虚则生化无力，中气不足，清阳不升，浊阴不降，清窍不利，故头痛绵绵；劳则气伤，故遇劳易发，痛势更俱；中气不足，阳气不布，运化失司，则神疲乏力，畏寒少气，口淡纳呆；脉大无力，为气虚之证。治法：益气升清。②癫证——气虚痰结型。症状：情感淡漠，不动不语，甚则呆若木鸡，目瞪如愚，傻笑自语，生活被动，灵机混乱，甚至目妄见，耳妄闻，自责自罪，面色萎黄，舌质淡，舌体胖，苔白腻，脉滑或脉弱。病机分析：癫久正气亏虚，脾运力薄。③颤证——气血两虚型。症状：肢体震颤日久，程度较重，伴面色无华，精神倦怠，四肢乏力，头晕眼花，舌体胖大，边有齿痕，舌质暗淡，或夹有瘀点，脉细弱。病机分析：气血两虚，筋脉失于濡养，或久病入络，血瘀气滞，故颤震症状较重，倦怠乏力，腿软，自汗，是气不足；头晕眼花是血虚不能上荣清窍；舌胖，脉细弱，为气血不足之征。若夹血瘀则舌有瘀斑。治法：益气养血 疏肝活络。④眩晕——气血亏虚。症状：眩晕，动则加剧，劳累即发，神疲懒言，气短声低，面白少华或萎黄或面有垢色，心悸失眠，纳减体倦，舌色淡，质胖嫩，边有齿痕，苔少或厚，脉细或虚大；或兼食后腹胀，大便溏薄；或兼畏寒肢冷，唇甲淡白；或兼诸失血证。病机分析：气血不足，脑失所养，故头晕目眩，活动劳累后眩晕加剧，或劳累即发；气血不足，故神疲懒言，面白少华或萎黄；脾肺气虚，故气短声低；营血不足，心神失养，故心悸失眠；气虚脾失健运，故纳减体倦。舌色淡质胖嫩，边有齿痕，苔少或厚，脉细或虚大，均是气虚血少之象。若偏于脾虚气陷，则兼见食后腹胀，大便稀溏。若脾阳虚衰，气血生化不足，则兼见畏寒肢冷，唇甲淡白。治法：补益气血，健运脾胃。⑤麻木——气虚失运。症状：手足麻木，犹如虫行，面色㿠白，自汗畏风，短气乏力，倦怠嗜卧，懒于行动，语言无力，易于感冒，食少，大便稀溏或先干后溏，次数增多，舌质淡，舌体胖大，边有齿痕，苔薄白，脉弱。病机分析：气为血之帅，气虚则鼓动无力，血涩不利，而为麻木，四肢为诸阳之本，故多见于四肢，面色㿠白，形体虚胖，是气虚的特点；倦怠乏力，嗜卧，自汗畏风，食少便溏，均为脾肺气虚之象。气虚则卫外功能减弱，所以易致外邪入侵；又因其无力推动血液运行，运化水湿，血留为瘀，湿聚为痰，所以气虚而兼痰、兼瘀者亦复不少。治法：以补气实卫为主。

66 黄芪桂枝五物汤在治疗脑病中的适应证？

黄芪桂枝五物汤组成是黄芪三钱（9g）、芍药三钱（9g）、桂枝三钱（9g）、生姜六钱（18g）、大枣十二枚（现多用4枚）。上药，以水六升，煮取二升，温服七合，日三服。主治血痹。阴阳俱微，外证肌肤麻木不仁，如风痹状。寸口关上微，尺中小紧，脉微涩而紧。

黄芪桂枝五物汤在治疗脑病中的适应证：①本方为治疗血痹之常用方剂。以四肢麻木，或身体不仁，微恶风寒，舌淡，脉无力为证治要点。②若风邪偏重者，加防风、防己以祛风通络；兼血瘀者，可加桃仁、红花以活血通络；用于产后或月经之后，可加当归、川芎、鸡血藤以养血通络。③对于皮肤炎、末梢神经炎、中风后遗症等见有肢体麻木疼痛，属气虚血滞，微感风邪者，均可加味用之。④不仅适用于血痹，亦可用于中风之后，半身不遂，或肢体不用，或半身汗出，肌肉消瘦，气短乏力，以及产后、经后身痛等。本方主治血痹亦可治疗风痹。适当加减可治疗肩周炎、末梢神经炎、坐骨神经痛、类风湿性关节炎、中风后遗症等疾患。有报道以本方加牛膝、红花、木瓜和天麻等治疗末梢神经炎；加当归、白芷、细辛、威灵仙等治疗面神经麻痹；加羊肉 250g 煎汤并加鸡血藤、当归等治疗产后身痛；加党参、白术、赤芍、川芎等治疗肢端麻木；加全虫、地龙、蜈蚣、细辛等治疗桡神经损伤；加炙乳香、没药、牛膝、红花、当归、水蛭等治疗脱疽；加骨碎补、当归、续断、杜仲等治疗痛痹；合乌头汤化裁治疗坐骨神经痛均证明有满意疗效。提示：现代药理研究表明本方具有镇痛、镇静、扩血管、增强机体免疫力等作用。

67 如何把握安宫牛黄丸治疗脑病的时机？

安宫牛黄丸出自吴鞠通的《温病条辨》，由 12 味中药组成，主要功用为清热开窍、豁痰解毒，是用以治疗温热病热陷心包，中风昏迷，小儿惊厥的方剂，症状为神昏谵语、烦躁不安等；安宫牛黄丸是我国传统药物中最负盛名的急症用药，中医将其与紫雪丹、至宝丹并称为“凉开（温病）三宝”，并奉为“三宝”之首。《温病条辨》中治疗温热病，邪陷心包或痰阻心窍，高热神昏急救用的丸剂型中成药。心为君主之官，心包犹如君主之宫城，代君受邪，本方善清内陷心包之邪热，使心主能安居其宫，又以牛黄为主药，故名。本方是牛黄、郁金、犀角（水牛角代）、黄连、朱砂、梅片、麝香、珍珠、山栀、雄黄、黄芩组成。每服 1 丸，每日 1 ~ 3 次；小儿 3 岁以内 1 次 1/4 丸，4 ~ 6 岁 1 次 1/2 丸，每日 1 次；或遵医嘱。功用是清热解毒，开窍醒神。主治：邪热内陷心包证。临症高热烦躁，神昏谵语，舌謇肢厥，舌红或绛，脉数有力。亦治中风昏迷，小儿惊厥属邪热内闭者。本方证因温热邪毒内闭心包所致。热闭心包，必扰神明，故高热烦躁、神昏谵语；“温邪内陷之证，必有黏腻秽浊之气留恋于膈间”（《成方便读》），邪热夹秽浊蒙蔽清窍，势必加重神昏；舌为心窍，热闭窍机，则舌謇不语；热闭心包，热深厥亦深，故伴见手足厥冷，是为热厥。所治中风昏迷、小儿高热惊厥，当属热闭心包之证。治以清热解毒、开窍醒神为法，并配辟秽安神之品。方中牛黄苦凉，清心解毒，辟秽开窍；水牛角咸寒，清心凉血解毒；麝香芳香开窍醒神。三药相配，是为清心开窍、凉血解毒的常用组合，共为君药。臣以大苦大寒之黄连、黄芩、山栀清热泻火解毒，合牛黄、犀角则清解心包热毒之力颇强；冰片、郁金芳香辟秽，化浊通窍，以增麝香开窍醒神之功。佐以雄黄助牛黄辟秽解毒；朱砂、珍珠镇心安神，以除烦躁不安。用炼蜜为丸，和胃调中为使药。原方以金箔为衣，取其重镇安神之效。本方清热泻火、凉血解毒与芳香开窍并用，但以清热解毒为主，意“使邪火随诸香一齐俱散也”（《温病条辨》）。

安宫牛黄丸治疗脑病的时机：①本方为治疗热陷心包证的常用方，亦是凉开法的代表方。凡神昏谵语属邪热内陷心包者，均可应用。临床应用以高热烦躁，神昏谵语，舌红或绛，苔黄燥，脉数有力为辨证要点。②用《温病条辨》清营汤煎汤送服本方，可加强清心解毒之力；若温病初起，邪在肺卫，迅即逆传心包者，可用银花、薄荷或银翘散加减煎汤送服本方，以增强清热透解作用；若邪陷心包，兼有腑实，症见神昏舌短、大便秘结、饮不解渴者，宜开窍与攻下并用，以安宫牛黄丸 2 粒化开，调生大黄末 9g 内服，先服一半，无效再服；热闭证见脉虚，有内闭外脱之势者，急宜人参煎汤送服本方。③本方常用于流行性乙型脑炎、流行性脑脊髓膜炎、中毒性痢疾、尿毒症、肝昏迷、急性脑血管病、肺性脑病、颅脑外伤、小儿高热惊厥以及感染或中毒引起的高热神昏等属热闭心包者。

68 · 如何把握苏和香丸治疗脑病的时机？

本方在《外台秘要》卷十三引唐《玄宗开元广济方》名吃力伽丸，《苏沈良方》更名为苏合香丸。原方以白术命名，提示开窍行气之方，不忘补气扶正之意。由吃力伽（即白术）、光明砂研、麝香、诃梨勒皮、香附子中白、沉香重者、青木香、丁子香、安息香、白檀香、荜茇上者、犀角（水牛角代）、薰陆香、苏合香、龙脑香组成。口服，每次1丸，小儿酌减，每日1～2次，温开水送服。昏迷不能口服者，可鼻饲给药。功用是芳香开窍，行气止痛。主治：寒闭证。突然昏倒，牙关紧闭，不省人事，苔白，脉迟。亦治心腹卒痛，甚则昏厥，属寒凝气滞者。本方证因寒邪秽浊，闭阻机窍所致。寒痰秽浊，阻滞气机，蒙蔽清窍，故突然昏倒、牙关紧闭、不省人事；阴寒内盛，故苔白脉迟；若寒凝胸中，气血瘀滞，则心胸疼痛；邪壅中焦，气滞不通，故脘腹胀痛难忍。闭者宜开，治宜芳香开窍为主，对于寒邪、气郁及秽浊所致者，又须配合温里散寒、行气活血、辟秽化浊之法。方中苏合香、麝香、冰片、安息香芳香开窍，辟秽化浊，共为君药。臣以木香、香附、丁香、沉香、白檀香、乳香以行气解郁，散寒止痛，理气活血。佐以辛热之荜茇，温中散寒，助诸香药以增强驱寒止痛开郁之力；水牛角清心解毒，朱砂重镇安神，二者药性虽寒，但与大队温热之品相伍，则不悖温通开窍之旨；白术益气健脾、燥湿化浊，诃子收涩敛气，二药一补一敛，以防诸香辛散走窜太过，耗散真气。本方配伍特点是集诸芳香药于一方，既长于辟秽开窍，又可行气温中止痛，且散收兼顾，补敛并施。

苏和香丸治疗脑病的时机：①本方为温开法的代表方，又是治疗寒闭证以及心腹疼痛属于寒凝气滞证的常用方。临床应用以突然昏倒，不省人事，牙关紧闭，苔白，脉迟为辨证要点。②本方常用于急性脑血管病、癔病性昏厥、癫痫、有毒气体中毒、老年痴呆症、流行性乙型脑炎、肝昏迷、冠心病心绞痛、心肌梗死等证属寒闭或寒凝气滞者。③本方药物辛香走窜，有损胎气，孕妇慎用；脱证禁用。

69 在治疗脑病中，选择安宫牛黄丸、醒脑静注射液、清开灵注射液标准是什么？

安宫牛黄丸是我国传统药物中最负盛名的急症用药，与紫雪散、至宝丹并称为“凉开（温病）三宝”，并奉为“三宝”之首。药物组成为牛黄、郁金、犀角、黄芩、黄连、雄黄、栀子、朱砂、冰片、麝香、珍珠、金箔为衣。具有清热解毒、镇惊开窍之功。用于热病，邪入心包，高热惊厥，神昏谵语等症。在治疗脑病中用于痰热上蒙清窍所致神昏谵语，或舌蹇肢厥；以及中风痰壅，突然昏迷，面赤气粗，口眼㖞斜之热闭神昏证。其特点是：善能清解高热神昏之效，而无寒凉泄下之弊。大丸口服每次1丸，小丸每次2丸，病重者每日2～3次。昏迷不能口服者，可用温开水化开，鼻饲给药。小儿酌减。本药用于高热烦躁，热闭神昏，若见面青身冷，寒痰壅塞，寒闭神昏者不得应用。治疗中如出现四肢厥逆，脉微欲绝，即亡阳厥脱证时，当立即停药，改用四逆汤、参附汤，以回阳救逆，益气固脱。本药含犀角（水牛角代），忌与含川乌、草乌的中药合用。本药含麝香，孕妇忌用。服药期间忌食辛辣厚味，以免助火生痰。

醒脑静注射液由麝香、栀子、郁金、冰片等成分制成，具有清热泻火，凉血解毒，开窍醒脑之功。10～20ml加入5%葡萄糖（或0.9%氯化钠）注射液250ml中静脉滴注，每日1～2次。适用于肝阳暴亢，痰热腑实证或中脏腑实证。

清开灵注射液由胆酸、珍珠母（粉）、猪去氧胆酸、栀子、水牛角（粉）、板蓝根、黄芩苷、金银花组成。以40～60ml加入5%葡萄糖（或0.9%氯化钠）注射液250～500ml中静脉滴注，每日1～2次。功用为清热解毒，化痰通络，醒神开窍，用于热病、神昏、中风偏瘫、神志不清之肝阳暴亢、痰热腑实证。

70. 参附注射液及参麦注射液治疗脑病的适应证是什么？

中风中脏腑者多由为痰湿蒙神或痰热内闭日久，耗伤正气，元气败脱而致，病情危笃临终之时，属中风危候，证见昏愦不知，目合口闭，四肢松软瘫痪，肢冷汗多，二便自遗，舌质紫暗，苔白腻，脉微欲绝，故应治以益气回阳固脱。因此，即用参附注射液以达回阳救逆的功效，用法：参附注射液20～40ml加入5%葡萄糖注射液（或0.9%氯化钠）250ml中，静脉滴注，每日1次。

另外，利用参附注射液补气回阳醒神的作用，可用于治疗因元气素虚，清阳不升，神明失养所致厥证，因其具有较好的强心、升压、稳压、改善微循环、扩张冠脉、防护心肌缺血损伤、调节心律作用，其疗效与西医常规抗休克治疗相仿。用法：肌内注射，2～4ml，每日1～2次；静脉滴注，20～100ml加入5%葡萄糖注射液（或0.9%氯化钠）250～500ml中，每日1次；静脉推注，5～20ml用5%葡萄糖注射液（或0.9%氯化钠）20ml稀释后使用，或遵医嘱。

参麦注射液具有益气养阴之功效，适用于中风急性期之脱证，或由闭而脱，气阴俱伤的危急证。20～40ml加入5%葡萄糖注射液（或0.9%氯化钠）100～200ml中，静脉滴注，每日1次。

参麦针还可用于气厥之虚证，气厥虚证是由元气亏虚，气随血脱，神明失养所致，故用参麦针益气养阴固脱。因人参有增强和改善中枢神经系统、心血管系统、内分泌系统和物质代谢等多种效应，能增加心排血量，改善微循环，使血压回升；麦冬有强心利尿作用，可提高耐缺氧能力。用法：肌内注射，2～4ml，每日 1 次；静脉滴注，20～100ml 用 5% 葡萄糖注射液（或 0.9% 氯化钠）250～500ml 稀释后应用，或遵医嘱。

71 脑窍的引经药有哪些？临床如何应用？

脑窍的引经药有：①川芎，该药辛香走窜，能上行头巅，下达血海，具有活血行气，祛风通络等作用。②细辛，《本草正义》记载“芳香走窜，善开结气，宣泄郁滞，而能上达巅顶，通利耳目。”③吴茱萸，厥阴经药物，《本草纲目》：“开郁化滞，治吞酸，厥阴痰涎头痛……喉舌口疮”。④葛根，药理研究表明葛根能直接扩张冠脉血管和脑血管，增加冠脉血流量和脑血流量，降低心肌耗氧量，增加氧供应。并有明显的降压作用，能较好缓解高血压病人的“项紧”症状。⑤麝香，对中枢神经系统的作用是双向的，小剂量兴奋，大剂量则抑制，增强中枢神经系统的耐缺氧能力，改善脑循环。⑥石菖蒲，《本草从新》：“辛苦而温，芳香而散，开心孔，利九窍，明耳目，发声音，去湿除风……”。⑦黄芪，益气以增强活血功能，可用于中风后遗症、痹证、胸痹心痛。对缺血性心脑血管病有良好效果。

临床上应根据具体证型选择应用，脑部湿浊禁锢之证，如头部昏沉，精神沉闷，嗜睡，反应性差等神经症状可以应用具有化湿通窍的麝香、石菖蒲等中药。心脑血管疾病则可用葛根以扩张脑血管，增加脑部血流量，以改善脑部供氧，减少心脑血管急症的发生。动脉粥样硬化血液黏稠，则可用川芎等具有活血及降低血液黏稠度的中药。中风后遗症可用黄芪等益气之品以增强活血功能，改善血液循环，改善心脑的血液供应，改善后遗症。

72. 肢体的引经药有哪些？临床如何应用？

肢体的引经药有：①羌活，《本草品汇精要》："主遍身百节疼痛，肌表八风贼邪，除新旧风湿，排腐肉疽疮"。②白芥子，本品温通经络，善散"皮里膜外"之痰，若治痰湿阻滞经络之肢体麻木或关节肿痛，可配马钱子，没药等，如白芥子散。③川芎，该药辛香走窜，能上行头巅，下达血海，具有活血行气，祛风通络等作用。④薤白，通阳散结，行气导滞。薤白提取物能明显降低血清过氧化脂质，抗血小板聚集，降低动脉脂质斑块，具有预防实验性动脉粥样硬化作用。⑤葛根，药理研究表明葛根能直接扩张冠脉血管和脑血管，增加冠脉血流量和脑血流量，降低心肌耗氧量，增加氧供应。并有明显的降压作用，能较好缓解高血压病人的"项紧"症状。⑥僵蚕，其提取物在体内体外均有较强的抗凝作用。善治久治不愈风湿痹痛及中风后遗症。⑦丝瓜络，《本草再新》："通经络，和血脉，化痰顺气"。⑧威灵仙，《药品化义》："灵仙，其猛急，善走而不守，宣通十二经络。主治风、湿、痰壅滞筋络中，致成痛风走注，骨节疼痛，或肿或麻木"。

临床上根据具体病情具体分析。此类引经药主要用于治疗痹证或中风后遗症，风湿阻络之证时应用羌活、独活、白芥子等祛风化湿，通络活血。气虚型则可用黄芪等益气之品以推动血行配以补血剂则能更好改善肢体血供。血瘀型则可用川穹、薤白等通阳活血。

73 在治疗脑病中，如何避免中药注射剂引起的不良反应？

中药注射剂是指将中药材中的有效成分，用现代的科学技术和方法提取浓缩，制成易于注射的剂型。它改变了中药数千年的传统用法，使其疗效更高。目前中药注射剂主要以活血化瘀或清热解毒功效为主，因疗效迅速而广泛应用于临床治疗。将中药有效成分高度纯化并做成注射剂供临床静脉滴注是我国医疗上的一大特色，由于其疗效好，不良反应少，在临床得到广泛应用。随着中药注射剂在临床上广泛应用，有关其药物不良反应的报道不断增多。临床表现主要是荨麻疹、丘疹红斑伴瘙痒皮肤过敏等；其次是全身性损害，表现为寒战、高热、汗出、血尿；涉及多个系统的临床表现为胸闷、气促、静脉炎、头晕、头痛、恶心呕吐、眼睑、口唇及喉头水肿；重度表现为意识淡漠、呼吸困难、脸面苍白、四肢冰冷、血压下降等休克症状。由于患者个体差异以及制备工艺、质量控制等方面原因，常引起中药注射剂不良反应的发生。为保证临床用药的安全，我们应加强临床用药观察监测，配药前检查中药针剂的外观质量、批准文号、有效期以及了解说明书上的有关注意事项；通过对中药注射剂进行分区及粘贴警示性标志，采用分区和粘贴警示标志管理，将患者分为成人区、儿童区，并根据中药注射剂作用机制粘贴不同的警示标志，用于心脑血管疾病的药物输液瓶粘贴红色标示，如血栓通、复方丹参等；抗病毒及感染的药物粘贴黄色标志，如双黄连、鱼腥草等；用于肿瘤患者辅助治疗的药物粘贴三角感叹号，如爱迪针剂。使患者在接受治疗前明白自己所用药物的作用和注意事项，可能出现的药物不良反应；要求护士有目标主动地巡视观察，每15～30分钟巡回询问患者用药后有无不适并观察反应，输液结束拔针时告知患者休息20～30分钟，若无不适方可离院，做到心中有数，一旦发现问题即刻报告医师进行处理，怀疑是药物不良反应时，立即停止用药，并给予卧床休息及观察生命体征和病情变化，有胸闷呼吸困难者给予吸氧，出现过敏反应时，立即使用氯苯那敏、异丙嗪、地塞米松或甲基强的松龙等抗过敏治疗，面色苍白，血压下降时使用肾上腺素治疗，危重患者立即送入急诊 ICU 进行监护治疗使药物不良反应早发现早处理。

74. 何为鼻疗法？鼻疗法在治疗脑病中的适应证？

中医鼻疗法是祖国医学传统外治法之一。所谓鼻疗，有广义和狭义之分。广义的鼻疗，是指所有以鼻部作为用药或刺激部位的各种疗法：其作用部位不局限于鼻腔，而是整个鼻子，如微针疗法中的鼻针疗法、艾灸（或按摩或药物贴敷）鼻尖和鼻梁部等，皆属于广义鼻疗之范围。狭义的鼻疗，是指将药物制成一定的剂型（如散、丸、锭、糊、膏、吸入剂等）作用于鼻腔，或在鼻腔给予某些物理刺激（如针刺、点按等）以治疗疾病的方法，其作用部位仅局限于鼻腔，而不包括鼻腔之外的其他部位。换言之，狭义的鼻疗是指以鼻腔作用为用药或刺激部位，以激发经气，疏通经络，促进气血运行，调节脏腑功能，从而防治疾病的一种疗法。包括①刺激鼻腔，激发经气以疗疾：单纯通过刺激鼻腔，激发经气，调节脏腑气机，以疗脑疾。这种刺激有物理性的，也有利用药物的刺激性达到治疗目的。②刺激鼻腔与经鼻给药，综合疗疾：以鼻腔为给药途径，并刺激鼻腔，发挥药效以疗疾。

鼻疗法防治脑血管疾病是一个既古老又日渐流行的“新技术”。现代医学研究发现，鼻腔给药平均生物利用度较高，能避开胃肠肝脏对药物的破坏，还可以有效的透过血－脑屏障发挥药效。同时，鼻腔给药较为安全，如选用毒性小的药物可以长期治疗。现代医学研究还发现，鼻疗与脑病客观存在通路，包括直接通路（嗅神经通路、黏膜上皮通路）与间接通路（血液循环通路以及淋巴系统、三叉神经与视神经通路）等，不仅客观的证明了中医关于鼻与脑相通的理论认识的正确性，也为鼻疗防治脑血管病奠定了基础。

但是，现代医学仅仅将鼻疗法当做一种防治脑血管病的给药途径，缩小了鼻疗法的使用价值，窒息了鼻疗法的发展。中医药学在运用鼻疗法防治脑血管病中具有广阔的前景，中医药学者们应加强挖掘中医传统鼻疗法的经验，研究其作用机制，有效方药与施治技巧，必将在脑血管病防治研究中有所作为。

75. 从中医神经信息学方面，如何理解中药作用机制？

中医神经信息学是中医学、神经科学、信息学交叉的边缘学科，其目的是借用现代神经科学、信息学等多学科的有关研究成果，充分利用中医的学术优势，使之促进中医脑科学的发展，促进现代神经科学的发展，使中医脑研究真正融入到现代科学的模式中去，为人类了解脑、保护脑、创造脑寻找新的思路和模式。

中医神经信息学从整体功能水平、分子细胞水平、行为水平三个方面，对人体和实验动物进行研究，寻找与中医脑病相关的中医基础理论、诊断和治疗方法、针灸、中药方剂等的实质，并且获得和建立中医脑病数据库，构建中医神经信息学研究的信息平台和数据共享平台等。如北京中医药大学王玉来等利用脑功能成像技术来进一步观察中药对脑病的作用途径与机制，并进而摸索某些证候与疾病的疗效评价可视性依据及某些中药对脑病治疗的可视性依据。努力在整体水平上进行药效学观察，获得有关实验数据和定量分析资料，为中药现代化研究探索新的途径。

中药的作用机制是非线性的，同一种方药对不同的疾病有治疗作用，同时治疗同一疾病又有各种各样的方药，如何从众多的复方药物中筛选出最佳处方是治疗脑病的重要新药开发中遇到的最大问题。

脑科疾病是多发性的疑难病，病因病机复杂，病型繁多，治疗上要辨证求本，讲究整体观念，综合调治才能康复。中医中草药正以其独特的优势在脑科疾病治疗中显示出重要的地位。

76 中医脑病康复的治疗原则是什么？

受传统观念的影响，人们以往只注重药物治疗，而忽视了康复治疗，以致错过了最佳康复时间。结果是患者虽保全了生命，但各种功能缺损往往难以逆转，致残率大大增加，导致患者只能回到家庭，无法回归社会，生活质量严重下降，加重了社会和家庭的负担。因此，康复必须与治疗并重，才能收到事半功倍的治疗效果。中医脑病康复应遵循以下原则：

（1）早期治疗，早期康复　中医脑病强调康复和急救同步进行，并贯彻治疗的全过程，急性期亦应做好预防性康复，因为早期及时有效的治疗，能够促进神经正常发育，抑制和改善异常运动和姿势，避免和减少残疾；病情稳定后，进行针灸、推拿等康复治疗，可有效防治肌肉萎缩及功能退化，从而提高治疗效果，明显降低致残率。

（2）循序渐进，持之以恒　待患者病情稳定后，即可进行康复训练。康复活动应科学安排运动量；循序渐进，不可操之过急，训练动作应由简到繁，由单一关节到整个肢体运动；负荷由弱到强；时间由短到长，循序渐进，逐步恢复肢体的各种功能。否则会造成不良后果；尤其老年人机体功能衰退，又往往合并多种疾病，康复过程要慢，逐渐增加运动量，但必须持之以恒，才能达到预期目的。

（3）多种方法，综合治疗　脑病患者康复医疗措施多种多样，包括物理治疗（直流电离子导入、低频电疗、音频电疗、空气负离子导入、红外线、紫外线、超声波、水疗、磁疗等）、康复心理（宣教、音乐疗法）、传统功法锻炼、语言矫治、中医疗法（中药、针灸疗法、拔罐疗法、推拿疗法、药浴疗法等）等。尤其应充分发挥中医药在康复中优势，临床要结合病人的特点，选择恰当的治疗方法，综合应用，才能收到良好的治疗效果。

（4）精神调摄，积极配合　脑病患者在患病后，往往都存在不同程度的焦虑、情志不畅、忧郁恼怒等精神症状，故应重视患者的精神调理。家属和看护者要及时发现患者的心理问题，给患者以安慰和温暖，帮助患者树立战胜疾病的信心，让患者重新建立生活的希望，从而更加积极地投入到康复训练中去，可望获得较好的疗效。

随着康复医学的发展，通过正确的系统康复训练，大多数患者不仅可以避免产生相关并发症，而且能够较好地恢复各项功能，极大地增强患者生存能力，减轻家庭痛苦和负担。

77 · 脑保健的主要措施有哪些？

脑是精髓和神明高度汇聚之处，人之视觉、听觉、嗅觉、感觉、思维记忆力等，都是由于脑的作用，它是人体极其重要的器官。随着科学技术飞速发展，人们也开始越来越重视脑的养生保健，脑的养生保健主要包括以下几方面：

（1）精神调摄　中医养生学中，把精神调摄作为养生的重要措施，脑为元神之府，脑的养生更应注意精神的调摄。古代养生家认为："神安则延寿，神去则形散，故不可不谨养也"。阐明要避免突然、强烈或长久的精神刺激，保持精神清净，摒弃烦扰，排除杂念。首先应胸怀开阔，心平气和，乐观从容。保持心情舒畅，精神愉快则气机调畅，气血平和，脑不伤；精神紧张则心境不宁，神乱神散，脑受损。因此思想纯正、精神内守、内无杂念而少欲能强身益智。同时，应注意肾精的保养，因脑为髓海，肾主精生髓，若肾精满盈则髓海充实，故积精可以健脑，积精之法在于节欲。明代张景岳说："善养生者，比保其精。精盈则气盛，气盛则神全，神全则身健，身健则病少，神气坚定，老当益壮，皆本乎精也"。

（2）科学用脑　合理用脑有助于健脑全神，提高智能。首先，应注意有规律用脑。因坚持用脑，可经常接触各种信息，使大脑等中枢的神经细胞处于活跃与增生状态，推迟神经系统的退化衰老，并会使全身各脏器工作更加协调，从而达到延年益寿之目的。但大脑不宜过度使用，长时期用脑过度会导致脑细胞受损、记忆衰退。延缓大脑疲劳，还应扩大个人兴趣爱好范围，避免长期用脑。切忌长时间观看电视，不仅不利于人体的气血运行，而且特别惊险紧张的镜头，又极易导致血压升高，心跳加快，引发高血压等心脑血管疾病。

（3）饮食调节　饮食营养对于提高脑力的作用是不言而喻的，如何利用好饮食益精补脑亦有章法可循。日常应注意适当的补充糖、奶、蛋、鱼、肉、水果以及维生素 B_1、铁、锌等对大脑有益的实物。其中鱼类可作为健脑首选，尤以海鱼对脑的补益作用突出。亦应注意饮食平衡，保证碳水化合物的摄入量，少吃主食会危及脑健康。限制烟、酒、浓茶、浓咖啡以及安眠药、镇静药、麻醉药的摄入量。

（4）起居有常　起居有常是指生活的规律化、制度化。起居作息有一定的规律，做到劳逸适度，按时休息可以健脑。天地之交，唯阴阳升降而尽之矣。人亦应之。养生要根据一天及一年中阴阳之气盛衰来安排作息。神经系统病亦有好发时间，往往在午夜发病，因此应在至阴之时安排休息。因此，应保持规律的作息时间，保证充足的睡眠，使大脑得到充足休息。

（5）引导健脑

1）气功强脑：练气功得法可以充分发挥意念的主观能动作用，大大激发健脑强脑的自调功能。

2）运指益脑：各项体育运动都有益于健康，但多不是直接的。手与脑的关系最为密切，我国的健身球运动注意手脑协调，具有较好的健脑作用。

3）吐纳养生：所谓吐纳养生即是指呼吸精气。脑与呼吸有着密切的关系，吸收清新的空气，使大脑得到充分的氧气供应，能使人意志舒畅，思维清晰，增长才智，从而达到健脑全身的效果。以上所属养生方法当综合运用，以保证脑病患者脑功能的康复与健康。

（曹晓岚　郭闫葵　孙利军）

参 考 文 献

［1］王永炎，张伯礼．中医脑病学．北京：人民卫生出版社，2007，8

［2］陈大舜，李定祥．论脑属脏——为五脏之主．中国中医基础医学杂志，2002，8（6）：401－402

［3］庄欣．论心脑同治．中医药学刊，2005，23（10）：1895－1896

［4］赵步长，庄欣．论心脑血管疾病的脑心同治原则．世界中医药，2006，1（1）：16－17

［5］于晓艳．中医脾脑相关浅谈．福建中医药，2006，37（2）：48－50

［6］张沁园，曹存梅．脑与脾肾的关系探讨．中华中医药学刊，2008，26（1）：180－183

［7］杨红英，曹克刚．脑系疾病从肝论治辨析．中医药学刊，2004，22（6）：1126－1127

［8］任继学．脑髓述要．中国中医基础医学杂志，2003，9（3）：1－4

［9］田雁华．试论督脉与脑的关系．中国针灸学会第五届全国中青年针灸推拿学术研讨会，37－39

［10］高希言，马巧琳．督脉与脑的关系浅探．世界中医药，2007，2（3）：134－135，137

[11] 杨云霜，郭霞珍，刘晓燕，等. 络血管系统病季节性发病的理论初探. 中华中医药杂志，2009，24（5）
[12] 王永炎. 关于提高脑血管病疾病疗效难点的思考. 中国中西医结合杂志，1997，17（2）:195－196
[13] 常富业，张允岭，王永炎. 毒的临床表征与中风毒损脑络探析. 江苏中医药，2009，41（10）:13－14
[14] 谢元华，张京春，陈可冀. 病证方药相应及其意义. 中西医结合心脑血管病杂志，2008，6（1）:1－2
[15] 中华中医药学会. 中医体质分类与判定. 世界中西医结合杂志，2009，4（4）:303－304
[16] 薛红. 通腑法在脑病治疗中的应用探讨. 浙江中医杂志，2000，9:402－403
[17] 顾宁. 通下法治疗脑出血的研究进展. 中国中医急症，2003，9（5）:227
[18] 谢炜. 心脑病证妙谛. 北京：人民军医出版社，2008.6

二、中医脑病临床篇

（一）脑血管病

脑血管疾病是指由于各种脑血管病变所引起的脑部病变，是指脑血管破裂出血或血栓形成，引起的以脑部出血性或缺血性损伤症状为主要临床表现的一组疾病。由于此病来势较快，病势险恶，变化多端，犹如自然界的风一样“善行多变”，故中医学把这类病称为“中风”。本病按照疾病的性质分为缺血中风和出血中风，即缺血性脑血管病被称为缺血中风，包括短暂性脑缺血发作、脑梗塞、脑栓塞；出血性脑血管病为出血中风，包括脑出血和蛛网膜下腔出血。其中医治疗可参考中风病。

78 · 历代医家是如何认识中风病的病因？

在《内经》的理论指导下，历代医家对中风的病因认识大体上分为两个阶段。在唐宋以前，以“外风”学说为主，多以“内虚邪中”立论。《灵枢》所说：“虚风之贼伤人也，其中人也深，不能自去”，“真气去，邪气独留”。东汉张仲景认为“脉络空虚”，风邪乘虚侵入人体。隋·巢元方《诸病源候论》认为“风偏枯者，由血气偏虚，则腠理开，受于风湿”。宋·严用和亦有“荣卫失度，腠理空虚，邪气乘虚而入”的记载。这一时期的医家多认为中风的病因是外风。唐宋以后，特别是金元时期，突出以“内风立论”。如张元素认为“风生于热，以热为本，以风为标”。李东垣认为“正气自虚”。刘河间认为“肾水不足”、“心火暴盛”所致。朱丹溪主张“痰湿生热”。王履从病因学角度归类，提出“真中”、“类中”。张介宾提出“中风非风”之说，提出了“内伤积损”的论点，本病的发生“皆内伤积损颓败而然，原非外感风寒所致”。“凡此病者，多以素不能慎，或七情内伤，或酒色过度，先伤五脏之真阴”。王肯堂十分重视饮食习惯和营养成分与中风病的关系，指出“久食膏粱厚味，肥甘之品，损伤心脾”。李中梓将中风明确分为闭、脱二证。清·沈金鳌《杂病源流犀烛》提出体质类型与发病的关系：“肥人多中风”。河间曰：“人肥则腠理致密而多郁滞，气血难以通利，故多卒中也”。叶天士综合诸家学说，结合自己临床经验，进一步阐明“精血衰耗，水不涵木，木少滋荣，故肝阳偏亢”，导致“内风旋动”的发病机理。王清任专以气虚立论，《医林改错》指出中风半身不遂，偏身麻木，是由“气虚血瘀”而成。近代医家张伯龙、张山雷等总结前人经验，本着“衷中参西”的原则，明确提出本病之病位在脑，认为中风的发生主要在于肝阳化风，气血并逆，直冲犯脑。

79 内风和外风的临床鉴别要点是什么？

风邪致病具有发病迅速，变化快，游走不定等特点。然外风是感受外来风邪，营卫失和，肺气失宣，因外风作用部位不同，临床上可有不同的表现如恶寒发热、汗出、恶风、咳嗽、咽喉不利、皮肤瘙痒、脉浮等症候。而内风系自内而生，由于脏腑功能失调，气血逆乱，如热盛、阳亢、阴虚、血虚等所致，出现类似风性动摇为主要表现的症候，其临床表现以眩晕、肢麻、震颤、抽搐等为主要特征，《素问·至真要大论》：“诸风掉眩，皆属于肝”，叶天士在《临证指南医案》中指出：“内风，乃身中阳气之变动”，同时认为“阳化内风”多与肝有关，即肝阳化风。肝为风脏，因精血衰耗，水不涵木，木少滋荣，故肝阳偏亢，内风时起。故内风又称为“动风”。

风为百病之长，致病广泛，犯脑最杂。《素问·风论》云：“风气循风府而上，则为脑风”，指出风邪犯脑的途径。中风是以突然昏倒、半身不遂、口舌㖞斜、言语謇涩或不语、偏身麻木为主症的病证，中风发病，常卒然而至，昏仆，偏身不遂，口舌㖞斜瞬间即成，犹如矢石之中的。从病因学上讲，根据因风性善行数变，中风发病其来迅速，古人取类比象，以“中风”名之，本义是感受风邪而发病。中风病因不同，故有外风内风之分。依据有无神智改变而分为中经络与中脏腑两大类。中经络又分外风与内风两证。外风多无先兆症状而有外感表现，由感受外邪所致者，即所谓外中风、外风、真中风；内风指不因外邪侵袭，由内因致病者，即所谓内中风、内风、类中风、类中，常有先兆症状而无六经形证。中脏腑的临床特点，外风多闭象，如牙关紧闭，两手握固；内风多脱象，如目合口开，手撒肢冷。外风初中，神识多清，内风发作，多昏迷。外风所致，多由经络至脏腑，其邪实，内风所动，由脏腑溢经络，所以不同。然其间也存有一定的联系。外风可以引动内风，内风也可兼挟外风。

80. 中风病为何称为中医四大顽症之一，其理论依据是什么？

古代中医有四大顽症之说，称之为“风、痨、臌、膈”，其中的“风”就是中风，为四大顽症之首。中风病起病急剧，病情复杂，变化迅速，牵涉多个脏腑，虚实夹杂，寒热交错，阴阳易变。起病急，病情重是中风的主要特点，中风一旦发生，其病死率、致残率均较高，在急性期病情更不稳定，易于反复，预后较差。

理论依据：中风致病迅速，如《内经》云：“邪风之至，疾如风雨。故中风之证，发于仓卒之间”。戴思恭《证治要诀》云：“中风之证，猝然昏倒，昏不知人，或痰涎壅盛，咽喉作声，或口眼㖞斜，或手足瘫痪，或半身不遂，或舌强不语”。《素问》：“血之与气，并走与上，则为大厥，厥则暴死，气复返则生，不返则死”。《灵枢·刺节真邪论》“虚邪之贼伤人，其中人也深，不能自去”、“虚邪偏客于身半，其入深，内居营卫，营卫稍衰，则真气去，邪气独留”。《中藏经·风中有五生死论》言：“中风之病，口噤筋急，脉迟者生，脉急而数者死”。严用和《济生方》说：“但发直吐沫，摇头上视，面赤如妆，或头面青黑，汗缀如珠，眼闭口开，声如鼾睡，遗尿不知人者，皆不可治”。《医学发明·中风有三》云：“中血脉，则口眼㖞斜；……中腑则肢节废；中脏则性命危矣”。《证治要诀》则记述了终身不遂的后遗症表现：“病有终身不愈者，其在腰或屈而不能伸、或伸而不能屈者，在手足亦然”。明代吴昆《医方考》不仅完整的描述中风后遗症表现，还提出肌肉日久而废用出现肌肉萎缩的表现：“中风之久，语言謇涩，半身不遂，手足拘挛，不堪行步，痿痹不仁”。中风一证，历来医家针对其发病特点及预后给予不同见解，之所以被称为四大顽症，正如喻嘉言《医门法律》所说：“中风一证，动关生死安危，病之大而且重，莫有过于此者”。

81 · 中风病的主症是什么？

中风病是由于阴阳失调、气血逆乱，导致脑脉痹阻或血溢脑脉之外所引起的脑髓神机受损是中风证候特征。其主症是神昏、半身不遂、言语謇涩或不语、口舌㖞斜、偏身麻木。次症有头痛、头晕、呕吐、二便失禁或不通、烦躁、抽搐、痰多、呃逆。舌象有舌强、舌㖞、舌卷，舌质暗红有紫色或红绛，舌质瘀斑；苔薄白、白腻、黄或黄腻。脉象多弦，或弦滑、弦细或结或代。急性起病，发病前多有诱因，常有先兆症状。

神昏：初起即可有之。轻者神志恍惚、迷蒙、嗜睡或昏睡；重者神昏或昏愦不知人。或初起神清，数日后渐加重直至神昏。多数病人还伴有谵妄、躁扰不宁等。

口舌㖞斜：多与半身不遂、偏身麻木共见，常伴口角流涎。

半身不遂：轻者仅有肢体力弱或活动不利；重者则完全瘫痪。有瘫痪程度可上下肢相同，也可上轻下重或下重上轻。患者既可起病时完全瘫痪，也有起病时仅为力弱或不完全瘫痪，而进行性加重，直至完全瘫痪不遂。单个肢体力弱或瘫痪者，也有一侧肢体瘫痪不遂者。急性期，病人半身不遂多为患肢松懈瘫痪，少数为肢体强痉。后遗症期，多有患肢强痉拘挛遗留，尤以手指关节僵硬，屈伸不利，活动障碍最为突出。

言语謇涩或不语：轻者仅有言语笨拙或迟缓，吐字不清，患者自觉舌体发僵；重者完全失语。在病发前，多表现为一过性言语不利，旋即恢复正常。

先兆症：本病患者发病前常有先兆症状，如素有眩晕、头痛、耳鸣，突然一过性肢体麻木或言语不利、视物昏花，甚至昏厥。一日内复发数次，或几日多次复发，发作后多于短期内恢复正常。

82 中风病的变症有哪些？

（1）呃逆　多见于中风中脏腑急性期，也可见于中经络重证向中脏腑转化中。因此此类患者多处于神志昏蒙或昏愦不知状态，呃声急促而不连续，甚至床动身摇，可兼见大便秘结或大便自遗。病因多在大病之初，血气奔并于上，骤然升降逆乱，风火痰热损伤胃气胃阴，而致逆气上冲而呃逆，此属重证，随病势恶化可致胃气败绝。另外，中脏腑之痰湿蒙闭心神证与元气败脱心神散乱证，病必及肾，肾失摄纳而引动冲气上乘，夹胃气上逆动膈而生呃逆。纵观呃逆轻重差别极为明显，出现于中风中脏腑急性期的呃逆，绝不同于一般呃逆，多为病势危笃或向危重转化的一种表现，是属“土败胃绝”之险象，其病预后较差，若能及时恰当救治，或能转危为安。发生于恢复期的呃逆，或虽在急性期，在病情逐步好转时发生的呃逆，其治疗较易而预后较好，两者需要分清。

（2）吐血、呕血　此为中风急危重症之一。常见于临终前患者，或因阴阳离绝，阳气失于固摄，血随气逆而成。或肝阳上亢，风阳内动夹胃气冲逆而上，血随气逆而出。也有见于肝阳上亢，风阳内动夹胃气冲逆之时，常与呃逆并见。

（3）抽搐　部分中风患者在急性期神昏、昏愦时，出现肢体强痉抽搐，此属变症，病势危重，必须积极救治，否则有危及生命危险，此类抽搐多由风火痰瘀邪盛，肝阳上亢生风，内风旋动而成，可兼见躁扰不宁，面红耳赤，舌质红、红绛或黯红，脉弦滑而大。此证经治疗如果停止，则改用天麻钩藤饮或镇肝息风汤预防再次发作。若抽搐连续发作，发作面唇青黯晦滞，脉微欲绝，则应采取中西医结合措施抢救。

（4）高热　高热之疾病，多见于中风中脏腑急性期，也可见于中经络重证向中脏腑转化中。由人体气血逆乱，风火相煽，脏腑气血不和，阴阳失调，阻碍了营卫气血之正常运行，导致了五脏六腑不和而发热。

83 何谓中风先兆？临床常见中风先兆的表现？

中风先兆，早在《内经》就有介绍“肌肉蠕动，名曰微风”，朱丹溪说：“眩晕者，中风之渐也”，刘完素在其《素问病机气宜保命集·中风论》也明确提出：“中风者，具有先兆之证。凡人知觉大拇指及次指麻木不仁或手足不用，或肌肉蠕动者，三年内必有大风之至”。中风先兆即中风发生前的征象，是指中风发病前表现出的各种症状或症候群。这些症状或症候群是预示中风可能发生或可能即将来临的先兆，其特点是介乎于中风显症与潜隐症之间的症状。具有突发性、反复性、短暂性和可逆性等特点，好发年龄多在50岁以上，具有吸烟、饮酒、肥胖等多种危险因素。

中风先兆临床表现有：

（1）一过性偏身瘊软　突然一侧肢体乏力或活动不灵活，走路不稳或突然跌倒。

（2）短暂性言语謇涩　突然口眼㖞斜，口角流涎，说话不清，吐字困难，失语或词不达意，吞咽困难，嘴及舌头不灵活。

（3）阵发性头痛、眩晕　突然出现剧烈的头痛尤其是跳痛或胀痛，头晕尤其是眩晕，甚至恶心呕吐，或头痛头晕的形式和感觉与往日不同，程度加重，或由间断变为持续性。

（4）发作性偏身麻木　面、舌、唇或肢体麻木，伴见手足麻木。

（5）瞬时性视歧昏瞀　眼前发蒙或一时看不清东西，也有的表现耳鸣或听力改变。

（6）晕厥发作　近来常有突然晕倒的现象。

有些病人出现精神萎靡不振，倦怠嗜卧，健忘，性格一反常态，突然变得沉默寡言，表情呆滞，行动迟缓或烦躁易怒，出虚汗，低热，胸闷，心悸或突然出现打呃、呕吐等表现，以上症状不一定悉俱。

上述症状与体征相当于现代医学的短暂性脑缺血发作。

大量临床经验表明只有少部分人在发生中风前无任何先兆症状，绝大多数人都有短暂性脑供血不足所表现的脑缺血信号，中风先兆期只要及时诊治，患者将息适宜，一些病人可防止中风病的发生，由于中风的致残率及病死率均高，故应留意观察。

84 ·“内风旋动”与中风先兆的关系？

中风先兆期表现为肝阳上亢，内风旋动，表现出一派动象，符合风邪的致病特点，即“风中急性期，风性善行而数变”，内风因脏腑阴阳失调所致，正如《中风斠诠》：“五脏之性肝为暴，肝木横逆则风自生，五脏之急皆生火，火焰升腾则风亦动，推之而阴虚于下，阳浮于上，则风以虚而暗煽，津伤液耗，营血不充则风以燥而猖狂”。患者在此期表现出病情不稳定，这是在中风病病程中“内风旋动”攻冲不定的最明显阶段。中风先兆当以“内风旋动”立论，内风触动血脉中之痰浊瘀血，上扰清窍，横窜四肢，则发为中风先兆之证，中风先兆患者多年老体弱，或久病不愈，正气亏虚，多有肝肾不足，气血两亏，素有痰浊瘀血内停。其发病病机在于本虚标实，在本为肝肾阴虚，气血衰少，在标为肝阳化风、血虚生风、血瘀生风等，以标实为主，标实的重要部分为内风旋动，动在血中，其病机的关键为“血中风动”。中风先兆证多突然起病，可在 24 小时内缓解，其变化迅速，突发突止症状表现，符合“风邪”致病特点。中风先兆发病过程中“风”象突出，贯穿了起病、发病、加重、缓解的全过程。中风先兆以动为特征，内风时时升动，扰乱体内瘀血伏痰，走窜脑脉经络，导致眩晕欲扑，手其足麻木，阵发性偏身不遂和语言不利等症，时发时止，变化不定。“内风旋动”为发病的主要病机，瘀血痰浊是重要的致病因素。

85 中风先兆的西医辨病如何？

短暂性脑缺血发作也称一过性脑缺血发作或小中风，是指因脑血管病变引起的短暂性、局限性脑功能缺失或视网膜功能障碍。临床症状一般持续10～20分钟，多在1小时内缓解，最长不超过24小时，不遗留神经功能缺损的症状和体征，可反复发作。关于本病的病因及发病机制的学说很多，主要有微栓塞，脑血管痉挛、狭窄或受压，血流动力学改变，以及颅内血管炎或脑盗血综合征等也会引起一过性脑缺血发作。短暂性脑缺血发作症状虽轻，但后果严重，如不及时治疗，将有一部分人发展为中风。医学家们常常把它看成是脑血管病的先兆或危险信号。短暂性脑缺血发作发作的症状有很多，多与缺血的部位有关，通常分为颈动脉系统和椎　基底动脉系统。颈动脉系统的一过性脑缺血发作多见一侧肢体或单肢的轻瘫，无力，或手脚麻木，针刺感，运动不灵，说话困难或完全不能说话，视力模糊或单眼失明，头晕，头痛及意识障碍等。椎－基底动脉系统的一过性脑缺血发作表现为突然眩晕、恶心、呕吐、视物旋转、视力障碍、听力下降等；有的表现为声音嘶哑、吞咽困难或喝水时发呛；严重时可以突然意识丧失而卒然跌倒，跌倒前多没有先兆，又很快恢复，这是椎－基底动脉供血不足最重要的表现之一。中年以上患者，不一定诸项悉俱，上面这些先兆征象并无特异性，即还有很多其他疾病也可出现类似症状，必要时可做CT或MRI等检查，以辅助诊断，中风先兆没有影像学改变。中医的“中风先兆”以突然发病的、反复发作的、不同程度的眩晕、肢体麻木、一过性瘫软、语涩、晕厥发作等为主要临床表现，一日内发作数次，或几日多次复发，发作后多于短期内恢复正常。短暂性脑缺血发作根据其发病时症状及证候等特点可归属于“中风先兆”，所以短暂性脑缺血发作在中医里隶属于“中风”范畴。

86 类中风的概念与范畴是什么？

类中风指风从内生者，而非外中风邪的中风病证，简称类中。因非外中风邪，故亦称非风。正如《知医必辨·论类中症不可妄用再造丸》：“类中之症，多有肝虚生风，所谓内风，非外风也。间有外风引动内风者，然所见甚少。大抵风自内生也，故景岳直谓之非风症。其论曰：凡非风，口眼㖞斜，半身不遂，四肢无力，掉摇拘挛之属，皆筋骨之病也。肝主筋、肾主骨，肝藏血、肾藏精，精血亏损，不能滋养百骸，故筋有缓急之病，骨有痿弱之病，总有精血败伤而然”。《医经溯洄集·中风辨》云：“中风者，非外来风邪，乃本气病也，凡人年逾四旬，气衰之际，或因忧喜忿怒伤其气者，多有此疾……殊不知因于风者，真中风也！因于火，因于气，因于湿者，类中风而非中风也”！《类证治裁·中风》：“河间主火，谓心火暴盛，肾水虚衰；东垣主气，谓猝中乃本气自病；丹溪主痰，谓湿生痰，痰生热，热生风，……皆辨明类中之由，与真中症异”。随着 CT、MRI 等影像技术应用的普及，临床上中风已趋向轻型化，出现了许多临床上不以半身不遂、口舌㖞斜、神识昏蒙、舌强言謇或不语为主要表现，而是以眩晕、身体感觉障碍、剧烈头痛、视物异常、不随意运动、精神障碍、癫痫样发作、失认失读失写等为主症的广义的中风病的一个特殊类型，从发病来说，年龄多在 40 岁以上，一般为急性起病，多有诱因和先兆症状；影像学检查有梗塞或出血，病灶多位于脑内椎－基底动脉系统。属西医“脑卒中”范畴，这些病在发病形式、年龄、病证特点等方面很类似中风但又不以肢体瘫痪为主症。类中风虽与传统的中风有所不同，却同属西医的中风范畴。西医的无肢体偏瘫型脑卒中及无症状型脑梗死中医辨证多属于“类中风”范畴。中风先兆与类中风不同，前者没有影像学改变，后者却有。

87 缺血性中风中医的病机是什么？

缺血性中风的主要病机为风、火、痰、瘀、气、毒诸邪，影响脏腑功能，扰乱气血运行或直接上扰脑窍，气机逆乱在中风病急性发病中具有重要地位，正如《灵枢·五乱》所云：“气乱于头，则为厥逆，头重眩仆”。中风病急性期大多以标实证为主，少部分病人表现为气虚血瘀、阴虚风动。实为主的证候中，风、火、痰、瘀互见。风邪作为中风病发病的最重要动因，在发病过程中是病机的核心问题，在发病最初几分钟至几小时表现最为突出，即“风邪入络”阶段，但在脑脉痹阻已经发生之后，风邪之象渐减，而痰、热、瘀之象渐显，痰热重者，阻在中焦，浊邪不降，腑气不通，而成痰热腑实证，此时患者意识尚清仍属中经络，若风象渐息，仅见痰热内阻，腑气不通，则病情不再加重。若痰热渐去，腑气转通，或转为风痰瘀血痹阻脉络证，或渐显气虚、阴虚之象，浊邪渐去，本虚之象已显，病情趋于平稳，成气虚血瘀证或阴虚风动证。若痰热壅盛，风动不止，救治不及时，痰热化风，风痰上扰，内闭清窍，则由中经证向中腑、中脏转化成痰热内闭证，即阳闭，病势凶险，病情危重。若病人平素体质为寒湿偏重，湿痰内生，随旋动内风上蒙清窍，或过用寒凉药物致热祛湿留，闭阻脑窍而成痰湿蒙神证，即阴闭，病情亦危。其病机归纳起来不外风、火、痰、气、虚、瘀六端。此六端常相互影响，相互作用，合而为病，而阴阳失调，气血逆乱，上犯于脑为其基本病机，病性为上盛下虚，虚实夹杂，本虚标实。

88 出血性中风中医的病机是什么？

由于出血中风急性期病情危重，病机复杂多变，轻者口眼喎斜、半身不遂，重者则昏仆卒死，既往责之于“风、火、痰、瘀、虚”。

（1）风火相煽，瘀热偏重　出血中风在急性期一身阳气浮动，失于静藏，动极则为火。出血中风者多具有肾中真阴不足，水不制火、木失涵养，易相火妄动的体质。木旺水衰，肝阳陡动，气升痰壅，满脉去形，络破血溢发为出血性中风。肝阳暴甚，亢而化风，风动火生，风火相煽；气机逆乱，胃降不及，积而成热，热迫血行，血溢脉外，瘀热交结，凝塞不行，此“风、火、瘀”三者是为出血中风发病病机。

（2）痰瘀胶结，互为恶患　出血中风发生后，气机升降逆乱，风火扰动，血液妄行，脉络怒张，络损血溢，是其基本病理过程。脑中脉络损伤，血不循经，溢出脉外，中医理论认为离经之血，则为瘀血。脑脉血瘀，津液则渗于脉外，为痰为水；痰水浊邪阻滞气机，气不帅血，血停脉内外为瘀，此痰由瘀而化生，瘀因痰而加重，二者胶结，互为罹患。亦有风火鸱张，火热灼津为痰、风鼓痰升，上蒙清空、旁窜肢节，内扰血脉，发为本病。痰浊瘀血作为内生有形之邪，与风火等无形之邪相搏结，则邪易留浊，浊邪害清，损伤元神，使神机不灵、全身失统。可见，风火无形之邪，得瘀痰有形之助，损害脑脉、蒙蔽脑神、阻断神机，中风之疾乃生。出血中风在每个病理阶段，痰瘀之邪始终存在，贯穿于中风病之全过程。

（3）腑实痰热，壅助病势　出血中风后，中焦斡旋升降失常，胃气不能顺降，糟粕不下，积而为热，结于阳明，成痰热腑实之候。又急性期多阳火亢盛，火热内炽既可烁液成痰，消烁津液，致胃肠燥结，腑气不通。加之患者卧床，气机呆钝，饮食失养，腑实壅阻益甚，腑实痰热，可加重火盛阳亢之势，煽动痰浊上逆，蒙蔽清窍，而致神昏加重，再者，腑气不通，中焦气机受阻，气血之输布流通不畅，使脏腑功能败坏；邪盛壅结，腑实不通，邪出无门，上扰清窍又致惊厥、烦躁、神昏谵语等症状。又因肺与大肠相表里，阳明燥结，肺失肃降，痰热壅滞于肺，若治不及时，则秽浊之气内扰，痰热瘀毒无出路，热结愈甚邪热化火，风助火威，火借风势，风火愈盛；热非但与燥结，且与瘀痰毒邪互结，故热结不除，痰瘀难化，毒邪不去，形成上为风痰瘀火，下为阳明躁结，上下合邪，病情恶化而变证、坏证迭出，病死率增加。

（4）虚实夹杂，病证多变　病机转化迅速是中风病的主要特点。如急性期表现为风痰瘀血痹阻脉络之证，可因痰瘀蕴久，从阳化热，而转化为痰热证；或因素体气阳两虚，从阴化寒，而转化为痰湿蒙塞心神证。发病时表现为痰热腑实，可因腑气不通，而清阳不升，浊气不降，导致痰浊蒙闭清窍，出现意识障碍；亦可因腑气通行，清浊有序，神明再振而病情向愈。或发病时即见神昏者，或为风火上扰、痰热内闭清窍的阳闭证，或为痰湿蒙塞心神的阴闭证，若治疗不当或邪气亢盛，可迅速耗伤正气，转化为内闭外脱、阴阳离绝而危及生命。

89. 中西医如何认识“蛛网膜下腔出血”？

蛛网膜下腔出血是多种病因所致脑底部或脑及脊髓表面血管破裂的急性出血性脑血管病，血液直接流入蛛网膜下腔，又称为原发性蛛网膜下腔出血，此外，临床还可见因脑实质内，脑室出血，硬膜外或硬膜下血管破裂等血液穿破脑组织流入蛛网膜下腔者，称之为继发性蛛网膜下腔出血。病因以颅内动脉瘤、动静脉畸形、高血压动脉硬化症、脑底异常血管网和血液病等为最常见。多在情绪激动或过度用力时发病。动脉瘤好发于脑底动脉环的大动脉分支处，以该环的前半部较多见。动静脉畸形多位于大脑半球大脑中动脉分布区。当血管破裂血流入脑蛛网膜下腔后，颅腔内容物增加，压力增高，并继发脑血管痉挛。后者系因出血后血凝块和围绕血管壁的纤维素之牵引（机械因素），血管壁平滑肌细胞间形成的神经肌肉接头产生广泛缺血性损害和水肿。另外大量积血或凝血块沉积于颅底，部分凝集的红细胞还可堵塞蛛网膜绒毛间的小沟，使脑脊液的回吸收被阻，因而可发生急性交通性脑积水，使颅内压急骤升高，进一步减少了脑血流量，加重了脑水肿，甚至导致脑疝形成。以上均可使患者病情稳定好转后，再次出现意识障碍或出现局限性神经症状。

蛛网膜下腔出血的主要临床表现为剧烈头痛、颈项强直、或伴恶心呕吐、肢体偏瘫、偏麻木等症状，在中医学中属“头风”及“中风”范畴，其发病与风阳、血热、瘀血、痰浊等病因病机有关。风动则阳升，阳升则血热妄行（或可扶痰浊等邪），最后可形成瘀血，起病急骤，头痛剧烈，甚则风痰蒙蔽清阳而成。

90 如何从“脑中血海”和“升降枢轴”看出血中风和缺血中风的病机差异？

（1）“脑中血海”不同病理状态是两类中风形成的基础

“脑中血海”由《寿养丛书·普生论》提出，认为：“乾元之阳，阳居阴位，脐下气海是也。坤元之阴，阴居阳位，脑中血海是也……血海之气，以补肌肤，以流血脉”。脑中血海是一功能概念，非结构上的实有之“器”，这与“心为血海”有别，而类似于“冲为血海之功能”。故血海特征为：血容量多或流量大，将血液流布到各支脉中，随生理所需对支脉血流起调节作用。对照脑之生理病理，可以认为，脑中有一“血海”在起以上作用。

脑中之所以要有一“血海”，因脑为元神之所居，需五脏精华之血、六腑清阳之气以供养之，人或兴或寐，皆有意识、思维，脑神之活动无一刹或停，神需血养，故脑中所需血量较大，方能流布脑中血脉、细络，以养元神。其二，脑居至高之位，脑中之血受寒温、动静、饥饱等因素影响，而为保证脑神之清明，避免诸多因素影响脑脉行血以养神、充髓，需要有一“血海”来随时蓄藏、调节，达到动态平衡。其三，根据“天人合一”及“有诸内必形诸外”之理，亦也推知“脑中血海”之存在。

但脑中血海之血液蓄、流正常，随所需之多少而调节，这个调节功能，其权在肝。肝为藏血之脏，有藏血、调血之功。然血不自行，赖气以帅之，故肝之调血，实即肝主疏泄功能之一。肝之疏泄正常，气机升散、下行得其常度，推动血液随所需而流注之，则脑中诸脉之血无过多、不足之虑，脑脉充盈而不致胀满，脑髓得血液以济养，脑神得血液以涵濡，则脑髓充而脑神健。若肝之疏泄失常，则血海之盈缩失度，对脑脉之灌流与生理所需不合，则病生焉。肝之疏泄失度，有太过、不及之别：疏泄太过，则调配之血液超过生理之所需，或血液运行过速，均可致局部脉络充胀，胀甚则致络损而血外溢，尤其是原有脑脉窄隘之处，更易出血，形成出血中风；若肝之疏泄不及，肝气失于升发条达，对于血液之调节滞后，不能满足生理之所需，则脑脉之血行少而缓滞，滞则为瘀，故形成缺血中风。出血中风，肝之疏泄太过，血海不宁，血不能藏；缺血中风，肝之疏泄不及，调血不畅。疏泄太过，不安而扰动，动则为火；疏泄不及，凝滞而不动，故多虚象。

（2）枢轴升降太过和不及，是产生两类中风不同病机变化的主要原因　肝之疏泄与中气、肾命有关。中气为升降之枢纽，脾气升，则清阳之气升发，一身之气皆勃勃兴盛；胃气降，则一身之气皆顺而下行，以达收、藏、降、合之功。中气这一枢纽，左旋则“肝木升于左”，右旋则“肺金降于右”，可以调节肝之升发、疏泄，使之合度，一身气机之升降开合达到动态平衡。而中气枢纽之转动，其动力来自肾命，命门中元阳为一身之动力，命火蒸腾，阳气上升，则中气得温，脾中清阳方能升发。肾水充足，阳气方得深蛰；胃腑得润，顺降之令得行，则气机能收能藏。

由此可见，"肾（命门）－脾胃－肝－脑"轴，对气机升降起到重要调节作用，从而调节脑中血海的正常运行。此轴失常，肾中真水不足，水火失衡，影响中气升降，胃降不及而脾升相对太过，进而导致肝之疏泄失常，升发太过，扰动脑中血海，血流薄疾，气血逆乱，风火升动莫制，"满脉去形"，形成出血中风。或肾中真阳不足，命火蒸腾无力，脾气不升，肝气疏泄不及，脑中血海调节无权，脉络行血缓滞，凝而为瘀，发为缺血中风。故出血中风多火热、阴虚，而缺血中风气虚者相对较多。

91 怎样理解痰瘀贯穿中风病的始终？

中医多认为由虚（阴虚，气虚），火（肝火，心火），风（肝风、外风），痰（风痰，湿痰），气（气逆），血（瘀血）六端，在一定条件下，互相影响，互相作用而突然发病。此六端因素中，痰瘀二因尤为重要，可以说痰瘀互结阻滞经脉，蒙闭清窍是中风的主要诱因，也是中风后遗症治疗成功与否的关键。

（1）痰瘀互结在中风病的作用机制

痰湿与中风：祖国医学对痰湿与中风的关系认识较早，《素问·通评虚实论》云："仆击，偏枯…肥贵人则膏粱之疾也"。朱丹溪谓中风乃"湿土生痰，痰生热，热生风也"。虞抟在《医学正传》中指出："半身不遂，大率多痰"、"在右属痰火气虚"，并认为，无论真中，类中"尽湿痰火挟虚而作"。张璐亦云："凡瘫痪，瘛疭，半身不遂等证，皆伏痰留滞而然，不祛痰邪，病何由愈”？凡此诸多著述，都明确指出了痰湿在中风发病机制中的重要性。总之，饮食不节，劳倦内伤，脾失健运，聚湿为痰，痰湿之邪横窜经络，上蒙清窍，是中风形成的重要因素。

瘀血与中风：瘀血与中风的关系，在《素问·生气通天论》有这样的描述：“阳气者，大怒则形气绝，而血苑于上，使人薄厥”。虞抟则明确指出，中风偏瘫“在左属死血少血”，唐容川亦认为“化其瘀滞，则偏枯痿废自愈也”。历代医家的论述，说明了瘀血在中风发病病理机制中起着重要作用。瘀血阻塞脑络，神明失用，则昏仆或昏不知人，瘀血阻滞经脉，筋骨肌肉失于濡养，则偏枯或麻木不仁。现代研究表明，瘀血确为中风发病重要而直接的因素。如某些实验及特殊检查证实，脑血管病人确有血小板聚集性增高，血黏稠度增强，血流量减少，微循环障碍，因而出现脑梗塞昏迷，肢体瘫痪等。而出血性中风，则在脑实质内形成凝血块并有脑血液循环障碍，根据“离经之血即为瘀血”之说，显属瘀血证。

痰瘀互结与中风：王纶云：“古人论中风……以血虚，死血，痰饮而言”。张璐在引述这段话后强调：“是论其致病之根本……以血与痰为本”。又说中风乃“血气津液所行之处，皆凝滞郁遏，不得流违所致”，治当酌攻“风痰死血”。喻昌亦谓“荣卫气弱，自致津凝血滞也。半身不遂……并以通荣为治，如和荣汤，有补血活血之功，有健脾燥湿之能”。丹溪治疗中风：“四物汤加姜汁、竹沥或南星、半夏之类”。这些论述均阐明了痰湿瘀血与中风的关系二者同为中风的病机关键，治疗应痰瘀并顾。

总之在中风发病过程中，痰与瘀，二者之间存在着相互转化，共同消长的内在联系。在一定条件下，痰可转为瘀，瘀可以转为痰，二者互为因果。痰瘀互结贯穿于本病的全过程。明方贤在《奇效良方》中说：“血壅不流 ……津液凝涩，渗着不去，而成痰瘀”。唐容川认为“血病不离乎水，水病不离乎血”，“血积既久，亦能化为痰水”。①从中风病的舌苔观察上看：大量的对中风病人的舌象观察中发现，紫舌中有 62% 的患者兼有苔腻，而苔腻的患者中又有 70% 兼有舌质紫暗或有瘀斑，从而说明痰瘀往往相兼致病。②从中风病的临床分型中观察：中风病最多见的证候是痰瘀互结，而气虚和阴虚证出现率最低。《医方考》曰："中风，手足不用，日久不愈，经络中有湿痰死血也"，中风病的主要临床表现多是由于络脉受阻所致。

（2）采用痰瘀同治之法分型辨治　按"百病兼痰"、"痰瘀同源"之说，将痰瘀同治之法贯穿中风病治疗之始终，即在治疗过程中，无论在中风病的急性期或恢复期，除应用活血通经方药外，尚应以辨证分型为据，施以散痰化痰之品。①气虚血瘀痰阻脉络型。主症：半身不遂，口眼㖞斜，面色㿠白，气短乏力，心悸，自汗，舌质淡苔薄白，脉沉细。在化瘀通络基础上，加用益气温化寒痰之品。②风痰瘀血内闭心窍型。主症：半身不遂，口眼㖞斜，头晕目眩，躁扰不宁，舌质淡苔黄腻，脉滑数。在化瘀通络基础上，加用涤痰开窍之品。③肝阳风动痰火瘀阻型。主症：半身不遂，偏阳麻木，眩晕头痛，面红目赤，心烦易怒，舌质红苔黄，脉弦有力。在化瘀通络基础上，加用清热化痰之品。④阴虚风动痰蒙心神型。主症：半身不遂，口舌㖞斜，烦躁失眠，眩晕，手足烦热，舌质红，少苔或无苔，脉弦细。在化瘀通络基础上，加用润燥化痰开窍之品。化瘀通络基础方为：柴胡、川芎、地龙、大黄、茯苓、丹参。痰瘀治病互为因果，治瘀勿忘化痰，治痰应当活血，亦不能忽略"本虚"，应强调标本兼顾，中西医结合，故此中风病人的治疗才能达到显著疗效。

92 • 何为中风病"毒邪"？

中医之毒是指某些特殊的致病因素，如某些药物、食物之毒，而中风之"毒邪"是指导致中风之火热、痰浊、瘀血、积滞等病理因素。由于毒邪损伤脑络，络脉破损，或络脉拘挛瘀闭，气血运行失常，导致脑络失养，神机失守，从而形成神昏闭厥、半身不遂的病理状态。王永炎院士的“毒损脑络”学说以一“毒”概括病理因素可谓言简意赅。并认为气血逆乱和毒损脑络是中风发病的两个病机层次。二者互为因果导致中风病的发生。

（1）火热　火热之毒与郁火、痰浊、瘀血及积滞蕴结日久有关。郁火属“五志之火”，多因情志不舒，气机郁滞，气血运行失常，痰湿内生。痰为湿热之邪，易伤阴化火。气血逆乱，运行不畅，胃肠气机失调，糟粕积滞阻于肠道，郁久化热而出现胃肠实热，胃腑浊热不得外泄，氤氲蒸腾，更助痰火之势，火性炎上，上袭清窍，发为中风。

（2）痰浊　因年高体弱，嗜食辛辣肥甘厚味；或劳倦思虑过度，损伤肝脾；或气机阻滞导致津液流通失常，气不能行津，津液停聚，聚湿生痰；或气虚无力运化水湿，湿聚生痰。痰浊内盛，蕴而化毒，可变生诸证。如痰浊上蒙清窍，可致眩晕；痰注经络，可见肢体麻木。

（3）瘀血　因五脏功能虚衰，气机郁滞，气血亏虚，痰浊阻滞等所致。气机郁滞，滞而不行，气不行则血不利，血液留而为滞。气血亏虚亦可导致瘀血的生成，如王清任所言：“元气既虚，必不能达于血管，无力必停留为瘀”。人体随着年龄增长，长期受七情、六淫、劳倦及各种疾病的影响，导致气血不断衰减，运行日趋涩滞。缺血性中风是因气血失调、气机郁滞、血液运行不畅导致血滞脑络而发生。出血性中风多因气血逆乱，不循常道，上冲脑络，络破血溢脉外而成，称之为“离经之血”。《血证论》曰：“既是离经之血，虽是清血鲜血，亦是瘀血”。瘀滞成毒，可导致肢麻臂痛、心悸胸闷等症状的发生。

（4）积滞　因素嗜辛辣肥甘酒食，致积热内蕴，煎烁津液，肠道失濡，燥屎内结；或因中老年人气血亏虚，肠道失润，大便干结；或排便无力，易致燥屎内结。中焦脾胃为气机升降之枢纽，急性期气血逆乱，必致脾胃斡旋升降功能失常，中州传导运化失职，脾不升清，胃不降浊，浊不外泄则郁滞于内，导致腑气不通，糟粕内停。糟粕内停又能进一步阻滞中焦气机，使气血津液运行失常。气滞则血瘀，气滞则津停，导致瘀血、痰浊形成。积滞内停，则浊毒郁热瘀血之邪上扰清窍，损伤脑络，加重神机不明。故积滞既是中风的一种诱因，又可作为中风后的病理状态存在，形成恶性循环，进一步加重病情。上述各种病理因素相互作用，相互影响，蕴积产生瘀滞浊热毒邪。因气血运行逆乱，借风邪上行之势，悉奔脑窍，损伤脑络，发为中风。

93. 毒邪在急性缺血性中风发病中的作用是什么？

中风之“毒邪”是指导致中风之火热、痰浊、瘀血、积滞等病理因素。急性缺血中风病患者，多属脏腑功能失调，尤其脏腑虚损日久之人。其气渐衰，气化不足，易于水湿停聚，痰湿内生；血行无力，则致瘀血停留。其肾水渐亏，肝木失柔，心火失济，在烦劳、郁闷、恼怒状态下，极易肝失调达，肝阳暴涨或心火暴盛，风火相煽，气血逆上冲脑。中风发病，气血逆上之时，每每挟痰挟瘀，壅塞脑络。风火、痰浊、瘀血均为毒邪，其胶结壅塞于脑络，必致脑络受损，气血渗灌失常。进而营卫运行受阻，壅塞失和，卫气不得宣通致火毒内生，又进一步灼伤脑络，形成脑络损伤的恶性循环状态。

现代医学急性脑血管病的缺血级联反应、能量代谢学说、脑微循环学说、自由基学说、钙离子学说等为毒邪在缺血性中风发病提供了理论依据。中风毒邪学说认为，急性缺血中风缺血级联反应中，产生大量的自由基和代谢物质，超过了机体自身对这些物质的清除能力，即成为有害的毒性物质，损伤血管内皮细胞，导致相关脑区微血管灌流障碍和微循环瘀滞，而微循环是维持机体内环境稳态的重要环节，精密协调着微血管内外环境中众多的细胞因子、介质、生长因子、黏附因子及细胞生命活动的基本营养物质等。毒性物质导致的相关脑区微循环瘀滞破坏其对上述活性物质的协调，造成神经元等功能单位生理机能损伤，反映了络损神经的生物学特性。另一方面，毒性物质造成神经胶质和神经元的严重损害。胶质受损肿胀，特别是星形胶质肿胀，使其终足包被的毛细血管受到更为严重的压迫而加重微灌流障碍。一些神经递质过度堆积成为神经毒性物质，导致神经细胞、血管内皮细胞进一步损害，而且这些损害因素难以疏解。胶质细胞分泌神经营养因子的能力也会受到显著影响，从而使神经元失去维持所依赖的神经营养因子等物质。这些局部环境变化是形成中风病缺血级联反应不断加重，神经元及其信息联系功能难以恢复的重要原因之一。

94. 何为中风病“毒损脑络”病机理论?

中风病的发生是由诸多病邪使脑络包括浮络、孙络、缠络长期、反复受损，自我调节功能发生紊乱，日久病邪积而成毒，更伤脑络，脑络自我调节功能丧失，最终毒邪痹阻脑络或使脑络破血溢而发病。脑络受阻、受损，一方面气血不得濡养脑髓，脑髓继之受损，脑神失用，另一方面，毒邪不得从络脉排出，进一步败坏脑络、脑髓和其他脏腑组织器官。如此两者相互影响，形成恶性循环。这是中风病病情复杂、险恶、难以治愈的关键。中风病之所以病情复杂、险恶、难以治愈，与脑于人体中的特殊地位及毒邪致病特点有关。毒邪致病有其共性，包括：①骤发性，中风病起病急骤，传遍迅速、见症多端。②广泛性，中风病位在脑，涉及脏腑气血，累及经络血脉。③酷烈性，致病力强，危害严重，变证丛生。故中风病毒邪犯脑损络，病情危重，常有神昏、言语不利、半身不遂等。④从化性，指毒具有以体质学说为根据发生变化的性质。⑤依附性，即在原有病邪基础上积久成毒。⑥顽固性，毒邪内伏，营卫失和，气血亏损，脏腑败伤，其病多深重难愈，中风病即是如此，缠绵难愈。毒又据其依附的邪气具有其致病个性。个性因原有邪气而不同：①热（火）毒，由火热之邪或以燥热之邪为主结聚而成，兼有火热、燥热和毒邪的致病特性，以热极生风、热伤络损、热毒壅脑，神机失用为临床特征，表现为面赤气粗、心烦、口臭、便干便秘、尿少尿赤、舌红苔黄，甚者发热、躁动不安、吐血、便血、神昏、舌红绛苔黄燥等。以中风先兆和急性期多见。②痰毒，由痰浊湿邪内蕴，久积而成。兼有痰和毒的致病特点，以痰浊内伏、肺失宣降和痰蒙神窍学为临床特征，多见咯痰、流涎、纳呆、浮肿、苔腻、脉滑，甚者喘促气粗、喉中痰鸣、呼吸困难、神志昏蒙。多见于急性期和恢复期。③瘀毒，由瘀血日久蕴结而成，兼有毒和瘀的两种致病特点，于中风病有瘀血阻塞经络或络破血溢成瘀的不同，表现除中风主症外，以疼痛麻木、舌质黯淡有瘀点瘀斑、脉象沉涩、神志不清、病久不愈为临床特征。可见于中风病各期。④风毒，由阴虚阳亢内风旋动、热极生风而产生风邪，日久走窜、上逆而成风毒，兼有风和毒的两种致病特点，以起病急骤、易袭阳位、风盛则动为临床特点，表现为眩晕、抽搐、昏仆等。多见于急性期。⑤便毒，由诸致病因素使脏腑阴阳、经络气血受损，气机升降逆乱、气化不利，而致腑气不通，腹胀便秘、尿少、尿闭。如此便积为毒而无出路更害机体。多见于急性期。⑥寒毒，多由阳虚体质、无火热之邪或火热之邪不甚、过用清热泻火，气滞、血瘀、痰浊日久从化而成，兼有寒和毒的两种致病特点，以寒伤阳气、毒滞脉络为临床特征，多见面色苍白、形寒肢冷、肢体拘急、舌淡苔白、脉沉细。于后遗症期多见。总之，毒损脑络是指中风病原发疾病发展致一定阶段致中风病骤然发生这一时段的病理特点，突出了病因病机、病位及发病的特点，标志着原病情突然加重。毒邪靶位骤然扩大，病情突然加剧、进展。

95 如何理解“毒邪”是中西医结合研究中风病的切入点？

毒邪既是导致中风发病的急性诱因之一，又是导致病理基础的慢性因素，是中风发病的重要致病因素和最直接的致病环节。导致中风发病的痰瘀阻滞、阴虚阳亢、年老气衰、外感风寒等原因，都是能够促成内生毒邪的病机基础。毒邪之至，一旦损伤脑络、闭塞清窍，即可导致昏仆跌倒；若毒壅气机，络气阻遏，血脉凝滞，即致脉络不利，发为中风。

既然内生毒邪是中风急性期的主要致病因素和病理产物，是疾病发生、发展的主要环节，那么在中风急性期的治疗中，解毒护脑当为首要。从临床实践看，中风病常见热毒症候，急性期尤显。因此，只有急治其标，采用清热解毒法治疗方能顿挫病势，逆转病情。

现代研究证明，中风病的发生发展与免疫炎症机制息息相关，急性脑卒中后，在受损部位存在毒性氧自由基、兴奋性氨基酸、一氧化氮、细胞因子（肿瘤坏死因子、白介素等）物质过度产生，尤其是白细胞浸润和炎性细胞因子参与了脑组织损伤过程。此外，肿瘤坏死因子通过促进白细胞介素释放，激活中性粒细胞，加重了神经元的损害，造成脑组织细胞不可逆损伤的一系列电化学连锁反应（脑缺血级联反应）过程，最终导致脑细胞坏死和细胞凋亡。而炎症标志物超敏C反应蛋白水平已经是预测中风病发病的独立危险因素和评估病情及预后的有效指标。这些观点具体地反映了热毒内生，引起脑络受损难复的生物学基础，与“毒邪致中风”之说不谋而合。同时，也为我们提供了一个新思路，即炎性因子是中风发病的独立危险因素，抗感染治疗可以降低中风的发病。而具有抗炎作用的清热解毒中药在这方面恰能发挥所长。

96 中风病和络病之间的关系是什么？

络脉受邪或受传变影响其输布气血津液，濡养四肢百骸、脏腑器官等正常生理功能，酿生诸病，则为“络病”。络脉贯通营卫，灌气血津液，若邪客络脉，营卫气化失常，络之气血津液代谢必将紊乱，导致不同程度的络中气滞血瘀或痰阻饮停，日久不愈，痰瘀凝结，则他病由生。因此，营卫功能失常是络病的基本病理环节；邪气入络，营卫功能失调，气血津液生化不足，气不足则血行迟缓，血不足则络脉失养；血行不畅，病情缠绵，气虚无力鼓动血运，或气机逆乱，血滞留于络脉，气滞血瘀，则百病丛生。久病失治、误治，或病情缠绵，日久不愈，经气之伤日渐入血络，络脉不利，则为瘀为痰，痰瘀并阻，故叶天士认为“病人血络，经年延绵”，“久痛必入络，气血不行”，此即“久病入络”及“久痛入络”说，也提示痰瘀凝结，渐成病结，是络病的终极转归。络病的病理机制可用瘀、虚、痰、毒四字来概括。络脉有浅深，络中有气血，络邪有久暂，故络病病情复杂，多虚实并见。但络脉瘀滞是络病共同的病理基础，而邪客络脉，营卫功能失常是其基本的病理环节，络脉失养，血行不畅，气滞血瘀，痰瘀凝结是络病的基本演变过程。

中风由于年老体衰，或久病气血亏损，元气耗伤，则脑络失养，气虚运血无力，血流不畅，而致脑络瘀滞不通，阴血亏虚，则阴不制阳，阴亏于下，阳亢于上，阳动化风，挟痰浊、瘀血上扰清窍；或气与血并逆于上，壅滞脑络，这就形成了络气郁滞、瘀阻，瘀壅脑络遂成络病。脑络为网络交错于头窍的络脉，为气血最盛之处，充实脑髓，营养脑神。气血对脑的温煦、充灌、濡养作用通过经脉的传输，最终由纵横交错的脑络的渗灌作用而实现。中风后脑络调和营卫，渗灌气血，津血互换的功能异常，即为“病络”。“病络”又使“络病”趋于恶化。两者相互影响，相互作用。

97 中风病阴阳类证？区分阴阳类证的理论依据是什么？

中风病阴阳为纲简化辨证，源远流长。《内经》奠定辨病阴阳为纲大宗，张仲景《金匮要略》进行初步归纳，唐·孙思邈强调先定其冷热，已具阴阳为纲雏形；明·杨继洲、王肯堂明确提出中风要分阴阳辨治；明·赵献可、清·周学海、近现代任应秋就阴阳为纲的病理基础阴虚和阳虚及治法方药进行完善和发展。

中医学非常重视体质与中风病发病的密切关系，体质差异在中风病发病中居主导地位。如李东垣谓：“凡人年逾四旬，气衰之际，或因忧喜忿怒伤其气者，多有此疾，壮岁之时无有也。若肥盛则间有之，亦是形盛气衰而如此”。在中风病的发展过程中，“病人之阴阳，因人而变”，“邪气之阴阳因人而化”，体质对中风病病变的性质，临床表现证型和发展转归均具有内在制约性，故体质是证候产生的重要物质基础，《千金要方·诸风》对中风病的变化规律强调指出“因人动静，乃变其性”。石寿棠《医原》谓：“六气伤人，因人而化，阴虚体质最易化燥，燥固为燥，即湿亦化为燥；阳虚体质最易化湿，湿固为湿，即燥亦必挟湿”。中风病类化或从化的一般规律是：素体阴虚阳盛者，机能相对亢奋，病邪作用机体多从热化，表现为阳类证；素体阳虚阴盛者，机体机能相对减弱，在致病因子影响下多从寒化，表现为阴类证。

依据上述理论，广东省中医院脑病中心刘茂才教授在主持国家十五攻关项目“中风病急性期综合治疗方案研究”过程中，对出血中风、缺血中风急性期患者凭借四诊手段，依据取类比象的思维辨证，广泛征求专家意见，按照降维降阶的思路，病证合参，创新性地提出的中风病辨证治疗新理论，并制订了出血中风阳类证、阴类证辨证诊断标准：阳类证，符合中风病诊断标准，兼以下症状 3 项或以上。①面赤身热；②烦躁甚则躁扰不宁；③口苦咽干；④舌质红；⑤舌苔黄；⑥脉弦数或滑数。阴类证，符合中风病诊断标准，兼以下症状 3 项或以上。①面唇晦暗或苍白；②静卧不烦；③口淡不欲饮；④舌质淡；⑤舌苔白；⑥脉弦细或滑。

98. 中风病的“病证结合，方证相应”临床应用价值？

中风的发生是多种因素所导致的复杂的病理过程，其发病迅速，病情变化快，病证易于传变，是严重威胁人类健康的临床常见病和多发病。中医的“证”是病的某一阶段的主要矛盾的概括，它受病的基本矛盾的干扰，两者之间存在不可分割的联系。因此，证候诊断离不开具体疾病的诊断，证候诊断的规范化应采用病证结合的思路，采用西医辨病，中医辨证，以病为经，以证为纬，病证结合的思路。“方”与“证”密切相关，方由证立，证随方名，方能测证，证能验方。很多有效的经方、名方都是结合了中医理论精华和长期临床实践经验配伍而成，药当有相异之处，方证相应则指证候是处方的依据，反过来方剂又是检验证候诊断是否正确的手段。中医临床用药主要是用方剂治病，方剂的潜能蕴藏于整合之中，针对全息病证，融合调节对抗、补充、启动组织自适应、自稳态、自修复的整体功能，求得和谐自然的整合效应，显然病证结合，方证相应体现了整体观念与辨证论治的原则。中风病相当于西医的脑血栓形成、脑栓塞、腔隙性脑梗死、脑出血、蛛网膜下腔出血等病，发病机制比较清晰，每个病的中医病因及发病机制略有不同，而中医治疗有优势，又是严重威胁人类健康的临床常见病和多发病，采用西医辨病，中医辨证，病证结合，方证相应，可以采用系统化、规范化辨证，辨证与辨病相结合，这样才能对疾病过程中各个发展阶段的证候作出正确的诊断，才能将中风各个病的证候演变规律更清晰地凸现出来。提高临床辨证准确率，发挥中医治疗中风应有的优势。

99 · 体质与中风病发病之间的关系如何?

体质是人类个体在生命过程中，由先天遗传和后天获得所决定的表现在形态结构和功能活动方面所固有的、相对稳定的特性，与心理性格具有相关性。它通过人体形态、机能和心理活动的差异表现出来。在生理状态下对外界刺激的反应和适应上的某些差异性，以及发病过程中对某些致病因子的易感性和疾病发展的倾向性。实际上，体质就是人群在生理共性的基础上，不同个体所具有的生理特殊性。人体的体质可大致分为阴阳平和质、偏阴质、偏阳质。阴阳平和质是功能较为协调的体质类型，形体适中，此类人感邪后多出现表证、实证；偏阴质是指具有抑制、偏寒、多静等特点的体质类型，形体偏胖，此类人感邪后容易发生湿滞、水肿、痰饮、瘀血等病证；偏阳质指具有亢奋、偏热、多动等特点的体质类型，形体偏瘦，临床上易出现阳亢、阴虚、痰火等病证。

中风病是在内伤积损的基础上，复因劳倦内伤、情志不遂、嗜食醇酒厚味、气候突变等诱因，引起脏腑阴阳失调，气血逆乱，临床上出现卒然昏仆、半身不遂等诸证。中风病的病因不外乎内因和外因。劳逸过度、饮食不节、痰浊内生、情志过极，积损正衰所致的脏腑阴阳气血失调，是本病发生的内因。而气候的变化是本病的外因、诱因。外因通过内因起作用。“正气存内，邪不可干”、“邪之所凑，其气必虚”。《素问·通评虚实论》认为：“凡治消瘅、仆击、痿厥、气满发逆，肥贵人则膏粱之疾也”。清·沈金鳌说：“肥人多中风。河间曰：人肥则腠理致密而多郁滞，气血难以通利，故多卒中也”（《杂病源流犀烛·中风源流》）。袁兆荣等认为瘦人多火多阴虚，发病以中脏腑为多；肥人多痰湿多气虚，中风以中经络为多。

由以上可知体质与中风病的发病关系密切。

100 中风病证候动态演变的时空特征是什么？

中风病证候的动态演变是基于中风病过程中病机的不断转化之上的，中风病的病机转化决定于内风、邪热、痰浊瘀血等病邪与人体正气相争及其消长变化的结果。中风病初期，内热征象多不明显，但内风煽动，痰浊、瘀血内蕴，阳气郁积，多有化热趋势。内热既盛，一是邪热灼伤正气，二是能炼液为痰，三则化风迫血，从而加重气血逆乱上冲之势。

中风病的发生是一个量变到质变的过程，但中风病的中心证候特征为脑脉痹阻或血溢脑脉之外所引起的脑髓神机受损。中风病的发展过程可分为中风病先兆期、中风病卒中期、中风病后遗症期，各期病机虽各有特点，但基本病机为阴阳失调、气血逆乱。中风病先兆期、中风病卒中期、中风病后遗症期各种证候可交叉出现，但又各有其特点，把握其中的主要证候有利于提高临床辨证水平。

中风病先兆期正气已虚，邪气渐盛，患者主要表现为阵发性眩晕，发作性偏身麻木，短暂性言语謇涩，一过性偏身瘫痪，晕厥发作，瞬时性视歧昏瞀。证候类型可分为肝胆火旺证、痰瘀互结证、气虚血瘀证、阴虚阳亢证。

中风病卒中期，邪实与正虚并存，患者表现为卒然昏仆，半身不遂，不省人事、口眼㖞斜、言语不利等为主症的病症，或不经昏仆，仅表现为半身不遂、口眼㖞斜等症状。证候类型可分为中经络和中脏腑，中经络包括肝阳暴亢证、风痰阻络证、痰热腹实证、气虚血瘀证、阴虚风动证；中脏腑包括风火蔽窍证，痰火蔽窍证、痰湿蒙窍证、元气衰败证。

中风病后遗症期正虚邪亦虚，患者中风后表现为半身不遂、言语不利、口角㖞斜等症状。总由正虚络瘀所致。

由上可知，中风病证侯动态演变过程中特征为：正邪交争贯穿始终。

101 中风病的病位和病性是什么？

中风病的病位在心脑，可涉及到肝、肾等多个脏腑和经络，但发病时的病位在脑。《素问·脉要精微论》说：“头者，精明之府”，李时珍在《本草纲目》中亦指出脑为“元神之府”。“精明”、“元神”均指主宰精神意识思维活动功能而言。中风病的病理基础为肝肾阴虚。因肝肾之阴下虚，则肝阳易于上亢，复加饮食起居不当，情志刺激或感受外邪，气血上冲于脑，神窍闭阻，故卒然昏仆，不省人事。肝肾阴虚，阳亢化火生风，或五志化火动风。脾失健运，痰浊内生，或火热炼津为痰。暴怒血菀于上，或气虚无力推动，皆可瘀血停滞，风火相煽，痰瘀互结等。

中风病的病性为本虚标实。肝肾亏虚，气血衰少为致病之本，风（肝风、外风）、火（肝火、心火）、痰（风痰、湿痰）、气（气滞、气乱）、瘀（血瘀）为发病之标，二者可互为因果。发病之初，风阳痰火炽盛，气血上菀，故以标实为主；如病情剧变，在病邪的猛烈攻击下，正气急速溃败可以正虚为主，甚者出现正气虚脱。后期因正气未复而邪气独留，可留后遗症。

102 何为中风病的证侯要素？证侯要素诊断标准是什么？

风、火、痰、瘀、气虚、阴虚阳亢为中风病的证候要素。

中风病证候要素证侯要素诊断标准详见下表：

该表于 1993 年由国家中医药管理局脑病急症协作组第 2 次会议上发布试行。

《中风症候辨证诊断量表》（试行）

本标准规定了中风风、火、痰、瘀、气虚、阴虚阳亢诸证的证候诊断标准，适用于中风证候辨别。

风证

起病

48 小时达到高峰（2 分）；

24 小时达到高峰（4 分）；

病情数变（6 分）；

发病即达到高峰（8 分）。

肢体

两手握固或口噤不开（3 分）；

肢体抽动（5 分）；

肢体拘急或颈项强急（7 分）。

舌体

舌体颤抖（5 分）；

舌体㖞斜且颤抖（7 分）。

目珠

目珠游动或目偏不瞬（3 分）；

正常（0 分）。

脉弦

是（3 分）；

否（0 分）。

头晕头疼

头晕或头疼如掣（1 分）；

头晕目眩（2 分）。

火热证

舌质

舌红（5 分）；

舌红绛（6 分）。

舌苔

薄黄（2 分）；

黄厚（3 分）；

干燥（4 分）。

大便

便干便难（2 分）；

便干 3 日未解（3 分）；

便干 5 日未解（4 分）。

神情

心烦易怒（2 分）；

燥扰不宁（3 分）；

神昏谵语（4 分）。

面目呼吸气味

声高气粗或口唇干红（2 分）；

面目红赤或气粗口臭（3 分）。

发热

有（3 分）；

无（0 分）。

脉象

脉大有力或滑数（2 分）。

口中感觉

口苦咽干（2 分）；

渴喜冷饮（2分）。

尿短赤

有（1分）；

无（0分）。

痰湿证

痰

口多黏痰（2分）；

咯痰或呕吐痰涎（4分）；

痰多而黏（6分）；

鼻鼾痰鸣（8分）。

舌苔

腻或水滑（6分）；

厚腻（8分）。

舌体

胖大（4分）；

胖大多齿痕（6分）。

神情

表情淡漠或寡言少语（2分）；

神情痴呆或反应迟钝或嗜睡（3分）。

脉象

滑或濡（3分）。

头昏沉

有（1分）；

无（0分）。

体胖臃肿

是（1分）；

否（0分）

血瘀证

舌质

舌背脉络瘀张青紫（4分）；

紫黯（5分）；

有瘀点（6分）；

有瘀斑（8分）；

青紫（9分）。

头疼

头疼或疼处不移（5分）；

头疼如针刺（7分）。

肢体

肢痛不移（5分）；

爪甲青紫（6分）。

面色

睑下青黑（2分）；

口唇紫黯（3分）；

口唇紫黯或面色晦暗（5分）。

脉象

沉弦细（1分）；

沉弦迟（2分）；

涩或结代（3分）。

附加分：高黏滞血证（5分）。

气虚证

舌质舌体

舌淡（3分）；

舌胖大（4分）；

胖大边多齿痕或舌痿（5分）。

体态声音

神疲乏力或少气懒言（1分）；

语声低沉或咳声无力（2分）；

倦怠嗜卧（3分）；

鼻鼾细微（4分）。

汗

稍动则汗出（2 分）；
安静时汗出（3 分）；
冷汗不止（4 分）。

二便

大便溏或初硬后溏（1 分）；
小便自遗（4 分）。

肢体

手足肿胀（2 分）；
肢体瘫软（3 分）；
手撒肢冷（4 分）。

心悸

活动较多时心悸（1 分）；
微活动即心悸（3 分）；
安静时心悸（3 分）。

面色

面白（1 分）；
面白且面色虚浮（3 分）。

脉象

沉细或迟缓或脉虚（1 分）；
结代（2 分）；
脉微（3 分）。

阴虚阳亢证

舌质舌体

舌体瘦（3 分）；
舌瘦而红（4 分）；
舌瘦而红干（7 分）；
舌瘦而红干多裂（7 分）。

舌苔

苔少或剥脱苔（5 分）；
光红无苔（7 分）。

神情

心烦易怒（1分）；

心烦不得眠（2分）；

燥扰不宁（3分）。

热象

午后潮红或面部烘热或手足心热（2分）。

头晕目眩

有（2分）；

无（0分）。

盗汗

有（2分）；

无（0分）。

耳鸣

有（2分）；

无（0分）。

干燥

咽干口燥或两目干涩或便干尿少（2分）。

脉象

弦细或细数（1分）。

使用说明

①评分说明：每一证候的得分是将这一证候的各项因素所得最高分相加而成，满分为30分。②证候诊断说明：大于7分为该证候诊断成立；7~14分为轻度；15~22分为中度；大于23分为重度。

103 中风病的中医分型有哪些？

根据中风病证候特征可分为：

（1）风痰阻络证　症见：半身不遂，口舌喎斜，言语謇涩或不语，感觉减退或消失，头晕目眩，痰多而黏，舌质暗淡，舌苔薄白或白腻，脉弦滑。

（2）痰热腑实证　症见：半身不遂，口舌喎斜，言语謇涩或不语，感觉减退或消失，腹胀便干便秘，头痛目眩，咯痰或痰多，舌质暗红，苔黄腻，脉弦滑或偏瘫侧弦滑而大。

（3）肝阳暴亢、风火上扰证　症见：半身不遂，口舌喎斜，言语蹇涩或不语，偏身麻木，感觉减退或消失，眩晕头痛，面红目赤，口苦咽干，心烦易怒，尿赤便干，舌质红或红绛，舌苔薄黄，脉弦有力。

（4）气虚血瘀证　症见：半身不遂，口舌喎斜，言语謇涩或不语，感觉减退或消失，面色㿠白，气短乏力，自汗出，心悸便溏，手足肿胀，舌质暗淡，舌苔白腻，有齿痕，脉沉细。

（5）阴虚风动证　症见：半身不遂，口舌喎斜，言语謇涩或不语，感觉减退或消失，眩晕耳鸣，手足心热，咽干口燥，舌质红而体瘦，少苔或无苔，脉弦细数。

（6）痰热内闭清窍证　症见：起病急骤，神识昏蒙，鼻鼾痰鸣，半身不遂，肢体强痉拘急，项强身热，气粗口臭，躁扰不宁，甚则手足厥冷，频繁抽搐，偶见呕血，舌质红绛、舌苔褐黄干腻，脉弦滑数。

（7）痰湿蒙塞心神证　症见：半身不遂，口舌喎斜，言语謇涩或不语，感觉减退或消失，神识昏蒙，痰鸣漉漉，面白唇暗，静卧不烦，二便自遗，周身湿冷，舌质紫暗，苔白腻，脉沉滑缓。

（8）元气败脱证　症见：昏愦不知，目合口开，四肢松懈瘫软，肢冷汗多，二便自遗，舌痿，舌质紫暗，苔白腻，脉微欲绝。

104 中风中经络与中脏腑临床鉴别要点是什么？中风患者“神”的变化与病势的顺逆的关系是什么？

中风有中经络、中脏腑之分，而神志障碍的有无是其划分的标准，无昏仆而仅见半身不遂，口舌㖞斜，言语不利者为中经络；突然昏仆，不省人事，或神志恍惚，昏蒙而伴见半身不遂，口舌㖞斜者为中脏腑。中经络者病位浅，病情相对较轻，中脏腑者病位深，病情较重。

中风病起病急骤，病变迅速，变症尤多，且容易出现各种危重之侯，所以辨别病势的顺逆，对掌握病情发展、判断疾病预后尤为重要。而神志的变化是辨别病势顺逆的重要标准。中脏腑者，如神志渐渐清醒，半身不遂，口舌㖞斜等症状未再加重或有恢复者，病由中脏腑向中经络转化，病势为顺。若见中经络者逐渐出现神志迷蒙或昏愦不知，为向中脏腑转化，病势为逆。若在中风急性期见神昏偏瘫诸症加重或有波动，其病势发展尚属顺境。若见呃逆频频或突然神昏，四肢抽搐不已，或腹背灼热而四肢逆冷，或呕血便血，均属变症，为正虚而邪气深入，病势为逆，若见呕血证，戴阳证，或见背腹骤热而四肢厥逆，为病向脱证发展，病情凶险，预后极差。

105 脑的可塑性理论对中医药治疗中风病有何借鉴意义？

脑的可塑性是指大脑可以为环境和经验所修饰，具有在外界环境和经验的作用下塑造大脑结构和功能的能力，分为结构可塑和功能可塑。脑的结构可塑是指大脑内部的突触、神经元之间的连接可以由于学习和经验的影响建立新的连接，从而影响个体的行为。它包括突触可塑和神经元可塑。功能的可塑性可以理解为通过学习和训练，大脑某一代表区的功能可以由临近的脑区代替，表现为脑损伤患者在经过学习、训练后脑功能在一定程度上的恢复。

脑的可塑性对中医药治疗中风病具有一定的借鉴意义：其一，根据中医传统理论，运用中医辨证论治原理，灵活采取中医中药方法进行内服性治疗，解除发生中风的不同病理因素，同时结合早期的康复治疗有助于塑造大脑结构和功能。其二，中医康复方法如针灸、中药泡洗、推拿按摩等，通过对代偿损伤大脑区的激活，有助于脑结构和功能的恢复。其三，脑的可塑性理论进一步证明了脑功能的恢复不受治疗时间窗的限制，即使已经错过了最佳治疗时间窗，醒脑开窍、息风化痰通络等法仍可有效缓解症状，促进恢复。

106 何为卒中单元，中医药在卒中单元中扮演的角色是什么？

“卒中（即中风）单元”是指在医院的一定区域内，针对脑卒中病人的、具有诊疗规范和明确治疗目标的医疗综合体。它是可延伸到恢复期、后遗症期，针对卒中病人的一个完善的管理体系，其中包括社区医疗、家庭医疗以及各个收治机构。卒中单元的建立应该满足以下基本条件：①较大的医疗环境和条件。②选择合适的模式：大型综合医院应该选择综合卒中单元，基层医院和康复中心选用康复卒中单元，而急救中心可以选择急救卒中单元一般不选择移动卒中单元。③合理的病房结构：病房应能满足治疗、康复、健康教育、监护等多项功能。④组建卒中小组：小组成员应包括神经科医师，经过卒中培训的专业护士，物理治疗师，作业治疗师，心理师，语言治疗师和社会工作者，这些小组成员应该是有机的结合，在统一领导下工作（建立中风绿色通道就是检验小组成员有机结合的例子：院前急救室、急诊室、神经内科、神经外科、CT 室、检验科等均应实行 24 小时值班制，接到呼救电话后，院前急救人员要在最短的时间内把患者平稳地转移到急诊室，神经内科医师应该全天在急诊室值班，负责患者的接诊、检查、抢救、转送病房等工作。根据 CT 结果和患者情况，必要时请神经外科会诊。CT 室工作人员要在限定时间内完成检查。遇有溶栓指征者要快速转入病房，根据溶栓方案立即溶栓。中风绿色通道关系到多个科室，各有关科室的医务人员要密切协作，发挥团队精神，使绿色通道保持通畅无阻)。⑤制定标准文件：中医卒中单元的建立需要制订自己的指南，参照国家和地区指南，同时结合单位的情况具体制定，规范治疗，统一辨证分型，以及基本方剂的加减应用，在辨证的基础上多中心、多样本的观察某方的临床疗效，为循证医学提供依据。⑥标准工作时间表：不同于普通的病房，卒中单元的医疗活动中强调多学科小组会议以及患者的健康教育，这些活动具有固定的时间和固定的方式。

中医学与现代医学及现代康复医学的有机结合是建立中国特色卒中单元的精髓所在，建立中西医结合卒中单元的模式是目前公认的治疗卒中的最有效的方法。建立中西医结合卒中单元应充分发挥实现优势互补，在强调整体配合的同时，注重个体化、分阶段、动态性及最优化。充分发挥中医治疗脑卒中的优势，如辨证用药、针灸、推拿、按摩、药物泡洗等，有着现代医学不可替代的地位。因此，建立适合中国医疗特点、具有中医特色的卒中单元，是我们新一代中医师应该肩负的责任。

107. 中医药治疗中风病特色优势体现在哪里？

中医学在中风病的防治方面显示出独特的学术优势，并在国际上逐渐产生一定的影响。中医临床干预的特点是辨证论治，针对不同证候，分别给予个体化的干预措施，这是中医的特色和优势，也是中医干预取得疗效的关键。

随着医药科技在中医制药领域的广泛应用，中药注射液以其疗效确切，不良反应少，在危急重症的抢救治疗中得到了广泛应用。中药注射液是由传统中草药的有效成分经提取精制而成，与其他中药剂型如饮片、片剂、丸剂等相比，具有起效迅速等优点。近年研究表明，中药从增加脑血流量、清除自由基、改善血液的流变学、抗血栓形成、保护脑组织等方面对脑梗死的治疗起到了重要的作用，有明显的临床效果。与复方中药相比，单味中药注射液由于其有效成分易浓缩，质量相对可控，所以疗效比较明确，在急性脑梗死的治疗方面用得较多，完全可以与西药相媲美。

中成药防治缺血性中风能取得较好疗效，并且不良反应小，治疗费用低，新剂型的中成药已成为大多数病人的选择，显示了中成药防治本病的优势和良好的发展前景。因此重视与加强中医及中成药在缺血性中风防治中的作用具有重要的意义。

随着现代康复医学的发展，针灸结合康复训练治疗脑卒中偏瘫，作为一种新的综合康复方法，已逐渐广泛应用于临床。两种不同理论的治疗方法能够有效的结合在一起，发挥协同作用，是因为传统针灸疗法与现代康复医学在适应证上有相同的疾病谱，并且两者治疗的切入时机相同。多数学者进行针灸治疗脑卒中后偏瘫的介入时机研究，认为急性期介入比恢复期介入效果好。而根据世界卫生组织（WHO）脑卒中康复的专家委员会1990年的建议，及早开始主动性康复训练是脑卒中康复医疗需要遵循的原则之一，早期康复治疗对脑卒中后偏瘫患者短期及长期功能恢复均有明显疗效。并且，针灸医学的治疗手段与康复医学有极强的互补性。

108 在治疗中风病的临床实践方面，中医药取得了哪些重要的进展？

目前中医药在治疗缺血性中风的临床实践中如病因病机、辨证论治、中成药复方制剂的广泛应用、中药有效成分或单体制剂的应用、中药与西药的联合应用、中医药对缺血性中风的实验研究等，都取得了相当好的疗效，除了临床上的辨证论治，灵活用药外，中医传统的针灸、推拿等疗法在本病治疗中也一直占据着重要位置。近年来采用药理实验和化学分析方法研究中药复方治疗脑缺血的机制也取得了一些成果，但这些研究大多是用现代医学的一些指标来解释复方的疗效或机制，而这些指标只能反映脑缺血复杂病理机制的某一环节，且对复方中单味药之间关系也缺乏研究，缺乏全面性和系统性。今后应制定合理统一的辨证分型和疗效评定标准，加强现代医学成果在中药研究中的应用，把复方作为一个整体，展开多方位、多层次乃至细胞及分子水平的研究，揭示缺血性中风的形成机制和中药的作用机制，为临床应用、药物剂型的改革及新药的开发提供科学的依据。2010 年 2 月中华神经科杂志发表了《中国急性缺血性脑卒中诊治指南 2010》其中缺血性脑卒中的诊疗规范对中医药的推荐意见：中成药和针刺治疗急性脑梗死的疗效尚需更多高质量 RCT 进一步证实。建议根据具体情况结合患者意愿决定是否选用针刺（Ⅱ级推荐，B 级证据）或中成药治疗（Ⅱ级推荐，C 级证据）。中医药正在被越来越多的医生所认可和采用，中医药的影响也在逐渐扩大。

109 临床试验中，现代中医研究中风病的缺点与不足是什么？

近年来，中医治疗缺血性中风研究呈现一种良好的发展趋势，研究内容基本包括了中医临床和科研的各个方面，涵盖了中医治疗的多个领域，包括辨证施治、传统古方、经验方、单味药、有效成分提取物、注射剂及各种针刺疗法等，显示出了中医在防治缺血性中风病方面的优势。但仍有许多问题亟待解决：如治疗手段各式各样，未能统一规范化；评判疗效的标准不统一，部分研究仅以症状改善作为疗效，且疗效标准是自行制定的，缺乏客观标准，影响了疗效评估的公认性与可靠性；本病易复发，而目前在研究过程中，大多学者只注重近期疗效，未对患者进行随访，以明确远期疗效，这也影响了疗效的判定；前瞻性随机双盲双模拟对照的高质量的临床研究病历偏少；部分研究设计未遵循随机对照的原则，严重影响了组间均衡与可比性；关于治疗作用机制的研究还不是很多。在今后的研究工作中，既要加强临床的经验探索，完善临床试验设计，提高临床研究质量，又要开展基础理论研究，对其治疗作用的确切机制进行深入探讨，确立标准化、规范化的诊疗方案。药物方面，在研究单味药、有效成分提取物的作用机制基础上，进一步分析复方的作用机制，可应用正交设计，多因素多水平考虑，阐明复方的主要成分和主要作用，这更符合传统中药“君、臣、佐、使”的理论。针灸方面，在提高临床辨证治疗针对性的基础上要充分与现代神经电生理学、分子生物学等学科相结合，从中医学、针灸学的角度深入开展对神经递质、肌电图等客观指标的研究。

110 “中风病勿单纯见风治风”临床应用的指导意义？

中风病是在内伤积损的基础上，复因劳倦内伤、情志不遂、嗜食醇酒厚味、气候突变等诱因而触发。基本病机为阴阳失调，气血逆乱。病性为本虚标实。肝肾亏虚，气血衰少为致病之本，风、火、痰、气、瘀为发病之标。

风邪是中风病的一个重要的致病因素，有外风、内（肝）风之别。中风病也最早是从风论治，唐宋以前是祛除外风治之，疏风散邪、扶助正气。方用小续命汤（《千金方》），大秦艽汤（《素问病机气宜保命论》）。金元后从内风治之，叶天士提出治宜滋阴息风潜阳之法，此后张锡纯力主镇潜息风之法创镇肝息风汤。而今人在治疗急性中风时多采用俞根初的羚角钩藤汤以“速折风火上腾之威”。《临证指南医案·中风》指出中风的发病机制为“精血衰耗，水不涵木……肝阳偏亢，内风时起”，体内正气亏虚而引动内风。五志过极化火生风，痰瘀阻滞脉络，气机不畅，肢体筋脉失养，引动内风。由于风邪常兼夹它邪为患，因此在治疗时要诸邪并治，息风法应与清热、泻火、化痰、活血、补益等法综合应用，才能收到好的治疗效果，切不可单纯见风治风。

111 治疗中风病，为什么要善用活血之法，慎用破瘀之剂？

瘀血在中风病发病中，既是多种病因作用的病理产物，亦是中风病的直接病因。气滞、气虚、血热、血寒等血行不畅或血液溢于脉外形成瘀血，瘀血可瘀于脉中，亦可瘀于脉外。再者，瘀血形成，便又形成一种新的致病因素而使瘀血加重，形成一种恶性循环，从而引起和加重本病，甚至是导致中风病先兆和后遗症的重要病因病机，贯穿于整个疾病的始终，必须高度重视。所以在中风病的治疗中，活血之法宜应贯穿于治疗的始终，使瘀血去而新血生，血得安，脑络得养。

活血化瘀法属中医传统八法中消法的范畴，是指利用多种方法，通过畅通血脉，促进血行，以消除血液瘀滞的一种方法。活血化瘀之法运用于脑病的机制在于疏通脉道、促进血循、清除污浊、消散瘀血，以恢复血液的正常运行而发挥血液的正常功能，从而达到治疗脑病的目的。

然而中风病的基本病机为本虚标实，因虚致实。中风病的瘀血病机为因虚致瘀，内伤亏损，气血衰少才是本病之本，要灵活运用活血之法，治疗瘀血之标的同时要顾护人体的气血，采用功效较为缓和的理气活血、益气活血、养血活血等方法，使经脉通、气血和、脑窍得以荣养。而药效太过峻猛的破瘀之剂要慎用，否则会重伤气血，加重瘀血之候。因本类药物味多辛苦，虫类药居多，兼有咸味，均归肝经血分。药效峻猛，走而不守，易耗气、动血、伤阴。

112 如何治疗中风病变症——呃逆以及呕血？

呃逆多见于中风中脏腑急性期，也可见于中经络重证向中脏腑转化中。本病可分为两型：①痰热腑实，浊气不降。本证多见于阳闭重证属痰热内闭心窍者。症状：呃声洪亮有力，口臭烦躁，甚至神昏谵语，便秘尿赤，腹胀，舌红苔黄燥起芒刺，脉滑数或弦滑而大。治法：通腑泻热，和胃降逆。方药：大承气汤加减，生大黄 15g，芒硝 10g（分冲），厚朴 10g，枳实 10g，沉香粉 2g（分冲），水煎取 150ml，分二至三次鼻饲或灌服。②胃气胃阴两伤。本证多见于中风病急性期，是阳闭证的并发证候，在平肝清肝、息风化痰、凉血开窍治疗阳闭的同时，配以益气养阴，和胃止呃，如呃逆可止，胃气得以顺降，则中风病阳闭亦能改善。若重视阳闭证的治疗，其阳闭病情能以好转，一般呃逆也较易得到控制。症状：呃声短促不连续，唇燥舌干，神昏烦躁，大便干结而难，舌质红或红绛。苔黄燥或少苔，脉细弦数。治法：益气养阴，和胃降逆。方药：方选人参粳米汤，参考处方：西洋参 6g，大米 30g，先煎西洋参取 100ml，再煮大米取米汤 400ml，兑匀成 500ml，分二至四次鼻饲或灌服。每日 1 剂。

此外，针灸治疗是控制中风后呃逆的重要手段，具有简便廉效的特点。

呕血此为中风急危重症之一。常见于临终前患者，或因阴阳离绝，阳气失于固摄，血随气逆而成，表现为：骤然呕吐大量咖啡色血液，继之昏愦，目珠固定或上翻，或斜视，舌卷囊缩，口唇爪甲青紫，四肢厥冷，面色晦暗，脉由洪大滑数转为沉细或沉微欲绝。本病病势凶险，病人可在数分钟内呼吸、心跳停止。要积极采用中西医综合抢救措施，中药可给予参附注射液、生脉注射液、参麦注射液回阳救逆，治宜益气固脱止血，予云南白药0.5~1g，或加用大黄粉3g，每日3次，冲服或鼻饲。

113 中风病急性期临床选用中成药的原则是什么?

在中风病急性期，临床中成药的使用应该遵循辨证论治的原则，以保证临床应用的安全性和有效性。中风急性期的痰热证宜选用清开灵注射液；神昏者可用醒脑静或清开灵注射液；兼有气阴不足者可用参脉注射液或生脉注射液；阳气外脱者可选用参附注射液。此外，一般情况下，缺血性中风宜选用丹参注射液、复方丹参注射液、川芎嗪注射液、三七皂苷注射液等；出血性中风急性期以清开灵注射液为宜，病势趋于稳定后可适当配合活血化瘀的中药制剂进行治疗。

安宫牛黄丸具有清热开窍、豁痰解毒的功效，属于凉开之剂。用于治疗中风－中脏腑的时机是中风神昏证属邪热内陷心包、痰热内闭清窍的阳闭者。临床症见神识昏蒙，鼻鼾痰鸣，半身不遂，肢体强痉拘急，项强身热，气粗口臭，躁扰不宁，甚则手足厥冷，频繁抽搐，偶见呕血，舌质红绛、舌苔褐黄而腻，脉弦滑数。一般每次1丸，每日1~2次，温水送服或鼻饲。病情严重者，可酌情每6~8小时服1丸，但不宜久服。

治疗中风的中成药剂型主要包括：片剂、丸剂、颗粒剂、胶囊、口服液、注射液等。片剂主要有中风回春片、新清宁片、消栓通络片、脑得生片等；丸剂主要有牛黄清心丸、六味地黄丸、杞菊地黄丸、大补阴丸、安宫牛黄丸、安脑丸、苏合香丸、华佗再造丸、大活络丸、消栓再造丸、苏合香丸等；颗粒剂主要有天麻勾藤颗粒等；胶囊主要有脑安胶囊、消栓通络胶囊等；注射液主要有清开灵注射液、川芎嗪注射液、复方丹参注射液、血塞通注射液、血栓通注射液、生脉注射液、参附注射液、刺五加注射液等；口服液主要有脑脉通口服液、消栓口服液等。

114 中风病急性期中医救治手段有哪些？

中风病急性期出现神识昏蒙或严重并发症时，应积极采取有效措施予以救治。

（1）痰热内闭者可灌服安宫牛黄丸，每次 1 丸，每 6～8 小时 1 次，口服或鼻饲。可以选择使用具有醒神开窍作用的中药注射液，如醒脑静注射液、清开灵注射液等。

（2）痰蒙清窍者可服用苏合香丸，每次 1 丸，每 6～8 小时 1 次，口服或鼻饲。可以选择使用具有醒神开窍作用的中药注射液，如醒脑静注射液。

（3）出现脱症的患者可以选择使用具有扶正作用的中药注射液，如生脉注射液、参麦注射液、参附注射液。

（4）腑气不通，大便秘结者，急用星蒌承气汤或大承气汤煎服。

（5）呕血、便血者，予云南白药 0.5～1g，或加用大黄粉 3g，每日 3 次，冲服或鼻饲。

（6）高热不退者，予紫雪散口服或鼻饲，每次 1.5～3g，每日 2 次。

（7）呃逆频繁，腑气不通者，予大承气汤煎服，每日 1 剂，分 2 次口服。也可配合针刺或耳针治疗。

针灸："醒脑开窍法"是石学敏院士近年来提出的治疗中风病的一种学术观点。这种观点不仅在立法、治则和针刺手法上改变了历代针灸医家治疗中风所沿用的以阳经穴为主，阴经穴为辅的学术思想和治疗方法，而且针对这一学术观点的提出进行了大量的实验研究和临床验证，从而使这一学术思想成为目前指导临床治疗中风病最为普遍的理论。在病机上认为中风病的主要病理机制是窍闭神匿，神不导气，致元神无所附，肢无所用。在立法处方上据"窍闭神匿"之病机，立"醒脑开窍"之大法。在治疗上以开窍启闭，改善元神之府——大脑的生理功能为主。在处方上以阴经穴为主。主穴：水沟、内关、三阴交。辅穴：极泉、尺泽、委中、合谷。在手法操作上基于中风病"神窍匿闭"病机说和"启闭开窍"针刺法的确立，提出行针施术以"泻"为主，即先刺双侧内关，直刺 1.0 ~ 1.5 寸，采用捻转提插泻法，施术 1 分钟；继刺水沟，用雀啄手法，至流泪或眼球周围充满泪水为度；三阴交沿胫骨后缘进针，针尖向后斜刺与皮肤呈 45°角进针 1.0 ~ 1.5 寸，采用提插补法，使患侧下肢抽动 3 次为度；极泉循经离原穴 1 寸处进针 0.5 ~ 1.0 寸，采用提插泻法使患侧上肢连续抽动三次；委中仰卧位抬腿取穴，进针 1.0 ~ 1.5 寸采用提插泻法，以患侧下肢抽动 3 次为度；合谷针向三间处，采用提插泻法，以患侧食指抽动 3 次为度。

中风病患者，在神志清楚，没有严重精神、行为异常，生命体征平稳，不伴有严重的并发症、合并症时即可开始康复方法的介入，但需注意康复方法的选择，在康复过程中体现中医"松"与"静"的理念。急性期患者以良肢位保持及定时体位变换为主。对于意识不清或不能进行自我被动运动者，为预防关节挛缩和促进运动功能改善，应进行被动关节活动度维持训练。

115. 通腑法在中风病急性期临床如何应用？

中风发作，骤然而至，变化迅速，“痰瘀交阻，气机升降逆乱”是其主要病机。卒中后由于神机失用，脏腑失调，气机更加壅滞，肠腑传导不畅，浊邪不降，痰热壅滞，腑气不通，加之病人制动，或屡用脱水剂，肠燥便秘，从而形成腑实证。中焦是气机升降的枢纽，临床报道有“40%～65.38%的中风病急性期患者伴有腑气不通的症状”，甚至“80%左右患者出现便秘症状”。腑气不通比较广泛地存在于中风病患者中，它不仅是主要的致病因素，而且是病情恶化的重要诱因，并持续存在于中风病发生、发展的全过程，尤其是在急性期。临证时要抓住气机升降逆乱这一中心环节，于中风早期果断采用通腑法以降逆气、泻腑实，兼顾祛瘀涤痰或清火息风，使中焦气机通畅，升降复常，气血得以敷布，濡养脏腑经络，对改善主症，促使神识转清，缩短病程，减少后遗症及预防复中有显著的临床意义。

（1）通腑化痰法　此法在临床上运用较为频繁，适用于平素过食肥甘醇酒，脾失健运，痰湿不化，或素体肝旺，气机郁结，克伐脾土，痰湿内生，郁久化热，痰热夹风，横窜经络，甚则内闭清窍者。方用星蒌承气汤加减，药用大黄、芒硝、胆星、桃仁、枳实、茯苓、陈皮、半夏、菖蒲等。

（2）通腑开窍法　此法适用于中风病急性期属闭证者，患者突然昏倒，不省人事，牙关紧闭，口噤不开，两手握固，大小便闭，肢体强痉，常伴烦躁不安、腹胀口臭、便秘、苔黄腻、脉弦等症。此乃痰火壅盛、闭阻清窍、心神被扰所致，证属阳闭腑实，当辛凉开窍、苦寒泻下为法，以开窍醒神，急下存阴。方用安宫牛黄丸合涤痰汤及承气汤类方加减，药用大黄、芒硝、胆星、黄芩、栝楼、枳实、甘草等。属阴闭者常伴壅塞气粗、神昏不语、苔白、脉迟等症，此乃寒痰内盛，闭塞气机，蒙蔽神明所致。此证虽腑实不明显，但因通下可助上，仍用通腑法，法应开窍化痰，温通泻下。方用苏和香丸合温胆汤及承气汤类加减，药用大黄、枳实、陈皮、茯苓、南星、半夏、竹茹、甘草等。

（3）通腑活血法　此法适用于血瘀兼有腑实之中风者。临床多见半身不遂，口舌㖞斜，偏身麻木，眩晕头痛，或有身热，口干不欲饮，或有胸闷心悸，或有脘腹作痛，大便秘结，或大便色黑，或伴呕血，舌质暗红或有瘀点瘀斑，脉弦或弦数。通腑法的运用，不仅可泻腑实、畅气机，且有利于瘀血的消散及吸收，增强疗效。张仲景治瘀，大黄是其主药，如桃核承气汤、大黄牡丹汤、大黄䗪虫丸等，皆为瘀实同治、推陈致新之法。有实则泻，无实则活血，两法合用，相得益彰。方用桃核承气汤加减，药用桃仁、当归、川芎、丹参、地龙、三七、大黄、芒硝、枳实、陈皮等。

（4）通腑息风法　此法适用于中风阳亢风动之证，多因五志所伤、情志过极，引起肝阳暴亢或心火暴盛，风火相煽，上冲犯脑而卒发中风。症见半身不遂，舌强语蹇，或口舌㖞斜，头目眩晕，耳鸣，或烦躁不安，手足抽搐，尿赤，大便秘结，舌红或绛，脉数。治宜息风以潜阳，通腑以泄热，釜底抽薪，使上亢之风阳引入于下。方用增液承气汤合镇肝息风汤加减，药用牛膝、钩藤、天麻、龟板、生地、麦冬、大黄、芒硝、玄参、生龙牡等。

（5）通腑泻热法　用于中风病急性期，阳火亢盛，消灼津液，致胃肠燥结，腑气不通，症见体热，或胸腹灼热，大便秘结不通，面红目赤，鼻鼾痰鸣，口中浊气熏人，舌红，苔黄腻。乃胃中灼热不得下泻，瘟氤蒸腾，阳痰火上蒙犯脑。治直通腑泻热存阴法，上病下取，导热下行，急存阴液，藉以平肝息风，即可“釜底抽薪”，断其热源而达“热去风自消”的目的。方用大承气汤加味，药用大黄、芒硝、枳实、厚朴、鲜竹沥、胆星、银花、栀子等。

总之，中风病急性期要重视通畅腑气，使升降逆乱之气机恢复正常，即使发病初期没有大便不通的表现，也可酌加通腑之品，预防腑实证的形成，防止病情的发展。

116 活血化瘀药治疗出血性中风急性期的中医理论依据是什么？

随着对中医血瘀证及活血化瘀方药中西医结合研究的不断深入，对出血性中风的血瘀证认识及活血化瘀治疗研究越来越引起神经学科中西医结合研究的重视。根据中医基础理论，认为脑出血是在脑实质内形成血肿，并伴有脑血液循环障碍，属于“离经之血为血瘀”，即为血瘀证。出血性中风多急性起病，主要表现在风、火、气、痰、虚、瘀这六个方面，而其本在肝肾亏虚，其标在于风、火、痰、虚、瘀、气，在发病过程中经常相互影响，相互作用。出血性中风病机多表现在“风阳暴涨，风火相煽。血随气逆，挟痰挟瘀上阻清窍”。《血证论》曰：“既是离经之血，虽清血、鲜血，亦是瘀血”。另一方面，脑为髓海，贵在气血流通畅达，瘀血内停，压迫脑髓，使脑髓肿胀，清气不能上承，七窍闭塞，蒙蔽心神而发为神昏，停于脉外则肢体不利、言謇不主事。痰瘀热邪交挟，壅塞于脑，内不得散，外不得泄，损害脑之阴阳气血的平衡，蕴蓄毒邪，此即“无邪不有毒，热从毒化，变从毒起，瘀从毒结”，痰瘀毒邪互结，进一步损伤脑络。临床证候表现虽复杂，而痰瘀交结，痰瘀压迫损害脑髓酿生毒邪，痰瘀热毒邪互结对脑络的损伤是出血中风急性期的病机基础。痰瘀交结，使气血不能周流，清阳之气不得舒展，神明失司，此乃为出血性中风急性期的关键所在。而中医又有“活血止血”、“瘀血不除新血难安”等针对血瘀出血的治疗原则。因此，对脑出血采用“活血化瘀”进行治疗是有其中医理论根据的。近 20 年余来，经过中西医结合临床观察以及实验研究，证明运用活血化瘀方药治疗出血性中风急性期具有改善血液循环，止血和促进溢血的吸收，消肿、消炎；改善神经营养作用，出血性中风所溢于脉外之血，已不能复返故道，及由此引起之瘀血郁积（脑组织之充血、水肿等）必须通过祛瘀活血而加以疏导，使其消散与吸收，从而使脑脉流通，清阳之气舒展，恢复各项功能，达到祛瘀生新之目的。

117 在脑血管病介入术围手术期，中医药如何发挥作用？

脑血管围手术期存在着许多尚待解决的难题，如血管成形术（球囊扩张成形术或支架植入）中的栓子脱落、血管痉挛、血栓形成、血管破裂，术后并发的脑血管痉挛、颅内出血、再狭窄等问题；脑出血开颅或锥颅术后的各种并发症如颅内感染、再出血、继发脑水肿及肺部感染、上消化道出血等并发症，直接影响着患者的生命和神经功能的恢复。因此，如何积极预防和治疗手术前后的各种并发症，保证手术治疗的远期疗效，是脑血管病围手术期研究的重点课题。

现阶段脑血管病围手术期中医药干预积累的临床研究资料已表明，脑血管病围手术期辅以中医中药治疗，在促进脑血管病术后神经功能恢复、增强围手术期机体免疫力以及减少各种并发症等方面均起着重要作用。如广东省中医院脑血管病中心承担的"九五"国家科技攻关专题"高血压性中、大量脑出血血肿清除术和中医药治疗的研究"，术后以阳闭、阴闭为辨证论治依据，以清热平肝、破瘀涤痰、通腑醒神为法，通过201例随机对照研究，表明中医药综合干预后，可明显降低颅内压、减少肺部感染、降低急性期死亡率、致残率，对出血性脑血管病围手术期中医药治疗作了有益的探索。缺血性脑血管病围手术期的中医药研究，主要集中在超早期动、静溶栓方面。如熊杰等在急性脑梗死发病 6 小时内辅以石氏醒脑开窍针法，有助于提高患者神经功能的恢复；张树权提出对静脉溶栓的患者，以调气法为主，首先给予速效救心丸 10 粒舌下含服，每日 3 次；继用尿激酶，并加用自拟理气活血化痰方，可明显提高急性脑梗死的再通率，降低神经功能缺损评分，加快患侧脑血流速度，缩小梗死体积，减少溶栓后再闭塞率。赵敏等总结了中医药在急性脑梗死溶栓中的主要作用有：①扩大超早期溶栓治疗时间窗，有缺血预适应样作用。②改善急性脑梗死时脑血流及病理性损伤。③减轻缺血再灌注损伤。④防止溶栓后再梗塞。⑤促进神经功能恢复等方面。虽然研究资料有限，但为我们展示了可喜的发展前景。

其他脑血管病围手术期的问题，如颅内外动脉狭窄血管成形或支架置入术后的再狭窄、动脉瘤术后各种并发症的中医、中西结合治疗研究未见报道。

要发挥中医药在脑血管病围手术期的优势，首先要在辨治理论上有所突破。在脑血管病围手术期进行科研的初始，应将“证候”界定、明确其内涵和规范化作为研究重点。然而由于脑血管病病因病机变化复杂，尤其手术前后迥然不同的证候变化极为复杂，因此探讨其演变的特异性、规律性，不仅对深入、全面地认识脑血管病围手术期的病因病机有重要意义，而且对指导临床，制定综合治疗方案、进行疗效评价和学术交流都具有重要价值。

118. 脑血管狭窄支架术后中医药预防再狭窄有何优势?

由于历史条件的限制，传统中医学不可能对各种脑血管病采取手术治疗，对其病因、病机、治疗的认识局限于“中风”范畴，现代中医则吸取了医学影像、神经科学的研究成果，将脑血管病分为缺血中风、出血中风两大类，并认识到“瘀血”在中风发病、防治中的重要地位，从而使中医在理论、临床上与现代神经科学的有机结合成为可能，这也是中医干预脑血管狭窄支架成形术后的契入点。

现代研究已经证明，中医药防治动脉支架术后再狭窄，可以发挥中医药复方全面调节机体功能和多途径、多环节、多靶点干预的优势，有望开辟一条新的治疗途径。中药可以起到降脂、抗过氧化损伤、保护内皮细胞、抑制血小板聚集、防止血栓形成、抑制血管平滑肌细胞增殖、防止细胞外基质堆积、调节血管活性多肽和细胞生长因子分泌等作用，近来中医药防治经皮冠状动脉介入术后再狭窄的进展是喜人的，也显示了中医药综合性调治的优势。但是中医药对颅内外血管狭窄支架成形术后再狭窄的预防研究较少，如何干预，干预的时间窗、方法、结局等成为亟待解决的问题。而解决这些问题的关键离不开中医的辨证论治，而辨证论治的核心在于对中医证候演变规律的认识和把握。因此，明确脑血管狭窄支架成形术后中医证候演变规律，可以为进一步深入研究脑供血动脉支架术后中长期中医证候演变规律奠定基础，为中医药防治缺血中风患者动脉支架术后再狭窄提供前期可靠的临床证候学依据。目前此项研究国内尚未见到大样本多中心长期的随访研究报告。

119 中医药在防治易损斑块中的作用是什么？

现代医学对易损斑块的形成和病理过程已有了系统全面的认识，易损斑块是指那些不稳定和有血栓形成倾向的斑块，主要包括破裂斑块、侵蚀性斑块和部分钙化结节性病变。大量研究表明，有70%~80%的动脉硬化血栓形成是由于轻、中度狭窄的动脉斑块的破裂、继发血栓形成所致。因此，稳定易损斑块是目前医学界预防心脑血管病发生的重要目标。稳斑治疗也有了有效的方法，但目前经临床试验证据确凿有效的他汀类药物也只能减少约30%心血管事件的发生，而抗氧化剂、抗感染、基质金属蛋白酶抑制剂和胆固醇酯转运蛋白抑制剂得到的却都是阴性结论，因此，多环节、多途径、多靶点干预是未来防治易损斑块的方向。而中医药恰好具有多环节、多途径、多靶点的作用特点，大量的研究表明，许多中草药具有调脂、抗凝、溶栓、止血、消炎、抗菌、抑制病毒、扩张血管、调节免疫、降低血糖及血压等现代药理作用，对稳定易损斑块有明显的作用。中医对动脉粥样硬化易损斑块形成，认为其病机主要在虚实两个方面。虚者主要为气阴不足，实者主要为痰瘀互结。病因与寒邪内侵、饮食不节、情志失调、年高正虚有关。吸烟、饮酒、多食肥甘厚味皆化生痰浊，痰郁久化热毒；现代人心理压力大易致肝气郁滞，气郁化火，久而蕴毒。故痰、湿、瘀、毒是动脉粥样硬化的关键病理因素，邪留血脉、脉络损伤、脉道枯涩、血府失柔是病机关键。所以，治疗上要益气活血、利水化浊、祛瘀生新，使动脉粥样硬化得以缓解，斑块消融，血运通畅。

2010年中医药在干预不稳定斑块方面取得了重大发现，张运院士运用中药通心络胶囊防治动脉粥样硬化的研究在国际权威杂志——《美国生理学杂志—心脏循环生理》发表，研究显示：中药通心络可减低血脂水平并抑制系统性炎症，增加血管动脉粥样硬化斑块的稳定性，防止其破裂；与他汀类药物联合使用则具有更大优势。目前有关复方中药研究的论文被西方主流医学杂志刊用是非常少见的，并得到国际权威专家的高度评价，称该研究“为今后临床研究奠定了基础，通心络有望成为一个斑块稳定剂”。

120 血管内皮损伤和营卫失调二者之间的关系是什么？

营卫来源于水谷精气，以脉为通路，周流于全身。“营行脉中，卫行脉外，营周不休”。同时，脉具有壅遏营气、令无所避的功能，因而，脉络通畅，保持良好的功能形态是营卫调和的基本条件。脉络有大有小，逐层分级，构成一个纵横交错、遍布全身的网络系统。孙络是络脉的最小终末单位，遍布于脏腑、肌肤之中，具有渗灌气血、互渗津血、贯通营卫、保证经气环流的作用，换而言之，即孙络是营卫二气交汇、协调气化之处，是营卫气血津液输布贯通的枢纽。中风病发病时，逆乱之气血或风火夹内生之瘀血、痰浊上犯，壅塞于脑络，阻滞胶结难通，必致营卫不得贯通而失和，出现相应的病理变化。在整体上可出现睡眠颠倒的紊乱状态；营卫阳气虚馁，脑络失养，不能发挥脑之统感官、司运动的作用，可导致痒、痛、半身不遂、偏身麻木等局部病变，即《素问·逆调论》中所说：“营气虚则不仁，卫气虚则不用，营卫俱虚则不仁且不用”。

中医的“络脉”与现代医学的“血管内皮细胞”虽然不能等同，但有较密切的相关性。现代医学研究揭示了血管内皮细胞损伤在中风病发病中的作用，指出脑血栓形成的主要病变基础是血管本身的异常，以动脉硬化为最常见，血管内皮损伤是其基本动因。继发于内皮损伤的微血管灌流障碍，微循环瘀滞，打破了细胞因子网络调节平衡机制，众多的细胞因子、介质、生长因子、黏附分子等调节失衡，使血管内皮、平滑肌细胞进一步损伤，导致动脉粥样硬化，发生一系列连锁反应。对20世纪90年代以来有关动脉粥样硬化的进展进行综合评述认为动脉粥样硬化的病变是由于血管内皮和平滑肌细胞受各种因素损害而发生的过度炎症性－纤维增殖性反应。进一步研究发现，血栓很少在正常血管内形成，主要形成于动脉粥样硬化病变的血管内，是内皮细胞损伤后血小板黏附聚集及相关释放反应、纤维蛋白酶激活与纤维蛋白形成等因素综合作用的结果。

此外，脂质代谢异常、高血压、病毒感染、免疫复合物沉积等因素，都能造成血管内皮的损伤，因而，这些危险因素也可导致络脉受损，气血渗灌失常，进而形成脑络瘀阻、营卫失调的病机，成为中风病发病的重要危险因素。

121 急性缺血性中风溶栓后出血转化的中医药干预思路如何？

溶栓是目前唯一具有循证医学证据的急性缺血性中风治疗方法，然而在溶解血栓的同时亦可导致多种严重并发症，其中以出血转化最为凶险。溶栓后出血转化是指溶栓后血液可从发生缺血性改变的动脉中漏出，甚至在血压作用下使病变动脉破裂出血，是溶栓所有并发症当中最严重的一种。其主要发生机制有：①缺血后血管壁损伤，当血管再通恢复血流后会引起血液外渗；继发纤溶亢进，止血、凝血功能差；由于缺血状态下局部代谢产物堆积使血管扩张，血管再通后造成缺血组织的过度灌注。②血－脑屏障透性增高和完整性破坏，溶栓后再灌注损伤以及二者继发的炎症反应和溶栓药物都能引起血－脑屏障结构功能的改变。

（1）破血耗气是溶栓后的出血转化的主要病机　凡体内血液运行迟缓或不畅，壅遏于经脉或脏腑组织内失去其生理功能，或离经之血不能及时排出和消散，停留体内，中医均称之为瘀血。缺血性卒中溶栓后的出血转化即是离经之瘀血。通过大量临床观察，我们认为“虚”与“瘀”是贯穿出血转化整个病程的主要病理状态，故其病因病机主要涉及“气”与“血”两个方面。《血证论》指出：“经隧之中，即有瘀血踞住，则新血不能安行无恙，终必妄走”，“瘀血不去，则出血不止，新血不生”，不仅切中患者中风后出血转化之病机，还体现了“凡血证总以去瘀为要”的治疗原则。

急性缺血性卒中起病急骤，变化多端，轻者致残，重则难救，治疗自然需要高效快捷的措施。既然瘀血的形成是发病之肇始，及时清除瘀血则为治疗之首务。溶栓药物能在极短时间之内使瘀血消散，脑络再通，按照中医理论当属强力破血逐瘀之品。

瘀血一去，痰浊热毒则无所依附或无由以生，病情必然大减或向愈。然气与血二者关系密切，气为血帅，血为气母，破血势必耗气。中风患者脑络已然受损，传输失职，骤然得到复通，难免气血运行失调，再加上气虚摄血不利，脉道破裂出血已成必然。总之，溶栓治疗后出现的出血转化，其本质亦是瘀血，从中医角度讲属于破血逐瘀造成的血脉病变，病机主要是血破气耗，血脉不利，脉道不固，血溢脉外。

（2）益气活血化瘀是溶栓治疗补偏救弊、祛除余邪的重要方法　益气活血法的立法源于《内经》，《素问·阴阳应象大论》"定其血气，各守其乡，血实者宜决之，气虚者宜掣引之"即是论述益气药与活血药相配伍的治法原则。中风病属本虚标实之证，溶栓治疗虽然可以解决"标实"的问题，但是"本虚"依然存在，甚至溶栓还会加重"本虚"，并且由于溶栓本身又易引发出血转化这种新生瘀血，故临床在用溶栓药降解血栓的同时，应辅以益气补虚之品，使之一则帅血有力，气行则血行；二则固摄有权，血液不易妄行；三则益气以生血；四则通过补气以助脉络恢复传输之职。

（3）干预出血转化的中药选择　临床常用益气活血药对为黄芪与川芎之配伍。黄芪乃补气之圣药，在补气基础上有利水和逐五脏间恶血，"通调血脉，流行经络"的作用；川芎辛散温通，既能活血，又能行气，尚能"旁通络脉"。其他常用的益气药物主要有党参、白术、山药等；活血药有赤芍、益母草、三七、白茅根、蒲黄，其中三七、益母草、白茅根、蒲黄还有活血止血、利水消肿之功。

头为诸阳之会，脑属奇恒之府，中医学早已认识到脑是生命活动的中枢和关键。但由于时代和条件的限制，对血脑屏障的中医学论述并不多见。近年来随着电子显微镜和生物技术的发展应用，中医药对于血-脑屏障的作用研究也越来越深入。现代药理学研究表明大量益气活血化瘀的中药及复方，通过多组分、多靶点、多途径的作用，可有效的调节血-脑屏障通透性，从而维持中枢神经系统内环境的稳定。

单味中药及其提取物：黄芪、川芎、赤芍等。黄芪及川芎作为益气活血化瘀的主要药物，其中药单体在多项试验中已经被证明可以通过减少肿瘤坏死因子α（TNF-α）、内毒素脂多糖（LPS）等因子的表达，下调基质金属蛋白酶9（MMP-9）等途径来改善血－脑屏障损伤，降低血－脑屏障通透性，起到保护脑组织的作用，而且有研究发现川芎嗪、黄芪两药合用比单用川芎嗪或黄芪减少神经细胞凋亡效果更显著。赤芍能使血栓形成时间明显延长，血栓长度缩短，重量减轻，凝血酶原时间和部分凝血活酶时间延长，优球蛋白溶解时间缩短，能激活纤溶酶原，使凝固的纤维蛋白溶解，显著改善机体微循环状态，降低血清、血浆黏度，抑制二磷酸腺苷（ADP）诱导的血小板聚集，另外赤芍总苷可显著减少脑组织脂质过氧化产物丙二醛（MDA）和一氧化氮（NO）含量的增加，提高脑组织超氧化物歧化酶（SOD）水平，具有抗氧化损伤的作用。可见中医药益气活血化瘀法对预防溶栓后出血转化具有潜在的优势。

122 中医药疗法在治疗中风病脱证中的优势？

中风病脱证是指在中风病发生发展过程中出现的阴阳气血严重耗损导致阴阳相离所出现的危重证候的总称。症见汗出如珠、四肢厥冷、口开目合、手撒遗尿、脉微细欲绝等。中医药疗法在治疗中风病脱证的优势表现在以下几个方面：其一，辨证求因、审因论治、依法制方、据方选药是中医处方用药的基本原则，据以上所述脱证的病机特点制订其治则为益气回阳固脱，固本补虚。依据不同的临床特点，制定相应的制脱固本之方法，若见冷汗淋漓，则属阳脱型，治以止汗回阳；若见洞泄不止，则属阴脱型，治以固肠回阳为法。其二，基于中医经络腧穴理论，根据中风病脱证患者的经络气血异常变化情况而准确选用相应的经穴进行穴位、经络治疗，针刺手法均采用补法，可用大剂量艾炷灸法，以纠正虚脱为度。其三，运用作用迅速的中成药注射液快速固脱。如适用于中风急性期气阴亏虚、阴气欲脱的具有益气养阴固脱作用的生脉注射液或参麦注射液，适用于中风阳气欲脱之证具有回阳救逆作用的参附注射液等。

123 治疗中风病历代有哪些效方？

历代医家对中风病的治疗积累了众多卓有成效的方剂，在临床上加以灵活化裁应用，常能收到良效。

（1）小续命汤（《备急千金要方》）

组成：麻黄、桂枝、防风、防己、杏仁、黄芩、人参、甘草、大枣、川芎、白芍、附子、生姜。

效用：治中风不省人事，渐觉半身不遂，口眼㖞斜，手足战掉，言语謇涩，肢体麻痹，神情昏乱，头目眩晕，痰火并多，筋脉拘急，不能伸屈等。

（2）搐鼻散（《太平圣惠方》）

组成：细辛、猪牙皂。

效用：治中风卒暴，昏塞不醒，牙关紧闭，药不得下咽者。

（3）至宝丹（《太平惠民和剂局方》）

组成：生乌犀屑（水牛角代）、朱砂、雄黄、生玳瑁屑、琥珀、麝香、龙脑、金箔、银箔、牛黄、安息香。

效用：治疗卒中急风不语，中恶气绝，中诸物毒暗风，中热疫毒等痰浊内闭证。

（4）大醒风汤（《太平惠民和剂局方》）

组成：胆南星、防风、全蝎、附子、独活、甘草。

效用：治中风痰涎壅盛，半身不遂，经脉拘急，脉沉厥冷。

（5）小活络丹（《太平惠民和剂局方》）

组成：川乌、草乌、地龙、天南星、乳香、没药。

效用：治中风手足麻木不仁。

（6）地黄饮子（《黄帝素问宣明论方》）

组成：熟地黄、巴戟天、山茱萸、石斛、肉苁蓉、附子、五味子、肉桂、茯苓、麦门冬、石菖蒲、远志、薄荷叶、生姜、大枣。

效用：治少阴气厥不至，舌喑不能语，足废不能行，名曰风痱。

（7）加减润燥汤（《卫生宝鉴》）

组成：当归、川芎、白芍、生地黄、熟地黄、白术、白茯苓、南星、半夏、陈皮、桃仁、红花、天麻、羌活、防风、黄芩、酸枣仁、黄柏、薄荷、川牛膝、炙甘草。

效用：治左半身不遂，属血虚与死血。

（8）大活络丹（《圣济总录》）

组成：白花蛇、乌梢蛇、威灵仙、两头尖、草乌、天麻、全蝎、何首乌、炙龟甲、麻黄、贯众、炙甘草、羌活、肉桂、藿香、乌药、黄连、熟地黄、大黄、木香、沉香、细辛、赤芍、没药、丁香、乳香、僵蚕、天南星、青皮、骨碎补、白豆蔻仁、安息香、附子、黄芩、茯苓、香附、玄参、白术、防风、葛根、虎胫骨、当归、血竭、地龙、犀角（水牛角代）、麝香、松脂、牛黄、冰片、人参。

效用：治一切中风偏瘫，痿痹痰厥，拘挛疼痛，痈疽流注，跌扑损伤，小儿惊痫。

（9）贝母瓜蒌散（《医统》）

组成：贝母、瓜蒌、天南星、荆芥、防风、羌活、黄柏、黄芩、黄连、白术、陈皮、半夏、薄荷、甘草、威灵仙、天花粉、生姜。

效用：治肥人中风，口眼㖞斜，手足麻木，左右具作痰治。

（10）秘传顺气散（《古今医鉴》）

组成：青皮、陈皮、枳壳、桔梗、乌药、人参、白术、半夏、川芎、白芷、细辛、麻黄、防风、干姜、白茯苓、白僵蚕、甘草。

效用：治中风，口眼㖞斜瘫痪，一切风疾。

（11）大省风汤（《医学入门》）

组成：防风、半夏、川乌、天南星、木香、白附子、甘草、全蝎、生姜。

效用：治中风，痰盛，㖞斜不遂。

（12）六味回阳饮（《景岳全书》）

组成：人参、制附子、炮干姜、炙甘草、熟地黄、当归身。

效用：治阴阳将脱等证。

（13）涤痰息风汤（《谭日强医案》）

组成：法半夏、胆南星、茯苓、明天麻、白僵蚕、石菖蒲、远志、陈皮、钩藤、犀角（水牛角代）、竹沥、生姜汁、生甘草。

效用：治中风偏瘫，神志模糊，舌强不语。

（14）大定风珠（《温病条辨》）

组成：生白芍、阿胶、生龟甲、干地黄、麻仁、五味子、生牡蛎、麦冬、炙甘草、鸡子黄、生鳖甲。

效用：滋阴息风，用于热邪久羁，热灼真阴，神倦瘈瘲。

（15）通窍活血汤（《医林改错》）

组成：赤芍、川芎、桃仁、红花、麝香、老葱、大枣、黄酒。

效用：活血通窍，用于瘀血闭窍之头痛昏晕。

（16）半夏白术天麻汤（《医学心悟》）

组成：半夏、白术、天麻、橘红、茯苓、甘草、生姜、大枣。

效用：健脾燥湿化痰，平肝息风，用于风痰上扰，眩晕、呕恶、胸膈痞闷。

（17）还少丹（《医方集解》）

组成：熟地、枸杞、山茱萸、肉苁蓉、远志、巴戟天、小茴香、杜仲、怀牛膝、楮实子、茯苓、山药、大枣、五味子、石菖蒲。

效用：补肾益脾，健脑生髓，用于中风后痴呆症。

（18）振颓汤（《医学衷中参西录》）

组成：生黄芪、知母、野台参、于术、当归、生明乳、生明没药、威灵仙、干姜、牛膝。

效用：治肢体颓废、偏枯。

（19）豨莶至阴汤（任应秋方）

组成：炙豨莶草、干地黄、盐知母、当归、枸杞子、炒赤芍、龟甲、牛膝、甘菊花、郁金、丹参、黄柏。

效用：治疗中风阴虚证，多见头晕耳鸣，目眩少寐，突然舌强语謇，口眼㖞斜，半身不遂，两手握固，肢体强直，时抽搐，面赤身热，烦躁不宁，甚则突然昏迷，言语失利，尿闭便秘。

（20）活血化瘀方（黄文东方）

组成：豨莶草、山羊角、当归、生槐米、赤芍、桃仁、桑寄生、牛膝、木瓜、红花。

效用：用于中风后口眼㖞斜，半身不遂，手指卷曲，足趾难伸。

（21）平肝泻痰通腑方（张伯臾方）

组成：钩藤、牡蛎、生石决明、生大黄、朱茯苓、枳实、黄芩、天竺黄、牡丹皮、炒槐米、指迷茯苓丸。

效用：平肝泻痰通腑，用于中风眩晕，口眼㖞斜，肢体麻木不遂，面红口苦，便秘。

（22）通腑化痰饮（王永炎方）

组成：全瓜蒌、胆南星、生大黄、芒硝。

效用：通腑化痰，用于中风急性期中焦为痰热实邪阻滞者。

（23）羚羊角骨汤（邓铁涛方）

组成：羚羊角骨、钩藤、白芍、地龙、石决明、天竺黄、茯苓、杜仲、牛膝。

效用：用于肝阳上亢所致偏瘫症。

（24）涤痰散（任继学方）

组成：风化硝、猴枣、胆南星、石菖蒲、天竺黄、竹沥。

效用：开泄豁痰，畅通气道，用于中风后唇缓流涎，喉中痰鸣，神志不清，口不能言。

（25）清脑通络汤（张学文方）

组成：菊花、葛根、草决明、川芎、地龙、赤芍、胆南星、山楂、磁石、鸡血藤、丹参、川牛膝。

效用：用于肝热血瘀证，症见头痛眩晕或目胀面赤，肢体麻木，或短暂性语言謇涩或一过性肢体无力，大便秘结，或排便不爽，舌质紫暗，舌下散布瘀点，脉象弦滑或细涩、或弦硬。

124 结合现代药理学，谈谈川芎、黄芪、银杏、葛根在脑病中运用的作用机制？

中药川芎是伞形科藁木属川芎的干燥根茎，味辛、微苦，性温，归肝、胆、心包经，具有行气解郁、祛风燥湿、活血止痛作用。历代医家认为其善治中风病，是“血中之气药”，为“治风圣药”。对川芎的药理药效及临床应用进行了大量的研究。目前提取的有效成分有川芎嗪、阿魏酸、川芎酚、川芎内脂、藁本内脂、维生素A、维生素E、叶酸、甾醇等。经现代药理证实川芎有扩血管作用、抗血小板聚集和血栓形成、保护血管内皮细胞、抑制黏附分子表达、抑制血管平滑肌细胞增殖、抗缺血再灌注损伤。川芎嗪能通过血－脑屏障进入中枢神经系统，大脑是其主要的靶器官之一，药物在脑中快速达到峰值后，持久地存留在大脑内。

黄芪为豆科植物膜荚黄芪和蒙古黄芪的干燥根，有补气升阳、固表止汗、托疮生肌、利水消肿等功效。现代药理学研究发现黄芪含有多种活性物质，如：黄芪多糖、皂苷、黄酮以及多种氨基酸、维生素和微量元素等，具有清除自由基、减少脂质过氧化、降低兴奋性氨基酸含量、抑制血小板聚集、改善微循环、保护血－脑屏障、增强机体免疫等广泛的药理作用。

银杏叶是银杏科银杏属银杏的干燥叶，其成分复杂，主要为黄酮类、萜类内酯化合物（银杏内酯、白果内酯）及多糖类等。近年来国内外学者对银杏叶提取物（EGB）的药理作用进行了大量的研究，拮抗血小板活化因子、改善血液流变性、扩张脑血管、抗自由基作用、抑制谷胺酸毒性、改善能量代谢障碍和对抗酸中毒、减轻缺血性脑水肿、抗动脉粥样硬化。在缺血性脑血管病治疗中银杏叶制剂通过上述作用改善脑供血，保护脑细胞，促使神经功能恢复，临床症状改善。临床上用于治疗脑梗死、椎－基底动脉供血不足、慢性脑供血不足等取得了明显效果。

葛根是豆科植物野葛或甘葛藤的根。始载于我国汉代的《神农本草经》，具有发表解肌、开阳透疹、解热生津、升阳止泻等作用，对心血管系统、免疫系统的疾病有较好的治疗作用。葛根素是从豆科植物野葛或甘葛藤的根中提取得到的一种黄酮苷，化学名为8-β-D-葡萄吡喃糖-4’，7-二羟基异黄酮。葛根素的药理作用十分广泛，有扩张心脑血管、降低心肌氧耗、改善心肌收缩功能和促进微循环等作用，已有注射剂广泛用于治疗冠心病、视网膜动静脉阻塞和突发性耳聋、缺血性脑血管病、糖尿病等病。桑韩飞等在大鼠栓塞大脑中动脉前10分钟经腹腔注射给予葛根素60mg/kg，结果显示，葛根素组于脑缺血再灌注后6、12、18、48小时时间点的热休克蛋白70（HSP70）表达明显增多（$P<0.05$），且表达高峰提前至再灌注后18h，而病理组织学观察表明葛根素组皮层神经细胞缺血损伤明显减轻，提示葛根素对脑缺血损伤有保护作用。

125 马钱子通络作用的机制是什么？

马钱子，又名苦实、番木鳖、马前子，为马钱科植物马钱的种子。性寒，味苦，有毒。归肝、脾经。功效散结消肿、通络止痛，传统用于风湿顽痹、麻木瘫痪、疽痈肿痛、跌打损伤等。《医学衷中参西录》中说马钱子“开通经络，透达关节之功远胜于它药”。现代药理研究表明，马钱子含番木鳖碱（士的宁）、马钱子碱（布鲁生）、γ-可鲁勃林及β-可鲁勃林、番木鳖次碱、马钱子新碱、番木鳖苷等。主要的生物碱为士的宁及马钱子碱，治疗量首先兴奋脊髓的反射功能，其次兴奋延髓中的呼吸中枢及血管运动中枢，并可提高大脑皮质感觉中枢的功能。

Pesce 实验证明士的宁可选择性阻断脊髓运动神经元和中间神经元的突触后抑制及闰绍细胞对运动神经元和中间神经元的突触后抑制，从而减弱或消除对抗肌间的交互抑制，兴奋脊髓，加快神经冲动在脊髓中的传导，增加肌张力。

有研究发现鼠静脉注射及口服马钱子碱后，心、肝、脾、肺、肾、胃、骨骼肌以及脑和脂肪组织中均有不同程度的分布，说明给药后在小鼠体内分布广泛，并且充分证明了马钱子碱可穿透血－脑屏障对中枢系统产生作用。有实验观察到马钱子组在浓度为0.025%以下时与空白组比较，神经纤维增长明显快于对照组（$P<0.05$）。中药对神经再生具有影响，适宜的中药在适宜浓度下对神经再生具有促进作用。这些实验为马钱子在缺血性中风中的应用提供了一定依据。

但由于马钱子毒性较大，临床上中毒事件屡见不鲜，限制了马钱子的应用。另外，炙马钱子由于受到生品马钱子产地、炮制方法、炮制质量、贮存的不同，甚至是同种马钱子因产地、采集、贮存等因素也存在着质量差异，毒性强弱也可能不同，导致炙马钱子中各种生物碱含量不同，甚至有较大的差异，临床上无法统一炙马钱子的用量，直接影响其临床应用推广。

所以研究马钱子的量-效关系使这味中药更好地满足于临床的需要。对于有毒性的药物，剂量更是安全用药的保证，既要达到治病目的，又不至于中毒或产生不良反应。

126 结合现代药理，谈谈水蛭、地龙在缺血性脑血管病中如何应用？

水蛭，又名“蚂蟥”。在我国古书《神农本草经》中已有记载，具有很高的药用价值，以干燥全体入药，含水蛭素和蛋白质，具有活血、散瘀、通经的功效。现代中医药典中认为水蛭具有破血通经、消积散瘀、消肿解毒和堕胎等功效。研究表明：水蛭中含有多种治疗心脑血管疾病的有效成分，如水蛭素、溶纤素、裂纤酶等。其中，水蛭素是迄今为止发现的世界上最强的天然特效凝血酶抑制剂，能够阻止血液中纤维蛋白原凝固，抑制凝血酶与血小板的结合，具有极强的溶解血栓的功效。对于缺血性中风及出血性中风的治疗，采用水蛭多种制剂与复方治疗脑血栓形成，可改善血循环，促进脑血肿吸收，控制和减轻脑水肿，防止脑疝形成，降低病死率。

水蛭多肽对于大鼠脑缺血再灌注损伤具有保护作用，其作用机制可能与抑制脂质过氧化、提高抗氧化酶活性有关。

现代药理研究证实，水蛭唾涎腺含水蛭素、肝素、抗血栓素。能抑制血栓素形成，阻止血小板聚积，舒张血管平滑肌，促进侧支循环建立等作用。水蛭素能特异性灭活任何形式的凝血酶。抑制纤维蛋白形成，血小板聚积释放功能，延缓血液凝固，防止血栓形成。

地龙为钜蚓科环节动物参环毛蚓或缟蚯蚓的干尸。具有清热息风、平喘、通络、利尿等功能。现代药理研究表明蚯蚓纤溶酶能降低血液黏稠度，改善微循环，可使体外血栓形成的时间延长。既抗凝又不影响止血，有利于血栓的防治，临床上多用于脑血管的预防及中风后遗症的恢复，中老年脑梗死和缺血性脑卒中等。研究表明颈动脉系统是脑供血的重要通路，颈动脉粥样硬化斑块形成后，尤其是低回声或溃疡性斑块，斑块的体积在短期内容易导致管腔狭窄程度的增高，粥样斑块脱落或表面血栓形成与脱落，是颈动脉系统脑缺血和脑梗死病变的重要原因。地龙胶囊能明显减低脑梗死患者颈动脉内膜－中膜厚度并减少斑块的形成。

地龙在急性缺血性中风也有广泛的应用，研究表明地龙胶囊能明显降低急性脑梗死患者血浆纤维蛋白原含量。

127. 常见治疗中风病丸剂有哪些？各自适应证、禁忌证及疗程？

安宫牛黄丸适用于中脏腑痰热闭证，每次口服1丸，每日1～2次。

至宝丸适用于中脏腑阳闭证候者，每次1丸，每日2次。

苏合香丸适用于中脏腑的阴闭证候者，每次1丸，每日1～2次。

麝香抗栓丸功用通络活血，醒脑散瘀。用于中风，半身不遂，言语不清，头昏目眩等。使用注意：孕妇慎用。用法及用量：口服，每次1丸，每日3次，2周为1个疗程。

豨莶通栓丸功用活血祛瘀，祛风化痰，舒筋活络，醒脑开窍。用于脑血栓引起的半身不遂，肢体麻木，口眼㖞斜，左瘫右痪，语言障碍。使用注意：孕妇及出血性中风（脑出血）急性期禁用。用法及用量：口服，每次1丸，每日3次，温开水送服，2～3周为1个疗程。

华佗再造丸功用活血化瘀，化痰通络，行气止痛。用于瘀血或痰湿闭阻经络之中风瘫痪，拘挛麻木，口眼㖞斜，言语不清。使用注意：①孕妇忌服；②对本品有过敏反应者忌用；③本品药性偏温，对纯属肝肾阴虚，火热壅盛者慎用；④服药期间如感燥热，可适当减量，或用淡盐水送服。用法及用量：口服，浓缩水蜜丸，每次4～8g，每日2～3次，重症每次8～16g；水丸，每次8g，每日2～3次，温开水送服。连服10日，停药1日，30日为1个疗程。

脑塞通丸功用活血化瘀，通经活络，益气养阴。用于脑血栓，脑出血后遗症，肢体偏瘫，手足麻木，言语障碍等。使用注意：①孕妇忌服；②体虚便溏者忌服。用法及用量：口服，每次1丸，每日2～3次。

再造丸功用祛风化痰，活血通络。用于中风，半身不遂，口眼㖞斜，手足麻木，疼痛拘挛，言语謇涩。使用注意：①孕妇忌服；②感冒期间停服。用法与用量：口服，每次1丸，每日2次。

人参再造丸功用祛风化痰，活血通络。用于中风口眼㖞斜，半身不遂，手足麻木，疼痛拘挛，言语不清等。用法与用量：口服，每次4丸，每日2次。

大活络丸功用祛风止痛，除湿豁痰，舒筋活络。用于中风痰厥引起的瘫痪，足痿痹痛，筋脉拘急，腰腿疼痛以及跌打损伤，行走不变，胸痹等症。使用注意：①出血性中风初期，神志不清者忌用；②孕妇忌服；③对本品有过敏反应者忌用；④中风纯属肝肾阴虚者慎用。用法与用量：温黄酒或温开水送服，每次1丸，每日1～2次。

通络活血丸功用豁痰搜风，通络活血。用于风痰阻络，半身不遂，口眼㖞斜，脑血管意外后遗症属上述证候者。用法与用量：口服，每次3g，每日2次。

偏瘫复原丸功用补气活血，祛风化痰。用于气虚血瘀，风痰阻络引起的中风瘫痪，半身不遂，口眼㖞斜，痰盛气亏，言语不清，足膝浮肿，行步艰难，筋骨疼痛，手足拘挛。使用注意：孕妇忌服。用法与用量：用温开水或黄酒送服，每次 6g，每日 2 次。

牛黄清心丸功用清心化痰，镇惊祛风。用于神志混乱，言语不清，痰涎壅盛，头晕目眩，癫痫惊风，痰迷心窍，痰火痰厥等。使用注意：①孕妇慎用；②温热病神昏谵语者不宜用；③忌烟酒辛辣之品。用法与用量：口服，每次 1 丸，每日 1 次。

苏合香丸功用芳香开窍，行气止痛。用于中风，中暑，痰厥昏迷，心胃气痛。使用注意：①本品辛香走窜，有损胎气，孕妇禁用；②对本品有过敏反应者忌用；③对于脱证不宜应用。用法与用量：口服，每次 1 丸，每日 1~2 次。

十香返生丸功用开窍化痰，镇静安神。用于中风痰迷心窍引起的言语不清，神志昏迷，痰涎壅盛，牙关紧闭。用注意：①孕妇忌服；②中风脱证不宜用。用法与用量：口服，每次 1 丸，每日 2 次。

简而言之，消栓再造丸、偏瘫复原丸、消眩治瘫丸、消栓通络片、中风回春片、华佗再造丸、脑得生片、脑血栓片、麝香抗栓丸、灯盏花素片等，主要用于中风痰瘀阻络的半身不遂。而醒脑再造丸、安脑丸、牛黄清脑丸、安宫牛黄丸、至宝丹、苏合香丸、安脑牛黄片、牛黄醒脑丸、龙脑安神丸、清开灵口服液等，多具有醒脑开窍、清热化痰作用，主要用于中风急性期，尤其是中脏腑窍闭神昏者。其中安宫牛黄丸为凉开代表性药物，主要用于中风神志障碍痰热内闭者，有较可靠的疗效。脑血康口服液、抗卒丸等则为单味水蛭制剂，具有破血化瘀作用，既可用于缺血性中风，又可用于出血性中风。豨桐丸、豨莶丸、小活络丹、散风活络丹则多用于中风后遗症。而抗脑衰胶囊则可用于中风痴呆的治疗。

128 常见治疗中风病酒剂有哪些？各自适应证、禁忌证及疗程？

常见治疗中风病酒剂包括白花蛇酒、天麻杜仲酒，三蛇酒、定风酒等。

白花蛇酒

原料：白花蛇1条（400g）、白酒500g。做法：将白花蛇去内脏、头，洗净后放入酒中密封浸泡，30日后开封饮用。功能：祛风湿，起瘫痪，定抽搐。主治：中风后遗症，症见半身不遂，口眼㖞斜，语言謇塞，肢体麻木抽搐。

天麻杜仲酒

原料：天麻30g，杜仲10g，枸杞子100g，白酒500g。做法：将天麻、杜仲、枸杞子洗净、晾干后，加入酒中密封浸泡，60日后饮用。功能：补益肝肾，祛风止痹。主治：中风后遗症，症见肢体偏瘫，麻木不仁，腰膝痠软。

三蛇酒

配方：乌梢蛇150g，大白花蛇200g，腹蛇100g，生地500g，冰糖500g，白酒5斤。

制作方法：①将三种蛇剁去头，用酒洗润，切成段，晾干；生地洗净泥沙，切碎。②将三蛇、生地放入盛有白酒的酒器，加盖密封，浸泡15天，每天搅拌1次。③将冰糖放入锅内，加适量清水，用文火溶化，至糖汁呈黄色，停火，趁热用纱布过滤去渣。④打开酒器，过滤去药渣；加入冰糖汁充分搅拌，再过滤一遍，即成。

功效与主治：祛风湿，通经络，透筋骨，定惊搐。可用于风湿疼痛，关节不利，四肢麻木，半身不遂等。

服法：每天2次，每次15～30g。

定风酒

配方：天冬 50g，麦冬 25g，生地 25g，熟地 25g，川芎 25g，牛膝 25g，秦艽 25g，桂枝 25g，蜂蜜 500g，赤砂糖 500g，陈醋 500g，五加皮 250g，白酒 1000ml。

制作方法：①将各药物拣净，一同装入干净纱布袋中，扎紧袋口。②取大口瓷瓶一只，将蜂蜜、陈醋、砂糖和白酒一起装入瓷瓶内，搅拌均匀；然后将药袋放入瓷瓶内，以豆腐皮封好瓶口。③将盛酒的瓷瓶放入大锅内，瓶口压实，隔水蒸 3 个小时；取出待凉后，置地窖或阴凉处（亦可埋入地下）7～10 天，即可。

功效与主治：滋补肝肾，养血息风，强筋壮骨。适用于中老年人肝肾阴虚所引起的肢体麻木、筋骨疼痛、下肢软弱无力等。

服法：每天临睡前饮 1 酒盅。

129 常见治疗中风病片剂、胶囊有哪些？各自适应证、禁忌证及疗程？

中风回春片：功用活血化瘀，舒筋通络。用于中风偏瘫，半身不遂，肢体麻木。使用注意：①孕妇及脑出血急性期忌服；②中风伴血压偏低者，由小剂量开始，逐渐加量。用法及用量：每次 4～6 片，每日 3 次，1 个月为 1 个疗程。

消栓通络片：功用活血化瘀，温经通络。用于血脂增高，脑血栓引起的精神呆滞，舌质发硬，言语迟涩，发音不清，手足发凉，活动疼痛等。使用注意：禁食生冷、辛辣、动物油腻食物。用法及用量：口服，每次 6 片，每日 3 次。

脑得生片：功用活血化瘀，疏通经络，醒脑开窍。用于脑动脉硬化，缺血性脑中风及脑出血后遗症等。使用注意：①孕妇忌服；②脑出血急性期忌用。用法与用量：口服。大蜜丸，每次 9g，每日 3 次；片剂，每次 6 片，每日 3 次。

脑血栓片：功用活血化瘀，醒脑通络，潜阳息风。用于因瘀血、肝阳上亢所致之中风先兆，如肢体麻木、头晕目眩等和脑血栓形成出现的中风不语、口眼㖞斜、半身不遂等症。使用注意：①孕妇禁服；②有出血性疾病及出血倾向者忌用。用法及用量：口服，每次6片，每日3次，4周为1个疗程。

灯盏花素片：功用活血化瘀，通络止痛。用于中风后遗症，冠心病心绞痛等。使用注意：①脑出血急性期及有出血倾向者不宜使用；②可同时使用维生素类、脱水剂、抗生素类药物。用法与用量：口服，每次2片，每日3次；注射剂，穴位注射，每穴0.5～1.0ml，多穴总量2～4ml；静脉注射，每次6～12ml，用5%或10%葡萄糖50ml稀释后注射，每日每次，或将10～20ml加入5%～10%葡萄糖液500ml滴注；口服液，口服，每次1～2支，每日3次；颗粒剂，口服，每次5～10g，每日3次。

益脉康片：功用活血化瘀，有改善脑循环，增加脑血流量，增加心肌对缺血、缺氧的耐受性，改善微循环的作用。用于缺血性脑血管病及脑出血后遗症瘫痪，眼底视网膜静脉阻塞，冠心病，血管炎性皮肤病，风湿病。使用注意：孕妇忌用。用法与用量：口服，每次2片，每日3次。

银杏叶制剂（天保宁、舒血宁）：适用于各型脑梗死，每次2片（80mg），每日3次，口服。

益脑复健胶囊：功用活血化瘀，祛风通络。用于急性、缺血性中风及风痰瘀血，痹阻经络所致的口眼㖞斜，半身不遂，舌蹇语涩等症。使用注意：①久病气血亏虚者不宜服用；②孕妇忌服。用法及用量：口服，每次3～4粒，每日3次。

脑安胶囊：功用活血化瘀，益气通络。用于脑血栓形成急性期，恢复期属气虚血瘀证候者，症见急性起病，半身不遂，口舌㖞斜，舌强语蹇，偏身麻木，气短乏力，口角流涎，手足肿胀，舌暗或有瘀斑，苔薄白等。使用注意：出血性中风慎用。用法与用量：口服，每次2粒，每日2次，疗程4周。

脑络通胶囊：功用补气活血，通经活络，具有扩张血管，增加脑血流量的作用。用于脑血栓、脑动脉硬化、中风后遗症等各种脑血管疾病气虚血瘀证引起的头痛、眩晕、半身不遂、肢体麻木、神疲乏力等。用法与用量：口服，每次1～2粒，每日3次。

消栓通络胶囊：功用活血化瘀，温经通络。用于血脂增高，脑血栓引起的精神呆滞，舌质发硬，言语迟涩，发音不清，手足发凉，活动疼痛。注意事项：①患有肝脏疾病，肾脏疾病，出血性疾病及糖尿病患者，或正在接受其他治疗者，应在医师的指导下服药；②应按照用法用量服用，年老体虚者应在医师指导下服用。每次6粒，每日3次。

130 常见治疗中风病注射液有哪些？各自适应证、禁忌证及疗程？

醒脑静注射液：适用于中脏腑闭证和脱证，每次40～60ml加5%葡萄糖250～500ml静脉滴注，每日1次或分2次静脉滴注。

清开灵注射液：适用于中风急性期风、火、痰、瘀实证。20～40ml加入5%葡萄糖注射液或0.9%氯化钠注射液250～500ml中，静脉滴注，每日1次，10～14天为1个疗程。

复方丹参注射液：适用于气虚血滞、脉络瘀阻，每次8～16ml加5%葡萄糖注射液500ml，静脉滴注，每日1次。

川芎嗪注射液：适用于气虚血滞、脉络瘀阻，每次40～80mg加5%葡萄糖注射液500ml，静脉滴注，每日1次。功效：活血化瘀，抗血小板聚集，扩张血管。主治：脑梗死。

刺五加注射液：适用于各型脑梗死病人，每次40～80ml加5%葡萄糖注射液500ml，静脉滴注，每日1次。

灯盏花素注射液：适用于气虚血滞、脉络瘀阻，每次10～15mg加5%葡萄糖或0.9%氯化钠注射液500ml，静脉滴注，每日1次。

脉络宁注射液：主要用于脑缺血的治疗，药理作用为扩张血管，促进血液循环，提高纤溶活性，改善血液凝滞性和高凝状态，防止血栓形成。每次10～30ml加5%葡萄糖液或0.9%氯化钠注射液250～500ml静脉滴注，每日1次，连用14日为1个疗程。

生脉注射液或参麦注射液：20～40ml加入5%葡萄糖注射液100～200ml中，静脉滴注，每日1次。具有益气养阴固脱功效。适用于中风急性期气阴亏虚，阴气欲脱之证。

参附注射液：20～40ml加入5%葡萄糖注射液或0.9%氯化钠注射液250～500ml中，静脉滴注，每日1次。具有回阳救逆的功效。适用于中风中脏腑阳气欲脱之证。对于出现四肢厥冷、脉微欲绝的休克病人，往往需要配合应用西医的扩容、血管活性药等。

血塞通注射液：0.2～0.4g加入5%葡萄糖注射液或0.9%氯化钠注射液250～500ml中，静脉滴注，每日1次，10～14天为1个疗程。适用于急性缺血性中风病。

葛根素注射液：每次400～600mg加5%葡萄糖注射液500ml静脉滴注，10～20天为1个疗程。可用于辅助治疗冠心病、心绞痛、心肌梗死、视网膜动、静脉阻塞、突发性耳聋及缺血性脑血管病、小儿病毒性心肌炎、糖尿病等。

131. 藤类药在治疗中风病中的临床应用技巧是什么？

藤类药具有活血化瘀、通经活络、舒筋缓急等作用，是治疗中风病较为理想的药物。由于藤类药的性能不同，临证时应辨证选用。如鸡血藤、夜交藤、常春藤具有活血化瘀兼养血扶正的作用，天仙藤、络石藤、鸡血藤、海风藤等具有通络化瘀、气血并调的作用，天仙藤兼能利水消肿，忍冬藤、红藤具有化瘀清热的作用。故证属风痰瘀血痹阻脉络者，宜选用络石藤、海风藤等祛风通络散结之品；证属阴虚阳亢者选用钩藤、夜交藤等具有平肝清热之品；证属气虚血瘀者宜选用鸡血藤、海风藤等；阴虚有热或痰瘀挟热者宜选用络石藤、忍冬藤、红藤等。此外，对于缓解中风病不同的症状和体征，藤类药的作用也各具特色。如络石藤、鸡血藤、海风藤具有疗瘫起废的作用，天仙藤、络石藤、鸡血藤、丝瓜藤等可缓解中风后肢体麻木，鸡血藤缓解中风后肢体疼痛，海风藤、宽筋藤、络石藤、钩藤等缓解中风后强直性痉挛性瘫痪，天仙藤治疗中风后偏瘫肢体浮肿效果较佳。

132 虫类药在治疗中风病中的临床应用技巧是什么？

虫类中药大部分为爬虫类，部分为环节虫类，小部分为甲虫类。由于虫类药物具有显著的搜风通络、逐瘀抗凝的作用，因此在辨证分型治疗中风病的基础上配以相应的虫类药，能明显改善症状，提高疗效。全蝎、僵蚕、地龙、白花蛇、蜈蚣、水蛭等息风定风，且其性行走攻窜，擅搜剔留滞经络间之风邪，同时能针对脉络之瘀滞阻塞产生较强的疏逐搜剔作用，还能缓和脉络之拘急，凡气血凝聚之处皆能开之散之，以令络道通畅而恢复其行气血、荣脑髓之用，从而改善肢体不遂等症状。水蛭、土鳖虫等破血逐瘀药，既可祛除脉络内之瘀血，又能加速络道外血肿的消散，从而祛瘀血生新血，流畅气血。虫类药的应用，除掌握各药专长外，应根据辨证论治的原则与其他治法（通腑化痰、平肝息风等）配合运用，以提高整体疗效。针对中风病的不同性质和发病阶段，选择具有较高特异性的虫类药并确定最佳用药剂量，是提高虫类药在本病治疗中功效的一个关键。中风先兆期应重用虫类药以行气活血、化瘀通络，可在辨证方药中加入水蛭粉（冲服）、地龙、蜈蚣等。中风急性期病情危重，此时应精选力宏效专之虫类药以产生专一而强大的治疗作用。辨证方药中加入重剂水蛭粉（冲服）、地龙、蜈蚣。同时要注意辨别缺血性与出血性中风。缺血性中风从发病即可开始用虫类药，出血性中风多在病情较稳定时开始应用。中风恢复期及后遗症期病情稳定但顽固难愈，治疗周期长，这一阶段无论出血性、缺血性中风均可运用虫类药。虫类药的运用宜以小剂量、多品种为原则，以利于增强药力，扩大作用面，且长期服用不至产生毒副作用，可在水蛭、蜈蚣、僵蚕、地龙等基础上加白花蛇以利神经功能恢复，加壁虎以增疗瘫起废之功。

133 针灸治疗中风病的适应证和禁忌证及优势是什么？

缺血性中风应尽早尽快采用针灸治疗，并可根据病情选穴针刺；而对于出血性中风应在生命体征稳定后（如血压在140/90mmHg以下）3～5天再介入针灸治疗较稳妥，且选穴时应注意避免选用敏感性太强的穴位，手法宜轻柔，刺激要轻，以免使患者紧张而引起血压上升。在恢复期和后遗症期二者的治疗基本一致，可根据患者的症状、体征选穴针刺。

关于针灸治疗中风的注意事项，归纳起来有：①中风患者多有血压高或不平稳情况，对于血压高或血压不稳患者，注意选穴及手法的轻重，补泻适宜，防止针刺引起血压突然升高而发生意外。②对于脑出血者，早期治疗应避免体位变化或针刺刺激引起病情加重，手术局部不宜针刺。③对于痉挛性偏瘫或抽搐者，注意选穴适宜、手法轻柔，并注意观察留针过程中是否出现抽搐，若出现抽搐，则要及时调整针刺深度，或立即起针，防止出现弯针、断针、滞针。④采用神经干刺激疗法治疗中风，应防止刺激过重造成神经损伤，引发肢体麻木、失用等不良后果。⑤中风患者多为中老年人，血管弹性较差，针刺时应避免刺伤血管，以免引发出血或血肿。⑥对于中风日久、体质虚弱、正气衰微者，针灸应慎重，此类患者针灸疗效不佳。

实验表明对于脑梗死后针刺可以明显增加残存脑组织的血氧供应与脑血流，增加侧支循环功能，使得残存脑组织的代偿能力增加。针刺对脑血管病患者的脑血流图，血液流变学及微循环障碍都有改善作用，并具有舒张血管、改善血管弹性、降低血液黏度、增强肢体感觉和运动功能的作用。针灸不具有化学药物的毒副作用与成瘾性，对机体没有损害。针刺的信号传递不经过血－脑屏障，也是一大优势，血－脑屏障是人体内固有的一种自我保护机制，但也给脑病治疗带来一定困难，非脂溶性的化学药物均不能通过血－脑屏障，故而不能直接进入脑组织而发挥治疗作用。而针刺穴位后其信息是经过神经传递从外周到脊髓并上行抵达大脑皮层，所以治疗某些脑病疾患有很大优势。

134 何为“醒脑开窍”针法？醒脑开窍针法的理论依据是什么？

醒脑开窍针法是石学敏院士 1972 年针对中风的基本病机，即瘀血、肝风、痰浊等病理因素蒙蔽脑窍导致“窍闭神匿，神不导气”而提出的治疗法则和针刺方法，在选穴上以阴经和督脉穴为主，并强调针刺手法量学规范，通过大量的实验研究和临床验证，使这一学术思想成为目前指导临床治疗脑中风最为普遍的理论。石学敏院士基于祖国医学对“中风”及“神”的认识基础上结合对中风辨病与辨证相结合的认识观上提出气血上逆，上蒙元神；阻滞经络，蒙蔽清窍；气血上逆，心神昏冒；外风引动痰湿，闭阻经络是中风病的病因病机。所谓“气血上逆”，是上逆巅顶之意，《素问·调经论》指出：“血之与气，并走于上，则为大厥，厥则暴死，气复返则生，不返则死”。所谓“心神昏冒”乃指脑所主宰的神昏冒不明，因为神由脑主宰，脑主神明。由于中风病的病变部位在脑，只有当“痰湿闭阻经络”进一步发展为“痰湿闭阻脑部经络”时，才会导致神明受扰而发中风。

因此，清窍蒙闭，脑神逆乱为形成中风病的关键病机，醒脑开窍法正是基于此病机的基础上而创立的。

135 如何运用中医时辰医学防治中风病？

随着中医时间医学研究的深入，人们发现许多疾病的发病、转归、病死的时间分布有着明显的节律性，并与年、季、月、日的阴阳盛衰消长和五行生克规律有着一定的内在联系。通过分析总结中风发病与时辰和季节的关系，可以对患者及家属进行健康教育，同时有的放矢地预防与调护。

有研究者以中医时间测病思想理论为依据分析中风患者后发现，脑出血病人夏季发病最低，冬季发病最高。这和中医“冬至—阳生—夏至—阴生”的理论吻合，夏季气温炎热之时，阳气旺盛到极点，阴气开始萌生，阴升阳降，阴长阳消，阴进阳退，人体之阴阳与自然相应则阳不易亢，血不易逆，故患者于夏季发病率最低。冬至前后，阴盛至极，阳气始动。阴者，藏精而起亟也。人体的阴气随自然之阴气日渐趋下，阴愈虚，阳愈亢，故阴虚阳亢之体的人中风发病率最高。人体的血压随着时辰变化而变化，大多呈“两峰一谷”的状态波动，即9：00～11：00（巳时）、17：00～19：00（酉时）最高，从19：00起开始缓慢下降，直至次日3：00～4：00最低，故脑出血多发生于巳酉时。

脑缺血病人春季发病最低，其他季节无明显差异。此类患者多系气血两虚，血运无力，瘀阻脑髓，脉络失养所致。《素问·八正神明论》说：“是故天温日明，则人血津液而卫气浮，故血易泻，气易行”，说明天气温和，日色光听，则气血滋灌，通畅易行，不易瘀滞。故缺血性中风患者在气候温和的春季发病宜最低。脑缺血病人卯时发病最多，卯时为肾脏功能最弱之时。且卯时是清晨5～7时（此时血液黏稠度最高，血小板聚集性增加），以一日分为四时，“朝则为春”，“春气通于肝”，若人体阴虚、肝旺，得时，肝愈旺、肾愈虚，肝之疏泻太过，肾之封藏不足，故中风患者此时多发病。

脑出血患者在冬季、巳、酉时发病最高，遵循《内经》“秋冬养阴”的理论，脑出血病人冬季注意养阴护阴、保暖、改善患者阴亏的内环境，加强血压、血液流变学、血脂等监测，遇有头痛、大晕、呕吐、肢体麻木、震颤等异常立即就诊。巳酉时特别注意控制情绪，且不可太劳累。

脑缺血的病人清晨卯时发病最高，应注意晨起要慢，静坐片刻后方可下床，勿猛起猛蹲，喝杯凉开水稀释血液。均要慎起居，调情志，勿急勿躁，保持心境平和，保证充足睡眠。

136 王清任对治疗中风病的贡献是什么？

王清任《医林改错》一书享誉杏林。由于受到了有关西方知识的影响，在继承前人学术观点的基础上，已经认识到脑不仅有记忆功能，而且还可以对耳、口、鼻、目等感官接受刺激作出反应，并产生相应的感觉和运动，如“灵机记性不在心在脑”，“……至三四岁，脑髓渐满，囟门长全，耳能听，目稍有灵动，鼻知香臭，言语成句。所以小儿无记性者，脑髓未满，高年无记性者，脑髓渐空”，是对上千年来中国人认为“心”是思维器官的大胆挑战，使得中医学关于大脑功能的认识大大提高。

中风病以突然昏仆、半身不遂为主要临床表现，王清任故以“半身不遂”作为中风的病名，提出自己的病因病机理论。王清任以《内经》的气血理论为基础，王氏认为，百病皆伤气血，“治病之要诀在明白气血”，在总结前人成果的基础上，提出了自己的新理论，他倡导“气虚血瘀”论，提出中风病“若元气足，则有力；若元气衰，则无力”，“无力则不能动，不能动则半身不遂”，“亏损元气，是其本源”，“元气既虚，必不能达于血管，血管无气，必停留而瘀”，首次提出了“气虚血瘀”导致中风的病机。创立补气活血法，创立了著名的补阳还五汤，对后世产生深远影响，被后世称为“治瘀专家”，该方具有补气行气、活血化瘀、通经活络之功效，临床效果卓著，影响深远。王氏并根据其“气虚”及“血瘀”的理论，创立了脑病一系列著名的方剂，如通窍活血汤、癫狂梦醒汤、血府逐瘀汤、膈下逐瘀汤、少腹逐瘀汤等，疗效显著，使脑病的治疗方法以及药物的使用更加丰富。

另外王氏临床上注重观察中风先兆，王清任记载的中风预报最为全面，提出了34种中风先兆，较同期的学者深刻的多，其中，部位几乎都在头部及四肢，而且几乎都为偶然性及一过性出现，认为这些症状“皆是元气渐亏之症，因不痛不痒，无寒无热，无碍饮食起居，人最易于疏忽”，提醒人们注重自己的生活细节，为中医脑病学的发展作出了突出贡献。

137 张山雷、张锡纯对中风病的发生是如何认识的？

张山雷对中医学的主要贡献，在于其对中风病的病因、病机、分类以及治疗的认识和总结。为后人在中风病的辨证分型和治法方面奠定了坚实的基础。张山雷认为中风病并非由外感风邪所致，而是由于肝火内盛，化生内风，激荡泉气，并走于上，直冲犯脑，震扰神经所致。张氏明确指出，今之中风病“皆是肝胆火升，浮阳陡动，扰乱神明，或为暴仆，或为偏枯，或为眩晕昏厥，或为耳鸣耳聋，或更（�）动瘈疭，强直暴死，诸般病状，俱已历历如绘，此皆近世之所谓中风病也”。提出以“内风”为主要病机，张山雷重视肝阳夹痰夹火，治疗时用降气化痰，潜镇摄纳诸法，提出了“潜镇摄纳”原则，张氏又提出闭证、脱证，并根据其病情，分清缓急主次，总结出治疗八法，镇肝息风、潜阳降逆。

张锡纯对中风病的见解，可分为内中风（类中风）与外中风之别。外中风是因正虚，邪入直透膜原而达脏腑所致，有表证，即所谓真中，治以补血搜风，逐邪外出之法；内中风是指风从内生，内风煽动，无表证，即所谓类中，就是《内经》薄厥、煎厥、大厥之类。内中风中分为脑充血和脑贫血，脑充血，正如张氏所说“脑中之血过多”，是由于气血逆乱，迫血上行，排挤脑部神经所致，治以镇肝息风，育阴潜阳，方选镇肝息风汤、养脑利肢汤、起痿汤为基础随证加减变化。脑贫血即“脑中注血过少”，胸中之大气不足，气血不能上达于脑，无以滋养脑髓神经所致，治以滋补气血，峻补宗气；若脑贫血痿废，治以补气养血，通经活络。方选加味补血汤、补脑振痿汤、干颓汤为基础随证加减变化，达到脑髓充足的效果，即“脑中贫血之病自易愈也”。正如“是以西人对于痿废之证皆责之于脑部，而实有脑部充血与脑部贫血之殊”，而治法亦随之加减变化，所创之方足堪后学之师法。张氏提出未病先防，中风发病急骤，但仍有先兆显示，脑充血的先兆较其他病证显著，在数日甚或数月之前。他具体地总结了内风先兆的临床表现，提出了内风先兆的诊断标准及防治方法，并将脑充血的先兆从脉象、头目、胃、心脏症状、运动障碍、感觉障碍等五个方面进行归纳，并提出其病因病机是肝肾阴虚，水不涵木，肝失条达，肝气挟冲胃之气上逆，气血充塞于脑部所致，治宜滋阴潜阳，平肝降逆，引血下行。方选用建瓴汤加减。张锡纯的中风病学术观点，不仅见解独到，而且结合实际，吸收新知，贯通中西医理论。

138 金元四大家对于中风病的论治特色是什么？

（1）刘完素的热极生风论

刘完素在“诸风掉眩，皆属于肝”、“诸暴强直，皆属于风”的启发下，把五志过极的火性急速与中风发病的卒暴相联系。认为中风为病是由于心火暴甚，热极生风引起，中风的病因病机是平素将息失宜，导致肾水虚衰，水不能制火，加之在情绪急剧波动的诱因下，五志过极而化火，从而心火暴甚，化火生风，风火相煽，气血上逆而成。

在治疗方面，刘完素认为中风一病“以热为本，以风为标”，应采取“汗”或“下”法祛除风热之邪。他根据病情的轻重，将中风分为中脏、中腑分而论之。他说：“其中腑者，面加五色，有表证，……其治多易”，“大抵中腑者多著四肢”，治疗上采用疏风清热的方法，方药用“加减续命汤，随症发表”。对于中脏，他认为应采用通化导滞的方法去除热邪，方药用三化汤加减。此外，他还十分推崇《局方》的至宝丹、灵宝丹，认为此方法治疗中风之闭证属于热者，甚为灵验。在治疗中风过程中，刘完素非常注意“未病先防，已病防变”。他根据临证经验发现中风之人多有先兆症状，认为此时应及时采取治疗措施，“宜先服八风散、愈风汤、天麻丸各一料为效”以防止中风的发生。对于中风后遗症，认为是由于病程日久，“肾脉虚弱，其气厥不至”，因此常采用滋补肾水的地黄饮子治疗，其疗效颇验。

（2）张从正的肝风内动论

张从正之论治疾病多受完素思想的影响，然而对于中风一病，却与之有着不同的见解。根据《内经》“风邪之为病，善行而数变，风为百病之长”，认为中风为病常“顿僵暴仆、昏不知人”、“失音闷乱、口眼㖞斜”，其仓猝发病的特点与风邪之“善行而数变”的特性相吻合，又根据《内经》之“诸风掉眩，皆属于肝”，由此认为中风为病是由于厥阴肝木亢盛无所制，化火生风，风性激荡，上犯于脑而发。这与刘完素之“非谓肝木之风实而卒中之也”的论断迥异。张从正还指出了中风病的发病节气，他说：“此病发作，多发于每年十二月，大寒中气之后，及三月四月之交，九月十月之交。”这对于预防中风病的复发具有较好的指导意义。

在治疗疾病方面，张从正素倡“邪去正安”说，认为“邪气加诸身，速攻之可也，速去之可也”。对于风邪致病，其多采用汗、吐、下联合的方法治疗，疗效甚验。他认为中风之病“以风为本，以痰为标”，本着“急则治标、缓则治本”的原则，根据中风发作的轻重缓急不同，采用汗、吐、下法灵活施治。中风急性发作时，采用祛痰启闭，开窍醒神的方法，用三圣散急治其标，然后再用消风散热、润燥养阴的方法缓治其本。他还指出，中风之病应“大忌鸡、猪、鱼、兔、酒、醋、荞面动风引痰之物”。此忌酒酪厚味之训，至今仍为医家和患者所共取。

（3）李杲的气虚中风论

李杲被称为是“补土派”的创始人，其对疾病往往从脾胃之气虚弱方面论治。他认为人所以发病，都与人体内正气不足直接相关，而人体正气不足，根源于脾胃不足。对于中风一病，李杲认为脾胃亏虚是中风发病之关键因素，中风为病是由于年老体弱，脾胃气衰，无力运化，或因饮食不节，肥甘太过，从而脾胃运化失常，脂膏堆积于内，内郁于血分，气血运行迟缓，积损为病。

对于中风的治疗，李杲根据《金匮要略》之法，将中风分为中血脉、中腑、中脏三型，根据三种证型的轻重不同，分别采取不同的治法，“如中血脉，外有六经之形证，则从小续命汤加减及疏风汤治之。中腑，内有便溺之阻隔，宜三化汤或《局方》中麻丸通利。外无六经之形证，内无便溺之阻隔，以养血通气，大秦艽汤、羌活愈风汤治之。中脏，痰涎昏冒，宜至宝丹之类镇坠。”李杲还提出了中风一病的药物禁忌，即在中血脉、中腑之时，病情轻浅，不可用重镇之药，以防引邪入内，亦不可用峻下之品，以防止更伤正气。“若中血脉、中腑之病，初不宜用龙、麝、牛黄。因为麝香入脾治肉，牛黄入肝治筋，龙脑入肾治骨，恐引风入骨髓，如油入面，莫之能出。又不可一概用大戟、芫花、甘遂泻大便，损其阴血、真气愈虚”。

（4）朱丹溪的痰湿血虚论

朱丹溪论病治病，多从气、血、痰、郁入手。对于中风一病，他认为是虚实夹杂之证，“血虚有痰”是病机的关键，中风之病是由于素体血虚湿盛，湿盛则生痰，痰湿内阻，阳气不得宣泄，郁而生热，痰热相煽，则浊邪上犯；而血虚又易于生风，风邪易于上犯于脑，从而发为中风，是血虚痰湿合而致也。

对于中风的治疗，朱丹溪的基本原则是“治痰为先”，亦所谓急则治标；“次养血行血”，即“治风先治血，血行风自灭”之意。如果是闭证，病起于卒暴而口噤，是由于痰涎闭阻而成，轻者用瓜蒂、或稀涎散、或虾汁；重者用黎芦加麝香，令之吐，以开关引痰而急治其标。如是半身不遂等的缓证，则用和胃化痰、补血行血治法，虚实兼顾，缓治其本。他治中风二十七个医案中，有十一例就用了二陈汤和胃化痰，并合用四物汤养血行血。丹溪在治疗疾病过程中，还十分注意因人施治。在中风病例中，如“瘦人阴虚火热，用四物汤加牛膝、竹沥、黄芩、黄柏”，“肥人中者，以其气盛于外而歉于内也，肺为气出之道，肥者气必急……故痰涎壅盛，所以治之必先理气为急”，气降则痰自除。

对于中风后遗症，他认为中风日久，病邪入络，则形成瘀血，因此“日久即当活血，……以四物汤合活络丹”。另外，对于中风喎斜不正者，提出了用外敷疗法，“以蓖麻去壳捣烂，右喎涂左、左喎涂右；或用鲜鱼血入麝香少涂之”，此种方法至今仍在临床应用。

139 任继学教授如何治疗中风病？

任老认为此病由发病始，9 天之内，不论病之深浅，症之轻重，其病情是加重过程，此为正不束邪，邪气渐进所使，若邪胜毒烈，脑气大损，营卫失守，伤及元神，神机欲息未绝，症必见头痛，神志昏愦，险则昏迷，危则内闭，外脱之候，概而言之病情轻、重、险、危之象预后善恶未定，必须药力救治之，待到病发两候之时（10天），正气来复之时，药效已达，一助正，二除邪，正胜邪衰，病情轻者，渐趋康复，而险、危之候转安，用药得当，亦有康复之望。病在急性期治则是以通为主，缘此病是标急本缓，邪实于上，新暴之病，必宜“猛峻之药急去之”，邪去则通，阴阳，气血得平，故治法必以破血化瘀，泻热醒神，豁痰开窍，为指导临床急救用药准绳盖此病不论轻、重之患，7天之内，瘀血痰毒，风热在脑，必然引起神气郁而不伸，阳气不能宣发于外，郁积于内，而生瘀血热，瘀得热则散，瘀散痰消，毒自解，不药热自解，但也有部分病人，因正气不支，邪气失约，复感外邪，内外合邪而发热，法宜清热解毒，活络化瘀药而治之。病发72小时以内者，必先投三化汤加生蒲黄、桃仁、煨皂角水煎服之，得利停服。同时用清开灵注射液、醒脑静注射液、血塞通注射液，选而用之，静脉滴注，每天2次，疗程28天。同时口服抵当汤6小时1次。神昏病人鼻饲或肛门高位灌肠。除汤剂以外，亦可用醒脑健神胶丸，每次4~6粒，6小时1次，疗程为14天。病至15天汤剂改用补阳还五汤减黄芪加生蒲黄、苏木、土鳖虫、旆荟草水煎服，8小时1次，亦可选用中风脑得平每次7~8粒，8小时1次，疗程14天。本病在急救过程中，症见神志不清，重则昏迷者加服安宫牛黄丸，每次1丸，8小时1次。症见烦躁不安者加服黄连解毒汤送服局方牛黄至宝丹1丸，6小时1次。症见风头旋者（血压高）于汤剂加羚羊、玳瑁、莱菔子；曲池穴刺血，再用吴茱萸、附子，淮牛膝、茺蔚子为面，蜂蜜调和，敷足心涌泉穴24小时。症见脱证，血压低者加用参麦注射液，或参附注射液，静脉滴注。症见头痛如破者，药用透顶止痛散嗒鼻即止，药用川芎、辛夷、冰片、白芷、硼砂、真麝香共为细面即是。症见呕血便血者，加服大黄黄连泻心汤加白及，马灯草水煎服，6小时1次。症见真心痛即急性心肌梗死者加用参麦注射液，静脉滴注，每天2

次，汤剂加服四妙勇安汤治之。药用金银花、当归、玄参、生甘草水煎服，6 小时 1 次。症见喉间痰鸣，如拽锯者，药用鲜沥水一汤匙，兑入猴枣散一并灌之。症见呃逆者，以防合并心衰，真心痛之患，此为“心主噫”，噫者心气伤之象。加服平逆止呃汤，药用炒刀豆、青皮、枳壳、旋覆花、半夏、鲜姜、枇杷叶、莱菔子，水煎服，8 小时 1 次，气虚者加生晒人参。症见肺热病即肺部感染，发热者加服清肺汤，药用羚羊、玳瑁、金荞麦、虎杖、黄芩、杏仁、生石膏、金莲花、七叶一枝花，水煎服。6 小时 1 次，同时兑服瓜霜退热灵 7 粒服之。症见心衰者，加服白通加猪胆汁汤治之，6 小时 1 次。症见神昏，不省人事者，加用醒脑静注射液，静脉滴注，每天 2 次，汤剂用宣窍醒神汤（自拟方），药用水牛角、羚羊角、玳瑁、石菖蒲、郁金、细芽茶、白薇、栀子仁、清夏水煎服，同时送服醒脑散，药用真牛黄、真麝香、龙涎香、安息香、冰片、西红花、猴枣、石菖蒲、莲子心、胆星、煨皂角共为细面，每次 2～3g，6 小时 1 次。再用此散纱布包好放入两耳孔中 12 小时取出。症见吞咽困难，饮水即呛者，药用会厌逐瘀汤，再配合针刺疗法，取天突穴，金津、玉液二穴（此二穴点刺），翳风穴治之。病至 5～7 天症见患肢肿胀者，药用透骨草、三棱、莪术、片姜黄、防己、急性子，水煎熏洗。

140 张学文教授如何从“颅脑水瘀”论治中风病？

张学文教授认为中风病恢复期虽然表现有气虚血瘀证、肾精亏虚证、脉络瘀阻证、风痰阻络证、肝阳上亢证等，但临床还存在着水瘀交结互阻颅内为基本病理特征的“颅脑水瘀证”，即各种原因引起的血瘀于脑络，血中津液外渗化为水浊，而致水瘀互阻于颅内，脑失所主者，称为颅脑水瘀证。临床以动觉失司征、脑神失主征、脑窍不通征等为主要表现。多见于中风病恢复期、血管性痴呆、解颅等病证中。

张老认为，中风后肾气虚衰是颅脑水瘀证形成的根本原因，瘀血化生痰水是基本病机，脑失所主是颅脑水瘀证的转归，从而确立本证的关键在于醒脑通窍、化瘀利水，以祛除瘀血水浊之邪，恢复脑神之功能，使脑窍得通，脑神得用。张老在通窍活血汤基础上化裁出脑窍通方，因脑窍贵在清灵通利。故治则为醒脑通窍，活血利水。在颅脑水瘀证治中，纯化瘀则水不去，单利水则瘀不散，唯有化瘀利水同施才是正治。基本方：丹参15～30g，川芎10～12g，赤芍10～12g，桃仁10～15g，红花10～15g，益母草15～30g，牛膝10～15g，茯苓15～24g，麝香0.1～0.2g（冲服），血琥珀6～10g，缺麝香时可用白芷10～12g及冰片0.1～0.2g（冲服）代替之。水煎服，每日1剂，早晚分服。此方在通窍活血汤基础上，加入丹参以增强活血化瘀之功，加茯苓、益母草以利水活血化浊，加川牛膝以补肾、活血利水，且引血下行。诸药借麝香走窜之力，共奏醒脑通窍、活血利水、升清降浊之功。临证应用时，可根据病情灵活化裁。对于出血性中风病急性期或伴有脑水肿者，宜将麝香易为石菖蒲10～12g以防麝香辛香走窜迫血太过，再加三七粉3～4g（冲服），水蛭6～9g以行血止血，祛瘀生新；兼阴亏者加白茅根30～50g，利水而不伤阴，且有益肾止血之功；痰涎壅盛者加竹沥水20～40ml，胆南星10～12g，天竺黄10～15g以涤痰开窍；血压增高且见躁扰不宁、面色红赤者加灵磁石30～40g（先煎），钩藤10～15g（后下），天麻10～15g，羚羊角3～6g（另煎兑取）以平肝潜阳；脑水肿严重者加大益母草、茯苓、川牛膝用量以增强活血利水之功效。如有便滞或便秘者加适量生大黄以加强泄下排毒、活血止血作用。该方药引用葱白、黄酒、生姜、大枣，不可忽视。对于缺血性中风病，无论是急性期或康复期均可用本方稍事加减，若脉象沉缓无力者兼有气血虚弱之象，宜加黄芪20～40g，鸡血藤15～30g以益气养血通络。对于中风后遗症伴有脑萎缩、脑积水或老年性痴呆者，因其水瘀互阻脑窍日久，已使脑髓不足，宜酌加益肾填补精髓之品，如鹿角胶6～9g（烊化），桑寄生15～30g，山茱萸肉10～15g，鹿衔草30g等。

141 王永炎院士如何治疗中风病？

王院士认为中风急症病人的急性期虽有本虚，然侧重标实。标实以瘀血、痰湿为主，便干便秘、舌苔黄腻、脉弦滑为其三大特征。患者发病后即有便干便秘，常3～5天，甚至10天不大便。初期脘腹胀满、矢气频频，继而腹胀坚实，腹部可触及燥屎包块，或起病后虽能大便，但大便干硬如球状。便秘便干乃由中焦蕴热，消灼津液所致，因腑气不通，浊邪上扰心神，进而发生意识障碍，致病情加重。若舌苔初始可见薄黄，舌质多暗红，此乃有热邪；舌苔转为黄厚腻，是中焦蕴蓄痰热；又常见舌苔中部黄厚而腻，此是痰热蕴蓄中焦；又常见舌中后部黄厚而腻，此是痰热郁阻中下焦；脉弦滑是内有痰热。尤以患侧脉弦滑而大者，是痰热实邪猖獗之证，脉大为病进。总之急性期中焦为痰热实邪阻滞，失于升清降浊，影响气血运行布达，这对半身不遂和神识障碍的恢复不利。因此，当务之急应化痰通腑。辨治缺血性中风缺血性脑卒中常见有四证，四证均见半身不遂，偏身麻木，口眼喎斜，言语謇涩。风痰瘀血痹阻脉络症见眩晕，舌质暗淡，苔薄白或白腻，脉弦滑。治拟平肝息风，化痰活络药选钩藤、菊花、瓜蒌、胆南星、丹参、赤芍、鸡血藤等，随症加减。痰热腑实症见朦胧昏睡，便干便秘，眩晕，痰多，舌质红或暗淡，苔黄腻，脉弦滑。治拟通腑化痰为先，药选大黄、芒硝、全瓜蒌、胆南星。待大便通泻后，改清化痰热活络法、药选全瓜蒌、胆南星、丹参、赤芍、鸡血藤等。气虚血瘀见口角流涎，汗出，乏力，气短，便溏，心悸，手足肿胀，舌质暗淡，苔薄白或白腻，脉细弦滑。治拟益气活血，药选黄芪、太子参、丹参、赤芍、鸡血藤等，随症加减。阴虚风动症见烦躁、失眠，重则神识昏蒙，眩晕耳鸣，手足心热，舌质红绛或暗红，少苔或无苔，脉细弦或细数。方以自拟化痰通腑汤治之，全瓜蒌 15～30g，胆南星 6～10g，生大黄 10～15g（后下），芒硝 10g（分冲）。辨治出血性中风，出血性脑卒中的常见证型也可归纳为 4 种。风火上扰清窍平素多有眩晕、麻木之症，情志之火相激，病势突变，神志障碍多是朦胧嗜睡，偏瘫肢体强痉拘急，便干便秘，舌质红绛，苔黄腻而干，脉弦滑数。治拟清肝息风滋阴潜阳。药选羚羊角粉、钩藤、夏枯草、生地、白芍、生牡蛎、生石决明、牡丹皮、大黄等，加静脉滴注丹参或复方丹参注射液 40～60ml，加入 10% 葡萄糖溶液 250ml，每日 1～2 次。痰浊蒙塞心神突然神志不清，偏瘫肢体瘫软不温，甚则四肢冰冷，面白唇黯，痰涎壅盛，苔白腻，脉沉滑或沉缓。治拟涤痰降浊，辛温开窍。药选半夏、茯苓、胆南星、厚朴、附子、陈皮、菖蒲、郁金等，同时灌服或鼻饲苏合香丸 1 丸。邪热内闭心窍起病骤急，神志昏愦，偏瘫肢体强痉拘急，项强身热，躁扰不宁，舌质红绛，苔褐黄腻，脉弦滑数。治拟清心泻肝，辛凉开窍药选丹参、黄连、麦冬、连翘、钩藤、菊花、龙胆草、牡丹皮、大黄、羚羊角粉、生石决明、生牡蛎等，同时灌服或鼻饲安宫牛黄丸 1 丸，或加静脉滴注清开灵注射液 20～40ml，加入 10% 葡萄糖溶液 250ml，每日 1～2 次。元气败脱心神散乱突然神志昏愦，肢体瘫软，手撒肢冷，汗多二便自遗，舌痿，质紫暗，苔白滑脉沉微。治拟回阳固脱，予大剂参附汤急煎，灌服或鼻饲，同时静脉滴注生脉注射液 20～40ml，加入 10% 葡萄糖溶液 250ml，每日 2～3 次。

142 刘茂才教授如何治疗中风病？

（1）重视气血失调与痰瘀为患　刘教授认为中风病后，由于脑脉之痹阻，或脑脉气血之郁积，致清阳之气不得舒展，津液渗泄，为痰为饮；中风病发，血溢脑脉之外，致津凝血败，亦化为痰，这种痰在中风病中的产生和存在，在一定条件下，可互为因果，甚至造成恶性循环。中医传统理论认为，痰和瘀是两种不同物质和致病因素，痰是人体津液不化或水液代谢失常而形成的病理产物，瘀是人体血行不畅，污秽之血或离经之血着而不去的病理表现。但刘教授认为“痰瘀同源”，“痰瘀同病”，“痰瘀互患”，痰瘀贯穿于中风病的始终，两者可共患，亦可转化，终致痰瘀互阻，脑髓脉络不通畅之病变。

（2）祛瘀涤痰通络为治疗大法　刘教授认为，治疗中风病应遵循中医辨证施治原则，采取综合治疗措施。对中风病应早期应用综合手段进行综合救治，根据患者的个体情况，予（介入）溶栓、手术清除血肿、中药注射剂、口服液、灌肠液、针灸及早期康复措施等方法进行综合救治，以提高治愈率、降低病死率、减轻致残程度并强调早期活血化瘀、涤痰通络为治疗之大法。不论出血性中风、缺血性中风，发病后其基本病理为脑脉瘀滞不畅，活血化瘀可改善脑组织血管微循环，促进血肿吸收和侧支循环的建立，以利功能恢复。临床上，除使用活血化瘀注射剂如川芎嗪、血栓通、复方丹参注射液、灯盏花素注射液等外，刘教授还研制了中风病系列中成药。常用的痰瘀同治药物，涤痰常选用胆南星、牛黄粉、天竺黄、海藻、石菖蒲等，祛瘀则常选用水蛭、三七、土鳖虫、毛冬青、丹参、益母草等。

（3）中风后期当益气活血与肝肾同治　对于中风后期，刘教授强调益气活血法，且讲究益气活血孰轻孰重，同时又重视肝肾同治。他认为中风急性期后主要以“本虚”为主，兼以“标实”，“本虚”乃为气血不足，肝肾阴精亏虚，脑脉失养，髓海空虚，肢体功能活动障碍。“标实”即痰浊、瘀血阻滞脑窍脉络，而痰浊瘀血又为正气亏虚所致，“气行则血行”，气虚则运血无力，血流不畅而成瘀，水液不化气而成痰。因此，根据“急则治标，缓则治本”及“肾主骨生髓，髓皆属于脑”的理论，结合中风其病在脑，瘫痪诸症乃为痰瘀痹阻脑脉所致，拟补气补肾以益脑髓，达到扶正以祛邪，寄补为通，寄补为消之目的，立复方北芪口服液处方。方中重用黄芪以补气，助以健脾化痰；配何首乌、鸡血藤以益气活血通脉兼以养肝肾；用龟胶以滋阴潜阳，益肾健骨。诸药合用，平调阴阳，补益肝肾，使气血流畅，精气充足，脑髓得充，痰瘀自消。

143 朱良春在中风病及中风后遗症的用药有什么特色？

朱良春老中医善用张锡纯效方治疗中风急证和中风后遗症，其独到之处乃善用乌梅敛肝舒脾，颇能提高疗效。

朱老不但治疗中风急脱证选用酸敛之品，而在治疗中风后遗症亦加用酸敛之品，张锡纯善用生白芍，朱老易用乌梅，法同而药异。乌梅敛肝舒脾，治脱疗瘫，疗效确切。朱老研究和应用张锡纯效方常有创见，如自拟“加减镇肝息风汤”，药用：怀牛膝、生赭石各30g，生龙牡、乌梅、生龟板、玄参、天冬、黄芩、茵陈各15g，天麻10g，治疗中风急证，突然昏仆，口眼喎斜，神志模糊，头转向一侧，舌体与头向同侧喎斜，舌质较红，舌苔黄燥，脉弦大等症状者屡收著效。朱老指出，“镇肝息风汤”旨在镇、降、肃、敛，以镇、降、肃折其病势，以酸敛真阴而防其虚脱，益阴潜阳，敛正祛邪，用之对证，屡见效验。

盖元气之脱，责之在肝。元气之上行，原由肝而敷布，而元气之上脱，亦即由肝疏泄。肝能为肾行气，即能泻元气自下出也，故元气之上脱由于肝，其下脱亦由于肝。朱老治疗中风脱证和治疗中风后遗症等重用敛肝猛将乌梅伍同龙牡等，使肝不疏泄过甚，即能挽回元气将脱之危。乌梅、山茱萸等酸敛之品，虽补气之力逊于人参，但挽救元气上脱之力，则胜于人参。朱老在深究张锡纯用药特色中，尤在仿张氏敛肝救脱用山萸肉、生白芍的临床实践中，发现乌梅敛肝远胜于生白芍，且涩精气功同山茱萸，故以乌梅易白芍，乃因白芍敛肝力微不易见功，拟乌梅、龙牡同用，疗效更胜一筹，颇能提高“镇肝息风汤”治疗中风急证或治疗高血压等证的疗效。肝病宜敛不宜散，宜补不宜伐，正合《内经》治肝之旨，乌梅敛肝的奇特效果，不仅只用于中风急证，通过敛肝，同样可以达到疏肝理气，滋阴养血，补虚祛实的目的。

朱老指出，“中风后遗症的辨治应从脏腑气血阴阳辨证，临床所见中风后遗症气虚血瘀固多，但阴虚血燥者亦复不少。补阳还五汤只能适应气虚血瘀之证，不可统治其余”。喜用张锡纯之振颓汤（丸）加减治疗肢体痿废，痰浊壅塞经络，血脉闭阻的偏枯证，药用：红参、炒白术、当归、杜仲、淫羊藿、巴戟肉、淡苁蓉、制乳香各100g，制马钱子、制附子、炮山甲各50g，上等鹿茸、蜈蚣、乌梅肉各25g，共粉碎蜜丸10g重，日服3丸，一味黄芪煎汤或黄酒送服。朱老“加减振颓丸”不仅治疗脑血管意外后遗症有著效，而对外伤性截瘫、类风湿性关节炎等证均有理想的疗效。朱老用药主张以小心行其放胆，尤其使用马钱子等峻猛之品必须严加医嘱，制马钱子入丸的药量应控制在每日0.6g以下。临证中有少数患者颇耐峻猛药者，亦可试以稍予增大剂量，以提高疗效，但须知正常反应者，为轻度头晕，恶心或周身瘙痒，可用肉桂10g煎汤服之缓解。似此反应，不可随意增加药量，有心脏病、肝肾病者忌服，药量已足者服药中偶有轻微腰背肌肉僵直感，或偶有腰部肌肉轻微颤动均为正常反应，此象1周后逐渐消失，服药期间忌食海藻类、蛋类、虾蟹类及含碱、矾等食物，如油条、粉丝等。连续服含马钱子丸药2~3个月已见著效后，要去马钱子续服，比较稳妥，以防马钱子碱的积蓄为害。方中马钱子合蜈蚣、炮山甲、制乳香，对痰瘀壅阻而形成的血栓，有消散化解的强力作用，有逐恶血、溶血栓、健脾胃、提脏器、通死肌之著效，马钱子虽峻猛有毒，但炮制得法，掌握有效剂量，讲究医嘱，每起沉疴痼疾。朱老“加减振颓丸”方中用淫羊藿益火生土，燮理阴阳，补肾壮阳，祛风醒脾除湿；以红参、黄芪、白术补脾胃；当归、制乳香等流通气血，治腰腿肢体疼痛，乃有治痿独取阳明之意；选红参、鹿茸，一以大补元神，一以峻补元阳，参茸并用不但益阳，而且益阴，盖红参生用气凉，熟用气温，味甘补阳，微苦补阴，鹿茸温煦鼓荡，阴阳交融，气血俱充，大填髓汁更补髓气，健脑益肾，起废疗瘫，当有佳效；附子、杜仲、巴戟肉、淡苁蓉温肾回阳，补肾填精，收摄耗散。肝阳过甚中风，乃肝为标肾为本，苟非肾水不充，肝木亦必不横逆，以补肾为治中风后遗，乃意在固护根基，俾肝阳可无再动之虑；乌梅敛肝舒脾，补肝气即是实脾胃也，此较张锡纯单用黄芪补肝气更胜一筹。

144· 路志正对中风病的诊治经验是什么？

路老治疗中风，认为要抓住以下几点：

（1）急则治标，勿急补益　清代王清任从“气虚血瘀”立论。创立补阳还五汤，成为治疗“中风”之常用方剂。运用得当确能收效。盖气虚则血运无力，滞涩为瘀，阻滞脉络，筋脉失养于是拘急偏废不用。故重用黄芪达四两之多，以大补元气。臣以归尾、川芎、桃仁、红花之属活血化瘀，佐地龙通络。而路老认为中风初期，多痰火、肝风为患，其治疗本着急则治标之旨，勿急于益气活血，特别是补阳还五汤在中风初起或刚稳定之际宜慎用。风为阳邪，易动、易升，虽暂虚阳少煞而尚未静止。特别是阴津一时难复，早用或过用补气活血之药，有引动肝风复起之虞。常用清热化痰，平肝息风。滋阴潜阳，祛湿通络之法。对形瘦色苍，阴虚火旺之躯，即使病程较长。只宜清补，不宜单纯补益。

（2）益气活血，因时治宜　中风后，待痰火清，肝风息，阴复阳潜，病情稳定而气虚征象显露时，再投补阳还五汤之类。不过应掌握气虚与血瘀的指征。如面色由红赤转为萎黄或㿠白；肢体拘急僵硬见缓或软弱无力；口角流涎多而不摄；舌强见柔和；舌质暗滞、瘀斑；苔由黄腻转薄白。则投补阳还五汤不须多虑。如兼痰、火及肝风者。可合息风化痰清火之药以佐之。大便干燥佐大黄之辈。通腑泻浊。

（3）扶正固本，后期为要　缓则治本是中医辨证论治的重要原则。中风患者，若标实阶段已过，虚阳得平，相火得敛，本虚之症显露，正气虚弱，肾精不足，此时之治，应重视扶正气，益肝肾，养精血，强脾胃，使气充血旺，而肌肉、筋骨得养，对肢体之萎废失灵，僵硬不利均可起到康复作用。“精不足者，补之以味”。路老常用熟地、制首乌、桑寄生、山萸肉以填精益肾；肉苁蓉、巴戟天补肾阳；麦冬、石斛养肺胃之阴而滋水源；菖蒲、郁金豁痰醒脾开窍；地龙活血通络。路老在强先天之本的同时，更重后天之本，多取仲景、东垣、叶桂诸家之长，重升降，颐润燥，常以羌、防、升、柴、荷、葛合缱脾益气之品以升脾阳；用杏仁、杷叶、苏子清养胃阴降胃气；藿香、砂仁芳香化湿，悦脾和胃，升清降浊，时加少量大黄之属，腑气一通，胃气自降。以后天补先天，填补肾精，调理脾胃，可使气血生化有源，促进自身功能的恢复。

145 冉雪峰如何运用“镇静兴奋法”治疗中风？

冉雪峰先生为著名老中医，在学术上有精深的造诣，早在20世纪30年代医坛已有“南冉（雪峰）北张（锡纯）”之誉。冉老认为脑充血为脑部血液充塞，神经功能障碍；脑贫血为脑部血液缺乏，神经功能停顿。脑充血宜镇定神经，沉静循环；脑贫血宜兴奋神经，促助循环。谓“中风自当以脑为主，而各项诱因为辅，其方剂治疗当以脑为主”，因此以镇静或兴奋神经二法为中风的正面治疗，其余各法为辅助治疗。

镇静方如百合地黄汤，方中生地清血，百合清气，清气即是清血，宁血即是宁脑；生地用汁，生气未离，能缓解血中偏盛之气，虽用抑制又兼有补益。本方杜绝上冲病变来源，可作神经轻病疗法，亦可作为神经病预防疗法。《外台秘要》方“铁精散”被冉老称为“中风性脑神经病正治之方”。方中铁精重可镇怯，坠可压惊，镇定浮越，敛羁神气；佐药中重用蛇床子，该药为兴奋药，既用铁精以资镇纳，复用蛇床以资兴奋；防风虽是风药，亦是神经药；川芎有特异之香气，本经明标其“主治风邪入脑”。诸药合而成方，兼之服法用酒，是镇降之中寓有宣通之意。再如紫雪“镇逆消炎，宣窍透络，沉静循环”，冉老誉为“中药镇静剂中之最有力者”；此方虽是清中，即是清上，虽是泻下，即是宁上；合观方制，镇痰、消炎、解毒、宣窍、透络、软坚、开闭、散结，面面俱到，“古人主此方时，虽不知为脑病，与已知脑病无异”。珍珠母丸药味多数补润，方义却是镇逆，补而不腻，降而不泻，在镇静剂中实为“最清纯最平缓之方”，脑充血、脑贫血此方均可适应。但“药太平缓，卒暴无济，轻重缓急，学者应加注意”。

对于中风病神经闭阻者，冉老用兴奋神经法“特醒豁之”，用药以微达兴奋程度即可，以求“兴奋的宁谧”。如治疗左瘫右痪等证的局方伏虎丹，方中有草乌头、南星、羊踯躅、蔓荆子、干生地、白僵蚕等，冉老意为兴奋神经、豁痰宣窍之方，并以缬草易蔓荆，生地用量加 5 倍，服量作每次 1 丸，使方制更加完美。再如《太平圣惠方》中蟾酥丸，由蟾酥、干蝎、天麻组成，冉老用来治中风性脑神经病，并谓其“与纯单辛烈者有别”。先生以为脑充血类多实证，多风火相煽，狂炎上扬，隧道因而壅塞，疗法既欲其敛降，以宁谧之，又欲其冲动，以醒豁之，“唯蟾酥清心化毒，解凝制炎，而又冲动兴奋，功效实为优良”。再者，风自火出，风火一家，中风病故热证为多，但也有寒上犯脑者，非用大温冲动之药不能治，冉老选用金匮乌头桂枝汤以复阳回厥，醒脑回苏。不过先生一再告诫，“卒病用药宜专，卒病辨证尤审慎”，若气升火升痰升之证误投此剂，“则祸立至矣”。

146 颜德馨教授如何运用膏方治疗中风后遗症？

颜德馨教授是全国著名的中医学家，在治疗中风后遗症方面，颜老重视从补益肝肾、运脾化痰、气血双调三方面进行论治，同时注重祛瘀化浊，通气活血，并且运用膏方治疗取得了良好的疗效。

膏方（膏滋药）是中药传统剂型之一，能滋补强身、抗衰延年、治病纠偏，用于防病治病和养生保健，民间有“冬令进补，来年打虎”之说。膏方具有补虚和疗疾两方面作用，在慢性病治疗适应性具有优越性，对中风后遗症的调治亦甚是贴切。膏方之优点在于药物的有效成分能充分利用，加之中风后遗症患者大多病程长，久病耗损，气血阴阳有所不足，非一针一药能短时调治，此时选择膏方甚为适宜。结合膏方的特点和对中风后遗症的认识，颜老将“衡法”治则运用于冬令膏滋药，使其膏方别具新意。颜老认为中风后遗症的膏方用药，既要考虑“形不足者，温之以气，精不足者，补之以味”，还应根据患者的症状，针对邪实的病理状态，适当加以祛邪之品，或祛痰化浊，或理气解郁，或活血化瘀，补中寓泻，泻中寓补，以求固本清源，气血流畅，而致阴阳平衡。

（1）肝肾不足、痰瘀阻络

吉林人参 90g（另煎冲），西洋参 60g（另煎冲），北芪 300g，五爪龙 300g，熟附子 60g，羊霍叶 150g，茯苓 150g，苍白术各 90g，潼白蒺藜各 90g，当归 150g，赤芍 90g，党参 150g，炙甘草 60g，葛根 150g，川芎 150g，石菖蒲 90g，远志 60g，益智仁 150g，淮山药 300g，乌药 60g，小茴香 45g，姜制砂仁 60g，生熟地各 150g，肉苁蓉 150g，桃仁 90g，金狗脊 90g，杜仲 90g，陈皮 60g，法夏 90g，山楂 150g，丹参 200g，怀牛膝 150g，补骨脂 150g，骨碎补 150g，鹿含草 150g，金樱子 90g，干姜 90g，郁金 90g，仙茅 90g。上味浓煎去渣取汁，文火熬糊，入鹿角胶 90g、龟板胶 60g、甜蜜素 5g，熔化收膏，每晨以沸水冲服一匙。

整个膏方合八珍汤、龟鹿二仙膏、二仙汤方义，以调摄阴阳、正平气血为宗，深得阴阳双补之妙。然恐味厚碍胃，遂以苍术、白术健运中州，以乌药、郁金、陈皮疏散气机。痰瘀实邪是中风后遗症的重要病理因素，故仍需佐以活血、化痰之品，遂以丹参、川芎、桃仁、怀牛膝活血化瘀，法夏、山楂以清化痰浊，再配石菖蒲、远志、益智仁通窍益智。该方符合“通补相兼，动静结合”的原则，颜老认为补品为“静药”，必须配以辛香走窜之“动药”，动静结合，才能补而不滞。此患者腰膝痠软，便溏溲频，属下元亏损、阳虚气化失职之象，故可选用熟附子、干姜等“动药”以振奋阳气，与补药相配，相使相成，而起到固本清源之效。

（2）脾肾气虚、瘀血内阻

吉林人参 60g（另煎冲），西洋参 60g（另煎冲），北芪 150g，五爪龙 300g，桃仁 90g，红花 45g，当归 90g，川芎 90g，地龙干 60g，枳壳 60g，桔梗 60g，怀牛膝 60g，生熟地各 150g，葛根 150g，石菖蒲 90g，杜仲 150g，鹿含草 150g，骨碎补 90g，淫羊藿 90g，菟丝子 90g，生蒲黄 90g，丹参 150g，山楂 150g，淮山 300g，决明子 150g，刘寄奴 150g，天麻 90g，鸡血藤 300g，制首乌 150g，益智仁 150g，苍白术各 90g，陈皮 45g，桂枝 45g，茯苓 150g，炙甘草 60g，姜制砂仁 60g，法夏 90g，灵芝 150g，泽泻兰各 90g。上味浓煎去渣取汁，文火熬糊，入鹿角胶 90g，龟板胶 60g，白冰糖 300g，熔化收膏，每晨以沸水冲服一匙。

整个膏方以血府逐瘀汤、补阳还五汤为主方，血府逐瘀汤能使气通血活，生化有复其常度，补阳还五汤能补气、活血、通络，再以生蒲黄、丹参加强活血之力；再予骨碎补、淫羊藿、菟丝子、生地、熟地以填精固肾，以壮下元；方中佐以苍术、白术合二陈汤、山楂等运脾化痰，健运中州，可防药物困其运化。对于辨证属于脾虚湿盛的中风后遗症患者，颜老喜用二术二陈汤，该方在二陈汤基础上加用苍术、白术，二者相合，标本兼治。此外，颜老在拟制膏方时，总佐以调畅气机之品，如用桔梗、枳壳，牛膝，一升一降，以通达上、中、下三焦气血。苍术一味，其气辛香，为运脾要药，加入众多滋腻补品中，则能消除补药黏腻之性，而起赞助脾运吸收之功。颜老在给患者服用膏方之前，为了探清患者的体质及病性，会让患者先服一些开路药，或祛除外邪，或运脾健胃，处处照顾脾胃的运化功能。

147 周仲瑛教授如何论治出血性中风急性期之“瘀热阻窍证”？

纵观历代医家对于中风病的论述，虽然对于其病理因素属热属瘀均有共识，但都未明确指出该病主要因瘀热而成。“瘀热阻窍证”系由南京中医药大学周仲瑛教授首先创立提出。周老认为瘀热升腾，直冲犯脑，络伤血溢，清窍闭阻是出血性中风急性期的基本病机，瘀热阻窍是中心病理环节，风、火、痰、虚皆因瘀热而起。其辨证要点是：卒然昏仆，不省人事，或躁扰不宁，或昏蒙不语，或神志恍惚；半身不遂，肢体强痉拘急，口喎眼斜，舌强语謇，腹胀硬满，便干便秘；发热甚至高热；面色红赤或深紫；舌质红绛或紫黯，苔黄燥，脉弦滑数或结。针对瘀热阻窍的基本病机，治宜凉血化瘀、通泄腑热。

（1）凉血清热折病势

肝肾亏虚、内伤积损、络热血瘀、脉络暗伤是出血性中风发病之本源；五志过极、酒食肥甘、感受寒冷、劳逸不当是其发病条件；病发之后，脑络破损，脑中蓄血，气滞血瘀，瘀热阻窍，搏结不解，化火动风，酿生痰水，而致证候繁复，变化多端。但其病机之根本在于血分瘀热。张景岳在“非风”治则中谈到“治热必从血分，甚者用苦寒，微则用甘凉”，开创了凉血清热法治疗本病的先河。应用甘寒凉血、苦寒清热是血分瘀热的证治。凉血则热自清，清热则血自凉，二者相辅相成，既可使血中之热不致煎熬营血成瘀，并能防止瘀郁生热。阻断瘀热化火、生风、酿痰之病理链。同时凉血清热对于已生之风、火、痰也有直接清除作用。

瘀热搏结，迫血妄行，不仅是造成出血性中风的原始动因，且可使神机被阻，络瘀血热更甚；造成脑中血肿进一步扩展二次出血，并继发上消化道出血，故凉血清热，直折病势可以宁血止血，并有助于防止继发性动血。

（2）通下瘀热可以顺降气血

“血之与气，并走于上”，脑络破损，瘀热阻窍。气机有升无降，脑中瘀热，壅结不解，精明失用，损害脏腑，变生诸证，故及时顺降气血是解除瘀热阻窍证的重要一环。

瘀热阻窍，每与热结阳明相关。因阳明胃、肠专司气机之通降；机体气机逆乱、升降失调则阳明通降之职失司，积滞内停，燥矢内结，腑热上蒸，必然加重瘀热阻窍之病势；瘀热酿痰，痰热阻滞阳明，腑气益加不通；瘀热里结阳明，则可见到阴络破损，阳明蓄血，粪色如漆，大便反易。故治须通腑泄热、顺降阳明。

再者瘀热阻窍，弥漫三焦，可使正气受损、多脏同病。通腑泄热法能给邪以出路，故及时应用通腑之法，可以“釜底抽薪”，达到上病下取，“以下为清”的目的，平抑肝风痰火上逆之势，清解血分瘀热。本法不仅适用于“中腑”之证，对于“中血脉”证亦有预防阻断作用；对于“中脏”之阳闭证也有泄热通闭醒神作用，此即“脏病以腑为出路”之意，因此通腑是顺降气血，逆转病情的快捷有效方法。

（3）凉血化瘀能防瘀热动血

因血凉则火热能平，不致煎熬血液成瘀；瘀化则络脉畅通，不致瘀郁生热。两法同用，可达到凉血清热、散瘀活血的双重目的。血凉热清则血不妄行，瘀散络通则血循常道，因此能达到不止血而血自止之目的。

出血性中风急性期，瘀热蒸腾，气血并逆，直冲犯脑，邪势嚣张。其病机有两大特点，其中之一是气机郁闭难开，表现为瘀热升腾，气血并逆和浊气上壅。故而凉血通瘀治法以通降为要。通腑泄热，可引浊气下降而直折病势；通络开窍，可祛除脑中蓄血而醒神；通脉化瘀，可平消血气壅滞之势而缓解症状；以免瘀热再次动血。

（4）通脉散瘀可化蓄血　脑中蓄血既是瘀热上冲的结果，也是引起瘀热阻窍、搏结不去的原因之一。通脉散瘀可以消散脑中有形之蓄血，以免郁酿生热，热与血搏；同时通脉散瘀可以畅通周身血行，孤立热势，以免血与热结，损伤正气，耗灼阴津，而致血液稠浊；血热易生风，血行风自灭，行血散血可有效地防止动风及酿痰。

总之，凉血通瘀法融凉血、散瘀、清热、通腑、通络、开窍诸法于一炉。其特点可概括为：见血不止血，而在化瘀血；消瘀不在破，而在通瘀热；治热不在清与解，而在顺与降。并以此区别于活血化瘀、破血逐瘀、清热泻火诸法。故与出血性中风急性期瘀热阻窍的中心病机极为合拍。

148 王永炎院士“松”、“静”结合治疗偏瘫的具体康复方法是什么？

王永炎院士认为“松”是一种方法。首先是精神的放松，在治疗过程中，放松心情，避免紧张情绪的干扰。然后是偏瘫侧肢体，包括健侧肢体局部的放松，上肢充分伸展，松解拘急，松解关节。“松”也是一个目标，各种康复方法、康复手段的一个主要疗效目标。达到“松”的目的，才可能更好地提高疗效。“静”更强调的是心静气宁，克服焦躁、压抑的情绪，心无旁骛，神情专注。相对“动”而言，要避免误动、盲动，在“动”中强调动作的质量，而不强求动作的次数。“松”与“静”的观点，构成了中医偏瘫康复的总体思路。具体方法而言，中药口服以缓急解痉为目的，可以针对偏瘫痉挛者肝血不足、血虚不能荣养筋脉的病机采用养血柔肝、舒筋缓急的治则，选用当归、芍药、木瓜等药物。只要出现肢体的强痉拘急即可应用此法。中药泡洗针对偏瘫肢体局部气血阻滞、经脉不通的病机，温经通络、活血化瘀，可选择草乌、红花、伸筋草等药物。直接作用在局部，缓解偏瘫肢体的疼痛、痉挛。

针灸和推拿方法中，经脉、穴位和手法的选择，重点以松、静的观点为依据，上肢选择阳经经穴，下肢选择阴经经穴，避免对拘急、强痉肌肉的刺激。选择刺激拮抗肌侧的经穴，强化、诱发拮抗肌的活动，以抑制肌痉挛，达到“松”的目的。并且避免强刺激、重手法，采用平补平泻的方法，达到松弛、松解的目的。同时注重健侧经穴的选择，体现对侧互补，整体观念。此外，尚需选择一些调畅气机、调节升降的方法，调畅情志，调和心境，以达到“静”的目标。

此外，对于偏瘫康复的全过程，松与紧、静与动又是相对的。“松”不是全过程的松，只是对拘挛期而言。而且“松”也不是所有部位的松弛，比如上肢屈曲的时候要松，而伸展的时候就要紧。“静”是指不要过度的运动，强调质量而不追求活动的次数。

149 中医药对缺血性中风二级预防的认识及其临床应用价值是什么？

中医学历来注重疾病的预防，“既病防变”是中医“治未病”思想的重要体现之一。对中风的治疗，也始终遵循“未病先防，已病防变，病后防复”的“治未病”原则，即：以中医药治疗中风先兆、治疗中风病、预防中风病的复发，体现着“未病先防（一级预防）、病后防复（二级预防）”的思想认识。

历代医家对中风的病因病机有较深刻认识的同时对中风的危险因素及先兆症状有深入的研究，提出一些预防措施，虽然有些内容尚不够完善，但为现代研究提供了理论和实践的基础，了解中风的危险因素，并及时消除或减轻其危害，掌握中风先兆的症状，早发现、早治疗，在中风的预防上确有重要意义。中风病二级预防是针对发生过脑卒中的患者，通过查找缺血性中风发生的病因，纠正所有可干预的因素，达到预防或降低再次发生中风即“复中”的危险。一、二级预防的方法基本是相同的，只是后者更严格。而中医学的“治未病”理论既包括了中风病一级预防，也包括了二级预防即预防“复中”的内容。亦即以中医药治疗中风病人的“气血亏虚，阴阳失衡，气血逆乱”的病机状态，从而达到预防“气血逆乱，阴阳不相维系”而发中风病的目的。

现代医学认为，作为缺血性脑血管疾病的重要病理基础的动脉粥样硬化、糖尿病、血栓形成均与血小板的参与有重要关系，“血小板微栓子学说”已被认为是那些短暂脑缺血发作的一个主要发病因素。血小板凝集物在局部释放血栓素 A_2，具有强烈的诱导血小板聚集和血管收缩作用，导致局部缺血、血栓形成，引发缺血性脑血管病。国外的脑卒中二级预防指南和规范：抗血小板治疗首选阿司匹林 50 ~ 325mg（A 级证据）。祖国医学认为，脑梗死多为气虚血滞，脉络瘀阻所致。由于气虚不能运血，气不能行，血不能荣，以致气血瘀滞于脉络，致使肢体偏瘫。因此，补气活血法则为祖国医学治疗脑梗死的最为确切的方法，从中医药的角度，选择具有抗血小板聚集作用的现代中药进行研究，将为脑血管病二级预防用药开辟新的途径。中药能够从多层次、多环节、多靶点地发挥药理作用，达到最佳的防治效果。而且中药制剂药效缓和，不良反应较少，最适宜作为二级预防用药长期服用。对单味药物及配伍方剂进行的大量药理研究也证实了中药具有保护脑组织、减少脑细胞损伤的作用。

150 中医药干预缺血性中风二级预防策略？

二级预防的最佳时机是中风病急性期。因此，需要提高中医药研究的方法和质量，开展高质量的临床研究，挖掘中医药的优势。中医学历来注重中风病的预防，从“治未病”的思想出发，有“早期（中风急性期）预防、既病防复”的二级预防策略。首先应该积极治疗和预防原发病；同时监控危险因素，控制血压、血糖、血脂；并应该养成生活规律、饮食清淡、坚持活动、戒烟限酒、心境平和等良好生活方式。部分患者尚应配合一些中成药等，以加强预防。中医学认识到了中风病的众多的危险因素，多数患者是两张或更多危险因素的组合，不同危险因素组合患者的发病危险不同，因此在开展二级预防的过程中，一定要重视对组合危险因素的联合干预和综合处理。危险因素的组合显著增加疾病的发生，同样对危险因素的联合干预也会增大预防的疗效，得到更大效益。

二级预防体现于缺血性中风病上，即要积极治疗和预防原发病；避寒温、慎起居、畅情志、适劳逸；部分患者应配合一些中成药；同时可以寓预防于饮食中，应用一些药食同源的中药如薏苡仁、天麻、决明子、菊花、枸杞子、山楂、槐米、葛根等，既能降血压，又能降血脂，可以长期服用；对于40岁以上，有以下症状（头痛加重、口干舌燥、头晕目眩、头重脚轻、舌硬麻木、语言蹇涩、一侧肢体麻木、活动不灵、一侧肢体无力、走路不稳、睡眠时口角流涎、记忆力突然减退、脑昏沉、突然心烦易怒、睡眠不宁、手足抽筋、肌肉跳动、突然视物昏花、手指震颤者；一过性晕厥，突然说话语无伦次者）之一者，属于中风复发的先兆表现，需服中药强化防治，以防止中风的发生等综合二级预防措施。

151 中风后吞咽障碍的中医辨证分型及临床治疗目标是什么？

对于中风后吞咽困难患者的综合治疗目标是：恢复或提高患者吞咽能力，减少吸入性肺炎的发生。通过包括内服药物在内的综合的方法，如：进食训练、口部功能训练、安全进食训导，训练内容包括口部肌肉以及咽喉肌肉的运动训练，使用感官刺激，如冰或震动来改善患者咽喉肌肉的感知能力；教导患者安全进食方法，训导其独立进食能力。目前尚无公认的中风后吞咽障碍中医辨证分型标准，有人通过对临床160例中风后吞咽困难患者的治疗，将其分为风痰阻络（57.5%）、痰热腑实（23.8%）、气虚血瘀（10.6%）、肝阳暴亢（4.3%）、阴虚风动（3.8%）五型。

具体的治疗方法以康复手段为主，主要包括：

（1）感官刺激法　感官刺激是通过触觉刺激，如冻感（用冷冻的棉签刺激）、磨刷感、震动感，增加患者吞咽功能的敏感度，刺激低张肌力，使肌力正常化的方法。

（2）口部运动锻炼法　包括口唇及面颊运动、牙关运动、舌头运动，目的在于强化与吞咽有关的肌肉，帮助患者提高进食能力。鼓励患者有意识地练习吞咽动作及咀嚼动作，训练吞咽肌、口周肌肉和舌头的功能；胃管未拔除的情况下，经常从口中滴入少量液体，促使患者练习吞咽动作；用一根弯头塑料软管，伸入患者口中让其吮吸液体，练习吞咽功能。患者初步具备吞咽功能后，家属喂食时尽量用小勺将食物送到患者的健侧舌根处，以利于患者吞咽；患者进食速度要慢，小口进食，确认口腔中没有残留食物后再进行第二口；逐步培养和训练患者的有关进食技巧，患者能够坐起时应将头部稍微前伸，保持食管的通畅，从少量和易于吞咽的食品开始，如液体—粥—半固体食物—软食—常规饮食，逐步过渡。

（3）软管吸入法　用一根软塑料管，导入食管，然后教患者经此管吸吮液体，以达到恢复吞咽功能的目的。

（4）改良坐姿　良好的进食姿势，也有助于食物自然流至咽喉及食管。

坚持练习，即使是中风严重的吞咽障碍，数月后也能有所恢复。所以，应当树立起患者的信心，发挥其主观能动性，努力锻炼。

152 中风抑郁发生后，临床上对患者有哪些影响？其中医发病机制及辨证分型是什么？

中风后抑郁是指脑卒中后出现的抑郁状态，表现为情绪低落、自责自罪、兴趣减低、行动减少、生活没有乐趣等，严重者可引起自杀，是脑血管疾病常见的并发症之一，高达30%～35%。由于它能延缓神经功能缺损的恢复时间，故严重影响患者的生活质量和脑卒中后的康复。

中医学中无“中风后抑郁”之病名，按其临床表现，可归属于中医“郁证”范畴。早在《内经》中即有“忧愁者，气闭塞而不通”。金元时期，朱丹溪提出“气郁，血郁，痰郁，湿郁，热郁，食郁”的六郁学说，认为以气郁为先，而后血，痰，热，湿，食等诸郁才能形成。明代张景岳最早在《景岳全书·郁证》中提出“因病致郁”和“因郁致病”的学说，并提出“郁由乎心”的观点，认为气机不畅，血瘀阻络为病机核心。总之，中医对中风后抑郁的病因病机认识可归纳为内伤，七情致气血郁结，脏腑功能失调，气血逆乱影响脑主神明，其病位在脑，与心、肝、脾、肾密切相关，证属本虚标实，多为虚实夹杂证侯。

目前尚无统一的辨证分型。部分采用中国中西医结合学会精神病专委会在九江会议上制定的“抑郁症的中西医结合辨证分型标准”，分为肝肾脾虚证、肝血瘀滞证、心脾两虚证、脾肾阳虚证四型。但多数学者结合临床经验，针对不同的病因病机，采用相应的辨证分型。如闫咏梅等辨证为风痰阻络，肝郁气滞证、肝阳上亢，郁火内蕴证、气虚血瘀，心脾两损证、肝肾不足，忧郁伤神证四型；王海荣等将本病分为肝气郁结、气郁化火、心脾两虚、忧郁伤神四型；刘志顺等辨证为风痰上扰、肝肾阳虚、气虚血瘀三型；孙妍等分为肝气郁结、肝郁脾虚、心神失养、痰瘀阻滞、髓海空虚五型；吕向阳等结合经方辨证，分为心阴不足、脾肾阳虚、瘀血内阻三型。

153 情志调节如何预防中风病发病？对中风后抑郁患者应如何实施？

情志调节对于中风病先兆症的防治有重要意义。因为激越的情志对人体健康有直接的危害，这种危害可使五脏功能紊乱，精气不能内守，形神不能相依而为病。因此，调节情志预防中风病就是以正常的情志活动影响脏腑功能活动，从而达到协调脏腑功能预防中风的目的。就应该让需要预防中风的人做到：①经常保持乐观愉快的情绪，恬淡无妄，清静内守，对大喜、大悲等过度精神刺激，要能够自持，泰然处之。②鼓励他们多接触社会，多主动交流；告知其家属，多理解，少指责，让他们主动感到自己仍然是社会所需要的人。

辨证论治，整体调护对中风后抑郁患者是重要的。中风后抑郁症患者康复是一个循序渐进的过程，不能急于求成，需要医生、护士、患者及家属人员的共同努力，坚持不懈。临床上历来都非常重视护理对于本症的康复作用，护士在协助进行药物康复治疗的同时，密切观察患者的情志变化，掌握患者的病情动态，从饮食、生活起居、功能锻炼和心理护理等多方面对患者施护，并为患者及其家属提供本症的有关知识和护理技巧。因此，护士在患者康复过程中不仅担任治疗者，还起着协调者、观察者和宣教者等作用，对促进中风后抑郁患者的早日康复有着重要的影响。患者是一个身心环境相互作用的整体，因此家庭和社会的支持对疾病康复十分重要。家庭关系是最重要的社会关系之一，如果家庭关爱丧失，就意味着缺乏稳定的社会支持。因此良好的家庭氛围、融洽的家庭关系及家庭支持程度的高低可直接影响中风后抑郁患者的康复，及时正确地发现和处理中风后患者的情感障碍是中风康复工作中不可忽视的环节。家庭干预便是将这一道理运用于临床护理研究，把社会、家庭、医院联系起来，将临床治疗与康复从医院延伸到家庭。通过对患者及其家属进行心理疏导，疾病知识介绍，缓和家庭气氛，行为认知干预等系统措施的介入，改善或促进良好而有效的干预，提高患者的生存质量。有学者研究发现，家庭干预对心境障碍的治疗取得较好效果，且在疗效与服药依从性两方面均明显高于对照组。随着社区护理体制的逐步健全，精神康复的院内社区循环已成为发展趋势，促进了医患之间、患者与家属之间的相互交流沟通，并巩固和提高了药物治疗和功能锻炼的效果，对于加速患者的康复、改善家庭关系以及创造社会效益均具有重要意义。目前中风后抑郁越来越受到重视，综合治疗渐成为趋势，提倡早发现、早干预。多种疗法相结合可减少不良反应的发生，改善患者的生存质量。

154 中风后遗症期，肌张力高的中医疗法有哪些？

中风后遗症期，肌张力高主要表现为痉挛状态。痉挛状态是康复过程中的难点，能否较好的抑制痉挛是康复的关键。中医疗法主要有：

（1）针灸　针对偏瘫上肢以屈肌和下肢伸肌进行强刺激（多上肢取阳经穴，下肢取阴经穴），并行拮抗肌取穴法，避免针刺优势肌群，引起痉挛模式的强化，拮抗肌取穴为治疗偏瘫患肢痉挛提供了一种有效可行的办法。

（2）推拿　中医按摩循经治疗及不同手法的使用，对于抑制痉挛等，可以起到很好的作用，但亦应避免对痉挛组肌肉群的强刺激。

（3）康复训练　①抑制下肢痉挛的训练：抑制下肢伸肌痉挛。如桥式运动。②抑制上肢痉挛的训练：抑制上肢屈肌痉挛。坐位，患侧上肢支撑，保持肩关节外展，肘关节伸展，腕关节背伸，指关节伸展。③避免肌力训练，防止误用综合征的发生。如：避免强化抓握反射。

（4）腹针疗法　选择穴位中脘、气海、水分、关元称为“引气归元”可健脾养胃以聚积气血，培肾固本以鼓动气血，滑肉门、外陵称“腹四关”可通调引导气血使之上输下达到需要濡养的肢节，促使患肢症状缓解。

（5）药物敷贴　中药敷贴治疗中药饼药物组成：川芎 90g，赤芍 30g，桂枝 10g，艾叶 40g，路路通 10g，红花 10g，伸筋草 30g，透骨草 20g，将中药磨成粉，与适量蜂蜜调和，制成铜钱大小药饼。药饼贴敷穴位：合谷、外关、手三里、曲池、手五里、肩髎、肩井以及局部痛穴。

（6）中药擦剂　外用通络舒筋擦剂配合推拿。将适量的通络舒筋擦剂涂擦于患肢肌张力增高的肌群及肌头两端。用手掌擦匀，手指摩擦肌群处，配合手法推拿 30 分钟。推至皮肤有温热感、肌肉有松软感为宜，每天早晚各 1 次。30 天为 1 个疗程。通络舒筋擦剂药物组成及配制：红花 5g，川芎 15g，草乌 10g，赤芍 15g，黄芪 10g，苏木 10g，栀子 20g，泽兰 10g。取上药粉碎成粗末，用 75% 乙醇 500ml 浸泡 1 周，用渗滤法提取药液，静置过滤后，每 100ml 内加入透皮剂 5ml。

155 中风后疲劳的定义？中医如何认识中风后疲劳？

中风后疲劳国内研究较少，国外学者已认识到它的普遍性和重要性，相关研究逐年增多。在定义方面，瑞士学者 Staub F 等认为是："在精神活动中的早期困倦的感觉，伴随疲乏、精力缺乏、主动努力不能"；荷兰学者 Van der Werf SP 用"精力疲劳"来描述中风患者疲劳的感觉；瑞典学者 Glader EL 指出："疲劳经常表明躯体或精神上的能量缺乏"。在中风后疲劳的高发性和危害方面有较多认识，1999 年英国学者 Ingles 等研究发现，68% 有自述疲劳，结论认为："中风后患者自我报告疲劳发生率明显高于老年对照组。中风病人疲劳的高发生率与伴发疾病种类的增加无关，疲劳与抑郁是中风后的独立现象"。我们认为疲劳是中风后抑郁的早期表现。

在中医古籍中常有"懈怠"、"懈惰"、"四肢劳倦"、"四肢不举"及"四肢不欲动"等与疲劳类似的表述，如《素问·示从容论》指出："肝虚肾虚脾虚，皆令人体重烦冤"。脑中风是累及多脏腑的疾患，其基本病机在于肝肾两虚，气血不足，产生的"风、火、痰、瘀"等病理产物又滞留为患，导致脑脉痹阻或血溢脉外，是典型的虚实夹杂证。肝肾不足，气血虚弱，经脉失濡，四肢不用，则发为疲劳；大病久病之后，脏气已伤，正气日损，正气在短时间内难以恢复，且"风、火、痰、瘀"等病邪客滞久恋不去，必致其虚。中风病患者大多年老体衰，数病缠身，多脏已亏，正气日虚，脏腑功能低下，肾中精气不足，诸多因素最终导致"病理性"疲劳的出现。此外，中风后患者社会角色迁移，心情压抑或不畅，或有不良情志刺激，加之社会、环境因素的变化或影响，均可导致机体神经、体液调节紊乱、免疫功能异常而产生疲劳。陈红霞等研究发现中风患者的中风后疲劳的发生率高达76.9%，与年龄呈正相关关系，各年龄段均可出现疲劳现象，与病程有负相关倾向；女性发生率略高于男性，中医证候以气虚证、血瘀证和痰证占绝大多数，且证候多为兼挟，以气虚血瘀、气虚痰瘀及风痰瘀血三证最为常见。结论：中风后疲劳发病率高，证候多变，影响因素多，对中风后疲劳用益气法治疗已被中医学界普遍认可。

156 中风病患者生活质量下降及中医改善中风病患者生活质量表现各是什么？

中风病是目前严重危害人类健康和生命的疾病之一，因其发病率高，致残率高，死亡率高，给家庭和社会造成很大的负担。有的学者从患者的躯体、心理、社会功能、物质生活条件、症状等方面来全面评估脑卒中患者的生活质量。结果表明，脑卒中的发生，确实不仅给患者带来躯体功能的障碍，而且对患者的心理健康状态、社会功能以及经济等诸多方面均带来严重损害，具体表现在：与对照者比较，患者睡眠质量差，缺少精力，进食与性生活受到影响，躯体运动功能、感觉功能受到损害，躯体的各种不适症状多，精神紧张度高，焦虑、抑郁等负性情绪多，缺少满足感、幸福感等正性情感，认知功能受到明显影响；业余娱乐生活减少，工作能力几乎丧失，婚姻与家庭的职责也难以完成，经济开支增大。使患者生活质量的各个方面均受到严重损害。

中风后遗症表现为认知和行为上的异常，这些障碍可导致严重的身体残疾和社会失调，常影响患者的日常生活活动能力及社会心理行为，使其生活质量大大降低，因此，生活质量的评估对中风患者的治疗有很大意义，中医在改善中风患者生活质量表现在以下方面：

（1）运动功能康复　中风的运动障碍以偏瘫为主要表现，除上述现代康复疗法外，针灸和巨刺法在临床上已证实有良好疗效。巨刺法与促进技术中的Brunnstrom疗法有相似的原理，即在瘫肢无随意运动或随意运动相当弱者，利用双侧的联合反应加之瘫肢随意运动的尝试而引发随意运动。软瘫期在健肢侧取穴，痉挛期在瘫肢侧拮抗肌上取穴治疗，可取得良好效果。巨刺法同其他康复疗法一样，也强调早期介入，其最佳针刺时机应为发病半个月以内。

（2）言语功能的康复　中医认为人的语言与心、脑、肾的关系最为密切，针灸治疗能疏通经气，调理脏腑，恢复气血正常运动及脏腑的正常生理功能，头针疗法多取言语区进行刺激以影响相应的大脑皮质区的功能活动。舌针疗法多强调舌局部放血、强刺激，通过神经反馈信息本身的自我调节，使基本功能恢复。此外，还有采用电针、眼针、磁化针、中药湿敷等方法均在临床上取得良好效果。

（3）认知功能的康复　中医认为，神志即认知，为心所主，认知障碍是心神被扰和失养所致，头为“元神”、“精明之府”之外廓，经络分布密集，经气浅在，刺激头穴可以鼓舞阳气，调理神志，醒脑开窍，对促进中风后智能障碍的恢复优于体针，是治疗的首选穴。研究表明，通过刺激某些特定头穴（神庭、本神、四神聪及运动区等），可使中风患者的微循环血流加快，血流状态也得到改善，使组织灌流量增加，从而改善中风患者大脑的血氧供给。早期介入中风患者的治疗，有助于改善患者病灶周边细胞（处于不完全缺血状态的细胞）的血氧供应，激活其残存的功能，如语言能力、记忆力、定向力、复杂操作能力等，从而提高患者的生活质量。

（4）心理功能的康复　中医认为，脑为元神之府，中风者窍闭神匿，神不守舍而致神乱诸症。治疗当开窍醒神，导气润神取百会、四神聪可直达病所，施以“扬刺法”，五针并刺，透向四周，催气导气，可收调神定志之功效。另外，情志与肝关系密切，可配合疏肝理气的中药以调畅情志，增强疗效。

157 如何提高中风病患者治疗用药的依从性？

提高患者用药的依从性，要根据患者不同的病情、不同文化层次、不同年龄、不同职业等，采取不同的有效措施。

（1）提高患者用药依从性的主要措施，很大程度取决于医师的治疗方案与患者对疾病的认识。医师根据病情应尽量简化治疗方案，将临床联合用药的复杂性降低到最小程度，充分考虑所用药物的不良反应，并对患者进行依从性用药的教育，鼓励患者依从性用药战胜疾病。

（2）充分利用医院的壁报栏广泛开展健康教育，使患者自觉地采取有利于健康的行为，提高对自身疾病的认识，正确理解治疗方案，促使患者家属积极配合，支持和监督病人依从性地接受治疗。有条件的医院可对住院患者或离退休的门诊病人，开办用药依从性短训班，开展医疗咨询服务，提高患者依从性用药安全有效的自觉性。

（3）医院药师不断更新专业知识，提高业务素质，明确常用药物与重要治疗药物的用法、用量、注意事项、配伍禁忌，正确指导病人用药。药师在发药时逐一说明服药时间、用法用量、饭前或饭后，可能产生的不良反应。对老年或耳聋、记忆力差的患者，既要在发药时交待清楚，又要在药袋或药盒上写清楚，防止错服或误服，减少不依从性用药的发生。

（4）各级医疗卫生单位要加强医德医风建设，改善服务态度。患者由于疾病的折磨，往往心境不佳，多数患者医学知识局限，情绪波动较大，精力不集中，医药护人员热情、耐心、良好的服务态度会给患者带来很大的安慰，取得患者的信任，能在一定程度上提高患者用药的依从性。另外，医药护及医院管理人员语言规范化也很重要。医师在诊断时的询问，药师在发药时的交待要通俗、简洁、明确、肯定，患者来自社会各阶层，文化阅历差别较大，医药知识深浅不一，交待时切不可语无伦次，颠三倒四，使患者听不懂也记不住，直接影响患者治疗依从性。

（5）医院加强对药品宣传的管理，遏制某些推荐使用进口药品、价格昂贵的药品的现象，使低经济收入的患者得到有效的药物治疗。

（6）患者用药不依从性的现象相当普遍，而影响患者依从性用药的原因很多，考查患者服药依从性至今尚未有一个完全正确的标准，作为医院统计患者依从性用药指标，可否用理论百分率来表示值得探索，有人提出：依从性（%）=（NDP-NME）/（NDP）×100%，式中 NDP 指处方或医嘱规定的给药次数、剂量，NME 指患者服药的失误次数、剂量。通常其比值大于90%，是否可表示依从性比较理想，有待研究。

158 中风病患者健康的生活方式是什么？

中风病患者健康的生活方式是：慎起居、戒烟酒、调情志、远房帏。饮食不宜过饱，对于肥胖之人，要节减食物，控制体重。

对患者进行全程的生活护理指导，尤其是脑中风患者，不仅要及时的治疗康复，还要防止再次中风的发生，这就要求我们在患者出院后仍要不间断地给予指导，协助家属纠正患者的不良生活习惯，去除引起脑中风的危险因素。

（1）纠正不良的生活习惯　吸烟、酗酒已被证明是引起脑中风的独立危险因素，必须监督患者戒烟限酒，宜低盐、低脂肪饮食，忌食油煎、油炸食品，对糖尿病患者更要仔细的制定食物的种类和每天的数量。

（2）适当的运动　脑中风患者要积极的进行适当的锻炼，

在疾病的早期最好有家人的陪同，这对康复和防止再中风是十分有利的，但不要急于求成，避免过度的运动造成机体的损伤；更不要在炎热或寒冷的天气进行锻炼，这容易引起血压的突然变化而诱发心脑血管事件的发生。

（3）按时服用一定数量的药物，特别是合并高血压或糖尿病的患者，不要随便停药或减量，一定要在医师的指导下进行，当然也不要随意加量。

（4）及时复查　当脑中风患者出现一些新的情况或身体有不适时，一定要看医生，不要自己在家随意的服用药物，以免耽误病情。

（5）中风病患者饮食宜营养丰富，但须清淡，宜多食粗粮、蔬菜，尤其提倡海藻类、豆类，避免肥甘油腻及刺激性食物，多食水果，防止便秘。对于阳闭者，除鼻饲混合奶（牛奶500ml、豆浆500ml、鸡蛋2.5个、糖7.5g、盐2.5g，共1000ml）外，应每天给菜汤200ml，可用白菜、菠菜、芹菜等。或饮绿豆汤、鲜果汁亦可，且有清热之功。对阴闭者，除鼻饲混合奶之外，每天可用苡仁、赤小豆、生山药煎汤，而后鼻饲200ml左右，具有健脾化湿之作用。中经络以半身不遂为主的患者，在急性期可按清淡饮食以清内热、化痰湿、散瘀血为主，至恢复期以后则可参考清淡饮食清热育阴、健脾和胃为主。

159 如何对中风病患者适量运动进行指导？

中风病患者只有适当的锻炼才有好的效果。因此，进行康复锻炼时要注意以下原则：

（1）持之以恒　每日至少锻炼1次，坚持不懈。否则锻炼的效果不易巩固。

（2）循序渐进　逐渐提高运动难度和运动量。

（3）因人而异　要根据各自的病情和身体状况选择适当的锻炼方式和运动量。

（4）若患者遇到下列情况应停止康复训练　①高血压患者在安静状况下收缩压 > 180mmHg，心率 > 100 次/分。②冠心病伴脑血栓患者，心电图异常有心绞痛发作。③脑血管病患者合并上消化道应激性溃疡、心力衰竭、肺水肿、高热及肺部感染。

（5）劳逸结合，动静交替，优化训练组合　脑血管病患者应在康复师的指导下，动静结合地把康复训练的各项穿插在一天之中，如体育疗法、音乐疗法、心理疗法、饮食疗法、氧疗法、语言训练、记忆训练、功能训练、心理训练、认知训练、感觉训练等，创建并制定符合患者个体差异的最优化训练组合，使接受康复的患者愉快地接受各种康复训练。同时避免屏气动作及过度用力。如果运动后出现肌肉紧张，说明运动量已经过大，要适当减少。

（6）注意安全，防治意外。

（7）加强正常肢体及躯干功能的锻炼，以代偿残肢功能。

（8）预防废用综合征，防治肩发僵、肢体挛缩畸形等后遗症。

（9）在日常生活功能训练时，要学习使用辅助装置及简单工具。

（10）要按神经系统疾患康复原则进行锻炼。运动量开始要小，病后数周再开始功能训练。可适当配合针疗、气功、按摩、理疗等，促进功能恢复。

160　“风痱”的古今认识及辨证要点是什么？

风痱是一种慢性虚损疾病，以站立不稳、左右摇晃、行走不稳、步态蹒跚、易于跌倒、动作笨拙、辨距不良、手足震颤、取物或拿物不稳等运动失调症状为主要临床表现，也可伴有言语不清、发音难辨、思维迟钝、记忆力减退、计算力降低等言语障碍和神智障碍的疾病。

（1）古代对痱病的认识　“痱”首见于《内经》。《内经》有两处关于“痱”的记载，其一，《灵枢·热病》记载：“偏枯，身偏不用而痛，言不变，志不乱，病在分腠之间，巨针取之，益其不足，损其有余，乃可复也。痱之为病也，身无痛者，四肢不收，智乱不甚，其言微知，可治，甚则不能言，不可治也”；其二，《素问·脉解》：“所谓入中而瘖者，阳气已衰，故为瘖也。内夺而厥。则为瘖痱。此肾虚也，少阴不至者厥也”。丹波元简引楼氏云：“右内经论中风之浅深也，其偏枯，身偏痛，而言不变，志不乱者，邪在分腠之间，即仲景、东垣所谓邪中腑是也。痱病无痛，手足不收，而言瘖志乱者，邪入予里，即仲景、东垣所谓邪中脏是也。痱，废也，痱即偏枯之邪气深者。痱与偏枯是二疾。以其半身无气荣运，故名偏枯。以其手足废而不收，或名痱，或偏废或全废，皆曰痱也”。《黄帝内经素问校释》：“徘，通痱，废也。瘖徘，病名”。《奇效良方》云：“瘖痱之状，舌瘖不能语，足废不为用”。罗石标云：“徘，当为痱。偏瘫”。“风痱”一词首见于隋代巢元方《诸病源候论》。《诸病源候论·风病诸候》曰：“风痱之状，身体无痛，四肢不收，神智不乱，一臂不遂者，风痱也。时能言者可治，不能言者不可治”。可见《诸病源候论》所论“风痱”与《灵枢·热病》所论“痱”实为同一种病。其主要表现为“身体无痛，四肢不收”，根据病情的轻重，又有语言和神志方面的改变。

（2）今人对痱病的认识

李戎云：“痱，病证名。相当于现代医学脑血管意外后遗症的一种”。《中医大辞典》：“痱，义同废。是一种中风后遗症……临床表现主要为肢体瘫痪，身无痛，或有意识障碍。以手足痿废而不收引，故名”。国家标准疾病名称将脑卒中后遗症称为风痱。风痱（中风后遗症）条称：“风痱，又名喑痱，相当于西医学的中风后遗症。多为中风之后，风痰上扰，瘀阻经络，或肾虚精亏所致，以中风后舌喑不能言，足废不能用为主要表现的痿病类疾病”。《内经词典》：“痱，病名。症见四肢软瘫不能活动，神志稍乱，轻者能言，重者不能言”。而张纲的《中医百病名源考·痱》有云：“先秦时期初以‘痱’而名病者，则本谓‘神识昏迷、无所觉知’之风中脏腑之证也”。

西医学中的遗传性共济失调，尤其是遗传小脑性共济失调，脊髓结核等病，以及某一疾病在其发展过程中出现有上述症状的均可参照风痱辨病。

（3）风痱的辨证要点　风痱的辨证要点是以肾元虚损为主，临证又各有侧重。

1）以脑髓亏损为主要表现的，可见腰膝痠软或疼痛，站立不稳，步履不正，行走摇摆，两手笨拙，发音难辨，或急或缓，或高或低，甚则不能构音，耳鸣耳聋，阳痿遗精，经少经闭，二便异常，舌淡，两尺脉弱。

2）以肾阳虚损为主要表现的，可见腰膝痠软，肢体发凉，阳痿，泄泻，面色㿠白，精神萎靡，站立不稳，行走摇摆，经少经闭，遗精遗尿，舌红少苔，脉细数。

3）以肾阴亏损为主要表现的，可见腰膝痠软，手足心热，咽干口燥，构音不利，失眠多梦，站立不稳，行走摇摆，经少经闭，遗精遗尿，舌红少苔，脉细数。

4）以肾气不固为主要表现的，可见腰膝痠软，站立不稳，行走摇摆，构音不利，小便频数，余沥不尽，遗尿失禁，夜尿频多，遗精早泄，脉虚无力，舌淡。

5）以脾气虚弱为主要表现的，可见腰膝痠软，站立不稳，行走摇摆，双手笨拙，少气懒言，神疲乏力，纳呆食少，智力低下，发音难辨，脉弱舌淡。

风痱的中心证候特点是：运动失调，言语障碍，智能障碍，其他还可有视力和听力障碍。

161 风痱的病机转化是什么？辨证及治疗思路是什么？

风痱病的基本的病机是肾元不足，突出表现为肾中精气不足，肾窍、肾府失养，故而上则耳鸣、耳聋，下则二便异常、阳痿遗精、月经量少或经闭，腰膝痠软或疼痛。由肾虚也可导致运动失调、构音困难、智力低下等。

本病为慢性虚损性疾病，在辨证论治时首先应明确病位，区别阴阳、气血的虚损主次，抓住病机本质，分清轻重缓急。本病的证候表现比较复杂，应根据主要症状辨明不同病机，有针对性的施治。

（1）始终重视肾元虚损在整个病情的主要地位，即以肾精失藏、气化失司为基本病变，腰膝痠软或痛，耳聋耳鸣，排尿失常，生殖能力低下，发育不良为常见证。

（2）在疾病发展过程中，脏腑的阴阳气血在某一阶短随着患者所处的环境、气候、饮食、情绪等方面的影响而变化，临证应有所侧重。偏阳虚者，兼有肢体发凉、精神萎靡、面色㿠白、大便泄泻、舌淡、苔白水滑、脉沉迟等；偏阴虚者，兼有咽干口燥、手足心热、失眠多梦、两颧潮红、舌红少苔；封藏失职者，兼有小便频数、余沥不尽、遗尿失禁、夜尿频多、遗精滑精等；脾气虚弱者，兼有少气懒言、神疲乏力、自汗、动则加剧、纳呆食少、脉虚无力。

（3）本病以虚为主，但在病情发展中也兼见虚实夹杂的病理变化。风痱病主要是由肾元亏虚所致的慢性虚损性疾病，治疗宜在补肾填精这一基本治法的基础上各有侧重。

1）宜注意滋补、温养、固摄、健脾：滋补主要是滋补肾之阴精；温养主要是温补肾之阳气；固摄主要是固摄下元，使肾之精气不致漏泄；健脾乃使后天脾胃化源充足以滋养先天之肾。

2）在补虚扶正的基础上兼顾祛邪，以祛除在疾病发展过程中产生的痰浊和瘀血。

3）忌频繁更法调方、疗程过短。

162 为什么说补肾填精法为风痱的基本治法？临证中，地黄饮子的适应证是什么？

本病的基本病机为肾元不足，在此基础上，随病理进展，又可出现肾气不固，脾气虚弱，两后者又可影响和加重肾元亏虚，同时由于脾肾俱虚，加重病情。因此，应根据标本缓急的治疗思想，平素宜补肾填精，同时注意先后天并重的培补思想，并以此为基本治法。

风（瘖）痱的病因病机多责之于肾。《素问·脉解》第四十九篇云："所谓人中为喑者，阳盛已衰，故为喑也。内夺而厥，则为喑痱，此肾虚也，少阴不至者，厥也"。结合现代临床观察，此类患者发病年龄多在中年以上，病情较重，病程较长。年老则正气自虚，久病则精血渐耗。正气不足，精血亏损，血运不畅，筋脉空虚，舌本失养是本病的基本病理机制。因此，对于风（喑）痱症的治疗，基础在于补肾填精。

临证中，地黄饮子适用于肾元不足，脑髓亏损的风痱证。症见腰膝痠软或疼痛，站立不稳，步履不正，行走摇摆，两手笨拙，发音难辨，或急或缓，或高或低，甚则不能构音，耳鸣耳聋，阳痿遗精，经少经闭，二便异常，舌淡，两尺脉弱。

地黄饮子出自刘河间的《宣明论方》。《宣明论方》卷二地黄饮子条："瘖痱证主肾虚，出《素问·脉解论》。内夺则厥，舌瘖不能言，二足废，不为用。肾脉虚弱，其气厥不至，舌不仁。经云：瘖痱，足不履用，声音不出者，地黄饮子主之。治瘖痱，肾虚弱厥逆，语声不出，足废不用"，亦宗《内经》喑痱的病机而设的方剂。

河间地黄饮子是金元四大家之首刘完素所创，用于治疗肾阴虚弱，虚阳暴越，突发口噤舌喑，手足厥冷，四肢不能运动的瘖厥风痱证。本方以熟地黄滋养肾阴为主，所以用地黄作为方名。方中肉桂、附子、苁蓉、巴戟天等引虚阳返归肾中；麦冬、五味子补益肺肾的阴液，石斛滋胃阴而平肝，山茱萸温肝而固肾中精气；远志、茯苓、菖蒲等养心开窍而通心肾，协调水火，使浮越在上的虚火重归于肾中，肾阴充足后就能养肝，阴阳平衡，五脏皆安，喑厥风痱等证皆除。

163 治疗风痱的单验方及食疗方都有哪些？

单验方：

（1）熟附子 20g（开水先煎 2 小时，不麻为度，加其他药同煎 15 分钟），桂枝 10g，当归 10g，三七（研粉兑服）5g，全蝎 10g，蜈蚣 2 条，黄芪 30g，吴茱萸 3g，每日 1 剂，分 2～3 次服，忌酸冷。用于阳虚之证。

（2）天麻、钩藤（后下）、僵蚕、怀牛膝、桑枝各 10g，磁石（先煎）、珍珠母（先煎）各 90g，桂枝、琥珀各 6g，水煎服。用于阴虚阳亢之证。

（3）生黄芪、鸡血藤各 30g，当归、川芎各 12g，桃仁、地龙、川牛膝各 15g，红花 10g，甘草 6g。水煎服，每日 1 剂。用于气血亏虚兼有瘀血阻络者。

（4）丹参 20g，川牛膝 15g，川芎、葛根、桃仁、红花、赤芍、僵蚕、地龙、天竺黄、炙胆星各 10g，水煎服。每日一剂。用于痰瘀阻络者。

（5）首乌健脑汤　首乌 24～30g，枸杞子、当归、川芎各 15g，黄精、生地黄、熟地黄各 18g，制南星、远志、石菖蒲各

6～8g，白芍24～60g，郁金8～24g。为健脑基础方。

食疗方：

（1）猪肾核桃粥　猪肾一对，去膜切片，再用人参、防风各1.5g，葱白2根，核桃肉2枚，加粳米同煮为粥。适用于肾元不足耳鸣者。

（2）桑葚膏　鲜桑葚1000g，洗净，加水熬煮，30分钟取煎液1次，共取煎液2次，再合并煎液，以文火煎煮至稠黏时，加蜂蜜300g，至沸，停火，待凉后装瓶。每次服1汤匙，每日2次。适用于肾阴匮乏便秘者。

（3）黑豆圆肉大枣汤　黑豆50g，桂圆肉15g，大枣50g，清水3碗，煮至2碗，早晚2次服用。适用于肾阴匮乏盗汗者。

（4）归参山药猪腰　猪腰500g，切开，洗净，加入当归，党参，山药各10g，水适量，清炖至猪腰熟透，捞出猪腰，切成薄片，浇调料即可。适用于肾阴匮乏失眠者。

（5）羊脊粥　羊脊骨1具，洗净，剁碎，肉苁蓉30g，菟丝子30g，纱布包扎，加水适量，煮4个小时，取汤与大米各适量，再煮成粥。适用于肾元不足，封藏失职者。

（6）韭菜籽（炒黄）6g，炒车前子12g，核桃仁3g，薏米30g，加水煮成粥，待温饮服，每日1次。适用于脾肾阳虚者。

164 风痱的转归和预后是怎样的？

（1）肾元不足、脑髓亏损　肾元不足可发生阴阳偏衰的情况，向肾阳虚损或肾阴亏乏的证候转化。先天不足累及后天时，可向脾肾两亏、脑髓空虚的证候转化。

（2）肾阳虚损　阳损及阴时，可向阴阳两虚的证候转化，肾阳不足累及后天脾胃时可与脾气虚弱的证候叠加。

（3）肾阴亏损　阴损及阳时，可向阴阳两虚的证候转化，也可累及后天脾胃，与脾气虚弱的证候叠加。

（4）脾肾两亏、脑髓空虚　肾亏可发生阴阳偏衰的情况，向肾阳虚损或肾阴亏乏的证候转化，形成二者与脾气虚弱、脑髓空虚的证候叠加。

《医宗金鉴·杂病心法》认为："四肢不收无痛痱，偏枯身偏不用痛，其言不变志不乱，邪在分腠五物汤能，甚者不能言为痦痱，夺厥入藏病多凶。注：风痱、偏枯、痦痱三病，皆属外中，而有微甚浅深之别也。风痱，谓四肢不收，身无痛处。偏枯，渭半身不遂，身有痛处。其言不变志不乱，乃邪微浅，病在分腠荣卫之间，以黄芪五物汤能补荣卫而散风邪也。甚者不能言，志乱神昏，则为痦痱，乃肾虚内夺，少阴不至而厥，其邪已入于藏，故曰病多凶也"。

可见，本病被古今医家视为顽疾，《内经》便有"不可治"之训，治疗极其困难。早期症状轻微者，疗效尚可；后期症状严重者，疗效不佳。其起病隐袭，病情逐渐加重，表现为一种缓慢的发展过程，多数患者早期仅有运动失调的表现，而且症状轻微，继而运动障碍不断加重，乃至不能行走，并可伴有构音困难和智力低下，最终丧失工作能力和生活自理能力。

（黄　燕　王新志　王立新　杨佳华　吴彦青）

（二）眩　晕

165 眩晕相当于现代医学什么病？

西医中的眩晕是指自身或环境的旋转、摆动感，是一种运动幻觉。头晕是指自身不稳感；头昏是指头脑不清晰感。西医中的眩晕、头晕、头昏指的是症状，而中医学的眩晕指的是病证。中医学的眩晕包括西医学中所说的以"眩晕"、"头晕"、"头昏"

为主要症状的疾病。这些疾病包括：

（1）中枢性眩晕　脑干、小脑神经核以及核上性病变所造成的眩晕。多伴有其他神经系统损害的症状，体检可见神经系统局灶性损害体征，大部分中枢性眩晕的病灶位于后颅窝。

1）血管源性：多是椎-基底动脉系统血管病变的结果。包括椎-基底动脉系统的短暂性脑缺血发作、椎-基底动脉供血不足、锁骨下动脉盗血综合征、小脑或脑干梗死、小脑或脑干出血。

2）肿瘤性：小脑或脑干肿瘤、桥小脑角肿瘤。

3）脑干或小脑感染。

4）多发性硬化。

5）颅颈交界区畸形：常见 Chari 畸形、颅底凹陷、齿状突半脱位等。

6）药物源性：如卡马西平、苯妥英钠、急性酒精中毒、重金属、有机溶剂、常见的耳毒性药物等。

7）其他少见的中枢性眩晕：偏头痛性眩晕、癫痫性眩晕、颈性眩晕、外伤后眩晕（颞骨骨折、内耳穿通伤、迷路震荡等）。

（2）周围性眩晕　脑干神经核以下病变，绝大多数系耳部疾患引起，除眼震和有时可能伴听力下降外，患者没有相关的神经系统损害的症状和体征。

1）无听力障碍性周围性眩晕：常见的疾病有良性发作性位置性眩晕（BPPV）、前庭神经炎；少见的疾病有上半规管裂综合征、双侧前庭病、家族性前庭病、变压性眩晕。

2）伴听力障碍性周围性眩晕：常见疾病有梅尼埃病、迷路炎；少见疾病有外淋巴瘘、大前庭水管综合征、突发性耳聋、前庭阵发症、耳硬化症、自身免疫性内耳病。

（3）精神疾患及其他全身疾患相关性头晕

1）精神疾患：焦虑症、抑郁症。

2）其他全身疾病相关性头晕：血液病（白血病、贫血等），内分泌疾病（包括低血糖、甲状腺功能低下或亢进等），心脏疾病时的射血减少，低血压性，各种原因造成的体液离子、酸碱度紊乱，眼部疾患（眼肌麻痹、眼球阵挛、双眼视力显著不一致性等）。

（4）原因不明性　仍有15%～25%的眩晕患者，不能明确病因。

166 眩晕的中心证候特征是什么？

在眩晕的急性发作期常以肝阳上亢、痰湿中阻、瘀血阻窍为主，标实突出，在疾病的缓解期为肾精不足、气血亏虚为主，二者常兼有血瘀而虚瘀并存。

（1）肝阳上亢证　眩晕，耳鸣，头目胀痛，口苦，失眠多梦，遇烦劳欲怒而加重，甚则仆倒，颜面潮红，急躁易怒，肢麻震颤，舌红苔黄，脉滑数。

（2）痰湿中阻证　眩晕，头重昏蒙，或伴视物旋转，胸闷恶心，呕吐痰涎，食少多寐，舌苔白腻，脉濡滑。

（3）瘀血阻窍证　眩晕，头痛，兼见健忘，失眠，心悸，精神不振，耳鸣耳聋，面唇紫暗，舌暗有瘀斑，脉涩或细涩。

（4）气血亏虚证　眩晕动则加剧，劳累即发，面色㿠白，神疲乏力，倦怠懒言，唇甲不华，发色不泽，心悸少寐，纳少腹胀，舌淡苔薄白，脉细弱。

（5）肾精不足证　眩晕日久不愈，精神萎靡，腰痠膝软，少寐多梦，健忘，两目干涩，视力减退；或遗精滑泄，耳鸣齿摇；或颧红咽干，五心烦热，舌红少苔，脉细数；或面色㿠白，形寒肢冷，舌淡嫩，苔白，脉弱尺甚。

（6）肝肾阴虚证　头晕目眩，耳鸣如蝉，久发不已。健忘，两目干涩，视力减退，胁部隐痛，腰痠膝软，咽干口燥，少寐多梦。舌质红，苔少或无。脉细数。

（7）外感风邪证　眩晕，外感风寒则流清涕，咳痰色白稀薄，咽痒，无汗。风热则流黄浊涕，咳痰黄黏，咽痛，口渴，汗出。风湿则头重如裹，肢体困重，胸脘满闷。舌质淡红，苔薄白。脉象浮紧或浮数或濡。

167 眩晕的中医病机是什么？

眩晕病机比较复杂，但不外虚实两端。虚者主要有气血虚、肾之阴阳虚，实者多风、火、痰、瘀。发作期以实证表现为主，缓解期以虚证表现居多。但标实皆出于本虚，临床上呈现虚多实少，虚实错杂之象。

眩晕病位在脑，与肝、脾、肾关系密切，其中尤以肝为重。眩晕的病性以虚者居多，气虚血亏、髓海空虚、肝肾不足所导致的眩晕多属虚证；因痰浊中阻、瘀血阻络、肝阳上亢所导致的眩晕属实证或本虚标实证。风、火、痰、瘀是眩晕的常见的病理因素。风、火、痰、瘀、虚致眩的病机总结如下：

（1）因风火致眩　风包括外风、内风。若风邪上扰，风邪客于肌表，循经上扰巅顶，邪遏清窍，可作眩晕。若肝阳上亢，肝为风木之脏，内寄相火，体阴而用阳，主升主动，素体阳盛之人，肝阳偏亢，亢极则化火生风，内生火动。上扰清窍，则发为眩晕；若长期忧郁恼怒，肝气郁结，郁久化火，使肝阴暗耗而阴虚阳亢，风阳升动，上扰清窍，而致眩晕；如肾阴素虚或纵欲伤精，不能滋养肝木，肝风内动，夹痰并火，上犯清窍，发为眩晕。

（2）因痰致眩　嗜食肥甘，饥饱无常，损伤脾胃，或劳倦伤脾，致脾阳不振，健运失司，水湿内停，积聚成痰；或忧思郁怒太过，肝气郁结，气郁湿阻而生痰；或肾虚不能化气行水，水泛为痰，阻滞气机，上蒙清窍，使清阳不升，浊阴不降，发为眩晕。若痰浊郁而化火，痰火上犯清窍，也可致眩晕加重。

（3）因瘀致眩　瘀血内阻，跌仆坠损，头脑外伤；或气滞血瘀，或气虚血瘀，导致络道不通，气血不能上荣于头目，脑失所养，故眩晕时作。风火痰虚致病日久均可使血行不畅而致瘀血形成。

（4）因虚致眩　包括两方面：一是肾精不足。肾精不足，脑髓失充，脑窍失养；或年高肾虚，精血亏虚，髓海不足，上下俱虚；或素体虚弱、年老肾亏、久病伤肾、劳倦过度、纵欲不节，致肾精虚衰不足，不能生髓充脑，髓海失去濡养而发为眩晕。二是气血亏虚。久病不愈，耗伤气血，或失血之后，虚而不复，或思虑劳倦，使脾胃虚弱而气血生化乏源，脾气不能升清帅血以上荣，则脑窍空虚而失于聪明，易发为眩晕；加以阴血虚少，不能下濡肝木，血虚而生风，是为肝木虚摇动风，夹痰壅先于上，亦可顿发眩晕；气血亏虚，清窍失养，亦可致目昏耳鸣，空窍不定。

眩晕的病变过程中，各证候可相互转化，如脾胃虚弱，气血亏虚而致眩晕，而脾虚又可聚湿生痰，二者相互影响，临床上可以表现为气血亏虚兼有痰湿中阻的证候。另外久病入络形成瘀血，导致瘀血阻滞、虚实夹杂。眩晕日久，阴虚阳亢，风阳上扰，往往有中风之可能。

168　眩晕的病机转化有哪些？

眩晕的基本病机为本虚标实：虚者为髓海不足，或气血亏虚，清窍失养；实者为风、火、痰、瘀扰乱清空。病理性质：以虚者居多，气虚血亏、髓海空虚、肝肾不足所导致的眩晕多属虚证；因痰浊中阻、瘀血阻络、肝阳上亢所导致的眩晕属实证。

眩晕病位在清窍，由气血亏虚、肾精不足致脑髓空虚，清窍失养，或肝阳上亢、痰火上逆、瘀血阻窍而扰动清窍发生眩晕，与肝、脾、肾三脏关系密切。眩晕的病性以虚者居多，故张景岳谓“虚者居其八九”，如肝肾阴虚、肝风内动，气血亏虚、清窍失养，肾精亏虚、脑髓失充。眩晕实证多由痰浊阻遏，升降失常，痰火气逆，上犯清窍，瘀血停着，痹阻清窍而成。眩晕的发病过程中，各种病因病机，可以相互影响，相互转化，形成虚实夹杂；或阴损及阳，阴阳两虚。证候要素为风、火、痰、瘀、虚。在眩晕的病变过程中，各个证候要素相互兼夹或转化。如脾胃虚弱、气血亏虚而生眩晕，而脾虚又可聚生痰湿，临床上可以表现为气血亏虚兼有痰浊中阻的证候。如痰湿中阻，郁久化热，形成痰火为患，甚至火盛伤阴，形成阴亏于下、痰火上蒙的复杂局面。再如肾精不足，本数阴虚，若阴损及阳，或精不化气，可以转为肾阳不足或阴阳两虚之证。此外，风阳每夹有痰火，肾虚可以导致肝旺，久病入络形成瘀血，故临床常形成虚实夹杂的证候。若中年以上，阴虚阳亢，风阳上扰，往往有中风晕厥的可能。

169 眩晕的病因有无“外感和内伤”之分？

《内经》认为眩晕的病因多为肝肾虚损、上气不足、肝阳化风、外邪入侵等。张仲景在《金匮要略·痰饮病》云“心下有支饮其人苦冒眩”，首倡“痰饮致眩”之论。巢元方《诸病源候论》从风邪立论的角度探讨了眩晕的发病机制，提出了“风头眩者，由血气虚，风邪入脑”的病源学说。孙思邈在沿用巢元方之论的同时，结合《内经》及《伤寒杂病论》的论述，在《千金方》中首次提出“风、热、痰”三因致眩的观点。

两宋时期，医家在病因学方面，开始正式将外感和内伤两个病因分开，更加重视七情致眩的研究，对体虚在眩晕发病过程中的关键性作用有了更加明确的认识。严用和认为眩晕之发病只以内外二因区分即可，外感六淫邪气或七情太过不及，伤及肝脏，肝风上扰，是眩晕发病的基本病机，《重订严氏济生方·眩晕》中曰："六淫外感，七情内伤，皆能致眩"。陈无择《三因极一病证方论》将眩晕之病因概括为内因、外因和不内外因三种，将"三因"表述为："六淫，天之常气，冒之则先自经络流入，内合于脏腑，为外所因；七情，人之常性，动之则先自脏腑郁发，外形于肢体，为内所因；其如饮食饥饱，叫呼伤气，金疮……等，有悖常理，为不内外因"。严用和、陈无择在充分重视外因致眩的同时，所提出的"七情内伤"致眩之说，既补充了前人之未备，又符合临床实际，进一步丰富了中医学病因学说。

金元时期，各家争鸣，丰富了对眩晕的认识，尤其对本病从"风"、"火"、"痰"的论述一直为后世所遵从。刘完素《素问玄机原病式》认为本病发生系由内生风火所致。张子和认为本病系由痰实而致，故而运用吐法治疗眩晕。"补土派"代表李东垣亦从虚痰论治本病，认为脾胃气虚，运化失司，痰湿内生，浊痰上犯清阳之位，而见眩晕。成无己着重讨论了伤寒头眩的病因病机。朱丹溪首倡痰火致眩之说，主张"无痰不作眩"及"治痰为先"。孙允贤宗陈言、严用和之观点，认为体虚，尤以肝肾虚损，加之内、外、不内外三因所伤，是眩晕发病的综合病因。

清时代对眩晕的论述日臻完善，对病因病机的分析则各家有所侧重。虞抟《医学正传》提出"血瘀致眩"之说，方贤、薛己、皇甫中、张三锡、李中梓等皆从肾虚论治本病，认为肾精不足、气血亏虚是眩晕发病的根本原因。张景岳对眩晕的认识着重强调了"无虚不作眩"的观点。秦景明《症因脉治》认为阳虚不仅是伤寒眩晕的发病病因，也是其他眩晕发病的主要病理环节，全面提出"阳虚致眩"说。陈修园把眩晕的病因病机概括为风、火、痰、虚。其中更强调"无风不作眩"的观点。王清任提出"诸病之因，皆由血瘀"的学术观点。

现代高等院校教材《中医内科学》中总结眩晕的病因有：情志不遂，年高肾亏，病后体虚，饮食不节，跌扑损伤，瘀血内阻。

综上所述，对眩晕的认识源于《内经》，辨证论治奠基于仲景，金元时代逐渐深入，明清期间日趋完善，病因有外感内伤之分，“风、火、痰、虚、瘀”理论成为中医论述眩晕病因病机的经典之论。

170 如何理解“无痰不作眩”，“无虚不作眩”，“无风不作眩”？

眩晕之名，首见于宋·陈言《三因极一病证方论》，但对其认识起源于《内经》。祖国医学认为，眩晕大多以虚实分之，其实者可由风、痰、火引起其虚者多为阴阳气血不足所致。故有“无风不作眩”、“无痰不作眩”、“无虚不作眩”的说法。

（1）无风不作眩　早在《素问·至真要大论篇》有“诸风掉眩，皆属于肝”，到清代叶天士《临证指南医案·眩晕门》华岫云按云：“经云诸风掉眩，皆属于肝，头为诸阳之首，耳目口鼻皆系清空之窍，所患眩晕者，非外来之邪，乃肝胆之风阳上冒耳，甚则有昏厥跌仆之虞”，突出了内风的重要性。肝为风木之脏，体阴而用阳，其性刚劲，主动主升，肝郁化火伤阴或肾水素亏，致水不涵木，木少滋荣，阴不维阳，肝阳上亢，肝风内动而发眩晕。眩晕涉及肝脾肾，三者之中，又以肝为主。眩晕有进展成中风可能，故及时治疗眩晕，对中年以上之人，尤为重要。因年四十而阴气自半，内风易动。

（2）无痰不作眩　张仲景对眩晕之病因病机的认识在《内经》基础上进行了发挥，认为痰饮是眩晕发病的基本原因之一，为后世“无痰不作眩”的观点提供了理论依据。“攻下派”代表张子和主张“痰实致眩”的理论，并强调邪祛则正安，治病应以攻邪为本，临床中多运用吐法治眩。其在《儒门事亲·头风眩》中曰："夫妇人头风眩运，登车乘船亦眩运眼涩，皆胸中有宿痰之使然也，可用瓜蒂散吐之"。朱丹溪首倡"痰火致眩"之说，主张"无痰不作眩"及"治痰为先"，认为眩晕"属痰者居多，盖无痰不能作眩也。虽有内风者，亦必有痰"。其论治本病注重"主于补虚，治痰降火"，在《丹溪心法·头眩》中曰："头眩，痰挟气虚并火，治痰为主，挟补气药及降火药，无痰则不作眩"。

(3) 无虚不作眩　从《内经》时代的"上虚、髓海不足致眩"，至景岳时代的"无虚不作眩"，均强调本病以虚为主。《灵枢·口问》说："上气不足，脑为之不满，耳为之苦鸣，头为之苦倾，目为之眩"。《灵枢·大惑论》曰："邪中于项，因逢其身之虚，脑则脑转，脑转则引目系急，目系急则目眩以转矣"，认为外风入脑导致眩晕，必逢虚人。张仲景对眩晕成因的认识并不局限于"痰饮致眩"之说，认为眩晕的病因病机为"……或胃阳虚，清阳不升；或阴液已竭，阳亡于上"。宋元以后医家在前人因虚致眩学说的基础上又有了很大发展。巢元方在《诸病源候论》提出了"风头眩者，由血气亏虚，风邪入脑"的病源学说，认为肝肾阴虚，气血不足，内外之风邪上犯于脑窍是眩晕发生的基本病机。明代渐渐产生了强调补虚为眩晕主要疗法的医家，其中最著名是薛立斋和张景岳。《薛氏医案》载："头目眩晕，血虚者，四物汤加人参、茯苓、白术；气虚者，四君子汤加当归、黄芪；脾虚有痰者，半夏白术天麻汤"。《景岳全书》载："眩晕一证，虚者居八九，兼火兼痰者不过十之一二耳"、"无虚不能作眩，治头眩，上虚者，当以补气血为最，如大补元煎、十全大补汤及诸补阴阳等剂，俱酌宜用之"。清代何书田在《医学妙谛》中指出风、火是致眩之标，而肝虚阴精不足才是致眩之本。清·王清任论治疾病重视气血，指出若元气既虚，血气不畅也会发生"瞀闷"，出现眩晕症状。

171 眩晕应与中医哪些疾病相鉴别?

眩是指眼花或眼前发黑，晕是指头晕甚或感觉自身或外界景物旋转。二者常同时出现，故统称为眩晕。轻者闭目即止，重者如坐车船，旋转不定，不能站立，或伴有恶心、呕吐、汗出，甚则昏倒等症状。眩晕当与下列疾病相鉴别：

（1）眩晕与中风　中风以卒然昏仆，不省人事，口舌㖞斜，半身不遂，言语不利，或不经昏仆，而仅以半身不遂及口眼㖞斜为特征。中风的昏仆与眩晕之甚者相似，眩晕之甚者亦可仆倒，但无半身不遂及不省人事及口舌㖞斜诸症。也有部分中风病人，以眩晕、头痛为其先兆表现，故临证当注意中风与眩晕的区别与联系。

（2）眩晕与厥证　厥证以突然昏仆，不省人事，四肢厥冷为主要临床表现，病情轻者发作后可在短时间内苏醒，醒后无遗留偏瘫、言语不利、口舌㖞斜等后遗症。病情重者，则昏厥时间较长，严重者也可一厥不醒而导致死亡。眩晕发作严重者也可有眩晕欲倒的表现，但一般无昏迷不省人事的表现。

（3）眩晕与痫病　痫病是一种反复发作性神志异常的病证，临床以突然意识丧失，甚则仆到，不省人事，口吐涎沫，两目上视，四肢抽搐，或口中做猪羊叫声，移时苏醒，醒后一如常人为特点。痫病昏仆与眩晕甚者之仆倒有相似之处，且痫病发作前多有眩晕、乏力、胸闷等先兆，发作后常有神疲乏力、眩晕时作等症状表现，故应与眩晕相鉴别，其鉴别点为痫病昏仆必有昏迷不省人事，且伴有口吐涎沫，两目上视，强直抽搐，口中猪羊叫声等症状。

172 眩晕的中医临床诊断思路是什么？

眩晕是自觉头晕眼花，视物旋转动摇的症状。有经常性与发作性的不同，病位主要在脑髓清窍。风眩、脑络痹、虚眩、耳眩晕、子眩、子痫、产后血晕、晕动病、脑萎、神劳等疾病，头部内伤、项痹、某些药物中毒、脑瘤及眼耳鼻等五官疾病，皆可出现眩晕的症状。

（1）根据病史进行诊断思考　如：①系乘车船而发者，为晕动病；②久病体弱者，多为虚劳类疾病，如血劳、神劳、髓劳等；③与失眠、精神因素关系密切者，多为神劳等；④近期用过某些有毒害药物者，可能是药物中毒；⑤新产之后以眩晕为主症者，称为产后血晕；⑥因头部损伤引起者，多为头部内伤。

（2）注意测量血压，并进行诊断思考　如：①血压高者，多为风眩、厥头痛，孕妇可为子眩、子痫；②血压低者，可为虚眩及某些虚劳病。

（3）结合伴随症进行诊断思考　如：①眩晕不能张目，伴呕吐、眼球震颤者，多为耳眩晕及某些脑部疾病等；②年事较高或伴肢体麻木、震颤等症者，常为项痹、脑络痹、脑萎等病；③眼耳鼻等五官科疾病引起者，一般有其原发病的特征性表现；④脑瘤见眩晕者，多具有持久性、逐渐加重的特点；⑤妇女产后眩晕日久，且有毛发脱落等症者，多为血风劳。

173 眩晕的中医辨证思路是什么？

辨证要点：

（1）辨脏腑　眩晕病在清窍，但与肝、脾、肾三脏功能失调密切相关。肝阳上亢之眩晕兼见头胀痛、面色潮红、失眠多梦、急躁易怒、口苦、或见口干舌燥、舌红、苔黄、脉弦等症状，常因情绪激动而诱发或加剧。脾胃虚弱之眩晕，气血不足则不能上荣于脑，头晕眼花兼有纳呆、倦怠乏力、面色恍白等症状。脾失健运，痰湿中阻之眩晕，头晕目眩、头昏如蒙、兼见纳呆呕恶、四肢无力、或兼见耳鸣、舌淡、苔薄白而腻或滑腻、脉滑或弦滑诸症。肾精不足之眩晕，肾精不足则不能生髓充脑，眩晕多兼有头脑空虚、腰痠腿软无力、耳鸣如蝉、畏寒肢冷、双下肢浮肿等症状。瘀血阻窍之眩晕，兼见头痛、健忘、失眠、心悸、精神不振、耳鸣耳聋、面唇紫暗、舌暗有瘀斑、脉涩或细涩等症状。

（2）辨虚实　眩晕以虚证居多，挟痰挟火亦兼有之，气血亏虚、髓海空虚、肝肾不足所导致的眩晕多属虚证，因痰湿中阻、瘀血阻络、肝阳上亢所导致的眩晕多属实证。一般新病多实，久病多虚；发作期多实，缓解期多虚；面白而肥为气虚多痰，面黑而瘦为血虚有火。病久常虚中夹实，虚实夹杂。凡病程较长，反复发作，遇劳即发，伴两目干涩，腰膝痠软，或面色㿠白，神疲乏力，脉细或弱者，多属虚证，由精血不足或气血亏虚所致。凡病程短，或突然发作，眩晕较重，视物旋转，伴有呕恶痰涎，头痛面赤，形体壮实者，多属实证，多由痰湿、瘀血、肝阳风火所致。

（3）辨标本　眩晕以肝肾阴虚、气血不足为本，风、火、痰、瘀为标。其中阴虚多见咽干口燥，五心烦热，潮热盗汗，舌红少苔，脉弦细数；气血不足则见神疲倦怠，面色不华，爪甲不荣，纳差食少，舌淡嫩，脉细弱。标实又有风性主动，火性上炎，痰性黏滞，瘀性留著之不同，要注意辨别。

174 眩晕的治疗原则是什么？

眩晕和其他疾病一样，治疗时也应该做到明辨标本、权衡缓急、调整阴阳、动态观察、三因制宜、整体用药。但是，由于眩晕有其独特的病机和规律，所以，在制定治疗原则时，还应该注意眩晕的特殊性。

（1）重视急则治标，缓则治本　“急则治标，缓则治本”是处理眩晕的一般原则，多数眩晕患者起病急骤，症状较重，需急以治标，控制症状，待症状缓解后，为求根治，需找出眩晕之根本所在，长期用药，缓则治本，撤除病根，防止再发。总观眩晕一证，在急性发作时以本虚标实多见，虽然有本虚的见证，但常以肝阳上亢、风阳上扰、痰热、痰浊、血瘀等“标实”较为突出，且以眩晕为首发症状。此时宜定眩，控制症状，以“急则治其标”为原则，可用平肝息风定眩、滋阴潜阳定眩、清火息风定眩，以及清热化痰、开窍定眩、健脾燥湿、涤痰息风、活血化瘀、通窍定眩等治法。待症状缓解后，则以滋养肝肾、补养气血、健脾运胃等法以“缓则治本”使阴阳平衡，脏腑功能协调，根除引起眩晕之根。当然，在临床中不能把“急则治其标，缓则治其本”绝对化，在多数眩晕中，还需采取标本同治的方法。标本同治并非标本双方对等，而是有所侧重，或重于本，或重于标，当视具体病情而定。明确眩晕发病的标本，恰当运用“急则治标，缓则治本”的原则，是中医治疗眩晕的基本原则，也是确立治疗方法的前提。

（2）坚持调整阴阳，整体用药　眩晕病理变化的特征之一，就是阴阳平衡失调。肾阴即元阴，是人体脏腑诸阴之本，与心、肝、脾、肺关系密切。肾阴亏损常导致心、肝、脾、肺的阴虚，肾阴虚常导致诸脏腑的阴阳失衡、偏胜偏衰而眩晕发作。阴虚是根本因素，阳亢是肾阴虚于下，阳浮于上，阳主动主升，由于肝肾同源，相火妄动则阴水虚衰不能制约，相火促动肝火，两火病起，升腾太过，上扰清窍，则发生阳亢标实的眩晕。因此，调整阴阳，使失去平衡的阴阳重新恢复和建立起来，是治疗眩晕的重要法则。人是一个有机整体，局部病变是整体病理反应的一部分，眩晕虽然是以头部症状为主的病证，但它也是整体脏腑功能失常、阴阳失去平衡的结果。因此，在治疗眩晕时，不能只把注意力放在头部，立法选药既要注意局部，更要重视整体，通过整体用药调节，以促进局部的恢复，从而使阴阳归于相对平衡，达到治疗眩晕的目的。

（3）健脾化痰，平肝定眩　《丹溪心法·头眩》中指出："无痰不作眩"，"治痰为先"。《素问·至真要大论》中"诸风掉眩，皆属于肝"，痰浊、肝风均为导致眩晕的致病因素，因此健脾化痰、平肝息风是治疗眩晕的重要原则。

175 为什么说眩晕的临证首需辨病，以定眩止晕为要？

眩晕临床上以头晕、眼花为主症的一类病证。眩即眼花，晕即头晕，两者常同时并见，故而统称为"眩晕"。其轻者闭目即止，重者如坐车船，旋转不定，不能站立，或伴有恶心、呕吐、汗出、面色苍白等症状，严重者可突然仆倒。其临床症状可与多种疾病相混杂，如中风、晕厥、癫痫及其他疾病等，所以临证当首先与其他疾病相鉴别以确定是否是眩晕，否则会造成误诊而贻误时机，如果排除其他疾病确诊是眩晕则根据"急则治标，缓则治本"的治疗原则应当先定眩止晕。

周围性眩晕是指前庭感受器及前庭神经颅外段病变而引起的眩晕，表现为眩晕感严重，持续时间短，呈发作性，多有眼震，幅度细小，多为水平或水平加旋转，常伴有耳鸣、听力减退、恶心呕吐、汗出、面色苍白等。常见疾病：迷路炎、中耳炎、前庭神经元炎、梅尼埃病、乳突炎、咽鼓管阻塞、外耳道耵聍等。此类眩晕患者眩晕为最痛苦的症状，时间虽短但症状较重，当在明确病因后定眩止晕为要。中枢性眩晕为前庭神经核及中枢径路病变引起的眩晕，症状较轻，持续时间较长，眼震幅度粗大，形式多变，没有明显耳部症状及自主神经症状。常见于椎－基底动脉供血不足、小脑肿瘤、脑干（脑桥和延髓）病变、听神经瘤、第四脑室肿瘤、颞叶肿瘤、颞叶癫痫等。另外，还有非系统性眩晕，临床表现为头晕眼花、站立不稳，通常无外界环境或自身旋转感或摇摆感，很少伴有恶心、呕吐，为假性眩晕的特点。常见疾病有眼部疾病（眼外肌麻痹、屈光不正、先天性视力障碍）、心血管系统疾病（高血压、低血压、心律不齐、心力衰竭）、内分泌代谢疾病（低血糖、糖尿病、尿毒症）、中毒、感染和贫血等疾病引起。引起眩晕的病因较多，当先定眩止晕解决患者当前症状，再结合辅助检查明确病因。

176 眩晕的辨证用药特点是什么？

眩晕病因多由情志、饮食所伤，以及失血、外伤、劳倦过度所致。其病位在清窍，由脑髓空虚、清窍失养及痰火、瘀血上犯清窍所致，与肝、脾、肾三脏功能失调有关。由于眩晕在病理表现为虚证与实证的相互转化，或虚实夹杂，故一般急者多偏实，可选用息风潜阳、清火化痰、活血化瘀等法以治其标为主；缓者多偏虚，当用补养气血、益肾、养肝、健脾等法以治其本为主。

（1）肝阳上亢　临床以头晕目眩、头重脚轻、心烦易怒、舌红少苔、脉弦为特征。肝阳上亢，上冒清空，故头晕目弦。怒则伤肝，肝旺则急燥易怒。肝肾阴虚不能制阳则面部潮红、脉弦、舌质红。选方用药多为平肝潜阳滋养肝肾的药物，方药以天麻钩藤饮为主方加减。头晕、头昏重者加罗布麻、地龙、牛黄、羚羊角；头痛者加川芎、延胡索、当归；烦躁者加龙胆草、黄连、莲子心。

（2）痰浊中阻　临床以眩晕、头重昏蒙，胸闷呕恶，不思饮食，舌苔薄白或白腻，脉弦滑为特征。痰浊中阻，阻遏清阳，或痰随气行，上蒙清窍，每发为眩晕。故丹溪有“无痰不作眩”之说，故临床凡见头重昏蒙之眩晕均可以从痰论治。方药以半夏、白术、天麻汤为主。痰湿重者加生牡蛎、生苡仁、石菖蒲、木瓜、葶苈子。外感温邪者加香薷、霍香、佩兰、苍术、砂仁、蔻仁。痰火上冲者加黄连、全瓜篓、竹茹、代赭石。呕吐者加竹茹，代赭石，旋覆花。耳鸣重听者加磁石、远志、石菖蒲、蝉蜕。

（3）气血亏虚　临床以眩晕动则加剧，劳累即发，面色㿠白，唇甲色淡，失眠心悸，舌淡脉细弱，甚者眩晕、昏倒。本型常用方为归脾汤，并经常加入一些补阴填精之品，如制首乌、山萸肉、枸杞、菟丝子、熟地等，疗效甚佳。血虚重者加阿胶，紫河车粉。中气不足者改用补中益气汤加枳壳、桔梗升举阳气宣通气机。

（4）肾精不足　临床除眩晕外，还伴记忆力减退，腰膝痠软，不耐劳累，五心烦热，遗精、耳鸣、舌质红，脉弦细。肾主骨生髓，脑为髓聚而成，故脑髓有赖于肾精的不断生化，所以若肾脏精髓不足，不能上充于脑，则可出现眩晕、精神萎靡不振、健忘、思维迟钝等症。偏于阴虚者用左归饮加龙骨、牡蛎以壮水之主以制浮阳。治疗本型患者宜加入血肉有情之品，如紫河车、龟板胶、鹿角胶等，其疗效比单纯用草木之品较为显著。偏于阳虚者用归中饮加大芸、巴戟天、仙灵脾等。此型兼眼花者加菊花、决明子、女贞子、灵芝；耳鸣者加葛根、女贞子、骨碎补；健忘者加人参、枸杞子、何首乌、石菖蒲；失眠者加酸枣仁、丹参、五味子；心悸者加柏子仁、酸枣仁、当归；脉结代者加苦参、山豆根、黄连；遗精频繁者加金樱子、龙骨、牡蛎、芡实、莲须等。

177. 临床上治疗眩晕中成药常用的剂型包括哪些？

中成药是根据疗效确切、应用广泛的中药单方、秘方、验方，经过精心研制，申报批准后大量生产备用的现成药剂。其剂型既有传统的丸剂、散剂、膏药、丹剂、酒剂、凝胶剂、露剂等，也有现代创新的片剂、注射剂、颗粒剂、胶剂、胶囊剂、气凝雾剂等。治疗眩晕常用的中成药剂型有丸剂，如芎菊上清丸、半夏天麻丸、补肝丸、安神补心丸、健脑丸、安宫降压丸、当归龙荟丸、脑立清丸等，丸剂与汤剂相比，吸收较慢，但药效持久，节省药材，体积较小，便于携带与服用；颗粒剂，如眩晕宁颗粒、晕可平颗粒、养血清脑颗粒、颈复康冲剂等，冲剂具有作用迅速，味道可口，体积较小，服用方便等特点；片剂，如脑立清片、心脑静片、复方天麻蜜环菌片、清眩片、晕复静等，片剂用量准确体积较小，味苦或具有异味的药物压片后再包以糖衣，使之更易于服用，如需在肠道吸收的药物，又可包肠溶衣，使之在肠道崩解；胶囊剂，如晕痛定胶囊、全天麻胶囊、天麻醒脑胶囊、杞菊地黄胶囊、天舒胶囊、灯盏生脉胶囊等，胶囊剂外观整洁，易于服用，可掩盖药物不良气味，提高药物稳定性，有的尚能定时定位释放药物，为较理想的药物剂型之一；注射剂，如天麻素注射液、清开灵注射液、参麦注射液、生脉注射液、川芎嗪注射液、灯盏细辛注射液等，注射剂具有剂量准确，药效迅速，适于急救，不受消化系统影响的特点。

中成药的选用，不仅要考虑药物本身的性能、患者机体的状况，同时还要考虑药物的不同剂型和给药方式。治疗“急性病”，特别是昏迷不醒的患者，首先应根据病情需要选择芳香开窍药或适合治“急”病的注射剂、吸入剂或滴鼻剂；治疗疼痛明显者，要依据中医“通则不痛、痛则不通”的理论，选用有助于发挥行气止痛、活血通络功效的酒剂或酊剂；根据中医“急者治标、缓者治本”的理论，治标宜选择显效快的剂型，如合剂、注射剂、口服溶液剂等，治本宜选用丸剂、膏药等。

178 临床上治疗眩晕丸剂包括哪些？各自适应证、禁忌证及疗程？

（1）安宫降压丸

1）功能主治：清热镇惊，平肝降压。用于胸中郁热，肝阳上亢引起的头目眩晕，项强脑胀，心悸多梦，烦躁起急，高血压症。

2）用法用量：口服，每次1～2丸，每日2次。

3）注意事项：血压不高，无肝阳上亢、心肝火旺时停服；阳虚、气虚者忌服；忌食辛辣香燥、肥甘油腻、动火生痰之品。

（2）芎菊上清丸

1）功能主治：清热解表，散风止痛。用于外感风邪引起的恶风发热，头晕头痛，暴发火眼，鼻塞耳鸣。临证适用于上焦风热所致的头目诸疾，有较好的清头风、明目功效。

2）用法用量：口服，每次6g，每日2次。

（3）六味地黄丸

1）功能主治：滋阴补肾。用于头晕耳鸣，腰膝痠软，遗精盗汗。用于各种肾阴虚疾病。

2）用法用量：口服，水蜜丸每次6～10g，浓缩丸每次8～10粒。如果有严重的肾阴虚症状按照医嘱服用。

3）注意事项：明显是阳虚（包括肾阳虚、脾阳虚）的人不宜服用；肾阴虚但脾胃功能不好的患者不宜服用。

（4）半夏天麻丸

1）功能主治：健脾祛湿，化痰息风。用于脾聚湿生痰，眩晕，头痛，如蒙如裹，胸脘满闷。

2）用法用量：口服，水蜜丸每次6g，大蜜丸每次1丸，每日2~3次。

3）注意事项：忌食生冷油腻。

（5）当归龙荟丸

1）功能主治：泻火通便。用于肝胆火旺，心烦不宁，头晕目眩，耳鸣耳聋，胁肋疼痛，脘腹胀痛，大便秘结。

2）用法用量：口服，每次6g，每日2次。

3）注意事项：孕妇禁用。体虚、便溏者慎用。

（6）补肝丸

1）功能主治：补血祛风。用于肝血虚损兼感风邪所引起的头目眩晕，胁痛、头痛、肢体疼痛。

2）用法与用量：口服，每次9g，每日2次。

（7）丹栀逍遥丸

1）功能主治：舒肝清热，健脾养血。用于肝郁化火，胸胁胀痛，头晕目眩，烦闷急躁，颊赤口干，食欲不振或有潮热，以及妇女月经先期，经行不畅，乳房与少腹胀痛。

2）用法用量：口服，每次6~9g，每日2次。

（8）归脾丸

1）功能主治：益气健脾，养血安神。用于心脾两虚，气短心悸，头晕目眩，失眠多梦，肢倦乏力，食欲不振，崩漏便血。

2）用法用量：用温开水或生姜汤送服，水蜜丸一次6g，小蜜丸1次9g，大蜜丸每次1丸，每日3次。

（9）健脑丸

1）功能主治：健脑补肾，安眠益智。主治用脑过度，神经衰弱，头晕目眩，畏寒失眠，心烦易倦，惊悸体虚，身亏腰痛，记忆衰退等症。

2）用法及用量：口服，每次5粒，每日2~3次。以饭后用温开水送服为宜。

（10）安神补心丸

1）功能主治：养心安神。用于阴血不足引起的心悸失眠，头晕耳鸣。

2）用法用量：口服，每次 15 丸，每日 3 次。

（11）左归丸

1）功用主治：滋阴补肾，填精益髓。主治头晕目眩，腰痠腿软，遗精滑泄，自汗盗汗，口燥舌干，舌红少苔，脉细。

2）用法用量：口服，每次 6～9g，每日 2 次。

（12）十全大补丸

1）功能主治：温补气血。用于气血两虚，面色苍白，气短心悸，头晕自汗，体倦乏力，四肢不温，月经量多。

2）用法用量：口服，水蜜丸每次 6g，大蜜丸每次 1 丸，每日 2～3 次。

（13）归芍地黄丸

1）功能主治：功效滋养肝肾，补益阴血。可用于肝肾两亏、阴虚血少所致头晕目眩的治疗，临床多伴有耳鸣咽干、午后潮热、腰腿痠痛、脚跟疼痛等症状。

2）用法用量：口服，每丸重 9g，每次 1 丸，每日 2～3 次。

（14）脑立清丸

1）功能主治：平肝潜阳，醒脑安神。临床可用治肝阳上亢所致眩晕，伴见耳鸣、头目胀痛、急躁易怒、心烦口苦、难寐多梦等。

2）用法用量：口服，每次 10 粒，每日 2 次。

179. 临床上治疗眩晕颗粒剂包括哪些？各自适应证、禁忌证及疗程？

（1）眩晕宁颗粒

1）药物组成：泽泻、白术、茯苓、陈皮半夏（制）、女贞子、墨旱莲、菊花、牛膝、甘草。

2）功能主治：健脾利湿，益肝补肾。用于痰湿中阻、肝肾不足引起的头昏、头晕。

3）用法用量：开水冲服，每次8g，每日3～4次。

4）注意事项：孕妇禁用；外感者及糖尿病患者禁服。

（2）晕可平颗粒

1）药物组成：赭石、夏枯草、法半夏、车前草。

2）功能主治：平肝潜阳，清热利尿。用于眩晕症见：眩晕，耳鸣，头痛且胀，面色潮红，急躁易怒，少寐多梦，舌质红，苔黄，脉弦。

3）用法用量：开水冲服，每次10g，每日3次。

（3）养血清脑颗粒

1）药物组成：当归、川芎、白芍、熟地黄、钩藤、鸡血藤、夏枯草、决明子、珍珠母、延胡索、细辛。

2）用法用量：口服，每次4g，每日3次。

3）功能主治：养血平肝，活血通络。用于血虚肝旺所致头痛，眩晕眼花，心烦易怒，失眠多梦。

4）注意事项：①忌烟、酒及辛辣、油腻食物；②低血压者慎服；③肝病、肾病、糖尿病等慢性病严重者应在医师指导下服用；④儿童、孕妇、哺乳期妇女、年老体弱者应在医师指导下服用。

（4）颈复康冲剂

1）药物组成：黄芪、党参、川芎、白芍、桃仁、生地黄、红花、地龙、葛根、穿山甲、威灵仙、丹参、王不留行、羌活、秦艽、乳香、没药、生石决明等。

2）功能主治：益气养血，活血通络，散风止痛。适用于颈椎骨质增生引起的脑供血不足的头痛、头晕、颈项僵痛、肩背痠痛、手臂麻木等症。

3）用法用量：口服。每次1～2袋，每日2次，饭后服用为宜，少量黄酒为引，效果更佳。15天为1个疗程，总疗程为一个半月。

4）注意事项：孕妇忌服本品，经期停药。消化性溃疡、肾性高血压等患者慎用。如有外感发热、咽痛暂停服用，服药后如有恶心、出汗过多等症状可减少剂量或停药。

180 临床上治疗眩晕片剂包括哪些？各自适应证、禁忌证及疗程？

（1）脑立清片

1）药物组成：赭石、磁石、清半夏、酒曲、熟酒曲、牛膝、珍珠母、薄荷冰、冰片、猪胆膏（干燥品）。

2）功能主治：重镇潜阳，醒脑安神。凡因肝阳上亢所致的眩晕、中风等病，可用此治疗。临床适用于阴虚阳亢型高血压患者，症见头晕目眩，头痛头胀，失眠烦躁等，也可用于中风半身不遂，面赤眩晕等。

3）用法用量：每次 4 片（每片 0.5g），每日 2 次，温开水送服。

4）注意事项：孕妇慎用。

（2）心脑静片

1）药物组成：莲子心、珍珠母、槐米、黄柏、木香、黄芩、夏枯草、钩藤、龙胆、淡竹叶、威灵仙、天南星（制）、甘草、人工牛黄、朱砂、冰片。

2）功能主治：清心脑，镇静安神，降低血压，疏通经络，防治中风。用于治疗头痛目眩，烦躁不安，风痰壅盛，言语不清，手足不遂。

3）用法用量：每次 4 片（每片 0.4g），每日 2~3 次，温开水送服。

4）注意事项：孕妇忌服。

（3）复方天麻蜜环菌片

1）药物组成：每片含天麻蜜环菌粉 0.15g，黄芪当归浸膏0.1g。

2）功能主治：用于高血压病、脑血栓、脑动脉硬化引起的头晕、头胀、头痛、目眩、肢体麻木以及心脑血管疾病引起的偏瘫等病证。

3）用法用量：口服，每次2片，每日3次，4~6周为1个疗程。

4）注意事项：少数病人服用后，有口干、舌燥等反应，故临床热象明显者不宜使用。

（4）清眩片

1）药物组成：川芎、白芷、薄荷、荆芥穗、石膏。

2）功能主治：散风清热。用于头晕目眩，偏正头痛。

3）用法用量：口服，每次4片，每日2次。

4）注意事项：①阴虚阳亢者不宜服用，其表现为眩晕，头胀痛，口苦，易怒，咽干，目赤，腰膝痠软；②有肝脏疾病，肾脏疾病或其他较严重的慢性病，孕妇，应在医师指导下服用。

（5）晕复静

1）药物组成：制马钱子、珍珠、九里香、僵蚕等。

2）功能主治：主治头晕目眩，耳胀耳鸣，胸闷，恶心，视物昏旋以及各类疾病引起的各型眩晕。

3）用法用量：口服。每次1~3片，每日3次，饭后温开水送服。7天为1个疗程，可连用1~2个疗程。

4）注意事项：孕妇、小儿及心动过速者忌用。服药期间个别患者偶有胃部不适等症状，不影响继续用药。

181 临床上治疗眩晕胶囊包括哪些？各自适应证、禁忌证及疗程？

（1）晕痛定胶囊

1）药物组成：川芎、蜜环菌发酵培养物。

2）功能主治：活血化瘀，止痛，镇静，抗眩晕。用于治疗偏头痛、神经症、梅尼埃病、妇女产后头痛及经期头痛，顽固性头痛，外伤性头痛等多种头痛、颈椎病及眩晕症，对防治高血压、脑血管病也有一定的疗效。

3）用法用量：每次3粒（每粒0.4g），每日3次，口服。

（2）全天麻胶囊

1）药物组成：天麻。

2）功能主治：平肝，息风，止痉，用于头痛眩晕，肢体麻木。

3）用量用法：口服，每次2～6粒，每日3次。

4）注意事项：①忌生冷及油腻难消化的食物；②服药期间要保持情绪乐观，切忌生气恼怒。

（3）天麻醒脑胶囊

1）药物组成：天麻、地龙、石菖蒲、远志、熟地黄、肉苁蓉。

2）功能主治：滋补肝肾，通络止痛，用于肝肾不足所致头痛头晕，记忆力减退，失眠，反应迟钝，耳鸣，腰痠。

3）用量用法：口服，每次2粒，每日3次。

4）注意事项：对本品过敏者禁用，过敏体质者慎用。

（4）杞菊地黄胶囊

1）药物组成：枸杞子、茯苓、牡丹皮、山药、熟地黄、山茱萸（制）、菊花、泽泻（盐制）。

2）功能主治：滋肾养肝，清头明目。用于肝肾阴亏所致眩晕耳鸣等症。

3）用量用法：口服，每次5～6粒，每日3次。

4）注意事项：①脾胃虚寒，大便稀溏者慎用；②对本品过敏者禁用，过敏体质者慎用。

（5）天舒胶囊

1）药物组成：川芎，天麻。

2）功能主治：活血平肝，通络止痛。用于瘀血阻络或肝阳上亢所致的头痛或头晕，胁痛，失眠烦躁，舌质暗或有瘀斑。

3）用量用法：饭后口服，每次4粒，每日3次。

4）注意事项：①孕妇及月经量过多的妇女禁用；②偶见胃部不适、头胀和妇女月经量过多。

（6）灯盏生脉胶囊

1）药物组成：灯盏细辛、人参、五味子、麦冬。

2）功能主治：益气养阴，活血健脑。用于气阴两虚、瘀阻脑络引起的眩晕。

3）用量用法：口服。每次2粒，每日3次。两个月为一疗程，疗程可连续。巩固疗效或预防复发，每次1粒，每日3次。饭后30分钟服用。

4）注意事项：脑出血急性期禁用。

182 临床上治疗眩晕注射液包括哪些？各自适应证、禁忌证及疗程？

（1）清开灵注射液

1）药物组成：胆酸、珍珠母、猪去氧胆酸、栀子、水牛角、板蓝根、黄芩苷、金银花。

2）功能主治：清热解毒，化痰通络，醒神开窍。适于风阳上扰、肝火上炎证所致的眩晕。

3）用法用量：每次20～40ml，加入5%葡萄糖250～500ml静脉滴注，每日1次。

4）注意事项：到目前为止，已确认清开灵注射液不能与硫酸庆大霉素、青霉素G钾、肾上腺素、间羟胺、乳糖酸红霉素、多巴胺、山梗菜碱、硫酸美芬丁胺等药物配伍使用。

（2）参麦注射液

1）药物组成：红参、麦冬。

2）功能主治：适用于气血亏虚证或年老久病者出现的

眩晕。

3）用法用量：每次 40～60ml，加入 25% 或 10% 葡萄糖 250～500ml 静脉滴注，每日 1 次，15 天为 1 个疗程。

4）注意事项：①对本品有过敏反应或严重不良反应病史者禁用；②新生儿、婴幼儿禁用。

（3）生脉注射液

1）药物组成：红参、麦冬、五味子。

2）功能主治：益气养阴，复脉固脱。适用于气血亏虚证或年老久病者。

3）用法用量：每次 20～60ml，加入 25% 或 10% 葡萄糖 250～500ml 静脉滴注，每日 1 次，15 天为 1 个疗程。

4）注意事项：①糖尿病患者慎用；②对本类药品有过敏或严重不良反应病史者禁用；③有其他药物过敏史者慎用。

（4）川芎嗪注射液

1）药物组成：川芎嗪。

2）功能主治：活血行气，祛风止痛。适于瘀阻脑络证或痰瘀阻络证。

3）用法用量：每次 120mg，加入 5% 葡萄糖 250～500ml 静脉滴注，每日 1 次，15 天为 1 个疗程。

4）注意事项：①脑出血及有出血倾向的患者忌用；②对本品过敏者禁用。

（5）丹参注射液

1）药物组成：丹参。

2）功能主治：适于瘀阻脑络证。

3）用法用量：每次 8～16ml，加入 5% 葡萄糖 250～500ml 静脉滴注，每日 1 次，15 天为 1 个疗程。

4）注意事项：①糖尿病患者慎用；②一般不宜与其他药物配伍使用；③对本类药物有过敏或严重不良反应病史患者禁用。

（6）刺五加注射液

1）药物组成：刺五加。

2）功能主治：平补肝肾，益精壮骨。用于肝肾不足所致的眩晕、短暂性脑缺血发作，脑动脉硬化，脑血栓形成，脑栓塞等。

3）用法用量：一次300～500mg，每次100～250ml静脉滴注，每日1次，15天为1个疗程。

4）注意事项：对刺五加过敏者禁用，过敏体质者慎用。

（7）灯盏细辛注射液

1）药物组成：灯盏细辛。

2）功能主治：活血祛瘀，通络止痛。适于瘀阻脑络证。

3）用法用量：每次20～40ml，用0.9%氯化钠注射液500ml稀释后缓慢滴注，每日1次，15天为1个疗程。

4）注意事项：脑出血急性期慎用。

（8）红花注射液

1）药物组成：红花。

2）功能主治：活血化瘀，消肿止痛。适于瘀阻脑络证。

3）用法用量：每次15ml，加入5%葡萄糖250～500ml静脉滴注，每日1次，15天为1个疗程。

4）注意事项：①本品孕妇禁用；②出凝血时间不正常者禁用；③有眼底出血的糖尿病患者不宜使用；④对本品有过敏或严重不良反应病史者禁用。

（9）葛根素注射液

1）药物组成：葛根。

2）功能主治：升阳解肌，除烦生津，适于瘀阻脑络证。

3）用法用量：每次0.2～0.4g，加入5%葡萄糖250～500ml静脉滴注，每日1次，15天为1个疗程。

4）注意事项：①严重肝、肾损害、心衰及其他严重器质性疾病患者禁用；②有出血倾向者慎用。

183 针刺治疗眩晕主穴及手法？

（1）风邪上扰

1）体针：取风池、风府、外关、百会、太阳、合谷，毫针刺，用泻法或平补平泻法，留针20分钟，每日1次。

2）放血：取太阳、风池，行常规消毒后，以三棱针或弹簧刺血针点刺0.2～0.3mm，令每穴放血3～5滴。

（2）少阳邪郁

体针：主穴取安眠、听宫。肝火盛配合谷、太冲、肝俞，有痰浊者配内关、丰隆，肾阴亏者配肾俞、内关，毫针刺，留针20分钟，每日1次，证情兼夹者则两组合用。

（3）肝阳上亢

体针：取风池、行间、太阳、印堂、太溪，毫针刺，太溪用平补平泻，余穴用泻法，留针20分钟，每日1次，10次为1个疗程。

（4）痰浊中阻

体针：取头维、中脘、内关、脾俞、丰隆、合谷，毫针泻法，留针20分钟，每日1次，10次为1个疗程。

（5）气血亏虚

体针：取百会、脾俞、肝俞、心俞、关元、足三里、三阴交，毫针补法，针后可加灸，每日1次，10次为1个疗程。

（6）肾精不足

体针：取百会、肾俞、三阴交、太溪，留针30分钟，每日1次。

（7）瘀血内阻

体针：取风池、百会、膻中、膈俞四穴，风池用轻刺补法，留针20分钟，百会不针，用小艾炷隔姜灸5壮，膻中、膈俞针入留捻2分钟，平补平泻法，每日1次，6次为1个疗程，疗程间隔1~2天。

184 临床上如何选用止晕的推拿手法?

推拿疗法治疗眩晕，首先必须分清虚实，然后根据不同病情，对特定穴位进行推拿按摩，以达到疏通气血，扶正祛邪，增强抗病能力，减轻、缓解眩晕症状的目的。一般说，气血不足、肾精不足引起的眩晕为虚性眩晕，肝阳上亢、痰浊中阻、瘀血内阻引起的眩晕为实性眩晕，临床中应根据中医辨证结论分别进行治疗。

（1）实性眩晕

1）取穴：涌泉、大椎、囟会。

2）手法：泻法（用力较重，方向是逆经脉循行方向）。

3）操作方法：涌泉穴，掐（即用手指在穴处用力掐压）、擦（用手指或手掌在皮肤穴位处摩擦，其方向是从太溪穴到涌泉穴方向）各100次。大椎穴，掐、擦各60次（从大椎穴向陶道穴方向）。囟会穴，掐、擦各60次（从上星穴向囟会穴方向）。

（2）虚性眩晕

1）取穴：百会、囟会。

2）手法：补法（用力较轻，方向是顺经脉循行方向）。

3）操作方法：百会穴，掐、擦各100次（从百会穴向哑门穴方向）。囟会穴，掐、擦各60次（从囟会穴向上星穴方向）。

185·治疗眩晕的单验方有哪些？

（1）取柳树技（最好取清明节前后数日采摘的，阴干）适量，研为细末，每服10g，每日服1次，根据病情用以下药物煎汤冲服；火证者用夏枯草15g；风证者用钩藤30g；痰证者用制半夏12g；瘀证者用丹参15g；气虚者用太子参30g；血虚者用当归12g；阴虚者用女贞子、旱莲草各15g；阳虚者用仙灵脾、仙茅各15g。

（2）取石决明、女贞子、熟地各25g，天麻、夏枯草各10g，生牡蛎、桑寄生各20g，杜仲、山萸肉各15g。每日1剂，水煎服。火盛者加龙胆草、丹皮各15g；心烦易怒者加栀子15g；风盛者加珍珠母20g，羚羊角1g（研末冲服）；夜寐不宁者加夜交藤、茯神各15g。

（3）取泽泻30g，白术、茯苓各15g，制半夏12g，每日1剂，水煎服。耳鸣严重者加石菖蒲、郁金。

（4）取姜半夏9g，白术、陈皮各12g，天麻、茯苓各18g，甘草6g。每日1剂，水煎服。

（5）取泽泻30～60g，白术10～15g，每日1剂，水煎分2次服。呕吐甚者加半夏、生姜；肢体浮肿者加茯苓；高血压者加钩藤，菊花；寒饮内盛者加干姜；兼外感者加小柴胡汤。

（6）仙鹤草100～120g，每日1剂，水煎，分2次服，治疗梅尼埃病所致之真性眩晕。

（7）代赭石（先煎）45g，夏枯草、法半夏、车前子（包煎）各18g，每日1剂，水煎，分2次服，治疗梅尼埃病所致之真性眩晕。

（8）取人参4.5g（另炖），桂枝9g，白术、黄芪、当归各12g，木香1.5g，枣仁10g，川芎8g，葛根24g，茯苓15g，炙甘草4.5g，大枣5枚，生姜8片。每日1剂，水煎分2~3次服。呕吐者加藿香9g；血虚偏重者加煅磁石9g，阿胶9g（烊化）；形寒肢冷偏阳虚者加干姜6g。用于治疗气血亏虚型眩晕。

（9）取地龙18g，白芍、牛膝、山楂、夏枯草各15g，茯苓、丹皮、黄芩、桑寄生、菊花各12g，磁石24g（先煎），钩藤9g（后下）。每日1剂，水煎服。阳亢为主者选加龟板、何首乌，枸杞，夜交藤、枣仁；心悸胸闷者加丹参、瓜蒌、薤白；夜间多尿者加沙苑子、金樱子；浮肿者加泽泻、车前子、白茅根；失眠者加水飞朱砂1g冲服。用于阴虚阳亢型眩晕。

（10）取党参、白术、车前子（包煎）各10g，苍术、炒山药各30g，陈皮12g，白芍15g，柴胡、炒荆芥穗各8g，生姜6g，大枣6枚。每日1剂，水煎服3次。用于脾虚湿盛型眩晕。

（11）取法半夏、茯苓、鲜生姜、白术各10g，泽泻、生牡蛎各12g，钩藤15g（后下）。每日1剂，水煎服。年高气虚者加党参；手足麻木者加桂枝。适用于风痰眩晕。

186 治疗眩晕的食疗方有哪些?

食疗之法，宜辨明虚实，虚者宜补，实者宜泻。本病多为病程长，使用饮食疗法甚有裨益。

（1）肝阳上亢

1）草决明粥：草决明15g，白菊花10g，大米100g，冰糖适量先将草决明微炒后，与菊花同煎汤，去渣取汁，以药汁与大米同煲粥。待粥将熟加入冰糖，稍煮至冰糖溶化，调匀食用。

2）天麻炖猪脑：天麻10g，猪脑1个。将猪脑洗净，与天麻片放入炖盅内，加水适量，隔水炖熟，服食。每日或隔日服1次，连服3~4次可显效。

3）淡菜皮蛋粥：淡菜30g，皮蛋1个，大米100g，油、盐、味精适量。皮蛋去壳，与淡菜、米同煲粥，粥将成加入配料调味食用，可常服。

4）草决明海带汤：草决明10g，海带20g，共放煲内，加清水2碗，煲成大半碗，去渣饮用，可常服。

5）菊花茶：杭菊花10g。放杯内，用刚沸开水冲泡，代茶饮。或加少许白糖亦可。可常饮用。

6）芹菜拌豆腐：鲜芹菜230g，豆腐2块，香油、食盐少许。芹菜洗净，放锅内微煮，凉后切碎加香油、食盐、豆腐拌匀食用。

（2）痰浊上扰

1）天麻陈皮炖猪脑：天麻、陈皮各10g，猪脑1个。将天麻，陈皮洗净，与猪脑同放炖盅内，加清水适量，隔水炖熟，饮汤食猪脑。

2）陈皮茶：陈皮10g，茶叶适量。陈皮洗净加水适量，煎汤，乘滚沸冲沏茶叶，代茶饮。

3）橘皮粥：橘皮15g，大米30g。先煎橘皮，去渣取汁，与大米同煮为稀粥，少许油盐调味，每日1~2次，连服3~4天。

4）豆蔻粥：肉豆蔻10g，生姜3片，大米100g，豆蔻捣碎研为细末。大米先煮粥，将成加入豆蔻末、生姜、油、盐适量调味食用。

5）天麻豆腐汤：天麻10g，豆腐适量。先将天麻煎汤，去渣取汁，加入豆腐，煮熟调味后服食，可常服。

（3）气血亏虚

1）淮山杞子炖猪脑：淮山30g，杞子10g，猪脑1个。共放炖盅内，加水适量，隔水炖服。可常服用。

2）杞子南枣煲鸡蛋：杞子15g，南枣6个，鸡蛋2个。共放煲内煮至鸡蛋熟后，取出鸡蛋去壳再煮片刻，吃蛋饮汤。连服3~4次，每日1次。

3）何首乌煲鸡蛋：何首乌30g，鸡蛋2个，加水同煮，待鸡蛋熟后去壳取蛋再煮片刻，吃蛋饮汤。可常服。

4）黄芪当归炖母鸡：黄芪30g，当归15g，母鸡1只，姜、葱、油、盐少许。母鸡宰后，去毛、肠脏洗净。将黄芪、当归放入鸡腹内，共放炖盅内，加入清水适量及调料，隔水炖熟，分次食用。

（4）肾精不足

1）杜仲煲猪腰：杜仲15g，核桃肉30g，猪腰2个，油、盐少许。猪腰切开去肾盏洗净，与杜仲、核桃同放煲内，加水适量煲至熟透，加香油、盐调味，食用，可常服。

2）桑葚芝麻膏：黑桑葚500g，黑芝麻60g，蜂蜜200g，共放煲内加水熬煮收膏。每日早、晚各服2匙。

3）黄精熟地煲猪脊汤：黄精、熟地各50g，猪脊骨约300g，盐少量。猪脊骨洗净切块，与黄精、熟地同放锅内，加水煲2小时，入盐调味，食用。

（5）饮食宜忌　眩晕虽分四种类型，但一般来说肝阳上亢、痰浊上扰属实证，故饮食宜清淡，易消化，如新鲜蔬菜、水果、米、面、豆类、鱼类及少量新鲜瘦肉，切忌辛辣刺激、肥腻厚味及酒、烟等助火、酿湿、生痰之品。而气血亏虚，肾精不足两型属虚证故饮食可多选用滋补与富于营养之物。如动物脑、肝、鱼、瘦肉、鸡、蛋、及中药黄芪、党参、淮山、杞子、桂圆肉、首乌、冬虫夏草等。忌食寒凉攻伐之品，以免更伤气血，加重病情。

187 眩晕的转归和预后是怎样的？

眩晕的预后与原发病的性质、治疗及病程的长短等因素有关。在原发疾病方面，一般神经症，梅尼埃病，缓进性高血压等，预后较好，而尿毒症、脑血管病、脑肿瘤等，预后较差。在治疗方面，如高血压所致眩晕，凡及早合理治疗，使血压保持正常或接近正常的水平，则不易并发心、脑、肾的损伤，预后明显好于未经合理治疗的患者，在病程的长短方面，譬如，神经衰弱所致的眩晕，起病较急，但病程较短者，经过治疗，多能很快恢复健康，与此相反，病程漫长，病因不明或难以消除者，治疗则较困难。总之，无论眩晕的病因如何，只要及早治疗，消除致病因素，一般都能防微杜渐，在不同程度上，阻止症状加重，取得比较满意的效果。

眩晕作为疾病演变过程中所出现的一个症状。根据有诸内必形诸外的理论，逆推病机，判断预后，有重要的临床意义。从《伤寒论》所涉及的条文来看，揭示了疾病两种不同的转归：一是向愈的转归。如93条："太阳病，先下之而不愈，因复发汗，以此表里惧盛，其人因自冒，冒家汗出自愈"，是言太阳病汗下序，以致"表里俱虚"。正虚邪留，上蒙清阳，故头目眩冒如有物蒙之感冒家，既有邪气也反映了正虚，故不能再用汗法，只待正气来复，阴阳自和，正能拒邪而汗出自愈。所以这种冒，是正与邪争，祛邪出表，正胜邪却而邪随汗解之征，故病为愈。二是恶化的转归。如297条："少阴病，下利止而头眩，时时自冒者，死"。尤在泾说："下利止，非利自愈也，脏阴竭也。阴气既尽，孤阳无依附而浮乱于上，故头眩而时时自冒也。而阴气难以卒复，孤阳且易上散，虽有良药，亦难复也。是以少阴病，阳复利止则生，阴尽利止则死也"。

眩晕常为中风的先兆，中风发病突然，症情凶险多变，一旦发作，则难治愈，发作之前常有眩晕、头痛肢麻、突然单侧上肢乏力，甚则口角㖞斜，随后又见改善，但多反复发作，故中年之后时见犯眩晕者，需留意是否是中风先兆，除慎于饮食起居，调摄精神、形体之外，亦可辨证用药物预防。

188 避免眩晕复发的措施有哪些？

一旦发生眩晕症，在应用中药治疗的同时，还要采取正确的康复保健措施。这样有利于缓解眩晕症状，防止眩晕症复发，并能控制病情的进一步发展。常用的防治眩晕症的保健措施如下：

（1）要进行饮食调养　眩晕症病人的饮食应以富有营养和新鲜清淡为原则。要多食蛋类、瘦肉、青菜及水果。忌食肥甘辛辣之物，如肥肉、油炸物、酒类、辣椒等。营养丰富的食物，可补充身体之虚，使气血旺盛，脑髓充实。对因贫血、白细胞减少症或慢性消耗性疾病所引起的眩晕症，尤应以营养调理为主。肥甘辛辣之品，能生痰助火，会使眩晕加重。因此，患高血压病、脑动脉硬化症的人应当慎用肥甘辛辣之物。在眩晕症的急性发作期，应适当控制水和盐的摄入量。现代医学认为，这样可减轻内耳迷路和前庭神经核的水肿，从而使眩晕症状缓解或减轻发作。

（2）要进行精神调养　眩晕症病人的精神调养也是不容忽视的。忧郁恼怒等精神刺激可致肝阳上亢或肝风内动，而诱发眩晕。因此，眩晕病人应胸怀宽广，精神乐观，心情舒畅，情绪稳定，这对预防眩晕症发作和减轻发作次数十分重要。

（3）要注意休息起居　过度疲劳或睡眠不足为眩晕症的诱发因素之一。不论眩晕发作时或发作后都应注意休息。在眩晕症急性发作期应卧床休息。如椎－底动脉供血不足引起的眩晕，站立时症状会加重，卧床时症状可减轻。卧床休息还能防止因晕倒而造成的身体伤害。眩晕症病人保证充足的睡眠甚为重要。在充足睡眠后，其症状可减轻或消失。再者，眩晕症病人应尽量避免头颈左右前后的转动。如有内耳病变，可因头位的改变影响前庭系统的功能而诱发眩晕。颈椎病患者颈部转动或仰俯时，可使椎动脉受压而影响脑部血液循环，使脑供血不足而诱发眩晕。声光的刺激也可加重眩晕，故居室宜安静，光线要暗淡。

189 当代名老中医对眩晕是如何认识的？

路志正强调脾胃辨证和重视湿邪致病，路氏认为脾胃司受纳，腐熟水谷，运化精微，化生气血，人体五脏六腑、四肢肌肉，皆赖脾胃化生之气血营养，一切虚损病证都与脾胃功能失调相关。临床多种慢性虚衰性疾病的辨治，从脾胃入手均可取得满意疗效。路氏还认为，致病因素无论是“外感六淫”或“内生五邪”，兼挟湿邪伤人的最多，辨证眩晕时也多从这两点考虑，应用病因辨证、脏腑辨证的方法。

谢海洲“血瘀”辨证思维在颅脑外伤所致的眩晕病中较为明显。谢氏认为，外界暴力损及脑髓，伤及脑络，脑髓虚损，络脉瘀阻，而致头晕头痛等，故辨证此类眩晕时根据病人的不同表现分别诊断为瘀血阻窍、气虚血瘀、痰瘀阻络等证型。

薛伯寿辨证眩晕灵活多变，涉及病因、脏腑、八纲、气血津液等多种辨证方法，分析发现其所诊疗的眩晕病例很多无明确的西医诊断，而中医证候诊断与肝、脾胃相关的较多，比较突出的是肝郁脾虚证与少阳病证，从一个侧面反映了薛氏辨证眩晕多从肝脾入手、注重情致因素在眩晕发病中的作用。

张云茹辨证眩晕采用的是一种辨证与辨病相结合的思路，认为风阳上扰是眩晕发生的主要因素；朱建贵认为，眩晕发病的病因病机主要是风、痰、虚三者，风主要是肝风，眩晕病位在脑，巅顶之上唯风可到，而痰饮作为浊阴之邪，必借风力始可上犯，故痰饮随肝风而升，蒙蔽清阳，发为眩晕，虚主要为肝肾阴虚，肝阴虚，头目失养则头晕、目眩，肾之阴精亏虚，上不能濡养脑髓，故耳鸣眩晕，故辨证主要从上述三者出发。

190 任继学教授是如何从“风头眩”论治眩晕的？

任老认为，眩晕当从“风头眩”来论治。风头眩病名始载于《诸病源候论》风头眩候说：“风头眩者，由血气虚，风邪入脑，而引目系故也……入脑则脑转而目系急，目系急，故成眩也”。《圣济总录》说：“风头眩之状，头与目俱运是也……风邪鼓于上，脑转则目系急，使真气不能上达，故虚则眩而心闷，甚则眩而倒仆也”。综观上述记载，其临床病象是：多数患者为隐约缓慢发病，虽也有急性发病者，但为数较少。病发之始则见后头部头痛，活动后可消失。久则头痛、头晕、头胀，项部轻强，继而呈现耳鸣、目眩、心烦少寐、胸闷、心悸、口苦、指麻、尿赤、颜面红赤，舌红多有瘀斑，脉多沉弦有力之象。病程长，甚者终生为患，不易治愈。病位以肾、肝、心、脑为发病之本。气血逆乱，水精代谢失常为成病之源。

对风头眩，任老认为应从以下来治疗。

（1）阴虚阳亢证

证候：头晕目眩，心烦善怒，口干，咽干，胸中烦热，胸闷，失眠多梦，腰膝痠软，心中不快，汗出，恶心，舌红少津，苔薄黄，脉多虚弦而数。

治法：育阴潜阳，镇逆平冲。

方剂：育阴平逆汤。

药用：生地、麦冬、黄精、沉香、羚羊角、玳瑁、草决明、莱藤子、车前子、玄参、白芍，水煎服。

（2）风阳上冒证

证候：头晕头胀，目胀，头围如带束紧感，肢麻，手震颤，睡卧口角流涎，颜面苍红，步履踏地如在地毯上行，时有烘热状，舌赤，苔白，脉多见虚弦或沉弦无力。

治法：滋阴敛阳，息风降逆。

方剂：息风敛阳汤。

药用：熟地、砂仁、白蒺藜、羚羊角、天麻、钩藤、怀牛膝、龟甲、麦冬、白芍、女贞子，水煎服。

（3）痰瘀阻络证

证候：头痛头晕，两目肉轮青黯，胸闷恶心，颈部强，肩背不适，肢体沉重，语言前清后涩，善忘，性情易激动，心区时刺痛，尿有频意，舌赤有瘀斑，苔白，脉多弦涩之象。

治法：活络化瘀，理气豁痰。

方剂：理气通瘀汤。

药用：太子参、乌药、香附、片姜黄、红花、桃仁、赤芍、清半夏、川芎、草决明、羚羊角、刺蒺藜，水煎服。

（4）命火衰弱证

证候：头晕，耳鸣，乏力，畏寒背冷，喜呵吹伸腰，易卧喜睡，四肢欠温，尿频，夜尿多，纳呆，恶心，痰多，颜面白黄不光泽，喜暖，舌体肥胖有齿痕，苔薄白，脉多沉弦无力。

治法：益火之源，温阳消阴。

方剂：右归丸（景岳全书）。

药用：熟地、山药、山萸肉、杜仲、枸杞子、菟丝子、肉桂、附子、鹿角胶、当归，可用丸剂，亦可作煎剂。

临床权变

治疗此病不能一血压高就用降血压药单一治法，必须整体治疗，以防合并症（如卒中、厥心痛、真心痛、肾病之类）早期出现。因此在治疗中必须内外合治法才能收效，内治方药已述知，今就外治法介绍之。

（1）针灸疗法　①耳针：主穴取耳尖、降压沟、心、额、交感、皮质下、肝、肝阳；②体针：主穴取风池、太冲、肝俞、侠溪、头维、上星、足三里、三阴交穴，用泻法；③刺血法：百会、十宣、大推、肝俞、印堂、太冲等穴，用三棱针刺出血。

（2）浸泡足方　炮附子、吴茱萸、透骨草、怀牛膝、急性子、青葙子、罗布麻，水煎成2500ml，晨泡20分钟，晚30分钟，1剂用3日。阴虚阳亢证加大生地、玄参、生龟甲、生石决明、女贞子；风阳上冒证加熟地、钩藤、生牡版、刺莲表、灵磁石、天麻、赤芍；痰瘀阻络证加地龙、酒大黄、红花、炙南星、丝瓜络、蒲黄（生）、赤芍、苏木；命火衰弱证加淫羊藿、仙茅、清半夏、韭子、荷叶、葫芦巴。

（3）药枕方　野菊花、木贼、怀牛膝、杜仲、茵陈蒿、川芎、赤芍、天麻、莱菔子、落花生藤、藁本、青木香、桑寄生、罗布麻、草决明、桑叶，共为粗末，装枕芯内。

（4）洗头方　灯心草、怀牛膝、白芷、车前子、草决明、丹参、寒水石、茺蔚子、云母石、桑枝、罗布麻，水煎成3000ml，洗发，头、面20分钟1次，1剂药用2天。

（5）敷脐方　冰片、白芷、川芎、吴茱萸，共为细面，香油调和敷脐部，纱布固定，20小时取下。

（6）敷涌泉穴方　磁石、吴茱萸、肉桂、珍珠共为细面，蜜水调和，敷两足涌泉穴，24小时取下。

（7）茶饮方　玉米须、葵花头内白芯，煮沸作茶喝。

（8）四藤浴方　黄瓜藤、甜香瓜藤、西瓜藤、丝瓜藤，水煎成1500ml，放入浴池水内，洗浴。

（黄　燕　王立新）

（三）厥　证

191 《内经》和《伤寒杂病论》论厥证，二者区别和联系是什么？

厥证是因阴阳失调，气机逆乱所引起的以突然昏仆，不省人事，或伴四肢逆冷、颜面苍白、汗出为主要临床表现的一种病证。病情轻者一般在短时间内苏醒，醒后不留任何后遗症，但病情重者，则昏厥时间较长，严重者甚至一蹶不复而导致死亡。从病因角度看，引起厥证的病因既有六淫外邪，又有饮食不节；既有脏气虚损，又有情志内伤。病机方面，有气逆，气闭，阳衰，阴竭，阳郁，经络失常，脏腑虚损。厥的主要临床表现有昏仆，不省人事，手足逆冷，头晕目眩，疼痛，呕吐，二便失调等。

《素问·方盛衰论》曰：“一上不下，寒厥到膝”。《素问·通评虚实论》也认为：“气逆者，足寒也”。《灵枢·五乱》又指出："乱于头则谓厥逆，头重眩仆"。可见《内经》认为"厥"的症状表现是下肢逆冷和昏仆不省人事。因此，"厥"的涵义可以概括为由于气机上逆，升而不降，导致肢冷、昏仆一类的病证称为厥证。《内经》所论之厥，种类繁多，不成系统，且具体治法和方药极少，如《素问·病能论》记载了生铁络饮治阳厥。厥证多用针刺之法，如《厥论》提出了"盛则泻之，虚则补之，不盛不虚，以经取之"的针刺原则。配合熨法、按摩和药酒等治法，调整脏腑经络气血，使气机升降出入归于正常。

《伤寒论》之"厥"源于《内经》，但对厥证的阐述则更系统全面，说理更充分，更切合临床实际，理法方药俱全，弥补了《内经》厥证有论少方的缺陷，能有效地指导厥证在临床上的治疗。张仲景在分析归纳《内经》厥证的基础上，高度概括了厥证的病机和症状，认为虽然厥证的表现各异，但厥证的病理基础是一致的，都是阴阳之气失去相对平衡，不能互相顺接贯通，其共同的症状表现为手足逆冷。厥证形成的最基本病机可具体归纳为三个方面：阳虚致厥、阳郁致厥、血虚致厥。仲景以六经辨证方法辨别厥证，根据寒热虚实的不同，将论中厥证分为寒厥、热厥、气厥、血厥、水厥、痰厥、脏厥、蛔厥，确定了相应的治法和方药，如少阴寒厥，治宜回阳救逆，方用四逆类。阳明热厥治宜清下，方用白虎、承气类。气厥治宜疏肝解郁达阳，方用四逆散。血厥治宜养血散寒，温通经脉，方用当归四逆汤。水厥治宜温阳化水，方用茯苓甘草汤。痰厥治宜涌吐痰涎，方用瓜蒂散。脏厥治宜大剂回阳救逆，用四逆加吴茱萸汤合方，更灸关元、气海等穴。蛔厥治宜清上温下，安蛔止痛，方用乌梅丸。其治虽异，但殊途同归，皆以贯通连接阴阳之气，达到阴阳平衡为目的，并且还从厥热胜复来判断厥证的预后及转归。

可见伤寒之厥源于《内经》，但胜出《内经》，独成一体。

192 厥证的病机转化特点和病性是什么？

厥证的病机主要是气机突然逆乱，升降乖戾，气血运行失常，正如《景岳全书·厥逆》所说："厥者尽也，逆者乱也，即气血败乱之谓也"。气为阳，血为阴，气血与阴阳相随，互为资生，互为依存，气血的病变是互为影响的。素有肝阳偏亢，遇暴怒伤肝，肝阳上亢，肝气上逆，血随气升，气血逆乱于上，发为血厥实证；大量失血，血脱则气无以附，气血不能上达清窍，神明失养，昏不知人，则发为血厥虚证。在血者，或瘀滞于脉，或闭阻于心，或殃及他脏。邪之所害，虽有所偏，但气为血帅，血为气母，故邪气闭阻，必致气血不能正常布达，脏腑失其所养。属虚者，正气耗脱，或以阴亏为甚，或以阳脱为重，然阴阳互根，故阴阳耗伤必然同时存在，但以阳气耗脱，不能达于周身为病机重点。正气耗脱必致气血不畅；邪气闭阻，亦可耗损气阴，所以本病实为虚实夹杂，以虚为主之候。

厥证的病机转化决定于致厥证的病因和人体正气盛衰、气机调节功能等。一般厥证初发，或厥证轻者，或救治及时，气机复畅，阴阳调顺，则移时苏醒；若失误治，阴伤损阳，耗伤正气，亦可转化为虚证而出项厥脱危侯。由于邪毒炽盛，痰热交阻心窍，可突然出现阳气暴脱之危侯，待用回阳固脱法救治后，元阳之气恢复，又可出现实热闭厥的证候。厥证之病机转化可因阴阳气血相失，阴阳离绝，发展为一厥不复之死证。亦可出现阴阳气血失常，或为气血上逆，或为中气下陷，或气血痰浊内闭，虽气机逆乱而阴阳尚未离绝，此类厥证之生死，取决于正气复来与否及治疗措施是否及时、得当。若正气来复，治疗得当，则气复返而生，反之，气不复来而死。此外各种证候之间亦可相互转化。如气厥和血厥之实证，常转化为气滞血瘀之证；失血致厥的血厥虚证，严重者转化为气随血脱之脱证等。

厥证的病性根据体质和病机转化的不同，有寒热虚实之别。厥证虽因病因不同而有气厥、血厥、痰厥、暑厥、寒厥、秽厥、食厥、酒厥、色厥等不同，但其病性概而言之，不外乎虚、实、寒、热几个方面。

193 厥证的诊断要点及中医鉴别诊断有哪些？

厥证的诊断要点有：

（1）有突然昏仆，不省人事，或伴四肢逆冷，一般短时苏醒，醒后无口眼㖞斜、肢体偏瘫等后遗症的临床表现。

（2）发病前常有头晕、视物模糊、面色苍白、出汗等先兆症状。

（3）应进行血压、血糖、颅脑 CT、磁共振、脑血流图、脑电图、脑干诱发电位、心电图、胸部 X 线照片等有助于明确诊断。

中医鉴别诊断：

（1）中风病中脏腑　中风病中脏腑以中老年人多见，以突然昏仆，并伴有口舌㖞斜，偏瘫等症，神昏时间较长，苏醒后有偏瘫、口舌㖞斜及失语等后遗症。厥证可发生于任何年龄，昏倒时间较短，醒后无后遗症。但血厥实证重者可发展为中风。

（2）痫病　痫病常以青少年为多见，常有家族史。发作时间亦可出现突然昏仆，不省人事，但发作时间短暂，且常伴有嚎叫、抽搐、口吐涎沫、两目上视、小便失禁等，常反复发作，每次症状均相类似，苏醒缓解后可如常人。厥证之昏倒，仅表现为四肢厥冷，无吼叫、吐沫、抽搐等。可作脑电图检查，以资鉴别。

（3）昏迷　昏迷为多种疾病发展到一定阶段所出现的危重证候，发病前多患有原始疾病，发生较为缓慢，有一个昏迷的过程，先轻后重，由嗜睡、谵语渐次发展，一旦昏迷后，持续时间一般较长，恢复较难，苏醒后原发病仍然存在。厥证常为突然发生，昏倒时间较短，常因情志刺激、饮食不节、劳累过度、亡血失津导致发病。

194 厥证的辨证要点是什么？

要辨别厥之深浅虚实，分清气血寒热及病因特点：

一当辨虚实，虚实是厥证辨证之关键，虚者多表现为气滞、血瘀、痰阻。实证者突然昏仆，面红气粗，声高息促，口噤握拳，或夹痰涎壅盛，舌红苔黄腻，脉洪大有力。虚证者表现眩晕昏厥，面色苍白，声低息微，口开手撒，或汗出肢冷，舌胖或淡，脉细弱无力。

二当辨气血，厥证以气厥、血厥多见，其中尤以气厥实证及血厥实证两者易于混淆。厥之共同特点为手足肢冷，但有寒热气血之别。气厥实者，乃肝气升发太过所致，体质壮实之人，肝气上逆，由惊恐而发，表现为突然昏仆，呼吸气粗，口噤握拳，头昏头痛，舌红苔黄，脉沉而弦；血厥实者，乃肝阳上亢，阳气暴涨，血随气升，气血并走于上，表现为突然昏仆，牙关紧闭，四肢厥冷，面赤唇紫，或鼻衄，或舌质暗红，脉弦有力。

三当辨病因，厥证的发生，常有明显病因，实证者如气厥、血厥实证，多形体壮实，而发作多与精神刺激密切相关。气厥虚证，多平素体质虚弱，发病前有过度疲劳、睡眠不足、饥饿受寒等诱因；血厥虚证，则与失血有关，常继发于大出血之后。食厥多发于暴食之后，酒厥发生于酗酒之后，痰厥好发于恣食肥甘、体丰湿盛之人，暑厥多发生在夏季久曝烈日或高温作业之时出现，寒厥多发生在冬季酷寒受冻时发病，色厥发生于纵欲无节，秽厥多因步入险恶之所，冒犯不正之气而发病。

195 厥证的治疗原则是什么?

（1）厥证发作时急宜回厥醒神　实证者，开窍、化痰、辟秽而醒神。开窍法适用于邪实窍闭之厥证，以辛香走串的药物为主，具有通关开窍的作用。主要通过开泄痰浊闭阻，温通辟秽化浊，宣窍通利气机而达到苏醒神志的目的。在使用剂型上，应该选择丸、散、气雾、含化以及注射之类的药物，宜吞服、鼻饲、注射。先用搐鼻散取嚏，针刺人中，继用苏合香丸或玉枢丹灌服。虚证者益气、回阳、救逆而醒神。亟宜调补，不能妄用辛香走窜之品，适用于元气虚弱、气随血脱、津竭气脱之厥证。主要是通过补益元气，回阳救逆而防脱。对于失血、失津过急过多者，还应配合止血、输血、补液，以挽其危，用生脉液静脉滴注或煎人参汤灌服。本法系急救治标之法，苏醒后应按病情辨证治疗。

（2）细查病因，综合救治　厥证系多种原因引起的内科急症，审明病因对治疗至关重要，救治原则应以综合救治，迅速醒神回厥。

（3）厥证缓解后调治气血　经上述应急处理神志清醒后，还应辨证论治，调治气血，解除病因，以图根本。

196 临床上，如何运用导痰汤治疗痰厥?

痰厥特点多表现为：①昏厥四肢厥冷；②喉有痰鸣、呕吐痰涎；③呼吸气粗、胸膈满闷；④舌苔厚腻多津、脉滑。关于治疗《临证指南医案》指出“唯痰与气一时壅闭咽喉，不得不暂用豁痰降气之剂以开之”。庞安常曰：“……故善治痰者，不治痰而治气，气顺，则一身之津液亦随气而顺矣”。凡治痰厥须加行气药于其中，如木香、香附、枳实、沉香等，胃气得香味而能行，痰涎因气行而不滞。临证治之以行气豁痰的导痰汤为主。痰厥者，患者平素恣食肥甘，咳喘宿痰，多湿多痰，复因恼怒气逆或剧烈咳嗽后，痰随气升，上闭清窍导致突发昏厥，喉有痰声，或呕吐涎沫，呼吸气粗，舌苔白腻，脉象沉滑。予以导痰汤行气豁痰为法，方由：清半夏、陈皮、胆南星、枳实、赤茯苓、生姜组成。方以半夏化痰浊，降逆气为君药；配陈皮理气化痰，胆南星降逆化痰，共为臣药；枳实、赤茯苓、生姜导气下行，为佐使之用。湿盛者，症见咳吐痰涎，苔白腻者加白芥子、苏子、降气化痰湿；痰热内蕴者，症见痰稠而黄、苔黄腻，可加山栀子、黄芩、竹沥清热化痰；老痰、顽痰可加礞石、牙皂强力清热化痰；喉中痰涎壅盛者，可先予猴枣散化服；此外，方中可随证运用黄芪、党参之品，助其排痰之力，增其回阳之效。

197 “有形之血不能速生，无形之气所当急固”的含义？在治疗血厥虚证中有何指导意义？

血厥来势急骤，瞬息之间即可突然昏倒，不省人事。若不积极救治，严重者，常可一厥不复，导致死亡。“有形之血不能速生，无形之气所当急固”出自于《景岳全书》，意思是说，在大失血情况下，更急需补气，以恢复机体之功能，气得生得固，血液才能渐生。在血厥虚证、血脱昏晕时，虽以补养气血为原则，但应以固元气为主，盖气为血之帅，血为气之母。血随气行，气治血治，有形之血，不易速生，无形之气所当急固，否则气脱矣，可服独参汤，人参剂量宜大，重用人参，取其效专力宏，能大补元气，益气固脱。若无人参可用 3 ~ 5 倍党参代替；亦可用人参注射液、生麦注射液、参附注射液静脉推注或滴注。同时对急性失血过多者，应及时止血，并采取输血措施。缓解后继用人参养营汤补养气血，药用人参、黄芪为主益气，当归、熟地养血，白芍、五味子敛阴，白术、茯苓、远志、甘草健脾安神，肉桂温养气血，生姜、大枣和中补益，陈皮行气。

198 治疗厥证中药注射剂有哪些？

气厥虚证时属于阴气不足者可予以参麦注射液每次 10～30ml 或生脉注射液 60～100ml 加入 5% 或 10% 葡萄糖注射液 100～200ml，静脉滴注，每日 1 次，以益气养阴固脉。

解毒泄热可用醒脑静注射液，每次 30ml 加入 5% 或 10% 葡萄糖注射液 250～500ml，静脉滴注，每日 1～2 次，或清开灵注射液 20～40ml 加入 10% 葡萄糖注射液 250ml 中静脉滴注，每日 1～2 次；或血必净注射液，每次 30～50ml 加入 5% 或 10% 葡萄糖注射液 250～500ml，静脉滴注，每日 1～2 次。

益气温阳可用参附注射液 10～20ml 加入 50% 葡萄糖注射液 50ml 静脉滴注 1～2 次后，再以 40～80ml 加入 10% 葡萄糖注射液 250～500ml 中，静脉滴注，每日 2 次。

行气活血可用丹参注射液 8～16ml 或复方丹参注射液 10～20ml 或者用川芎嗪注射液 80～120mg 加入 0.9% 氯化钠注射液或 5% 葡萄糖氯化钠注射液 250～500ml 静脉滴注等。

199 针刺治疗厥证的主穴和手法有哪些？

针灸有疏通经络、调整气血、平衡阴阳的作用，从而能纠正厥证。常用的穴位有以下几组：

第一组　主穴：素髎、内关。配穴：少冲、少泽、中冲、涌泉。操作：中度刺激，留针，间断捻转，收缩压升至80mmHg以上时，延长间断捻转时间使血压稳定在80mmHg以上即可出针。

第二组　主穴：足三里、合谷。病人昏迷加涌泉。操作：针刺或电针，电压10.5～14伏，频率106～120次/分。轻者1个电针，1个穴位，重者2个电针，2个穴位。

第三组　主穴：人中。配穴：内关、足三里、十宣。操作：强刺激。伴发热者宜针，体温低属虚证者，宜灸百会、神阙、关元。

耳针组　常用穴：肾上腺、升压点、皮质下、心等。配穴：甲状腺、激素点、神门、肺、肝、交感等。方法：以常用穴为主，两耳交叉取穴，间歇留针，留针1～2小时。

200 如何对厥证患者进行辨证施护？

（1）气厥

1）实证：立即让患者平卧，取头低或去枕平卧位，针刺人中、素髎、涌泉穴或用取嚏法醒窍。密切观察患者神志、面色、呼吸、血压、脉象等变化，并做好记录。病室应保持安静，光线柔和。发作期禁食，醒后宜进清淡半流质饮食，忌食壅气之品。平时可吃金桔、陈皮等以舒气解郁，也可服逍遥散以理气达郁、调和肝脾，防止复发。另外还应根据不同病因做好心理疏导。

2）虚证：发作时同实证护理。缓解期注意保暖，肢冷严重者可在患者体旁放置热水袋，但须防止烫伤。若出现面色苍白、汗多、四肢厥冷、脉沉细微弱、血压下降、呼吸缓慢等虚脱危象者，应立即报告医师并按虚脱护理。立刻肌内注射人参或生脉注射液2 ml，或服生脉饮1～2支。低血糖所致者可静注50%葡萄糖 40ml 或饮糖开水，并灸百会、神厥、关元穴。晕厥时应禁食，苏醒后宜进清淡半流质饮食。平时宜食补品，如鸡、鱼、猪肉、牛肉、鸡蛋等。

（2）血厥

1）实证：发作时同气厥实证护理。取头低足高位，避免不必要的搬动，取下假牙。然后针刺人中、百会穴，隔 3～5 分钟行针 1 次，2～3 次无效者再加涌泉、内关穴。血压较高者予十宣放血。分次频频喂服羚羊角粉、牛黄清心丸，吞咽困难者用鼻饲法。紫绀且呼吸困难者予以吸氧。饮食宜清淡、素食，忌烟、酒、辛辣刺激食品。

2）虚证：发作时同气厥虚证护理。密切观察血压变化，因失血引起者注意出血量，量多者需防出血致脱，应做好输血准备。肌注人参注射液 2 ml，或给复方阿胶糖浆 1～2 支，也可用人参 10g、桂圆 10 个煎汤频服以补气养血，并灸气海、关元、百会等穴。平时宜食荔枝、龙眼肉、大枣、黄豆、猪肝、牛肉、鸡蛋、菠菜等补血之品，并结合原发病护理。

（3）痰厥　发作时取侧卧位，头偏向一侧，针刺人中、涌泉穴。痰不易咳出时可轻拍其背部，服鲜竹沥 30 ml 以化痰开窍。痰阻喉间、形体尚实者可探吐或吸痰器吸痰。晕厥时予萝卜汁、梨汁、荸荠、海蜇等化痰流质之品，醒后宜进清淡半流质饮食。

（4）食厥　患者暂禁食，可用探吐法或中药催吐剂排出胃内容物，并服用和中消导药物，如保和丸、四消糖等。腹胀便秘者可服缓泻剂，如大黄片、番泻叶泡水代茶饮等。

201 厥证的预后和转归是怎样的？

厥证预后：厥证患者的预后与抢救治疗及时得当与否与邪气盛衰、患者正气强弱等密切相关。发病后，患者呼吸平稳，脉象有根，正气尚强，预后良好。若气息微弱，呼吸难续，此乃肺气已绝；或昏愦不语，厥而无脉，或见怪脉者，显示心气已绝；或手冷过肘，足冷过膝，口唇指甲青紫者，显示病情危重，预后不佳。

厥证转归：厥证各类证候之间可相互转化或虚实转化，形成厥脱之证。气厥和血厥之实证，常可转化为气滞血瘀之证。失血致厥，常可转化为气随血脱之证，气血痰瘀等郁闭至极虽可致厥，但亦可转化为内闭外脱之证。邪气内闭，气血逆乱尚未离决者，若治疗及时得当，正气来复，则气复返而生。若气血逆乱甚，升降出入废，进而阴阳离决，则可发展为一厥不复之死证。

厥证是由多种病因造成脏腑功能失调，气机逆乱，阴阳之气失接，气血阴阳耗损所致。故其转归和预后决定于致病因素的强弱，脏腑功能气机逆乱的程度和气血耗损的轻重。亦与发病久暂、抢救是否及时、诊疗措施是否得当紧密相联。一般地说，不论气厥、血厥、痰厥、暑厥等，只要辨证准确，采取针对剂型、选用快速有效地静脉给药与口服给药相结合，并注意综合措施，多能使患者转危为安，预后良好。但若致病因素较强，正气虚极，脏腑气血阴阳之损伤严重，虽有适当措施，有时亦难阻止其发展至“阴阳离决”的境地。若厥证兼发或原有心悸、水肿、喘促、尿闭则治疗更加困难，预后多较差。或者起病即陷入阴阳俱脱、阴阳离决之境；或厥证反复发作，转归及预后大多不佳。如见呼吸微弱，良久一息，鼻中无气，说明肺气将绝；或脉见屋漏、虾游、鱼翔，或人迎、寸口、趺阳等六脉俱无，说明心气将绝，均难以治愈。故提高辨证论治水平及抢救技术，对于该病的转归及预后，皆十分重要。

202 临床上避免厥证复发的措施有哪些?

对于厥证患者首先要强调精神调摄，特别是脾气暴躁、感情容易激动者，要宁心淡志，勿为七情所伤。患者苏醒后，要继续针对病因施治，不宜马上起床，以防复厥。保证充足睡眠，必要时给予镇静剂。病室宜保持空气流畅，对于暑厥者还要保持凉爽，对于虚寒性厥证者应保持室内温暖。对于饮食调养，避免过度饥饿和暴食，不宜食辛辣刺激之品。凡诸厥证发病伤及阳气阴精者，饮食宜高营养高能量，可酌情加入精瘦肉、猪羊肝、鲜鱼肉等血肉有情之品。对于气厥、痰厥、血厥、酒厥、暑厥的患者应严禁饮酒、吸烟及嗜食辛辣之品，以免助热生痰，加重病情。对于生活细节及饮食调节无效的患者，进行适当的药物调节，例如：素有痰饮或瘀血积蓄日久者，要尽早采用消痰化瘀治疗，以防痰瘀随逆乱之气上逆而发病，对于气血虚弱的患者，要使用补益气血的药物进行调节；平素亦可适当加强体育锻炼，可做气功疗法以辅助治疗，有益于气机调畅。

203 任继学教授如何从“维厥证”论治晕厥？

任老认为，本病的病位，以心脑失应为本，阴阳维脉功能失衡，脏腑经络功能失调为病之标。就其病性而言，以虚为要，但亦有实象为患者，即李念莪所谓“大实有赢状，至虚有盛候”。临床治疗多按以下分型治疗：

（1）气虚流滞证

证候：头晕昏沉，乏力，困睡，目视物不清，喜伸腰，呵欠，口角流涎，气短，胸中不畅，心动悸，时有语涩，颜面白黄相兼为主，舌体胖，有齿痕，色淡红，苔薄白，脉多虚弦。

治法：益气活络，通经豁痰。

方剂：加味补阳还五汤。

药用：炙黄芪、生晒人参须、红花、荷叶梗、桃仁泥、橘络、当归尾、净地龙、生蒲黄、清半夏，水煎服。

脉见疾数之象者，加酒浸黄连、肉桂；脉见沉迟之象者，加炮附子、炮干姜。

（2）气滞痰瘀证

证候：头胀晕，两胁胀，呕恶，善叹息，易怒，寐而多梦，两目视物晃动，肉轮黯青，肢麻，时有心胸闷刺疼，颜面青黯红，舌赤两侧多有瘀斑，苔淡黄少津，脉多弦涩之象。

治法：理气化瘀，舒络祛痰。

方剂：理气宣达汤。

药用：党参、三棱、莪术、香附、川芎、苏木、炙南星、当归、乌药、生山楂，水煎服。

口苦、脉弦滑者加醋柴胡、海蜇皮、白芍。

（3）络瘀脉滞证

证候：皮肤干涩，形瘦，纳呆，腹满，全身乏力，头目不清，颜面青红黯黄，两目黯黑，心动悸或痛，便燥，手足心热，尿黄赤，舌两侧斑青，苔黄白相兼，脉多虚弦之象。

治法：缓中补虚，宣导脉络。

方剂：大黄䗪虫丸（《金匮要略》）、琼玉膏（《医学正传》）交替服而治之。

药用：大黄䗪虫丸：大黄（蒸）、黄芩、杏仁、桃仁、干地黄、干漆、土鳖虫、水蛭、蛴螬、虻虫、芍药、甘草；琼工膏：人参、沉香、琥珀、白砂蜜、白茯苓、生地黄。

（4）胆心脉滞证

证候：脑中满闷，眼生黑花，视物不明，口苦头痛，时有筋脉拘急，心中不快，叹息不得，惊悸而烦，胃脘满，失眠，舌淡红，苔白少津，脉多沉滑而弦之象。

治法：利胆通经，安神益脑。

方剂：通心利胆汤。

药用：蜜远志、血琥珀酒炒胆草、骨碎补、姜黄、竹茹。赤芍药、石菖蒲、桂枝、柴胡，水煎服。头晕昏重，脉弦紧者，加蒲黄（生）、荷叶、天麻，呕恶加清半夏、生姜，胁胀者加沉香、枳壳。

（5）寒结脉络证

证候：颜面灰白，形体畏寒，腰痠肢软，头目昏眩，手足欠温，易汗出，胸腔痞闷，心中不适，尿频，舌淡红，苔薄白，脉多沉弦迟。

治法：温阳散结，通经驱寒。

方剂：加味通脉四逆汤。

药用：炮附子、干姜、炙甘草、生蒲黄、淫羊藿、红花、醋延胡索、通草，水煎服。

权变法

大凡厥证特点是发病急卒，正如《素问·厥论》所说："厥……令人暴不知人，或至半日远至一日，乃知人者"。《景岳全书》说："厥逆之证，危证也"。可知维厥证，也是厥证之一。因此病一发作，急救为先，宣通开窍为主，急用针灸宣窍透络为首务。针刺取穴是：尺泽穴、十宣穴刺血，人中穴、内关穴、足三里穴、劳宫穴、百会穴，用泻法刺之，虚证用艾条灸百会穴。

药物救治：急用通关散搐鼻取嚏，通窍达络，调整气机，通经络，兴奋呼吸，醒脑，同时灌苏合香丸，芳香开窍，以醒脑神。若证见脑气衰弱，神志昏愦，心神虚散，手足厥冷，自汗，脉乍大乍小，乍迟乍数者，急用参归鹿茸汤救治（生晒人参、当归尾、炙绵黄芪、炙甘草、血鹿茸粉、葡萄酒）。

中药针剂：四肢厥冷，脉沉迟，或屋漏之象者，用参附注射液20ml，无消渴病者，加于5%葡萄糖注射液400ml中静脉滴注。证见气阴两虚者，用参麦注射液60ml，加于5%葡萄糖注射液100ml中静脉滴注。神昏不省人事者，用醒脑静注射液20ml，加于5%葡萄糖注射液250ml中静脉滴注。证见脉络瘀滞者，血塞通注射液、丹参注射液、清开灵注射液等皆可视病情选用之。

熏口鼻法：用老陈醋烧热至沸，用醋之热气熏鼻吸入可生（《验方新编》）。

刮痧疗法：取大椎穴、大杼穴、膏肓俞、神堂穴、风池穴。

天柱穴、上脘穴、涌泉穴、足三里穴、厉兑穴等，用水牛角刮痧板，顺经络循行路线刮之，用刮痧板蘸淡盐水刮之，最好用血竭、白芷、红花、人工麝香、穿山甲、莪术，用科学方法提炼浓缩，加入香油，用刮痧板蘸此药刮之，疗效可信。

204 谢海洲教授对厥证如何辨证论治？

（1）气厥

1）实证

症状：在较强精神刺激下，突然昏倒，不省人事，口噤握拳，呼吸气粗，四肢不温，或全身湿冷，舌苔薄白，脉沉弦。

本证是在异常的精神刺激下，气机逆乱，气血上涌，阻塞清窍，神明不用，故突然昏倒，不省人事，口噤握拳；气机闭塞，肺气宣肃失常，则呼吸气粗；阳气郁而不达，则四肢不温；气郁不畅闭阻于内，则脉沉而弦。

治则：顺气开郁，降逆醒神。

方药：五磨饮子煎汤灌服苏合香丸。五磨饮子理气开郁，降浊逆之气；苏合香丸开窍醒脑。若头晕、头痛、面赤者，加钩藤、石决明、磁石，以平肝潜阳；若痰多气壅者，加制胆南星、竹沥、川贝母等，导涤痰浊；若醒后哭笑无常，睡眠不宁者，可加茯苓神、远志、丹参等，或合用甘麦大枣汤，养心润燥。

2）虚证

症状：眩晕昏仆，面色苍白，汗出肢冷，呼吸微弱，舌质淡，脉沉微。

本证多在久病之后，元气大虚，遇悲恐，疲劳过度，睡眠不足，或饥饿、受寒等诱因，气机一时不相顺接所致。气机逆乱，清阳不升，脑海失养，故眩晕昏仆；元气大虚，气血失荣，则呼吸微弱，面色苍白；阳气失其温煦，则肢冷汗出；舌淡，脉沉微为气虚之症。

治则：益气固本。

方药：鼻饲或灌服参附汤或芪附汤，益气回阳、固脱。患者苏醒后改服四味回阳饮。若表虚自汗者，加生黄芪、浮小麦、白术益气固表止汗；大汗淋漓，或汗出不止者，加熟地黄、远志、酸枣仁等养血安神；眩晕者，加蔓荆子、白芷祛风定眩。

（2）血厥

1）实证

症状：突然昏倒，不省人事，牙关紧闭，面赤唇紫，舌暗红，脉沉弦。

本证多因机体素有瘀血，遇暴怒使肝气上逆，血随气升，上蔽神明，因而突然昏倒，不省人事，牙关紧闭。血瘀阻络，则面赤唇紫，舌暗红，脉沉弦。

治则：理气活血，降逆开窍。

方药：急用醋或童便火焠，取烟熏鼻。患者醒后，改用通瘀煎加减治疗。药用当归尾、红花、山楂活血散瘀；乌药、青皮、香附、郁金理气开郁、醒神；竹叶、泽泻利尿通心。若急躁易怒、少寐多梦者，加龙胆草、石决明、夜交藤、磁石平肝安神；若头晕、头痛属风阳内盛者，加菊花、珍珠母、白蒺藜等，柔肝息风；属阴虚阳亢者，加钩藤、枸杞子、龟甲、生地黄等，滋阴潜阳。

2）虚证

症状：突然昏厥，面色苍白，口唇无华，四肢震颤，目陷口张，自汗肤冷，呼吸微弱，舌淡，脉芤或细数无力。

本证多发生于呕血、大便下血、妇女暴崩等大量失血之后。血虚脑海失荣，故突然昏厥；血虚不荣于面，则面色苍白，口唇无华；气血不达四末，筋失所养，则四肢震颤；营阴内衰，正气不固，故目陷口张，自汗肤冷，呼吸微弱；舌淡，脉芤或细数无力为失血过多而伤阴之症。

治则：补气养血固脱。

方药：急服独参汤以收散亡之气。或用当归补血汤，同时灌服糖开水。患者醒后，用人参养荣汤调治，药用生黄芪、八珍汤益气养血；五味子酸敛散亡之气；远志、肉桂交通心肾，并可开窍；陈皮、姜、枣顾护后天，调和营卫。若血出不止者，加仙鹤草、藕节、三七、侧柏碳等止血；若自汗肤冷者，加附子、干姜温助肾阳；口干少津者，去肉桂，加沙参、黄精、石斛等，养胃生津；若心悸少寐者，加龙眼肉、远志、阿胶、酸枣仁等养血安神。

（3）痰厥

症状：突然昏厥，喉有痰声，或呕吐涎沫，呼吸气粗，舌苔白腻或滑，脉沉滑或沉弦。

本证多素为痰湿体质，或久病气弱，气不布津，酿湿成痰，痰闭清窍，神明不用，则突然昏厥；痰阻气道，痰气相击，则喉中痰鸣；气机不利则胸闷气粗；痰阻清阳，浊阴上逆，则呕吐涎沫；舌苔白腻或滑，脉沉滑或沉弦为痰浊内阻之象。

治则：豁痰开窍。

方药：痰在膈上者，急用盐汤探吐，并用黑白二丑、甘遂研末，拌和面粉做饼，贴足心；若痰热者，用白金丸（《医方考》）研细调莱菔汁灌服。患者醒后，可服宕迷丹加减，药用半夏、人参攻补兼施，消痰扶气；皂荚、石菖蒲、茯神豁痰开窍，回气定厥；郁金理气除痰；生姜、甘草调中和胃。痰涎壅盛者，加竹沥、胆南星、天竺黄以祛痰开窍；呕吐甚者，加陈皮、竹茹降逆止呕；胎白腻、胸脘痞闷者，加苍术、川朴以健脾燥湿；如属痰热者，去生姜、人参，加黄连、胆南星以清热化痰。

（4）食厥

症状：暴饮过食，突然昏厥，气息窒塞，脘腹胀满，舌苔厚腻，脉象滑实。

“饮食自倍，肠胃乃伤”。本证多由于暴饮多食，或久病初愈，过食肥甘厚味，致食滞中脘，胃气不降，气逆于上，闭塞清窍，故突然昏厥；胃腑浊气壅于脑中，肺气不利，故气息窒塞；

食滞内停，则脘腹胀满；舌苔厚腻，脉滑实为食滞不消、浊气不降之症。

治则：消食和中，降逆开窍。

方药：盐汤探吐，以祛实邪，再用神术散合保和丸加减治之。药用山楂、神曲、莱菔子消食健胃；藿香、苍术、厚朴、砂仁理气化浊；半夏、陈皮、茯苓和胃化湿。若便秘者加大黄、槟榔以导积滞；腹胀者，加枳实、木香以理气除胀；呕吐甚者，加代赭石、旋覆花加强降逆止呕的功效。

（5）酒厥

症状：纵饮不节，饮后昏倒，轻者犹能知人，重者神志昏迷，或烦躁，或呕吐频频，或气喘发热，脉滑数。

酒性剽悍滑疾，其气上冲于头，故发生酒厥。

治则：解酒化滞。

方药：急用盐汤探吐，再用梨汁、绿豆汁、浓茶交替灌之。清醒后用葛花解醒汤。药用葛花解酒，使邪从肌表而出；茯苓、猪苓、泽泻淡渗。使邪从小便而出；砂仁、豆蔻、青皮、木香、陈皮理气和中；神曲、山楂健胃消食。若湿从热化而见面赤烦渴者，加黄芩、黄连等清利湿热。此外，枳椇子善解酒毒，可配入方中使用，也可单独使用。

（林亚明　李晓慧　来建明）

（四）头　痛

头痛是临床上常见的症状之一，通常是指局限于头颅上半部，包括眉弓、耳轮上缘和枕外隆突连线以上部位的疼痛。头痛的原因繁多，有功能性如偏头痛、紧张型头痛，丛集性头痛、头颅外伤引起的头痛、血管疾病性头痛、血管性颅内疾病引起的头痛、其他物品的应用和机械引起的头痛、非颅脑感染引起的头痛、代谢性疾病引起的头痛；颅、颈、眼、耳、鼻、副鼻窦、牙齿、口腔、颜面或头颅其他结构疾患引起的头痛或面部痛、颅神经痛、神经干痛传入性头痛及颈源性头痛等。中医学中将以头痛作为单独病名，不仅仅是一症状。

205 历代中医学家是如何认识头痛的？

头痛是临床常见的一种自觉症状，可由多种疾病引起。凡外感六淫，内伤七情，引起以头痛为主症的病证，均可称为头痛。头痛剧烈，反复发作，经久不愈者称为“头风”。

有关头痛头风的论述，早见于《内经》。如《素问·风论》谓：“新沐中风，则为首风”，“风气循风府而上，则为脑风”。《素问·五脏生成》谓：“头痛巅疾，下虚上实过在足少阴、巨阳，甚则入肾”。《素问·通评虚实论》谓：“头痛耳鸣，九窍不利，肠胃之所生也”。说明诸多因素都可以引起头痛头风，而要之则有外感、内伤之异，虚实之别。

仲景《伤寒论》、《金匮要略》虽无专篇论述头痛，但六经分证的方法，都为后世论治所宗。如太阳头痛，痛在头后，下连于项；少阳头痛，痛在头之两侧；阳明头痛，痛在前额及眉棱骨等。

隋唐时期，如《诸病源候论》认识到风痰相结，阻于经隧可致头痛；《备急千金要方》则博采兼搜，汇集了唐代中叶以前大量医方，其中治头风的头风靡散，即是用外治法治疗头风的经验效方。

宋代陈无择主张头痛应按三因论治“治之之法，当先审其三因，三因既明，则所治无不切中”。严用和《济生方》、许叔微《本事方》俱有针对头痛病深重而屡发作者，用全蝎等虫药搜剔的处方。《太平惠民和剂局方》所载治头痛的名方川芎茶调散、菊花茶调散等也一直为后世医家所赏用。

金元时期无论是对头痛病因病机的阐发，还是治法方药都更加丰富多彩。如李东垣主张按六经分经用药，又提出气虚头痛、血虚头痛、气血两虚头痛、痰厥头痛、风湿热头痛的治法，其中以补中益气汤的变方调中益气汤加川芎、蔓荆子、细辛方和白术半夏天麻汤方影响尤巨。虽然后来尤怡批评他的用药“殊欠纪律”，也不得不承认“其法可师”。张子和治头痛用吐法下法的观点也很新颖，他还观察到头风久不愈者可引起失明。

迨至明清，医家大多能汇萃前人之说，结合自己的经验加以阐发，使之更加全面。如尤怡《金匮翼》就把头痛分为风、热、湿热、寒湿、痰厥、肾虚、肝厥、食积、血虚、气虚、偏头痛、雷头风、大头痛十三类。而王清任对头痛力主活血化瘀通窍之说，尤能别开生面，叶天士、张锡纯等对肝阳上亢化火生风病机的认识及治疗亦超越前人，颇堪效法。

206 头痛的中医病因有哪些？

头为元神所居，为“精明之府”，故头痛内与脏腑、气血，外与六淫邪气关系皆密切。《证治准绳·头痛》云：“头像天，三阳六腑清阳之气皆会于此；三阴五脏精华之血亦皆注于此。于是天气所发，六淫之邪，人气所变，五脏之逆，皆能相害。或蔽覆其清明，或瘀塞其经络，因与其气相薄，郁而成热则脉满，满则痛”。头痛病因约之为外感、内伤两端。

（1）六淫外袭　起居不慎，劳役失节，六淫之邪，风、寒、暑、湿、燥、火皆可引起头痛。《素问·太阴阳明论》云：“伤于风者，上先受之”，“风为百病之长，善行而数变……”。风致病多端，可单独治病，也可挟寒、暑、湿等合邪致病，故头痛以风邪所致者最为多见。寒为阴邪，易伤阳气，窒塞经脉，清阳不升，浊阴不降，元神失养，故作头痛。暑、火皆阳邪，易伤津液；湿邪黏滞，易蒙清窍，皆可造成头痛。

（2）内伤七情　人有七情，喜、怒、忧、思、悲、恐、惊，过之则伤人。喜伤心，使心气涣散；怒伤肝，气逆而厥；忧思伤脾，使运化无权，升降失司，不能洒陈精微；惊恐伤肾，肾伤则骨弱髓空；悲伤肺，肺朝百脉，主一身之气，肺伤则诸气郁。人生天地之间，百事缠身，百感交集。经云："五志过极皆火"，故情志不畅，思虑萦怀，惊恐郁怒，皆可致脏腑气偏，阴阳失调，气血不畅，痰浊、瘀血窒塞清道，元神失养，而造成头痛诸疾。

（3）脏腑气弱　或禀赋不足，或后天戕伤，脏腑衰弱，气血不足，皆可引起头痛。

"脑为髓之海"，主要依赖肝肾精血、脾胃运化水谷精微及心肺输布气血以濡养。故内伤头痛与五脏皆有关，尤其与肝、肾、脾关系密切。因于肝者，或肝阴不足，肝阳偏亢；或肝气郁滞，久郁化火，上扰清空而为头痛。因于脾者，或脾虚生化无权，气血亏虚，气虚则清阳不升，血虚则脑髓失养而致头痛；或脾失健运，痰浊内生，以致清阳不升，浊阴不降而发生头痛。因于肾者，多由房劳过度，或禀赋不足，肾精耗亏，髓海空虚；或肾阳衰微，寒从内生，清阳失旷；或肾阴不足，水不涵木，风阳上扰而致头痛。

此外，跌仆伤损，络脉瘀阻，经隧不通，亦可发生头痛。

207 头痛的临床表现有哪些？

以头痛为主症。头痛的部位，有整个头部都痛者，有偏在一侧者，有仅在前额及眉棱作痛者，有巅顶痛者，有痛连项背者，有头痛、眼球痛并作者。疼痛的性质则有胀痛、昏痛、掣痛、跳跃痛、灼痛、刺痛、钝痛，痛点固定或不固定之异。头痛的兼症也随病因不同而有不同的表现，有伴见恶风、恶寒、畏寒者，有伴见发热者，有伴见耳鸣者，或兼见恶心、呕吐、痰涎清水者，或兼见烦躁易怒，口苦面赤，或便秘尿赤者，或兼见头晕目眩，腰膝痠软者，或兼见心烦失眠者，或兼见肢体困重，脘腹胀满，头重如蒙如裹者。疼痛的时间有在清晨者，有在薄暮者，有白天痛晚上不痛者，有昼轻夜剧者。有经年累月，甚至痛延十余年、数十年者，有的在固定时间必发头痛，有的则发辍无常，也有发作时疼痛剧烈，痛不欲生而过后则和正常人无异者。

208 头痛、头风二者的鉴别要点和病机转化特点是什么？

《冯氏锦囊秘录·头痛头风大小总论合参》曰“头痛头风，非二证也，在新久去留之分耳。浅而近者，名头痛，其痛卒然而至，易于解散速安也；深而远者，名头风，其痛作止不常愈后遇触复发也”。可见头风系指头痛反复发作，屡触屡发，经久不愈为主症的一种疾病。头痛，可以是多种疾病的一个症状，也可以是以症状命名的一类独立疾病，一般症状较轻，不易反复，疗效好。一般病在前额及脑后者为正头风，在左右两侧为偏头风。头风病有较高的发病率，并呈上升趋势，一般人群发病率达5%，30岁以下发病者逐年增长，女性多于男性，多有诱因而发本病，发病前常伴有视觉、感觉紊乱等先兆症状。相当数量的患者久治不愈，给患者造成很大的痛苦影响患者的日常生活和工作。

诸种头痛的病机均可相互转化。外感头痛以标实为主，多可向愈，但日久不愈或正虚邪恋，则内伤气血，演变为内伤头痛。内伤头痛初始多以肝郁气滞为主，肝郁犯脾，脾虚生痰，痰浊内阻，血行不畅，瘀阻经脉；或外感寒邪，凝滞经脉，致血瘀脉络，不通而痛。痰浊、瘀血、气滞、肝阳上亢等以标实为主，病多在气血，若迁延不愈，伤及气血，气血亏虚，清窍失养，则不荣而痛。

209 如何从风、痰、瘀、虚、肝论治头痛？

（1）从风论治　有外风、内风之分。①外风治以驱风散邪。兼寒者，以川芎茶调散加减，疏风散寒止痛；邪犯厥阴，巅顶痛、干呕吐涎沫，甚则四肢厥冷，以吴茱萸汤加减温经散寒。兼有热象者，以芎芷石膏汤加减疏风清热。夹湿者，以羌活胜湿汤加减祛风胜湿止痛。②内风，有肝阳化风、血虚生风、热极动风，治疗分别以天麻钩藤饮平肝潜阳，加味四物汤滋阴养血，羚角钩藤汤清肝息风。

（2）从痰论治　①痰浊头痛：头痛而重，如物裹首，舌苔白腻，脉滑或弦滑，治以半夏白术天麻汤加减化湿祛痰。②痰热头痛：头痛，口苦，舌苔黄浊，大便干或黏滞臭秽，以黄连温胆汤加减清化痰热。

（3）从瘀论治　①气滞血瘀，头痛屡发，经久不愈，痛有定处，痛如锥刺，舌质紫或有瘀斑，脉细或细涩；为瘀血头痛，当以通窍活血汤加减活血化瘀，并辅行气药助血行；瘀象重，可加破血之药以增活血化瘀之力。②寒凝血瘀，活血化瘀之余当加温经散寒之品；兼痰湿郁阻于络者，当加理气除湿化痰之品。③久病气血不足，因虚而瘀，单用活血化瘀效不显，当益气养血、活血化瘀，可加用黄芪、当归、阿胶等益气养血，或以当归活血汤合通窍活血汤加减。

（4）从虚论治　①肾虚头痛：头痛而空，每兼眩晕，腰痛痠软，神疲乏力，遗精，带下，耳鸣少寐，舌红少苔，脉沉细无力，治以大补元煎加减补肾养阴；肾阳虚，用右归丸，温补肾阳、填精补血；兼见外感寒邪者，可投麻黄附子细辛汤。②气虚头痛：痛势绵绵，时发时止，遇劳益剧，倦怠乏力，苔薄，脉大无力，以顺气和中汤加减益气升清。③血虚头痛：头痛目花，时时昏晕，痛势隐隐，午后或遇劳则甚，神疲乏力，心悸怔忡，食欲不振，面色少华或萎黄，舌淡苔薄黄，脉细弱无力，以加味四物汤滋阴养血；此类患者多有夜眠多梦，加炒枣仁等安神之品。

（5）从肝论治　①肝郁气滞：每因情志不舒而痛，多伴胁肋胀痛，以柴胡疏肝散疏肝理气解郁；若伴四末不温，用四逆散加减；兼脾虚，用逍遥散疏肝健脾。②肝郁化火，肝火上炎：头一侧胀痛，颞部尤甚，或连及眼齿，怒则发病或加重，面红目赤，烦躁易怒，口干口苦，舌红苔黄，脉弦数，以龙胆泻肝汤或羚角钩藤汤清肝泻火。③肝阳头痛：头痛而眩，甚或两侧跳痛，常波及巅顶，心烦易怒，睡眠不宁，面红目赤，口干苦，苔薄干或黄，舌质红，脉弦有力，以天麻钩藤饮加减平肝潜阳。④肝肾阴亏：素体肝肾阴虚或因肝旺阳亢而耗伤肝肾之阴，出现两目干涩、腰膝疲软无力、舌红少津、脉细弦等症，可以一贯煎合左归丸加减。

210 头痛的辨证要点有哪些？

（1）辨属性　一般外感头痛，起病较急，常伴有外邪束表或犯肺的症状，应区别风、寒、湿、热之不同。林珮琴《类证治裁·头痛论治》云：“因风者恶风，因寒者恶寒，因湿者头重……因火者齿痛，因郁热者烦心，因伏暑者口干”。内伤头痛，其痛反复发作，时轻时重，应分辨气虚、血虚、肾虚、肝阳、痰浊、瘀血之异，气虚者脉大，血虚者脉芤，肾虚者腰膝痠软，肝阳亢者筋惕肢麻，痰浊者头眩恶心，瘀血者痛如锥刺。

（2）辨病位　头为诸阳之会，手足三阳经均循头面，厥阴经亦上会于巅顶；由于脏腑经络受邪之不同，头痛的部分亦异。大抵太阳头痛，多在后头部，下连于项；阳明头痛，多在前额部及眉棱等处；少阳头痛，多在头之两侧，并连及耳部；厥阴头痛，则在巅顶部位，或连于目系。明乎此，则循经用药，可奏事半功倍之效。

(3) 辨病势　凡起病急骤，头痛如裂，短时间内出现神昏伴颈项强痉，呕吐如喷，甚或旦发夕死，夕发旦死者，属真头痛；凡外感后头痛剧烈，或见神识变化，或见肢体强痉抽搐者，为脑髓受损或脑络破裂所致；若头痛伴高热抽搐，角弓反张，或喘促气急，或腹胀黄疸，或癃闭尿少者，为热毒或湿浊扰犯元神所致；若头痛伴半身不遂，口舌㖞斜，言蹇者，多为肝阳化风，气血逆乱，直冲犯脑之类中风所致。以上诸种头痛患者，均须紧急抢救处理，不可等闲视之。此外，对反复发作，痛势愈演愈烈之头痛者，应谨慎处之，警惕脑岩之可能。

211 结合现代医学，头痛的中医临床诊断思路是什么？

临床诊断，当以头痛为主要症状，根据头痛的特点、持续时间、兼次症状，辨别新病久病，外感或内伤。

(1) 外感头痛　一般起病较急，病势较剧，呈掣痛、跳痛、灼痛、重痛或痛无休止等，每因外感六淫之邪所致，证多属实；平素气血亏虚，复感外邪，多表现为虚实夹杂。①风寒头痛：头痛或有拘急收紧感，痛连项背，恶风畏寒，遇风受寒尤剧。②风热头痛：头痛如灼，甚则如裂，发热恶风，面红目赤，口渴欲饮，鼻流浊涕，便秘溲黄，舌红苔黄，脉浮数。③风湿头痛：头痛如裹，肢体困重，胸闷纳呆，小便不利，大便如溏，苔白腻，脉濡滑。

(2) 内伤头痛　缓慢而痛，痛势绵绵，时痛时止，病久不愈为特征，其痛多以空痛、隐痛、昏痛、遇劳或情志而发作与加重为主，多由内伤而成。或肾虚、或气虚、或血虚、或脾虚，其证属虚，又有肝阳、痰浊、瘀血属实或虚实夹杂者。①肾虚头痛：头痛而空，每兼眩晕，腰痛痠软，神疲乏力，遗精，带下，耳鸣少寐，舌红少苔，脉沉细无力。②血虚头痛：头痛目花，时时昏晕，痛势隐隐，午后或遇劳则甚，神疲乏力，心悸怔忡。食欲不振，面色少华或萎黄，舌淡苔薄黄，脉细弱无力。③肝火上炎：头一侧胀痛，颞部尤甚，或连及眼齿，怒则发病或加重，面红目赤，烦躁易怒，口干口苦，舌红苔黄，脉弦数。④肝阳头痛：头痛而眩，甚或两侧跳痛，常波及巅顶。心烦易怒，睡眠不宁，面红目赤，口干苦，苔薄干或黄，舌质红，脉弦有力。⑤痰浊头痛：头痛而重，如物裹首，时有目眩，胸脘痞闷，恶心泛泛，甚则呕吐痰涎，纳呆，舌苔白腻，脉滑或弦滑。⑥瘀血头痛：久痛入络，气血运行不畅，血瘀气滞，或头部撞伤，脑髓震荡，瘀血内停，阻塞脉络，而致头痛屡发，经久不愈，痛有定处，固定不移，痛如锥刺，舌质紫或有瘀斑，脉细或细涩。

（3）辅助检查　全面进行体格检查，必要时进行精神或心理检查，同时结合经颅多普勒超声（TCD）、头颅 CT 或 MRI 检查、腰椎穿刺脑脊液检查、脑电图检查等。

212 头痛的临证中，如何体现“通则不痛”，“荣则不痛”？

头痛临证中，“通则不痛”主要体现为“通调”，包括通调气机和通调经脉，是治疗气血阻滞、经脉不通所致头痛的主要治法。因气为血液、津液运行的主要动力，气虚，推动无力，则血停为瘀、津停为痰，阻滞经脉而致不通。因此，“通调”的涵义不仅指“通畅”，还包括益气，以助津血运行。正如《医学真传》所言：“夫通则不痛，理也。但通之之法，各有不同，调气以和血，调血以和气，通也；下逆者使之上行，中结者使之旁达，亦通也；虚者助之使通，寒者温之使痛，无非通之之法也”。

“荣则不痛”主要体现为“补益”，包括补益气血和补益肝肾，是治疗头痛虚证的主要治法。补益气血，应根据气虚、血虚程度有所侧重；但因气血相依，两者关系密切，血虚则宜加入补气之品以助生化；气虚则宜以补气药物为主，少佐补血药，以使血气互生。

因肝藏血，肾藏精，补益肝肾之法主要指滋补肝肾阴精。由于阴虚易从热化，故应适量配伍清热之品，如知母、黄柏等。同时，由于阴虚易生风，对于阴虚头痛伴有头晕目眩等表现者，应适量配伍潜阳息风之品，如羚羊粉、龟板、鳖甲、生牡蛎等。

同时，临证中应注意“不通”和“不荣”之间可相互转化。“不通”日久，脑窍失养，可致“不荣”；“不荣”，气血不足、津血运行无力，瘀血痰浊内阻，可致不通。临床中应注意标本兼顾。

213 头痛的治疗原则及引经药是什么？

《景岳全书·头痛》云：“凡诊头痛者，当先审久暂，次辨表里，盖暂痛者必因邪气，久病者必兼元气。以暂痛言之，则有表邪者，此风寒外袭于经也，治宜疏散，最忌清降；有里邪者，此三阳之火炽于内也，治宜清降，最忌升散；此治邪之法也。其有久病者，则或发或愈，或以表虚者，微感则发；或以阳胜者，微热则发；或以水亏于下，而虚火乘之则发；或以阳虚于上，而阴寒胜则发”。

外感头痛以邪实为主，治疗应以祛邪为主，因风者疏之，因寒者散之，因湿者化之，因热者清之。头痛因风邪为患，故须用风药驱风散邪；若系寒、湿、热邪为患，亦可参用风药以为引经。内伤头痛多属虚证，治疗以扶正为主，风阳上扰则息风潜阳，气虚则益气升清，血虚则养阴补血，肾虚则益肾填精。至于痰浊、瘀血所致头痛，属本虚标实，或先祛其实，或扶正祛邪兼顾，当因证制宜。

李杲《兰室秘藏·头痛门》：“头痛须用川芎，如不愈，加各引经药，太阳羌活，阳明白芷，少阳柴胡，太阴苍术，厥阴吴茱萸，少阴细辛也”，“太阳头痛，恶风脉浮紧，川芎、羌活、独活、麻黄之类为主；少阳经头痛，脉弦细，往来寒热，柴胡为主；阳明头痛，自汗发热恶寒，脉浮缓长实者，升麻、葛根、石膏、白芷为主；太阴头痛，必有痰，体重或腹痛，为痰癖，脉沉缓，苍术、半夏、南星为主；少阴头痛，三阴三阳经不流行而足寒气逆，为寒厥，脉沉细，麻黄、附子、细辛为主；厥阴头项痛，或吐痰沫厥冷，其脉浮缓，吴茱萸汤主之”。

214 临床常见治疗头痛的中成药包括哪些？各自适应证、禁忌证及疗程？

（1）芎菊上清丸　清热解表，散风止痛。适应证：外感风邪引起的恶风身热，偏正头痛，鼻流清涕，牙疼喉痛。口服，每次6g，每日2次。

（2）川芎茶调丸　疏风止痛。用于外感风邪所致的头痛，或有恶寒、发热、鼻塞。饭后清茶送服，每次3～6g，每日2次。

（3）都梁滴丸　祛风散寒，活血通络。用于风寒之邪引起的鼻塞不通，偏正头痛，或伴寒热。口服，每次1丸，每日3次。忌烟、酒及辛辣、生冷、油腻食物。

（4）正天丸　疏风活血，养血平肝，通络止痛。用于外感风邪、瘀血阻络、血虚失养、肝阳上亢引起的偏头痛、紧张性头痛、神经性头痛、颈椎病型头痛、经前头痛。适用治各种头痛，尤其对瘀血性头痛效佳。饭后服用，每次6g，每日2～3次，15天为1个疗程。

（5）杞菊地黄丸　滋肾养肝。用于肝肾阴亏，眩晕耳鸣，羞明畏光，迎风流泪，视物昏花。适用于肝肾阴虚型头痛。口服，水蜜丸每次6g，小蜜丸每次9g，大蜜丸每次1丸，每日2次。

（6）金匮肾气丸　适用于肾阳不足型头痛。口服。每次1丸，每日2次。孕妇忌服。

（7）复方羊角颗粒　平肝，镇痛。用于偏头痛，血管性头痛，紧张性头痛也可用于神经痛。开水冲服，每次8g，每日2～3次。

（8）养血清脑颗粒　养血平肝，活血通络。适用于血虚肝亢所致头痛、眩晕眼花、心烦易怒、失眠多梦等。口服，每次1袋，每日3次。有轻度降压作用，低血压者慎用；孕妇忌服。

（9）逍遥颗粒　疏肝健脾，养血调经。用于肝气不舒，胸胁胀痛，头晕，目眩，食欲减退，月经不调。开水冲服，每次1袋，每日2～3次。

（10）七叶神安片　适用于抑郁虚烦，心神不宁之肝气郁结头痛。每次50～100mg，每日3次或睡前服100mg。

（11）当归素片　适用于瘀血阻络之头痛。每次100mg，每日3次，1个月为1个疗程。

（12）镇脑宁胶囊　适用于肝阳化风夹痰瘀内阻之头痛。口服，每次4～5粒，每日3次。

（13）复方羊角胶囊　平肝，镇痛。用于偏头痛，血管性头痛，紧张性头痛及神经性头痛。口服，每次1.25g，每日2～3次。

（14）全天麻胶囊　适用于肝阳上亢、肝肾亏虚型头痛。每次2～3粒，每日3次，15天为1个疗程。

（15）天舒胶囊　活血平肝。主要用于血瘀所致血管神经性头痛，症见头痛日久，痛有定处，或兼头晕，夜寐不安，舌质暗或有于瘀斑。饭后口服，每次4粒，每日3次；或遵医嘱。偶见胃部不适，头胀，月经量过多。孕妇及月经量过多者禁用。

215 针刺治疗头痛的主穴及手法有哪些？

（1）外感头痛　祛风通络止痛。以手太阴经穴、头部腧穴为主。主穴：百会、太阳、列缺、风池。风寒头痛者，配风门、合谷；风热头痛者，配大椎、曲池；风湿头痛者，配头维、阴陵泉；阳明头痛者，配攒竹、合谷、内庭；少阳头痛者，配率谷、外关、足临泣；太阳头痛者，配天柱、后溪、申脉；厥阴头痛者，配四神聪、太冲、内关。操作：主穴毫针泻法。配穴中风门用拔罐或艾灸法；大椎点刺出血。

（2）内伤头痛

①实证：疏通经络，清利头窍。以督脉、足少阳经穴为主。主穴：百会、头维、风池；肝阳上亢者，配太冲、侠溪、三阴交；痰浊上扰者，配中脘、丰隆、阴陵泉；瘀阻脑络者，配阿是穴、膈俞、内关。按头痛部位配穴同上。操作：毫针泻法。②虚证：疏通经络，滋养脑髓。以督脉及足阳明经穴为主。主穴：百会、风池、足三里。气血亏虚者，配肝俞、脾俞、三阴交；肾精不足者，配肾俞、太溪、悬钟。按头痛部位配穴同上。操作：风池用平补平泻法；余穴均用补法。

216 治疗头痛的外治方法有哪些？

（1）穴位注射

取穴：风池、天柱、阿是穴。

操作：触找圆形结节，用3%~5%川芎注射液，或3%~5%防风注射液，刺2~5分钟，每穴注入0.5~1ml，每日治疗

1 次。

（2）穴位埋线

取穴：太阳、风池、天柱、天应穴，食欲不佳配足三里、三阴交；失眠配神门、内关、安眠。

方法：每周交替，每次埋 4 ~ 6 个穴，主治功能性头痛。

（3）穴位贴敷法

①白附子 3g，葱白 15g，白附子研末，与葱白捣成泥状，取如黄豆大 1 粒，堆在小圆形纸上，贴在痛侧太阳穴处，约 1 小时取下。适应于偏正头痛。②全蝎 21 个，地龙 6 条，蝼蛄 3 个，五倍子 15g，生南星 30g，生半夏 30g，白附子 30g，木香 9g。上药共研细末，加 1/2 面粉，用酒调成饼，外敷太阳穴处。用于风邪头痛，久治不愈者。③生乌头、生南星、生白附子。上药各等分，共研细末，每天 30g，取葱白连须 7 茎，生姜 15g，切碎捣如泥，入药末和匀，用软布包好蒸热，包在痛处。用于祛风止痛。偏头痛，痛不可忍。

217 治疗头痛的单验方有哪些？

（1）川芎、蔓荆子各 10g，水煎服。适用于风邪上犯之头痛。

（2）制川草乌各 6g，白芷、僵蚕各 6g，生甘草 9g，研细末，分成 6 包，每日 1 包，分 3 次用绿茶送服。适用于顽固性风寒头痛。

（3）甘菊花 30g，川芎 30g，捣细为末，温酒调服 6g，不计时服。治风头痛，每欲天阴头痛先发者。

（4）白凤仙 1 株捣烂，火酒浸，露七夕，去渣，饮酒。治寒湿头痛。

（5）全蝎、地龙、甘草各等分，研末，每服 3g，每日 3 次。

适用于顽固性头痛。

（6）夏枯草30g，水煎服。或用菊花6～10g，决明子10g，开水冲泡，每日代茶常饮。适用于肝阳上亢之头痛。

（7）山羊角15～30g（锉成细末，先煎），白菊花12g，川芎6g，水煎服。治偏头痛。

（8）蓖麻同乳香、食盐捣，贴太阳穴。治气郁偏头痛。

（9）鹅不食草30g，白芷15g，冰片1.5g，共研细末备用。发作时用棉球蘸药粉少许塞鼻孔。适用于偏头痛。

218 治疗头痛的食疗方有哪些？

头痛患者不宜食辛辣油腻刺激食物，咖啡、可乐、巧克力、酒等食物会诱发头痛，不宜食用。

（1）川芎白芷鱼头汤　鳙鱼（大头鱼）头1个，川芎3～9g，白芷6～9g，将川芎、白芷用纱布包好，与鱼头共煮汤，缓火炖至鱼头熟透，饮汤。每日1次，连服数日。治疗气血亏虚夹外感风寒引起的头痛。

（2）益气粥　人参3g，黄芪10g，白术10～15g，甘草10g，粳米50～100g，白糖适量。先将人参洗净切片，与黄芪、白术、甘草同煎用汁，去渣，入粳米煮粥，将熟时加入白糖即可。治疗气虚头痛，头痛绵绵，过劳益甚。

（3）参附鸡汤　党参30g，熟附片30g，生姜30g，母鸡半只。将鸡去毛及肠脏，洗净，入锅与党参、附片、生姜块共炖汤，炖2小时，用葱、盐、味精等调味。每日分2次佐餐食，连服15日。治疗阳虚头痛。症见头脑空痛，眩晕耳鸣，腰膝瘦痛乏力，神疲，失眠等。

（4）香附川芎茶　香附子3g，川芎3g，茶叶3g。上药共为粗末，沸水冲泡，代茶频饮。治疗肝气郁滞所致的慢性头痛。

（5）夏枯草粥　夏枯草30g，菊花15g，决明子10g，粳米50～100g，冰糖少许。先将决明子入锅内炒至微有香气，取出待冷却后，与菊花、夏枯草同煎取汁，去渣，然后与粳米煮粥，粥将熟时加入冰糖，稍煮即可食用。治疗肝火上炎，肝阳上亢之头痛。

（6）杞菊地黄粥　熟地黄15g，枸杞子15～20g，菊花10g，粳米100g，将熟地黄、枸杞子先煎，后下菊花，取药汁与粳米煮稀粥服食。治疗肝阳头痛，头痛而眩，常偏重一侧，心烦易怒。

（7）玫瑰蚕豆花茶　玫瑰花4～5朵，蚕豆花9～12g。将上2味用开水同泡，代茶频饮。治疗肝风头痛。

（8）草决明海带汤　海带20g，草决明10g，煎汤饮。每日2次，连服数日。治疗肝阳上亢之头痛，常偏一侧，伴有心烦易怒、失眠多梦、面红目赤等。

（9）天麻陈皮炖猪脑　天麻10g，陈皮10g，猪脑1个。将猪脑、陈皮、天麻洗净，置沙盅内，加清水适量，隔水炖熟。分次服食，连服10日。治疗痰浊头痛，症见头痛昏蒙，平素多痰，胸脘满闷时有恶心或呕吐痰涎。

219 头痛康复的具体措施及如何预防？

头痛患者应采取综合性康复措施，对头痛患者而言，除辨证用药外，配合合理饮食、规律生活、精神调养及针灸按摩等有助于康复。对于反复发作的患者，可长期口服5-羟色胺抑制剂、普萘洛尔、尼莫地平、丙戊酸钠等药预防发作，同时服用六味地黄丸、杞菊地黄丸、安神补脑液、天麻首乌片等，及单味中药如菊花、何首乌、枸杞子、天麻、钩藤等制品。饮食宜清淡，外感头痛忌食肥甘厚味、辛辣酒醴之物，如猪肉、鸡肉等；内伤头痛虚证慎用温燥伤阴、生冷碍脾之物，如生姜、羊肉、狗肉及生冷瓜果等，实证慎食滋腻生冷的食物。避免各种不良的精神刺激，调整好自己的心态，劳逸结合，宽以待人，培养广泛的兴趣如琴棋书画、养花、集邮、唱歌、跳舞等有利于身心健康。生命在于运动，体育锻炼如慢跑、太极拳及气功在各种头痛的调养及防治中都有重要作用。实践证明，适度运动锻炼可以改善人体血液循环，消除患者的焦虑、紧张、忧郁等不良情绪，防止头痛发作与再发，提高患者的生活质量。

头痛的预防：头痛者应尽早明确诊断，积极治疗，调整情绪。外感头痛由于外邪侵袭所致，故平时生活应有规律，起居有定时，参加体育锻炼，以增强体质，抵御外邪侵袭。肝阳所致者，宜情绪舒畅，避免头痛的诱发因素，如精神紧张，睡眠不足以及噪音和强光等刺激，避免食用可能引起头痛的食物，如酒类、奶酪、巧克力、大量咖啡因等。治疗期间，严禁饮酒及吸烟。尤其肝阳头痛者，禁酒更为重要。注意气候变化，防止外感邪气，避免过冷或暴晒。

头痛的预后：外感头痛，积极治疗，一般预后良好。内伤头痛若积极治疗，可以延长其发作周期，减轻其发作程度，最终或可治愈。若病久不愈，反复发作，可致痰浊瘀血阻于经脉，导致中风、痫证等疾病发生。

220 偏头痛名医、专家经验方有哪些？

（1）丁光迪治疗气滞血涩，肝失条达型

组方：川芎、防风、羌活、黄芩、姜半夏、茯苓、当归、牡丹皮各 15g，柴胡、炙甘草各 7g，吴茱萸 4g，泽泻、赤芍各 15g，怀牛膝 30g。

功用：调肝和络，升降气机。

（2）丁甘仁治疗阴分本亏、风邪化热，引动肝胆火上扰清窍型

组方：冬桑叶三钱、菊花三钱、薄荷炭八分、羚羊片三分、连翘壳三钱、黑山栀二钱、赤芍一钱半、甘草五分、苍耳子一钱半、夏枯草一钱半。

功用：清凉解散，清泄厥少。

（3）施今墨治疗胃寒型

组方：吴茱萸6g，辛夷花5g，清半夏6g，川芎5g，生姜10g，桔梗8g，当归6g，蔓荆子6g，白蒺藜12g，细辛3g，白僵蚕5g，生地黄、熟生黄各10g。

功用：温散，辛通，开郁。

221 任继学教授是如何治疗头风的？

任继学教授认为该病是由于外感六淫之邪，或时疫之气，起病急，病程短，全身症状为主，而头痛只是全身症状之一，可以“头痛”名之或曰“外感头痛”。若病程长，头痛绵绵不止，而引起全身不适，则应名曰“头风”。外感头痛，治以疏散之剂。内伤头痛，病深病久，病因复杂，治之不宜速效，必以色脉合参，脉证详辨，法为用，方为体，药宜用动静相合、刚柔相济之品，方能起随机开合之妙用。

组方：辛夷、川芎蔓荆子、藁本、白芷。

辨虚实定君臣，分寒热立佐使之药。

症见头痛晕眩、身倦乏力、喜卧、懒言、动则气短、颜面色淡黄、微红、舌淡红、苔薄白、脉多沉虚无力，此为中气虚候，祖方加荷叶、升麻、柴胡、黄芪、党参，水煎服。

症见头晕胀痛、心烦、易怒、口燥干苦、睡而多梦、面红目赤、胸闷、小便赤黄、舌红、苔黄少津、脉多弦滑，此为肝阳上冒候，

组方加羚羊角、玳瑁、生地、白芍、沉香、刺蒺藜，水煎服。

症见头痛昏重、胸闷、呕恶、四肢沉软、纳呆、口中黏感、颜面淡黄、色白外现、两颧隐红、舌胖大色红隐青、苔白腻、脉多缓滑，此为痰逆之候，祖方加清半夏、茯苓、积实、白芥子，热痰加青黛、蛤粉、酒黄芩，水煎服。

症见头中空痛、心悸、气短、五心烦热，卧则头痛减、口干、少食、颜面萎黄、口唇淡、舌淡、苔少、脉多虚数，此为血虚之候，组方加黄芪、当归、熟地、砂仁、龙眼肉、丹参，水煎服。

症见午后或夜间头及目珠（眼球）疼痛难忍者，组方加香附、夏枯草（量用25g为善），水煎服。

症见后头痛，颈部不舒、或上肢麻、两耳内堵塞感、或脘腹胀、胸闷隐痛、颜面色红隐青、舌赤、苔白厚、脉沉弦涩，此为脉络阻滞之候，组方加葛根、骨碎补、土鳖虫、豨莶草、生蒲黄，水煎服。

附：治顽固性偏正头痛之陈茶芽煎，余在临床用之奏效。茶芽25g、黑豆20g、灯心5g、金银花15g、玄参10g、蔓荆子10g、防风10g、天麻10g、川芎0.5g、辛夷花0.5g、外土茯苓120g，煎汤，用此汤再煎药服。

外治方，透顶止痛散。药用：川芎20g、白芷5g、火硝1g、雄黄0.03g。共为细面，研入冰片2g，收入磨口瓶内，用时取出，用纱布包纳鼻内，立刻痛止，凡头痛者皆可用。

以上各类头痛方药，皆可用猪脑髓熬汤，用此汤煎药服之，疗效更佳。

222 颜德馨治疗头痛辨证心法是什么？

颜老认为头风多为发作性、顽固性头痛，时辍时作，病程长者可多至数年、数十年，有的患者可因头痛久不愈而影响视力甚至一目或双目失明（头风贯日），可见图治非易。颜德馨教授治脑病倡导“脑髓纯者灵，杂则钝”之说。头风的形成与“杂者钝”关系密切，而所谓“杂”，乃由于瘀、风、火等邪气所致，而体虚更易招致外邪，七情过度，易导致气血逆乱，故临证运用以下思路进行辨治，取得了较好疗效。

（1）从气血瘀阻，脉络不畅论治　头风为头痛之剧烈者，其病发有年，缠绵难愈，临证观察多有痛处固定、痛如针刺，舌质紫黪、有瘀斑瘀点、舌下青筋粗大，脉涩等瘀血指征。痛者，宜通其塞之谓也。而应用“不痛则通，通则不痛”之理，采用活血化瘀法治疗确可通经而止痛。故《医林改错》谓：“头痛有外感，必有发热、恶寒之表证，发散可愈；有积热，必舌干、口渴，用承气可愈；有气虚，必似痛不痛，用参芪可愈；查患头痛者，无表证，无里证，无气虚痰饮之证，忽犯忽好，百方不效，用此方（血府逐瘀汤）一剂而愈”。唯头痛日久，瘀血久伏潜入络道，病势深痼，非用虫类药搜剔其病难除。常用露蜂房，若效果不明显则加全蝎、蜈蚣。虫类药也可用于外治，如用全蝎粉、蜈蚣粉敷贴太阳穴，蚕砂研细末用秦皮煎汁调成糊状贴头痛之处，皆有一定效验。

（2）从高巅之上，唯风可到论治　《类证治裁》云：“头为天象，诸阳经会焉。若六气外侵，精华内痹，郁于空窍，清阳不运，其痛乃作”。故六淫外袭，上犯巅顶，或寒遏络脉，或热扰清窍，或湿蔽清阳，均能导致头痛，外感头痛，感受外邪，多必夹风，所谓“伤于风者，上先受之”即为此意。另一方面，高巅之上，唯风可到，治疗头痛，不可忽视风药的治效。外感头痛可佐用祛风药，内伤诸疾如气血虚弱、瘀血痰饮等，也可适当佐用祛风药，以增强疗效；肾水不足，肝阳上亢者，则用息风之品。祛风常用羌活、石楠叶、细辛、荆芥、防风、白芷、秦本之类；息风可用羚羊角、僵蚕、生龙骨、生牡蛎之属。其中川芎为血中风药，散风邪、劫痰浊、通瘀阻，是治头痛之要药，但用常规剂量治疗头痛效果也不很理想。常用 15 ~ 30g，重用则 45g，最大用至60g，曾以此治疗颅内肿瘤缓解症状。

（3）从痰浊内阻，火热上扰论治　嗜食甘肥，或饮酒过量，脾胃积滞，津液留聚变生痰浊，阻滞经络，清阳不得升举；郁而化为肝胃之火，火性炎上，盛于头面。痰湿盛者，其痛如蒙，在阴天雨湿之时头痛加重，常伴肢麻，头晕，舌红苔腻，脉滑数。肝胃火盛者，其痛必甚，或其头脑振痛而胀，青筋突起，大便秘结而脉洪。清震汤治雷头风，方用苍术燥湿，荷叶升清，升麻炒用善能升清，生用又能解毒，是痰浊头风要方。肝胃热炽者，合小清空膏，即黄芩一味，研细酒拌匀，晒干为末，茶清调服。或用酒炒大黄为末，茶清调服者，旨在泻热，未必见便秘始用之。痰湿内盛者，加生半夏先煮半小时以去其毒，用于顽固性头风，颇多效验。

223 周仲瑛教授治疗头痛的经验？

（1）辨标尤重风邪　周教授认为，感受外邪、情志失调、先天不足、房事不节、饮食劳倦、体虚久病或头部外伤皆可导致头痛。外感头痛多因外邪上扰清空，壅滞经络，导致络脉不通。内伤头痛多与肝、脾、肾等脏腑功能失调有关，如肾虚可致肾精不能上充髓海，头窍失养，不荣则痛；亦可因水不涵木，肝阳偏亢，肝风内生，上扰清窍，从而引发头痛。周仲瑛教授在头痛的致病因素中尤其注重风邪，认为无论是外风还是内风，均易挟寒、湿、热、痰、饮、瘀、火、毒等病理因素。因“风为百病之长”、“伤于风者，上先受之”、“高巅之上，唯风可到”，故而“风邪”病理因素是头痛疾病发生发展的重要环节。它决定头痛的主要病理性质、演变及转归。周仲瑛教授尝言：“临证当灵活细审病理因素的来龙去脉，即从何而生，有何发展趋势，有何危害，如何防治，这对认识疾病性质，抓主要矛盾，控制病情发展有积极意义”。

（2）辨本多从肝论　治疗疑难头痛时，周仲瑛教授常多从肝论治，并注意其化火、生风、挟痰、挟瘀及挟毒的情况。周仲瑛教授在治疗头痛的方剂中常用生牡蛎、珍珠母、炙鳖甲育阴潜阳；天麻、白蒺藜平肝息风；夏枯草、黄芩、山栀子、牡丹皮、泽泻、野菊花、苦丁茶、黄连等药清泄肝火；枸杞子、石斛、生地黄、熟地黄、玄参、知母、女贞子、墨旱莲等滋肾补肝，固充下元。在此基础上，周仲瑛教授再针对部分突出的临床表现进行加减化裁。若头痛剧烈，可加虫类搜剔之品，如全蝎、僵蚕、地龙、蜈蚣等以通络定痛。虫类药为血肉有情之品，形胜于气，走窜善行，无处不到，性虽猛而效甚捷，必要时可权衡用之；头痛如锥如刺，属瘀重者，加炮穿山甲、抵当汤类药物破血行瘀；若伴肢体麻木，功能障碍者多加鸡血藤、片姜黄、牛膝等化瘀通络，行气活血；痛甚呕吐者配用旋覆花、代赭石、橘皮、竹茹、法半夏等和中止吐。

（3）立法主张“复合”　周仲瑛教授治疗头痛，往往先汇总患者所述症状及四诊收集的资料，然后归纳提炼为诸如“内风上扰，肾虚肝旺”、“风痰瘀阻，清阳失用”等核心病机。而对于疑难头痛的复杂性及错综复杂的病机，周仲瑛教授则主张立法采用“复合”治法，以治疗多病多症兼见的病证。复合法，是指两种以上治法的联合应用，它虽是治疗证候兼夹、病机错杂一类疾病的主要手段，但对单一的证有时也需通过复合立法，组方配药，使其相互为用，形成新的功用，进一步增强疗效。头痛复合治疗即融多种治法于一体，根据各证的主次轻重、标本缓急遣方用药，如在同一张治疗头痛的方剂中可祛风、化痰、行瘀、解毒、补虚等诸法并用，有针对主证的主方、主药，又有针对兼证或协助主方发挥治疗作用的辅方、辅药，同时伍以佐方、佐药，诸药合用，多点对应，起到综合调治的作用。

（4）处方善用药对　周仲瑛教授在治疗头痛方中善用药对。头痛如为瘀血闭络者，用穿山甲、鬼箭羽活血开痹；头痛属肾亏肝旺者，用制何首乌、白蒺藜益肾平肝；头痛乃痰瘀痹阻者，用炙僵蚕、生山楂化痰行瘀；头痛系虚风内动者，用生牡蛎、珍珠母潜镇息风；头痛见内风窜络者，明天麻、豨莶草祛风和络。从性味配伍来看，有同类相须的对药，如白芷和炙僵蚕，僵蚕、白芷祛风通络，走阳明丽治风热头痛、齿痛。如川芎和白芷，川芎上行头目，为祛风活血止痛要药；白芷祛风止痛，引川芎而入阳明，治偏正头痛，反复久延不愈。如天麻和川芎，天麻入肝息风，缓肝而治肝虚风动之眩晕；川芎入血行气，血行则风息而头痛平，二者共奏平息肝风，定眩止痛之功，主治肝风上扰所致的眩晕头痛、肢体麻木等症。也有异类相使的对药，如升降并用的大黄和川芎，川芎引药上行，大黄清热泻火，二者合用，清上部湿热火毒，治疮疡目赤、头眩头痛。寒热并治的石膏和细辛，细辛升散郁火，石膏清阳明胃热，二者合用，治阳明火热上攻、头疼齿痛。温清并调的白芷和黄芩，白芷祛风引黄芩上行以清头目，黄芩清肺热制白芷辛温香燥之性，二者合用，治风热之头额眉棱骨疼等等。

224 陈宝田教授治疗偏头痛的经验？

（1）头痛为瘀、风、湿、虚四者杂合而成　陈教授认为头痛病机多瘀、多风、多湿、多虚，常由四者杂合而致。其中，瘀血内阻和风邪侵袭贯穿着病程的始终，因而活血疏风为其法中之法，选用桃红四物汤加祛风之品组成基本方治疗。药用：川芎15～20g，当归10g，桃仁10g，红花10g，生地黄10g，防风10g，羌活10g，独活6g，鸡血藤30g。临证之时，根据其不同证型，遣方用药，灵活变通。

（2）活血为治头痛之主法　肝主疏泄，调畅气机，与胆互为表里。肝胆两经布于头，肝经行于头之巅，胆经行于头之侧。

若肝郁气滞，经阻血瘀，清阳不通，发为头痛，为瘀血成因之一。头为人体之巅，易受砸打撞击，损伤脉道，离经之血不归于脉，阻塞不通而痛，为瘀血成因之二。慢性头痛，往往缠绵难愈，久病入络，致络脉瘀阻，为瘀血成因之三。临床多表现为头两侧和巅顶或外伤部位疼痛，固定不移，呈锥刺样或伴胀痛和跳痛，经久不愈，舌质暗或有瘀点瘀斑，脉多呈细涩。患者常有部分脑电图异常，甲皱微循环呈瘀滞象，发作前5-羟色胺含量多增高、发作时降低，发作时5-羟色胺ID受体基因表达阳性，血浆内皮素、一氧化氮含量明显较高，故陈教授倡慢性头痛多瘀之说，为此，活血化瘀为治慢性头痛之主法。以瘀血内阻为独立表现者，用基本方加重活血化瘀之品的用量，尤其重用川芎。陈教授认为川芎是治头痛之要药，其味薄气雄，性能疏通，行血中之气，祛血中之风，引诸药上行头目，直达病所。张元素称川芎"上行头目，下行血海，能疏肝经之风，治少阳厥阴经头痛及血虚头痛圣药也"。统计陈教授治疗头痛拟方中，川芎使用频率最高达80%以上，其中一半方剂川芎用至30g，甚者更多。

（3）疏风宜分辨寒与热　风为阳邪，其性轻扬，头为诸阳之会，高巅之上，唯风可至，故有"伤于风者，上先受之"之训。《金匮翼》亦云："偏头痛者，由风邪客于阳经… 久而不已，故谓之偏头痛"，从临床来看，大多数患者反复发作，忽犯忽止，作止无常，亦证之风邪"善行数变"之理，其病且常遇风触发或加重，乃风邪为患之明证。风邪上犯巅顶，清阳之气受阻，气血不畅而发为头痛。所以古人谓之头风。然其风邪有兼寒兼热之别。其风寒者，多遇寒发作或加剧，寒冷季节发作频繁，舌苔白薄，脉弦紧，治拟活血疏风散寒，用基本方合麻黄附子细辛汤加减。其风热者，头痛如裂，多呈阵发性，每遇热或日晒发作或加剧，夏季发作频繁，凉风吹则舒，或有大便干结，舌苔薄黄、舌质红，脉弦有力，治拟活血清热疏风，用基本方加黄芩、柴胡、生石膏等。

（4）化湿宜分痰湿与水湿　湿邪上犯巅顶，阻遏清空，清阳不振，遏滞不通，而为之头痛。湿邪重浊，故头部多有紧缩感或束带感或头痛如裹，肢体困重。湿为阴邪，又为长夏之主气，多在阴雨天或氤氲熏蒸之时发作或加重，湿性黏滞，往往头痛病史在1年以上，多则30年。湿邪头痛者，形体多肥胖，苔白腻，脉濡滑。临证时须分辨痰湿与水湿。若痰湿中阻上蒙清窍者，除见头痛外，则兼有胸脘满闷，恶心呕吐痰涎，临床上顽固性头痛非瘀即是痰，故有“百病多由痰作祟”和“顽痰痼疾之说”，治用基本方合吴茱萸汤或二陈汤加减。若以水湿内停所致头痛者，见小便不利，水肿身重，此型女性多见，治用基本方合五苓散加减。

（5）补虚宜分蜃气与属阴　慢性头痛，属虚者多由气虚和阴虚。气虚卫外失固，易致风邪侵袭。痰饮水湿内停者，多由肺脾肾气虚，水湿失运。瘀血内阻者也可由气虚不行。正如《诸病源候论·头面风候》所云：“头面风者，是体虚，诸阳经脉为阳邪所乘也。诸阳经脉，上走于头面，运动劳役，阳气发泄，腠理开而受风，谓之首风。病状头面多汗恶风，病甚则头痛”。临床观察头痛病人疲劳后发作或加重，休息、睡眠后症状减轻或消失，此由劳则气耗，风邪乘虚而入，或气虚运化失常痰饮水湿内停，或推动血脉无力，致气虚血瘀，治用基本方加黄芪30g。若肝肾阴虚，水不涵木，肝阳不敛，虚风内动，除头痛外，表现为眩晕耳鸣、腰膝痠软、失眠多梦，治用基本方加钩藤、菟丝子、生龙骨、生牡蛎，白芍改用30g。

（高　颖　李　颖　曹克刚）

（五）脑　鸣

225 中医对脑鸣的认识是什么？

脑鸣，就是人自觉颅脑内有声音鸣响的一种病症，或如蚕鸣，或如潮声，或如鸟叫等。遇烦劳、圭怒或食辛辣之后，则脑鸣加剧，影响思维，注意力不能集中。入睡则脑鸣即歇，但有幻梦，常以手指塞两耳，脑内仍鸣响不止。现代研究显示脑鸣的成因以脑血管病多见，如脑动脉瘤、动静脉畸形、动脉硬化、脑血管先天变异等。脑鸣在《医学纲目·肝胆部》称为“天白蚁”，《名医类案》称为“头响”，《杂病源流犀烛》谓“头脑鸣响”。古人认为脑鸣是“雷头风”的主症，如《证治准绳·杂病》云：“雷头风，头痛而起核块者是也，或云头如雷之鸣也。为风所客，风动则作声也”。古医籍中鲜有单论脑鸣者，常将脑鸣、耳鸣并论，《名医类案·首风》曰：“头鸣耳鸣，顶疼目眩，……气夹肝火”。由上可见，中医学认为：“头为清阳之首，位高气清”。脑之清窍易为病邪所蒙，“冲卜而六淫之邪气相侵，内而六腑经脉之邪气上逆，皆能乱其清气”（《医确·头痛》）。脑鸣多由高龄肾亏，或恣情纵欲，损伤肝肾阴精，髓海空虚，或心脾气血两虚，脑失所养。或痰浊内蕴，上扰于脑，也可由于情志不畅，肝郁化火，火扰清窍则脑鸣作响。可因长期劳心思虑过度，导致肝郁脾虚，营血暗耗，化源不足，髓海失养，阴虚阳亢，亢阳上扰，故脑鸣与耳鸣诸症皆出。临床上两者可同时并见，也有仅因脑鸣而就诊者，脑鸣既可以是一个独立的病症，又可以是伴发于其他病，成为该病的一个临床症状。治疗当以药物健脾益气，定志安神，同时保持心情舒畅，解除精神压力，正确处理各类矛盾，加强心理修养，适当的体格锻炼，有利于治疗和康复。

226 脑鸣的西医如何辨病？其诊断依据有哪些？

脑鸣如果发生在年轻人，特别是学生患者，多数是由于紧张压力等精神因素引起的，属于功能性疾病，患者多数有焦虑症状，烦躁不安，心慌，气急，胸闷，有的患者颈部僵硬不适，或肩背部不适，患者多数缺乏体育锻炼，导致头颈部肌肉痉挛不能放松，压迫颈部的血管，致使脑供血不足，或患者体质差，血压低，导致血液循环不良，影响脑部供血而引起头鸣，头晕等症状，放松休息可以缓解。

如果发生在年龄比较大或有高血压的患者，则多数是由于脑供血不足引起的，患者主要表现为脑鸣、头晕和记忆下降，结合年龄，考虑脑供血方面存在不足、脑功能活动降低，在睡眠不足、用脑过多及劳累时，就会诱发以上症状。需要检查一下引起脑动脉硬化的危险因素，如血压、血糖、血脂及血液流变功能，也可以检查一下，经颅多普勒以了解脑血管状况。平时需经常监测血压、注意休息，保持良好的睡眠状态，劳逸结合。

由此可见，西医学中的脑动脉瘤、动静脉畸形、动脉硬化、脑血管先天变异、脑动脉硬化、高血压、神经症、颅内肿瘤、腔隙性脑梗死、短暂性脑缺血发作等出现脑鸣表现者，可参照本病辩病论治。

依据脑鸣主要临床表现及其相关理化检查做出诊断：

（1）自觉颅脑内有声音鸣响，或如蝉鸣，或如潮声，或如鸟叫等各种表现，入睡则脑鸣即歇，醒则持续不止，既可单独出现，也可与其他病症同时出现，可因情绪、劳累等因素呈阵发性加重。

（2）临床检查既可存在器质性病变，也可仅为功能性异常。神经心理学检测、脑电图、脑血流图、CT、MRI、脑干听觉诱发电位（BAEP）、电测听检测及其相应辅助检查可确定有关疾病存在，有助于明确病因。

227. 脑鸣、耳鸣、眩晕三者鉴别要点是什么?

耳鸣：耳鸣为病人自觉耳内鸣响，如闻潮声，或细或爆，妨碍听觉等。

脑鸣：乃自觉颅脑内有声音鸣响的一种病症，或如蝉鸣，或如潮声，或如鸟叫等。

脑鸣与耳鸣的区别与联系：两者可同时并见，也可单独出现。两者区别在于：音响部位，耳鸣之部位较局限，常于一侧或两耳内，脑鸣则几乎涉及整个头部；音响强度，耳鸣音响相对较低，强度较弱，而脑鸣音调以高音为主，强度变化较大。

眩晕：眩晕为自觉头晕眼花，轻者闭目即止，重者如坐车船，旋转不定，不能站立，临床主要表现为突然旋转性头晕眼花，向患侧方向旋转或晃动，不能站立，常以手紧握某件物体闭眼卧向某种体位，重则有恶心、呕吐，面色苍白，出冷汗，个别可突然晕倒在地，但神志清楚是其特点。发作期间很少头痛和意识障碍，发作时限由数分钟到数日不等。

脑鸣、耳鸣与眩晕的区别：脑鸣为自觉脑中鸣响，入睡则脑鸣即歇，醒则持续不止，可兼有头晕眼花之症。而眩晕可伴有耳鸣，但一般不兼有脑鸣。

228 脑鸣的辨证思路和治疗思路是什么?

辨证思路：

（1）大多病程较长，且逐渐发展加重，缠绵难愈，辨证治疗重在早期，最好在发病后一周内即获得治疗。

（2）重视脾肾，年老肾衰，脾运不健，常常是本病的内在因素。

（3）多为久病，虚实夹杂，虚多于实，宜标本兼顾，症急者则以治标为先，缓则以治本为主。

治疗思路：

分辨病因，慎查虚实。即针对不同病因分而治之，辨明肝肾阴虚，肝郁化火，痰瘀壅滞，脉络瘀阻，命门火衰，清阳不升等。本证多为久病，虚实夹杂，虚多于实，故应辨明虚实之侧重及其缓急，以定主次之治法；若是首次发病急症，辨证治疗重在早期，最好在发病后一周内即获得治疗为好。现有脑鸣的诊治五法如下：

（1）益肾填精补髓法　病后精血衰少，或恣情纵欲，以致耗伤肾精，肾主骨生髓，脑为髓之海，肾精损耗，髓海空虚，不能上营清窍，复加无根之火上浮，引起脑中鸣响，即《灵枢·海论》所言“髓海不足，则脑转鸣耳”。症见脑鸣，面色潮红，腰膝痠软，头昏眼花，盗汗，舌红苔少，脉细或数。为肝肾阴虚，精髓亏空为本，虚火上炎为标，治当大滋肾阴，填精补髓，宜六味地黄汤壮水之主以制阳光。

（2）疏肝解郁泻火法　七情失常，肝气失于疏泄，郁而化火，或暴怒气逆，肝胆火盛，肝为肾之子，肝火上炎，或因肾水不济所致，且肝火内郁，尤易汲伤肾阴，上扰清窍。症见脑鸣烦躁，心烦易怒，口干苦腻，溲赤便燥难解，失眠多梦，舌红苔少或黄腻。肝胆火炎，治以龙胆泻肝汤清泻肝火。

（3）荣髓散瘀通络法　素体亏虚，或颅脑外伤，气虚不能运血，气不能行，血不能荣，气血瘀滞，脉络痹阻，气血无以畅行，不通则痛，头部胀痛，经气受阻，不能流注于脑，脑髓失养。症见脑中作声，失眠烦燥，消瘦乏力，舌质缸边紫暗苔少黄，脉细或涩。补阳还五汤合六味地黄丸加减，前者补气活血，通经化瘀，后者滋阴养血补肝肾。

（4）温阳益肾补脑法　髓聚于脑，由肾精赖肾阳温化合而成，沿督脉上升而贯于脑，诸髓皆属于脑，脑髓同为一体，皆赖肾精充养，肾阳温煦，火不可亢，亦不可衰，才能维系正常的脑髓生理功能。肾阳亏虚，命门火衰，脑与周身失于肾之温养，百病变生。症见剧时脑中如击雷。静时如中空冥音不绝，腰膝痠软，上肢欠温，下身冷感，小便清长，少腹冷痛，舌淡体胖、苔薄白，脉无力。当温阳补肾养脑，右归丸加减主之。

（5）益气升清健脾法　脾乃后天之本，脾主输精，功在升运，脾弱生化气血之源不足，经脉空虚，清气不能上奉，或脾虚气弱，清阳不振，清气不升，正如《灵枢·决气》所言：“上气不足，脑为之不满”，“所谓上气者，即宗气上升为气也”。其气根植于肾，受养于脾，“能主宰全身，斡旋脑部，流通血脉”，其气和血聚于脑。症见纳少便溏，四肢困倦，脑中鸣叫时，恶心欲呕，少气懒言，舌淡虚胖、边有齿印，苔薄白或白腻，脉细缓，治当益气健脾升清，益气聪明汤治之。

229 治疗脑鸣的单验方和食疗方有哪些？

单验方：

（1）柴胡、枳壳、香附、杏仁、牡丹皮、栀子、黄芩、龙胆草、石菖蒲各10g，竹叶、当归、白芍、生地黄、夏枯草各15g，甘草6g。适用于肝郁火扰者。

（2）麦冬30g，五味子、山茱萸、熟地黄、茯苓、枸杞子各15g，山药、泽泻、牡丹皮、菊花、制何首乌各15g，生龙骨、生牡蛎各25g，赭石、桑寄生各20g。每日1剂，缓缓服之。适用于肝肾阴亏者。

（3）谷清汤　谷精草30g，青箱子15g，决明子、酒黄芩、蔓荆子、薄荷、桑叶、菊花各10g，蝉蜕6g，夏枯草15g，甘草6g。适用于肝经风热上扰者。

（4）建瓴汤　怀山药、生赭石、生龙骨、生牡蛎各30g，怀牛膝15g，生地黄、白芍、柏子仁各20g，每日1剂，水煎3次，取汁300ml，和匀分3次温服，10天为1个疗程，一般2～6个疗程。

食疗方：

（1）猪脑，每次250g，天麻15g，清水同炖，每周2次。适用于髓海不足者。

（2）甲鱼骨髓汤　甲鱼1只，猪脊髓200g，调料适量。甲鱼宰杀洗净，与猪脊髓放入砂锅加入调料、清水同炖，肉烂为止。吃肉饮汤。适用于肾精不足、肾阳亏虚者。

（3）鲜萝卜汁加冰片少许，滴鼻中。

230 脑鸣的针灸治疗有哪些?

吴祥林以百会、脑空、上星、太阳为主穴。同时辨证配穴：髓海空虚加风府、肾俞；心脾两虚加内关、足三里；气血两虚加血海、三阴交；肝阳上亢加太冲、太溪；湿热上壅加头维、风池；痰浊中阻加中脘、丰隆。操作方法：主穴为每次必针穴，常规消毒后快速进针，待取得针感后按平补平泻法捻针1~2分钟，但不宜提插。配穴在中医辨证的基础上，依据“实则泻之，虚则补之”的原则，分别施以提插捻转之补泻手法，其手法的频度与强度以患者能耐受为度，然后留针30分钟，每日1次，10次为1个疗程，疗程与疗程之间可酌情休息2~3天。

顾兆军选取风池、百会、后溪、足三里、丰隆、太溪针刺，治疗辨证为艘海虚衰，兼火郁、痰湿阻遏之脑鸣患者1例，同时配耳穴以调畅气机，取得较好疗效。车建丽应用点刺金津、玉液放血法以祛瘀生新，治愈脑鸣患者1例。

吴祥林以醒脑开窍、活血通络为治则，选取百会、脑空、上星、太阳为主穴，效显。

仝桂兰则以醒脑开窍调神为原则，取穴以内关、人中、三阴交、风池、完骨、天柱、四神聪、上星、头维为主，二者均同时辨证配穴，随证加减针刺治疗脑鸣，总有效率均达94.4%。治疗以醒脑开窍调神为原则，取穴以内关、人中、三阴交、风池、完骨、天柱、四神聪、上星、头维为主穴，同时辨证配穴：心脾两虚，足三里、内关；痰浊壅盛，中脘、丰隆；肝气郁滞，太冲、三阴交；如火盛，加曲池、内庭；肝阳上亢，加太阳、太冲；脑髓空虚，加印堂、人中。

231 脑鸣的转归与预防如何？

脑鸣在临床多与其他病症同时出现，其预后与病情轻重、有无实质性病变有关，一般病程较长。若病情较轻，治疗护理得当，预后多良好。若久而不愈，发作频繁，发作时间长，症状重，则多难获根治。

对各种因素之脑鸣的预防，必须从基础调护做起，如调节生活，保持心态平和，消除有害因素，尤应禁烟戒酒，避免过度劳累或情绪激动。坚持适量的体力劳动与户外活动，以增强体质。并应注意保证充足睡眠。在饮食方面应限制进食动物性脂肪和含胆固醇较高的食物，可以食用植物油类，多吃蔬菜和水果。

（林亚明　李晓慧　来建明）

（六）耳鸣耳聋

232 耳鸣耳聋的历史沿革？

耳鸣、耳聋早在《内经》就有论述。如《灵枢·脉度》："肾气通于耳，肾和则耳能闻五音矣。五脏不和，则七窍不通"。《灵枢·决气》："精脱者耳聋，液脱者骨属屈伸不利，色夭，脑髓消，胫痠，耳数鸣"。《灵枢·海论》："髓海不足，则脑转耳鸣"。《灵枢·口问》："人之耳中鸣者，何气使然？岐伯曰：耳中宗脉之所聚也。故胃中空，则宗脉虚。虚则下溜。脉有所竭者，故耳鸣”，“上气不足，脑为之不满，耳为之苦鸣”。大致认为耳为肾之外窍，肾虚精亏，耳窍失养则生耳鸣耳聋。

后世医家对耳鸣、耳聋不断有新的认识和论述，如《中藏经·耳聋》谓：“肝气逆则头痛，耳聋颊赤”。《河闸六书·耳聋》谓：“耳者，盖非一也，以窍言之，是水也。以声言之，金也。以经言之，手足少阳俱会其中也。有从内不能听者，主也。有从外不能人者，经也。有若蝉鸣者，有若钟声者，有若火熔焊状者，各随经见之，其间虚实不可不察也。假令耳聋者肾也，何谓治肺？肺主声，鼻塞者肺也。何谓治心？心主嗅。如推此法，皆从受气开始，肾受气于巳，心受气于亥，肝受气于申，肺受气于寅，脾旺四季，此法皆长生之道也”。《河间六书·耳鸣》谓：“耳鸣有声，非妄闻也。盖耳为肾之窍，交会手太阳少阳，足厥阴少阴少阳之经。若水虚火实而热气上甚。客其经络，冲于耳中，则鼓起听户。随其脉气之微甚而作诸音声也。经言阳气万物盛上而躁，故耳鸣是也”。指出肝、肺、心等脏腑功能失常也会引起耳鸣耳聋。

《丹溪心法》对耳鸣耳聋的辨证论治作了详细的论述，在《丹溪心法·耳聋》中指出：“耳聋皆属于热。少阳厥阴热多，当用开痰散、风热通圣散、滚痰丸之类。大病后耳聋，须用四物汤降火。阴虚火动耳聋者，亦用四物汤。因郁而聋者，以通圣散内大黄酒煨，再用酒炒三次，后入诸药，通用酒炒。聋病必用龙荟丸，四物汤养阴。湿痰者，神芎丸、槟榔丸”。《丹溪心法·耳鸣》也指出：“耳鸣因酒遏者，大剂通圣散，耳鸣必用龙荟丸，食后服。气实人，槟榔神芎丸下之”。

《证治要诀》补充了对耳鸣的虚实辨证方法，《证治要诀·耳病》中谓：“耳为肾窍，耳病皆属于肾。肾虚故耳中或如潮声、蝉声，或暴聋无闻。宜鸣聋散，或嚼蜡用酒下，即黄蜡粥食之。肾经久虚，耳中潮声蝉声无休止时，妨害听闻者，当坠气补肾，正元饮咽黑锡丹，兼进安肾丸”。

233 耳鸣、耳聋的西医辨病是什么？

耳鸣是指患者自觉耳内鸣响，如闻蝉声，或如潮声，而周围环境并无相应的声源，是一种主观感觉。耳聋，是指听觉系统的传音、感音功能异常所致的听觉障碍或听力减退。《医学入门》卷五言："耳鸣乃是聋之渐也"。这两种看起来相反的症状临床上却常常同时或先后出现，其病因病机与辨证施治原则也基本相同，因此，中医历来将其视为同一种疾病。

西医辨病为：突发性耳聋；五官科病变如外耳道炎、中耳炎、中耳硬化；骨膜病变（骨膜穿孔、破裂等）；各种病毒感染（流行性感冒、病毒性腮腺炎、猩红热、脑膜炎）、药物中毒（新霉素、链霉素、庆大霉素等）引起内耳听神经损害；各种突发原因引起的内耳迷路供血障碍（外伤、爆震、精神紧张或高血压、动脉硬化、中风病、颈椎病、肿瘤等引起血循环障碍）等疾病，另外癔病也可引起耳鸣耳聋。

234 耳鸣的辨病应注意什么问题？

（1）耳鸣主要的辨病依据

1）确立耳鸣：患者自觉有耳内鸣响的感觉而周围环境中没有相应的声源。

2）耳鸣的声音：不同的患者耳鸣声音可以有不同的声音，如蝉鸣音、吹风音、电流声、沙沙声、嗡嗡声等，多数与耳鸣辨证有关，大部分患者仅出现一种声音，但也有部分患者出现两三种甚至更多的声音。

3）耳鸣的部位：耳鸣多数出现在耳内，可以单耳或双耳。

但也有部分患者出现在颅内、颅外或者头部的任何一个部分，后者也有称为“颅鸣”、“脑鸣”者，但均可归入耳鸣的范围。

（2）区分耳鸣与幻听　尽管有些耳鸣可以表现为数种声音，但均为单调的鸣响声，如果患者表述为复杂的有意义的声音，如语言、音乐等，则可能为幻听，应与耳鸣相鉴别。

（3）区分生理性耳鸣　持续时间短暂、表现为一过性的耳鸣，多属于生理性耳鸣，具有医学意义的耳鸣通常持续时间超过5分钟。

（4）区分症状性耳鸣　许多情况下耳鸣是某些疾病的诸多症状之一，如外耳道耵聍堵塞、耳胀耳闭、脓耳、耳眩晕等，此时应给出相应的疾病诊断，而不宜将耳鸣单独进行诊断。因此，对于以耳鸣为主要症状的患者，常规的外耳道、鼓膜及听力学检查是必要的，对于外耳道耵聍，尤其是附着于鼓膜表面的都应尽可能清除干净。只有在耳鸣作为一种最突出的症状且排除了所有已知疾病与耳鸣的联系后，才可以考虑将耳鸣作为一种疾病进行诊断。

（5）区分客观性耳鸣　耳鸣通常指的是主观性耳鸣，即这种鸣声只是患者自己的一种主观感觉，而无客观的声源，别人是无法听到的，如果鸣声既能被患者自己听到，又能被别人听到，一般称为“客观性耳鸣”（均有客观声源，如血管搏动声、肌肉颤动声等），与耳鸣定义相冲突，因此不可以诊断为耳鸣。

（6）耳鸣与眩晕的关系　有些患者耳鸣与眩晕相伴出现，但由于眩晕对患者影响较大，因此患者往往以眩晕为主诉就诊而忽略耳鸣的症状，也有眩晕不甚严重而以耳鸣为主诉就诊，这时需注意询问是否有眩晕发作史，也许有助于寻找耳鸣背后的原发疾病。

235 耳聋辨病应注意什么问题?

耳聋既可作为一种症状，也可作为一种疾病，临床上必须加以区分。

(1) 主要的辨病依据

1) 患者以自觉听力减退作为主要症状，严重者甚至全聋，可单耳发病亦有双耳发病，可为突然发生，也可逐渐发生。

2) 听力学检查提示一侧或双侧听力低于正常。

(2) 确立耳聋应以听力学检查为主要依据，自觉听力减退为必要条件，有些患者虽说听力减退，但听力学检查未发现异常，可能为注意力不集中所致，或者伪聋，不宜诊断为耳聋。

(3) 双耳听力减退一般较易发现，而单耳听力下降易被忽略，多在接听电话时或有耳鸣等耳部其他不适时至医院就诊时才检查出来，常常会耽误治疗最佳时机。小儿一般的听力减退也容易被忽略，直至家长发现时已是比较严重的耳聋了，值得重视。

(4) 耳聋的时间长短与预后有密切关系，一般时间较短者恢复相对较易，时间较长者恢复较为困难，因此，在询问病史时耳聋的起病时间应作为重点之一。

(5) 区分症状性耳聋，耵聍堵塞、外耳道异物、耳胀、耳闭、脓耳等外耳、中耳疾病以及颅内占位性病变均可出现耳聋，但是耳聋只是作为该病的症状之一，应诊断为相应的疾病，不能再下耳聋的诊断，但如果听力损失较重，不能直接用以上疾病解释者，仍可确定耳聋的诊断。

236 耳鸣、耳聋的辨证思路和治疗思路是什么？

辨证思路：

(1) 详细询问病史，探明发病诱因，了解起病的急暴或缓慢、耳鸣音调的高低、耳聋持续时间的久暂，以明虚实。

(2) 重视脏腑归属　肾气通于耳，耳为肾之外窍，此病病位主要在肾，足少阳胆经环走耳前后，肝胆相互表里，因此，耳病与肝胆经也有密切关系。一般的说，凡属于虚证者，多责之于肾；凡属于实证者，多责之于肝胆。

（3）中医辨证耳鸣耳聋亦可从内外两方面来认识　从内而论，该病的发生大致包括虚、郁、瘀三个方面，主要与肾、肝、心、脾有关，常见分型有：肾精亏损，气血亏虚，肝胆郁热，肝火上炎，痰火郁结，气滞血瘀，气血不足，心血瘀阻，心气不足，心火亢盛，心肾不交，心神失聪，血虚生风化燥，脾失健运、清阳不升等。从外而论，中医辨证多从外感邪气的角度考虑，主要与肺相关，常见分型有：风寒袭肺，风热侵袭，瘟邪伤络等。

治疗思路：

耳鸣耳聋的治疗要抓住发病早期，最好在发病后一周内。即当采用中医中药综合治疗（中药、针灸、穴位注射、推拿）争取及早痊愈，中老年患者更要注意结合现代医学检查有否高血压、高血脂、糖尿病及脑肿瘤等疾病及时配合西医相应的治疗措施治疗原发疾病，方可稳定病情，改善症状。治疗中还当注意预防外感和精神调摄，勿使病情加重。耳鸣耳聋的发病源于机体的失调，中医治疗即从调其平衡入手，根据其辨证分型确定治疗方法。有从脏腑而治，有从气血而治，亦有脏腑、气血合调。耳为肾窍，虚证耳鸣耳聋多从肾治，予以补肾填精，滋阴潜阳之法。临床中运用滋肾与升清并举的方法。古有虚证耳鸣耳聋多责之于肾，而实者多责之于肝胆，故对于实证耳鸣耳聋常有从肝治，予以清肝泻热，开郁通窍之法。

237 耳鸣、耳聋的转归与预后是怎样的？

耳鸣往往是耳聋的先兆症状，亦可为眩晕的先兆症状，也有病之开始即与耳聋、眩晕并见。耳鸣可逐渐发展为耳聋。若治疗不当可引起永久性的耳聋耳鸣。风热耳聋、耳内流脓，亦可发展为痉病，预后较差。老年人出现耳鸣，常是属生理性衰退之表现。一侧长期耳鸣不愈尤其年老患者，要警惕肿瘤为患，必须做相应检查，明确诊断。中医学认为本病辨证要分新旧虚实，一般新病多因风热、客邪、痰火、肝胆郁热等引起，其脏真不亏者，病在经络，鸣声虽暴，尚属实证，调治较易，疗程较短；若久病体虚，脾肾不足，脏气亏损，不能上奉清道，而致浊邪窍踞，则本元既伤，其病在脏，往往缠绵日久，难图速效。

总之耳鸣、耳聋系耳科难症之一，其预后与病程、年龄、治疗是否及时等因素有关，病程短、年青患者应及早查找病因，经过及时恰当的治疗，有可能全部或部分恢复听力，耳鸣减轻或消失，但有 1/3 左右患者的耳鸣难以治愈。暴聋患者如能在发病 1 周内即开始正确治疗，70%～80% 患者可以痊愈，或提高听力。病程超过 1 个月，也不应放弃治疗，因此时可能仍在恢复过程中，若放弃治疗则可导致终身耳聋；若病程较长及年龄较大者，往往难以恢复听力，且可能有顽固性的耳鸣。

238 针刺治疗耳鸣的主穴及手法？

体针：

(1) 风热侵袭　风池、耳门、听会、翳风、外关。针用泻法。

(2) 肝火上扰　行间、侠溪、中渚、听宫、听会、耳门。针用泻法。

(3) 痰瘀上扰　足三里、丰隆、阴陵泉、血海、丘墟、听宫、听会。针用泻法。

(4) 脾胃虚弱　足三里、公孙、气海、脾俞、耳门、听会、阴陵泉。针用补法，加灸。

（5）肾元亏损　肾俞、太溪、关元、耳门、听会、听宫。针用补法，加灸。

（6）瘀阻宗脉　听宫、翳风、听会、耳门、和谷、三阴交、太冲。针用泻法。

耳针：

针刺内耳、肾、肝、神门、皮质下等穴位，中等刺激，留针20分钟左右；亦可用王不留行籽贴压这些穴位，反复按压刺激穴位，以调理脏腑功能。

穴位注射：选用听宫、翳风、完骨、耳门等穴，针刺得气后注入药液，药物可选用当归注射液、丹参注射液、维生素 B_{12} 注射液等，每次每穴注入0.5～1ml。

江西中医学院谢强教授在治疗耳鸣时擅用三针为主结合灸疗治疗神经性耳鸣。三针包括耳前三针穴（听宫、听会、耳门），耳后三针穴（翳风、翳明、风池）、手三针穴（合谷、中渚、外关），足三针穴（涌泉、三阴交、足三里）。根据辨证从耳前三针、耳后三针、手三针、足三针中各取一穴针刺治疗。听宫、听会、耳门、中渚、外关是主治耳鸣耳聋的常用穴，翳明是主治耳鸣的穴位。涌泉为足少阴肾经之井穴，足三里为足阳明胃经之合穴，有强壮的作用，为保健要穴。三阴交为肝脾肾三经交会穴。由于“肾气通于耳，肾和则耳能闻五音矣”说明耳与肾关系密切，耳鸣可因肾阴亏虚，虚火上炎，上泛耳窍引起。艾灸涌泉穴可起到引火归源的效果，病案属肾虚者，选涌泉穴灸疗效果佳。

239 临床用于治疗耳鸣的中成药和单验方都有哪些？

中成药：

（1）风热侵袭

防风通圣丸：每次6～10g，每日3次。适用于外寒内热，表里俱实，头身痛，猝然耳鸣耳聋，大便秘结，小便黄赤，苔腻，脉滑实而数。

川芎茶调散：每次6g，每日3次。适用于风寒袭络。

（2）肝火上扰

龙胆泻肝丸：每次6g，每日2～3次。适用于肝火夹湿型。

丹栀逍遥丸：每次6g，每日2～3次。适用于肝郁化火型。

（3）痰瘀上扰

礞石滚痰丸：每次6～9g，每日2～3次，温开水送下。适用于痰阻气机、痰火蒙蔽清窍所引起的耳聋耳闭。

（4）脾胃虚弱

补中益气丸：每次6g，每日2次。适用于中气下陷，脾胃虚弱型。

益气聪明丸：每次6g，每日2次。适用于脾胃虚弱型。

（5）肾元亏虚

耳聋左慈丸：每次1丸，每日2次。适用于肾精亏虚型。

杞菊地黄丸：每次6g，每日2～3次。适用于肝肾阴虚引起的耳鸣耳聋。

（6）瘀阻宗脉

复方丹参注射液：20～30ml加入0.9%氯化钠注射液250ml，静脉滴注，每日1次，10～14天为1个疗程。

复方丹参片：每次3～4片，每日3次，温开水送下。

血府逐瘀口服液：每次1支，每日3次。

（7）川芎嗪注射液　药理学研究表明，川芎嗪是一种血栓素A（TXA_2）酶抑制剂，能有效地减少TXA的产生，具有保护内皮细胞功能、改善瘀血时血凝状态的作用。

（8）血栓通注射液　血栓通注射液主要成分为三七总皂苷，具有降低外周血管的阻力，扩张血管、增加内耳血流量、降低血液的凝固性和溶栓的作用，可通过疏通内耳痉挛或栓塞的血管，从而提高听力。

（9）杏丁注射液　有膜稳定作用，还能清除自由基，保护神经元，加强神经传导，加快神经递质更新。

（10）灯盏花素针　经药理学研究证实，该药具有增加脑血管流量及外周血流量的作用，能抑制血小板凝集，抗凝血及促进纤溶活性。

（11）脉络宁　为石斛、玄参及牛膝等中药的复方制剂，它可改善内耳微循环，提高听力。

单验方：

（1）石菖蒲18g，路路通12g，水煎连服2～3剂。

（2）全蝎去毒为末，每次2g，每日2次，和酒服，连服3天。

（3）通气散　柴胡、香附各30g，川芎15g，共研细末早晚各冲服15g，连服5天。

（4）仙鹤草　每日取鲜仙鹤草（连根）150g，加冷水适量，然后大火煎成浓汁频饮，每日1剂，连用10天为1个疗程。特别对链霉素及其他西药引起的耳鸣，耳聋，疗效较好。

（5）聪耳息鸣饮　柴胡12g、白芍12g、葛根20g、泽泻12g、骨碎补20g、菊花10g、石菖蒲6g、黄精6g、五味子10g、生龙牡各（先煎）15g、灵磁石20g、怀牛膝10g、黄柏6g。每日2次，每次150ml，15天1个疗程。

240 耳鸣、耳聋的食疗方有哪些？

（1）生核桃，每天临睡前吃2～3个，坚持1年，甚至更长，有补肾助聪作用。适用于病后虚弱，肾亏耳聋病人，尤对脑神经有益。

（2）黑芝麻炒熟研碎，加适量白糖，早、晚各服2～4g。

（3）猪肾一只切片，以骨碎补20g研末掺上，炖熟食之。每日分3次服用，连服1个月为1个疗程。

（4）猪肾粥　猪肾脏 1 对，粳米 150g。将猪肾去臊腺洗净，切成细丁，和粳米一起常法煮粥，加葱白 2 根。每日早晚温热服食。本方具有补肾健脾益胃功效，适于中老年腰膝痠软、头晕眼花、耳鸣耳聋。

（5）莲肉红枣扁豆粥　莲肉 10g，红枣 10 枚，白扁豆 15g，粳米 100g，加水常法煮粥。每日早晚温热服食。本方中莲肉补脾止泻、益肾固精、养心安神，红枣、扁豆、粳米健脾益气。共成粥品具有益精气、健脾胃、强智力、聪耳目的作用，适合于脾胃不足，少气懒言，体倦无力，听力下降，耳内虚鸣者。

（6）菊花粳米粥　菊花 50g，粳米 100g，先将菊花煎汤，再将菊花汤与粳米同煮成粥。每日早晚温热服食。菊花长于清心除烦、清肝明目，且有降血压功效。对中老年人心烦眩晕、耳鸣耳聋、肝火目赤等症有良好疗效。

（7）黑芝麻粥　黑芝麻 15g，微炒后研成泥状，加粳米煮粥食用。黑芝麻具有滋补肝肾、养血生津、润肠通便、乌须黑发之功效。可用于老年人肝肾亏虚而引起的腰膝痠软、头昏耳鸣、须发早白或慢性便秘等。

（8）羊肉粥　瘦羊肉 150 ~ 250g，切成小块，加粳米 250g 同煮食用（亦有羊肉与山药同煮食用或用当归、生姜及羊肉煮汤服食，均可加调味品）。羊肉性温热，是冬令温补强壮佳品。适用于老年人阳虚畏冷、腰膝痠软、头昏眼花、耳鸣耳聋。此为老年人冬令进补良方。

（9）黄酒炖乌鸡　雄乌骨鸡 1 只，黄酒 1kg。将乌鸡宰杀去内脏洗净，放锅内，加入黄酒，煮开后用文火炖至肉烂，用盐调味，食肉饮汤。黄酒活血通脉、健脾养血，乌鸡为我国独有的药用珍禽，滋阴养血、补益肝肾。本方适合于中老年妇女阴血不足，耳失濡养的耳鸣耳聋。

（10）黑木耳瘦肉汤　黑木耳 30g，瘦猪肉 100g。瘦猪肉切丁，黑木耳洗净，加生姜 3 片，水适量，文火炖煮 30 分钟，加盐服食。补肾纳气、活血润燥。黑木耳含有一种抑制血小板聚集的成分，可降低血黏度，防治内耳动脉硬化。对耳鸣耳聋伴高脂血症者更为适用。

（林亚明　李晓慧　来建明）

（七）昏　迷

241 历代中医是如何认识昏迷的?

昏迷，历代中医文献中有“昏迷”、“昏愦”、“昏蒙”、“昏谵”等称，直到金代，成无己在《伤寒明理论》中说：“郁为郁结而气不舒也，冒为昏冒而神不清也，世谓之昏迷者是也”，正式提出“昏迷”之名。昏迷包括意识内容障碍和觉醒障碍两个方面，广义来讲，当患者出现意识模糊、精神错乱、谵妄状态这些意识内容障碍和嗜睡、昏睡、意识丧失等觉醒障碍都可泛称为昏迷，而狭义的昏迷则是指最严重的意识障碍，也就是指患者处于一种意识持续中断或完全丧失的状态。它是时行温病、伤寒或中风、厥证、痫病、瘴疟、臌胀、急黄、消渴、喘促、痰证以及疫毒痢等许多脏腑杂病发展到严重阶段的危急病证，也是头部外伤病中易出现的危急状态。

昏迷的病因病机：①《内经》指出是“阴阳之气逆乱”所致。《伤寒杂病论》论胃肠燥结，热入血室等致昏迷。②至明代，秦景明《症因脉治》说：“内有积热，外中风邪，经络不通，发热自盛，热极生痰，上薰心肺，神识昏迷，则不语作矣”。③清代对热病所致昏迷的认识更加深入，如俞根初在《通俗伤寒论·伤寒坏证·伤寒转闭》中，明确指出昏迷闭证有“热闭”、“痰闭”、“湿闭”之分。何廉臣则在此基础上补充指出：“邪热内闭，昏迷谵语……然昏虽系热深，都有夹痰浊、夹湿秽、夹胃实、夹血结、夹毒攻、夹冲逆之分”，并指出昏迷致的闭脱证病位在脑。④近代医家张伯龙、张山雷、张寿甫认为中风昏迷的发病机理主要在于肝阳化风，气血并逆，直冲犯脑。⑤现代医家任老认为它是指由于热毒、风阳、痰浊、瘀血等阻塞清窍蒙蔽神明；或气血亏耗，阴阳衰竭，清窍失养，神无所依所致的以神识昏迷，不省人事为特征的危急病证。

关于昏迷的治疗：①东汉张仲景创立了“清热”、“攻下”两大治法，《肘后备急方》对猝死、中恶、中风昏迷的治疗尤注重采用针灸疗法；张浩《仁术便览》中采用通关散、稀涎散治疗昏迷。②清代叶天士《外感温热病篇》明确提出温病热邪内陷，里络闭塞，非菖蒲、郁金所能开，宜用安宫牛黄丸、至宝丹之类以启闭开窍；薛生白《湿热病篇》对邪热逆转心包者，提出宜清热救阴，泄邪平肝；吴鞠通创清宫汤之治。余师愚《疫病篇》对疫证昏迷主张用清瘟败毒饮加减治疗；俞根初治邪热内陷包络用玳瑁郁金汤清宣包络痰火；瘀热互阻清窍用犀地清络饮清宣包络瘀热等。③近代医家刘茂才教授认为昏迷的治疗首先是病因治疗，因此明确昏迷的病因至关重要。为了便于临床思考，逐步缩小病因探索的范围，昏迷病因诊断可按以下思路分析：①是不是昏迷？②脑部病变是局限性还是弥散性的？③局限性病变是发生于脑还是脑部以外的器官或全身性疾病引起？以尽快明确病因，迅速给予有效的病因治疗，采取综合措施进行救治，包括良好的护理，必要时与现代医学的急救手段相结合。同时必须强调动态的辨证治疗。昏迷病人的病情常变化急骤进展迅速，故不能以一个证型、一个处方，一直治疗到底，必须随着病情的演变及时调整治疗方案。腑气不通在昏迷一证中，既可作为诱发因素，又可作为一种病理状态持续存在于昏迷病变过程中，故通腑为昏迷治疗的当务之急。但应用通腑法必遵循一定的应用指征，不可盲目。昏迷患者有便秘、大便艰难或腹满气逆或虽没有腹胀便秘，但有口苦口臭、口腔污秽、苔黄腻或黄厚而干等腑气壅滞、邪浊内蕴症状均可应用本法，不必具备阳明腑实症状，通腑法为治标之法，不宜用于阴竭阳脱、阴阳欲脱之证，且应中病即止，不宜长期应用，待腑气通调，脉象安静时，应进行辨证论治。

242 昏迷的病因病机是什么？

风、火、痰、瘀、毒是急症昏迷的病变过程中起重要作用的病理因素，不同的病证在不同的阶段，其主要病理因素各有不同，但又每多相兼为患，临床需详辨细审。

病因方面

(1) 外感时邪　热为阳邪，其性炎上，最易耗气伤津，生风动血，故热邪、疫毒、暑热等时邪及秽浊之气扰乱神明或直陷心包是引起昏迷的常见病因。外感时邪蕴结化热，热毒炽盛，传变入里，由气及营，内陷心包，扰及神明而发生神昏谵语；或温热之邪，由肺卫逆传心包；或热结胃肠，因胃络通于心，邪热炽盛，扰及神明；温热之邪内陷营血，热灼营阴，营血受热，煎熬而成瘀，瘀阻心窍，此外暑热内扰，郁闭清窍，或卒冒秽浊之气，闭阻气机，清窍失利，均可导致昏迷。

(2) 脏腑内伤　老年体弱、心营素虚、肝肾阴虚、脾肾阳虚以及饮食不节、情志失节、久病失治误治等，是本病的内在病因。老年体弱者，腠理不固，正气已虚，时邪、痰湿、痰火、秽浊之气均更易犯心蒙神，诱发昏迷；肝肾阴虚可诱发心火偏盛、肝阳暴亢，令神明瞀乱；或因肝阳素旺，横逆伐脾，脾运失司，内生痰浊，痰郁化热，肝火夹痰，横窜经络，蒙蔽清窍，发为昏迷；或久病脾肾阳虚，可致运化失职而诱发浊阴上犯，蒙蔽清窍；饮食不节、嗜食肥甘酒酪，又易酿湿生痰，诱发痰湿蒙蔽清窍；或由于肝肾阴虚，肝阳上亢，肝风内动，夹痰火上逆闭阻心窍，热闭心包，则清窍被阻，神明失用而为昏迷；或脏腑衰败，使元气虚惫、气血津液耗伤，阴阳不相维系而诱发昏迷。

（3）外伤　脑为元神之府，以统全体，人的一切活动受大脑支配。头部受到暴力作用后，脑络损伤，导致气血逆乱，周流不畅，瘀血闭阻于脑窍，脑之神明失其奉养，故见伤后昏迷深长；气血瘀阻，津聚不行则痰浊自生，痰浊内阻上逆于清窍而加重昏迷。

病机方面

（1）发病　可分为缓发与速发两类：一为外感时邪，由表入里，由卫及气，热结阳明，上扰清窍，或痰湿、湿浊之邪上蒙清窍；因时邪、湿浊对心神的损害尚轻，故神志症状轻浅，发病较缓。一为温热疫毒炽盛，传变入里，由气及营，内陷心包，或温热之邪由肺卫逆传心包，亦有因肝肾阴虚，肝阳上亢，肝风内动夹痰火上逆闭阻心窍者，属邪气直犯心营，神志症状发展极快，甚而突发昏仆。

（2）病位　病位主要在心、脑，又可与中、下两焦之脾胃或肝肾有密切关系。

（3）病性　因于外感者多以热为主，可兼夹湿热、瘀热、痰火以及湿痰，早期多实证，晚期以虚证为主，或虚实夹杂；因于内伤者，早期多见虚实夹杂，晚期以虚证多见。

（4）病势　本病以邪热扰乱神明或闭阻心窍为主，故病势易于向上。又本病为心神间接受损或直接受损，心为身之大主，故呈重笃、危急的病变趋势，且常由实证向虚实夹杂发展，再向虚证发展。

（5）病机转化　昏迷的病人，多因外感时邪，或因平素饮食不节，劳倦内伤；发病早期，皆以风、火、痰、湿、瘀、毒实邪内闭为主，其证或为热邪炽盛，蕴结胃肠，扰乱神明，或湿热、痰浊损伤脾胃，郁闭气机，上蒙清窍。此时，病邪对心神的损害尚轻，如正气尚足，治疗及时，邪可由气分而解，不致进一步传里。如阳明热邪蕴久不衰，或湿邪痰浊从热化、燥化，又可由气及营，使病变转化为热闭心包或肝风夹痰，痰火闭阻心窍。此外，年老体弱或心营素虚者，或因失治误治而热邪由肺胃经传入心包，成逆传心包证。热入心营，逆传心包，肝风夹痰火内闭导致心神受损，多病情危笃。如心神闭阻时间不长，心胃之气仍存，此心营之热尚可经气分透达于外，使证情转轻；但若热闭心包之势不能得以解除，进而阴竭阳亡、阴阳不相维系，又可转化为阴阳离决，心神耗散之候。此时，患者昏迷程度极深，很难复苏，最终可因神无所依而死亡。若脏腑亏虚，脾肾阳虚，水液不运，浊阴上犯，常病情缠绵，昏迷时轻时重。

243 外感昏迷与内伤昏迷的临床表现有何特点？

外感昏迷其病因主要有热邪、疫毒、暑热。热为阳邪，其性炎上，最易耗气伤津，生风动血，故热邪扰乱神明或直陷心包之昏迷常伴见肺胃津伤和肝风内动；疫毒则有发病急骤、病情重笃的特点，发展极快，程度极深；暑邪则独见于夏令，其性炎热，升散，易伤津耗气，发于炎热高温下，兼见口渴、面赤；浊邪最易闭阻气机，浊邪害清，兼见气机郁闭之候。

内伤昏迷主要是因为年老体弱、心营素虚、肝肾阴虚、脾肾阳虚以及饮食不节、情志失节、久病失治误治等。肝肾阴虚可诱发心火偏盛、肝阳暴亢，令神明瞀乱；脾肾阳虚可致运化失职而诱发浊阴上犯，蒙闭清窍；饮食不节嗜食肥甘酒酪，又易酿湿生痰，诱发痰湿蒙蔽清窍；情志失节使元气虚惫、阴阳不相维系而诱发昏迷。具体特点如下：①热陷心包：神昏谵语，高热烦躁，甚则昏愦不语，身热夜甚，心烦不寐，舌质红绛少津，苔黄干，脉滑数或细数。暑闭心包证：神志昏迷或躁扰不宁，身灼热，口渴，息粗气喘，面赤，尿短黄，舌红，苔黄，脉滑数或沉实。②湿浊蒙窍：神志昏蒙，或昏而时醒，身热不扬，胸闷恶心，舌苔白或黄而腻垢浊，脉濡。浊毒闭神证：神识时昏时清，谵语，烦躁不宁，口气秽浊，舌暗苔灰腻，脉沉弦。③痰热扰心：神昏谵语，壮热不退，咳逆喘促，痰涎壅盛，咳吐黄痰，小便量少或无面色晦滞，胸闷烦躁，或狂躁妄动，恶心呕吐，口中尿臭，舌质红苔黄腻，脉滑数。④痰蒙心神：神识朦胧，痴呆，嗜睡，甚则神昏，喉间痰鸣，或咳吐痰涎，苔白腻，脉沉滑。⑤瘀血阻窍：昏迷谵语，或发热，口唇、爪甲青紫，舌质深绛、紫暗，脉弦数。⑥肝阳暴亢：主症见突然神昏，肢体偏瘫，不省人事，大小便失禁，舌苔黄而少津，脉弦滑而数。兼症有肢体偏瘫，鼾声时作。⑦腑实薰蒸：神昏谵语，躁扰不宁，循衣摸床，日晡潮热，大便秘结，腹部胀满，舌质深红，苔黄燥，起芒刺，脉沉实有力。⑧亡阴：神志昏迷，皮肤干皱，口唇无华，干燥，面色苍白，或面红身热，目陷睛迷，自汗肤冷，气息低微，舌淡或绛，少苔，脉芤或细数或结、代。⑨亡阳：昏愦不语，面色苍白，口唇青紫，呼吸微弱，冷汗淋漓，四肢厥逆，二便失禁，唇舌淡润，脉微细欲绝。⑩内闭外脱：神志昏迷，口开目合，肢厥，鼻鼾息微或声高气促，面色苍白，脉微欲绝，舌苔厚腻。

244 昏迷常见的兼症是什么?

昏迷是多种病证引起心脑受邪，窍络不通，神明被蒙，以不省人事、神志昏迷为特征的常见内科急症。昏迷不是一个独立的病证，常伴有如下之兼症。

（1）发热　发热是昏迷最主要的伴随症状之一。从发热的特点来看，常常有高热、潮热、身热不扬等；从病机来看，有气分高热、热陷心包、热盛风动、湿热内蕴等。高热，汗出，饮不解渴，身重难以转侧，谵语遗尿，舌红苔黄燥，脉洪数属于气分热盛；壮热，目赤，头痛，口渴引冷，心烦躁扰，昏狂谵妄，头痛如劈，甚至发斑吐衄，舌绛，苔黄燥，脉滑数属于气营两燔证；昏愦不语，身体灼热，四肢厥冷，舌绛鲜泽，脉细数是热陷心包；高热不退，头痛头胀，烦渴，烦闷躁扰，昏迷狂乱，手足抽搐，或者颈项强直，角弓反张，舌干红绛，脉弦数，是热盛动风，肝风内动；身热不扬，神志不清，汗出不彻，舌红苔黄腻，脉滑数属于湿热阻滞气机；身热体倦，神志萎靡，汗多，脉散大属于气阴欲脱。

（2）便秘　昏迷患者由于神机失用，气机不通，常常会出现便秘，而便秘常常会加重昏迷，所以临床多把便秘作为辨证和治疗的关键点。“阳明病，谵语有潮热，反不能食，胃中有燥屎五六枚”，是腑实昏迷的典型症状。身热，昏迷，舌蹇，肢厥，便秘，腹部按之硬痛，舌绛苔黄燥，脉数沉实属于热入心包兼腑实证；少腹硬满，大便不通，神识昏蒙，舌苔垢腻属湿阻肠道，传导失司。

（3）下利　作为昏迷的常见症状，下利有寒热虚实之分。发热，昏迷，下利恶臭稀水，肛门灼热，腹痛拒按，舌苔黄燥，脉实或滑疾有力，多由于气分热盛所致；下利，神迷，面色如妆，手足逆冷，脉微欲绝，常是少阴阳衰、阴盛格阳所致。

（4）小便不通　昏迷兼有尿闭常常是疾病的危重阶段，多出脏腑衰败，预后不佳。热蒸头胀，身痛呕逆，小便不通，神识昏迷，渴不多饮，面色晦滞，舌淡紫，舌苔白腻，这是湿浊邪气上蒙心窍、下阻膀胱气机的缘故；小便少或者尿闭，恶心呕吐，头晕烘热，手足抽搐，头晕目眩，甚至昏迷，舌暗红有裂纹，苔焦干，脉细数，是由于肝肾阴虚、肝风内动引起的关格所致。

（5）烦躁　烦躁多由热扰心神所致，如“脉虚，夜寐不安，烦渴，舌赤，时有谵语，目常开不闭，或喜闭不开，暑入手厥阴也”。烦躁是营热扰心所致。不过寒邪引起的阳气暴虚、阴寒内盛也可以出现烦躁，如“昼日烦躁不得眠，夜而安静，不呕，不渴，无表证，脉沉微，身无大热者”。

（6）痰　昏迷患者经常喉中痰鸣。痰涎壅盛，极易阻塞气道，可以说痰是昏迷的主要病理因素和主要病理产物。从病机来看有痰火、痰热、痰湿、痰瘀之分。昏迷，躁扰不宁，面赤身热，喉中痰鸣，气促口臭，属于痰火扰神；神志时轻时昧属于湿热酿痰蒙蔽心包；神识昏蒙，静卧不喜，四肢不温，痰涎壅盛，属于痰湿蒙蔽神明；病程日久，神识不清，呆傻迟钝，舌暗苔白腻，脉滑与痰瘀内阻有关。

（7）头痛头胀　昏迷出现头痛头胀多与热邪和肝阳上亢有关。壮热，目赤，头痛，口渴饮冷，心烦躁扰，昏狂谵妄，头痛如劈，甚至发斑吐衄，舌绛，苔黄燥，脉滑数是热炽火盛、气血两燔所致；神志不清，烦躁不安，头痛头胀，面部通红，眼睛布满血丝，大便不通，脉弦滑有力多属于肝阳上亢。

（8）瘀血见症　昏迷患者常常会出现皮肤瘀斑、黑便、出血、刺痛等出血、瘀血的症状，这些症状常与热邪、痰瘀以及热耗津液所致的热瘀互结有关。少腹坚满，按之疼痛，小便自利，大便黑，发狂，打人毁物，弃衣而走，口干而漱水不欲咽，舌质紫暗，脉象沉涩，属于热与血结、瘀热扰心而出现神志异常；身热夜甚，昏迷谵语，口干而漱水不欲咽，斑疹密布，颜色青黑，舌紫暗，属于热闭心包，血络郁滞；身热面赤，皮肤黏膜瘀斑，心烦躁扰，神志不清，四肢厥冷，汗出不止，舌色绛，脉虚数，是热瘀气脱的典型表现。

（9）抽搐、惊厥　昏迷兼有抽搐、惊厥多由热盛动风、湿热化燥动风、肝风内动、热邪闭结肠腑、阴虚风动所致。高热不退，头痛头胀，烦渴，烦闷躁扰，昏迷狂乱，手足抽搐，或者颈项强直，角弓反张，舌干红绛，脉弦数是热毒充斥表里三焦气血，闭窍生风；湿热证，发痉，昏迷笑妄，脉洪数有力，属于湿热蕴结胸膈；湿热昏迷，发痉撮空，舌苔干黄起刺或转黑色，大便不通，此为湿热化火内结阳明，波及厥阴所致；突然仆倒，不省人事，口眼㖞斜，抽搐，喉中痰鸣，舌红苔黄腻，脉弦硬是肝阳化风；湿热证，口渴，苔黄起刺，脉弦缓，囊缩舌硬，谵语昏不知人，两手抽搐，属于湿热化燥、热结津伤所致的昏痉（薛生白治疗此型昏迷惊厥用鲜生地、芦根、生首乌、鲜稻根等增水行舟）；低热，手足蠕动，两目上视，筋惕肉咽，呆傻迟钝，时时欲脱，形消神倦，舌干绛，脉细促属于阴虚风动。

以上都是昏迷常见的兼症，另外还可以兼有黄疸、腹痛、项强、呕吐、肢体不遂等。这些兼症可以单独出现，也可以相伴出现，对于昏迷的辨证具有很重要的意义。

245 对昏迷患者，临证如何鉴别热、瘀、痰、毒、虚实之偏重特点？

（1）辨热　热有胃热扰心、营热扰心、血热扰心、痰热扰心。胃热扰心有阳明经症、腑症及经、腑二症。经症为阳明无形热炽，上扰心神。表现为昏迷谵语，伴阳明实热见症。热极闭窍而致昏迷者，有热陷心包和热闭厥少两种。热陷心包由温邪内陷或逆传心包而致清窍阻闭。临床表现为昏迷谵语或昏愦不语，舌謇肢厥，目睛直视，舌绛，脉数；热闭厥少为心营热甚，引动肝风所致，为厥阴肝经与少阴心经同病。临床表现为昏迷，手足抽搐，灼热肢厥，舌质红绛。

（2）辨瘀　神昏患者常常会出现皮肤瘀斑、黑便、出血、刺痛等出血、瘀血的症状，这些症状常与热邪、痰瘀以及热耗津液所致的热瘀互结有关。少腹坚满，按之疼痛，小便自利，大便黑，发狂，打人毁物，弃衣而走，口干而漱水不欲咽，舌质紫暗，脉象沉涩，属于热与血结、瘀热扰心而出现神志异常；身热夜甚，神昏谵语，口干而漱水不欲咽，斑疹密布，颜色青黑，舌紫暗，属于热闭心包，血络郁滞；身热面赤，皮肤黏膜瘀斑，心烦躁扰，神志不清，四肢厥冷，汗出不止，舌色绛，脉虚数，是热瘀气脱的典型表现。

（3）辨痰　痰之为病尤为广泛，性质多端，病涉多脏，而在昏迷急症中主要常与风火相兼为患。如风痰内闭则卒然昏晕厥仆，痰涎壅盛；痰火扰心则见昏迷谵语、面赤狂躁不安；痰热郁肺可见喘急气粗、胸中烦热；因痰浊蒙蔽而致昏迷者，多见于湿热病，轻者为湿热郁蒸气分，气分湿热上蒙清窍。症见身热不扬，神志昏蒙，时明时昧，呼之能应，时有谵语，舌苔浊腻，脉濡数；重者为湿热酿痰或热甚灼津为痰，阻闭心包，症见神志由朦胧渐至昏迷，始而呼之能应，旋即昏愦不知，舌质红绛、苔黄腻。

（4）辨毒　毒邪致病多与他邪相兼，若高热、昏迷、斑疹紫黑为热毒深重；尿少、尿闭、烦躁、呕逆则为水毒为患；欲吐不吐、欲泻不泻、躁扰烦乱、四肢逆冷为寒毒内闭；起病急暴、交相传染为疫毒致病。

（5）辨虚实　昏迷有虚有实，凡昏迷发作急骤，伴见高热谵语，面赤，痰多，脉滑数者，多属实证；由于外伤或术后病理性产物痰浊、瘀血、邪热蕴结成毒，以致出现血涩气滞，浊气上扬，蒙蔽心神之危象，也为实证。外伤后血虚气弱，瘀热日盛，伤阴耗血，造成临床上多脏器功能障碍的虚损性变化，或在危重病后期所发生时昏迷，伴见面色苍白，肢体厥冷，大汗不止，脉微细欲绝者，多属虚证。临床上又多虚实并见之证，两者互为因果，造成本虚标实、虚实夹杂之临床复杂之证候。

246 昏迷患者，如何辨闭证与脱证，二者的转化机制如何？

闭证，为邪气内阻，蒙蔽清窍而发昏迷，或风、或痰、或热、或寒，总以邪实为主。闭证昏迷时以牙关紧闭，两手紧握，呼吸气粗，痰涎壅盛为特点。闭证之中，又当分清热闭（阳闭）与寒闭（阴闭）。热闭证，以火热之邪为主，症见两手握固，牙关紧闭，呼吸气粗，面赤舌苔黄腻，脉弦数。治用清热开窍法，取凉开之剂，如安宫牛黄丸、至宝丹、紫雪丹、神犀丹以及牛黄清心丸之类。寒闭证以寒湿痰浊为主，症见两手握固，牙关紧闭，喉中痰声响鸣，静而不烦，面白舌苔白滑，脉沉细。治用芳香开窍法，取温开之剂，如苏合香丸、通关散之类。脱证，属津液气血衰竭，导致阴竭阳脱而发昏迷，以正气虚脱为主。昏迷时以口开目合，撒手遗尿，鼻鼾息微，汗出淋漓为特点。脱证之中，又当分辨阴脱（亡阴）与阳脱（亡阳）。阴脱证，以津血衰脱为主，用生脉散之类；阳脱证，以阳气衰脱为主，用参附汤之类。阳脱较之阴脱更危。此外，闭证与脱证，临床上还可以同时互见，若闭证失治或误治，亦或正不胜邪，可以发展为邪闭正脱的内闭外脱证。临证时，若是以闭证为主而兼见脱证者，治当以开窍祛邪为主，兼以扶正，若是以脱证为主而兼见闭证者，又当以扶正固脱为主，兼以祛邪。贵在辨清虚实，分清主次。

闭证与脱证又可相互转化。昏迷病人，多因外感时邪，或因平素饮食不节，劳倦内伤；发病早期，皆以风、火、痰、湿、瘀、毒实邪内闭为主，其证或为热邪炽盛，蕴结胃肠，扰乱神明，或湿热、痰浊损伤脾胃，郁闷气机，上蒙清窍。此时，病邪对心神的损害尚轻，如正气尚足，治疗及时，邪可由气分而解，不致进一步传里。如阳明热邪蕴久不衰，或湿邪痰浊从热化、燥化，有可由气及营，使病变转化为热闭心包或肝风夹痰，痰火闭阻心窍。此外，老年体弱或心营素虚者，或因失治误治而热邪由肺胃经传入心包，成逆转心包证。热入心营，逆传心包，肝风夹痰火内闭导致心神受损，多病情危笃。如心神闭阻时间不长，心胃之气仍存，此心营之热尚可经气分透达于外，使证情转清；但若热闭心包之势不能得以解除，进而阴竭阳亡、阴阳不相维系，又可转化为阴阳离决，心神耗散之候。此时，患者昏迷程度极深，很难复苏，最终可因神无所依而死亡。若脏腑亏虚，脾肾阳虚，水液不运，浊阴上犯，常病情缠绵，昏迷时轻时重。

247 昏迷的中医辨治思路是什么?

（1）辨证思路

1）要详细询问病史。根据昏迷发生的缓急，首辨轻重、闭脱和虚实。

2）要注意昏迷特点。根据昏迷具有不同的特点，辨别昏迷的性质。区分是外感温热的逆传变证，或是属于内科杂病变化而发生的急证。

3）详察昏迷的兼症和舌脉，确定昏迷的病机，辨清虚实和病势，因证救治。

（2）辨证要点

1）辨外感热病昏迷和内伤杂病昏迷：神昏病因，有外感、内伤之分。热陷心营，阳明腑实和痰瘀交阻之神昏，多属温病逆传变证；喘促痰蒙和肝阳暴涨之神昏，多属内科杂病变化而致的急证；湿热上蒸之神昏，外感及内伤变证都可见，但其理则一，皆属心脑闭塞不用或神明失守所致，临床应及早确定昏迷的性质，采取针对性治疗，以免贻误时机。

2）要详察神昏的特点：温病热陷心营，多表现为高热灼手，神昏谵语，或昏睡不醒，呼之不应，舌纯绛鲜泽；湿热痰蒙，多表现为身热不扬，神志呆滞，时昏时睡，或半明半昧状态，苔白腻或黄腻垢浊；阳明腑实之神昏，多为日晡潮热，谵语、烦躁不已，舌质红，苔黄厚糙老，或焦黑起刺；瘀热交阻，多为壮热夜甚，神昏狂躁，舌质紫绛，脉多沉弦而细；卒冒秽浊以卒然闷乱、昏不知人、面青肢冷、呕吐恶心、舌紫苔白如积分、脉沉细而微；浊阴上逆，可见嗜睡昏蒙、头晕呕恶、肢冷尿少浮肿、舌胖苔白腻、脉沉缓；阴枯阳竭，神无所依，多见于各种急慢性疾病至极期；亡阴证以神昏、面红身热、汗出、舌干红、脉虚数为特征；亡阳证以面苍白肢厥、汗出淋漓、二便失禁、舌淡、脉微欲绝为特征。

3）辨内闭、外脱：闭证以突然昏倒，不省人事，牙关紧闭，两手握固，大小便闭，肢体强痉为特点，若见面赤身热，气粗口臭，燥动不宁，舌红苔黄，脉弦滑数者为阳闭，若见面白唇黯，静卧不烦，四肢不温，苔白腻，脉沉缓者为阴闭。突然昏倒，不省人事，目合口张，鼻鼾息微，手撒肢冷，汗多遗尿，脉细弱或脉微欲绝者，为脱证。由于闭脱并见，危在顷刻，此时必须分析闭多脱少或闭少脱多，或闭脱并重。若闭证为多，则开闭为先，里闭一开，神志自清；若脱多闭少，急当救脱；闭脱并重，则两者兼顾。总之，要注意病情的动态变化的脉、舌的情况，方随证转。

（3）治疗

1）治疗思路：昏迷是内科疾病的危症重症急症，有外感内伤虚实闭脱之分，也是一些疾病的终末表现。临床表现复杂，病机变化多端，一旦发生昏迷，早期要以治标为主，迅速采取措施，开窍醒神，必要时采用中西医结合综合治疗。病情转稳后，要谨守病机，随证变化。

2）治疗原则：急则治标。开窍、固脱是治疗昏迷的两大法则。针对“热扰”、“湿蒙”、“窍闭”的病机，通过清热解毒、清营凉血、通腑豁痰、芳香泄浊、化瘀理气等具体治法得以开窍；针对心神耗散的病机，通过救阴敛阳或回阳救逆以固其根本。

248 中医对昏迷的急救处理有哪些方法？

中医对昏迷的治疗，重在辨清昏迷的病因、性质、兼夹症状以及病邪所处的卫气营血阶段辨证施治。在急救处理中主要是针灸疗法配合中药汤剂鼻饲治之。

（1）开闭行气泻邪法　由于恼怒惊骇，情志过极，致气机逆乱，壅阻清窍。见突然昏倒、不醒人事、口噤拳握、呼吸急促、或四肢厥冷、舌质暗红、苔白、脉弦有力或沉弦。证属气郁血结之实证，宜开闭行气泻邪之法。取合谷、太冲，两穴合用又名四关，用重泻之法，具有开闭解郁、行气活血的功能。可配十二井穴，用接经取穴法，点刺出血，舒调十二经气。丰隆调气降气，均用重刺留针泻法。若牙关紧闭，取局部经穴颊车、下关、大迎等，调解局部经脉之挛急。并用调胃承气汤水煎汁鼻饲。

（2）开关通窍、泻热祛邪法　由于肝阳暴亢，气火冲逆，上蒙清窍。见突然昏倒、神志不清、牙关紧闭、口噤不开、两手握固、伴面赤身热、气促口臭、痰涎壅盛、声如曳锯、烦躁不安、舌质暗红、苔黄腻、脉弦滑而数。有时可见血压升高，属阳闭证。治宜开关通窍、泻热祛邪法。速取十二井穴放血，以决壅开闭，沟通十二经脉。并泻合谷、太冲行气血、通关窍。泻手厥阴的荥穴劳宫，降心火而安神。高热不退，取大椎泻诸阳之热，均用泻法。血压高者，取行间、涌泉泻相火。血海清热凉血，并取风池、风府祛风醒脑。牙关紧闭者，取下关、颊车开关通窍，缓解局部痉挛。痰涎壅盛，取天突、丰隆化痰降浊。并用羚角钩藤汤或镇肝息风汤水煎汁鼻饲。

（3）温阳通窍、化痰醒神法　由于素体阳虚，湿痰偏盛，风加湿痰之邪上壅清窍，而致突然昏倒、神志不清、牙关紧闭、口噤不开、两手握固、大小便不通，伴面白唇暗、静卧不动、痰多鼾微、四肢不温、舌淡苔白腻、脉弦滑或缓，为阴闭证。治宜温阳通窍、化痰醒神。取十二井穴点刺出血，沟通十二经脉协调阴阳使之平衡。水沟、内关醒脑强心。针后轻灸，取足阳明经之络穴丰隆，振奋脾胃阳气，祛浊化痰醒脑。若长时间昏迷，血压低时可灸百会 7~10 壮。血压高时取足三里、涌泉补虚降压。同时用菖蒲郁金汤、犀角地黄汤水煎汁鼻饲。

（4）益气回阳固脱法　由于正气虚脱，五脏之气衰弱欲绝，见突然昏倒、逐渐不醒人事、目合口张、鼻鼾息微、手撤肢冷、汗多、二便自遗、肢体瘫软、舌淡而萎、脉微欲绝，属脱证。应急则治标，益气回阳固脱。用大艾柱灸之，壮数益多。取神阙，脐为真气所系，配合关元为任脉与足三阴的会穴，为三焦元气所出，是阴中有阳的穴位。用大艾柱隔盐灸，灸至肢温、汗收、脉复为止。血压低时，可取水沟与素髎穴。虚汗不尽加阴郄。另可同时用独参汤、回阳救逆汤、人参养营汤水煎鼻饲。

（5）回阳救逆、补气益血法　多因平素气血虚弱，复因出血过多，气随血脱，心神失养而致。其人面色苍白、口唇无华、眼窝塌陷、四肢厥冷、冷汗淋漓、舌淡少苔、脉芤或浮大而虚。多见于产后血晕。应以回阳救逆，补气益血之法，取气海、关元为元气之根，重灸可回阳救逆，此可补阴救阳。足三里、三阴交调理后天，以益生化之源。十二井穴点刺不出血，沟通十二经脉复苏醒脑。可重灸隐白，健脾止血。同时用回阳救逆汤、人参养营汤水煎鼻饲。

（6）清泄暑热、醒脑苏厥法　由于盛夏季节，天气炎热，暑热内袭，燔灼蒙蔽心包，而致猝然昏倒、神志不清、全身壮热、面色潮红、口噤不语、或昏迷谵妄、抽搐、舌红少津苔黄、脉洪数，属暑厥。治宜清泄暑热，醒脑苏厥。可取百会、人中清热开窍醒脑。曲池、十宣苏厥止痉。曲泽、委中点刺出血，以泻营血暑热。配水沟、承浆通调任督二脉，重刺出血。大陵清心包之热，除烦止渴。风池、风府、百会点刺出血，醒脑清神。鸠尾点刺出血，宽胸清热。并用白头翁汤或茵陈蒿汤水煎鼻饲。

（7）清热息风、开闭镇惊法　多见于儿童感受时邪，化火生风，内陷厥阴，而致昏迷抽搐之证。见壮热面赤、烦躁不宁、摇头弄舌、手足抽搐、或角弓反张、牙关紧闭、两目上视、舌质红绛、脉细数，属急惊风。治宜清热息风、开闭镇惊之法。取合谷、太冲平肝息风、开闭镇惊。大椎清热泻热邪。阳陵泉舒筋解痉。刺十二井穴出血，既可泻热，又有开窍醒神之效。并用羚角钩藤汤或镇肝息风汤水煎汁鼻饲。

249 针灸治疗急性昏迷患者的优势如何体现？

针灸治疗昏迷是中医的特色之一，历代医家均有记载。机制有二：①闭者急开之：如《针灸大成》取十二井穴放血即属此例。又如《针灸逢源》云："暴死者名日中恶，视膝腕内有红筋，刺出紫血，或刺十指头出血"。②脱者久灼之：如《资生经》云："有一亲卒中风，医者为灸五百壮而苏"；《扁鹊心书》载："余治一伤寒亦昏睡妄语"，"用烈火灸关元穴，初灸病人觉痛，至七十壮遂昏睡不疼，灸至三鼓，病人开眼思饮食"。现代医家则以石学敏院士为代表，其所创"石氏醒脑开窍法"治疗昏迷具有独特优势。

石院士提出，"窍闭神匿，神不导气"是昏迷病机之关键，强调"神"在昏迷发病中的主导作用，重视对神的调理。"醒脑开窍"针法治疗昏迷，针对"窍闭神匿"之病机，确立了"开窍启闭"之大法，行针施术以"泻"法为主。"石氏醒脑开窍"针刺法有"大醒脑"和"小醒脑"之分，在腧穴组成上主穴有所不同。"大醒脑"的主穴是内关、人中、三阴交；"小醒脑"的主穴是内关、印堂、三阴交。临床主要用"大醒脑"针刺法。主穴：内关（双）、人中、三阴交。操作方法：先刺双侧内关，直刺0.5~1.0寸，采用提插捻转结合的泻法，施手法1分钟；继刺人中，向鼻中隔方向斜刺0.3~0.5寸，采用雀啄手法（泻法），以流泪或眼球湿润为度，施手法1分钟；再刺三阴交，沿胫骨内侧缘与皮肤呈45°。斜刺，针尖刺到原三阴交的位置上，进针0.5~1.0寸，采用提插补法；针感到足趾，下肢出现不自主的抽动，以患肢抽动3次为度。闭证：另加十宣穴以三棱针点刺，挤压出血，每穴出血量1~2ml；风府低头取穴，直刺1.5~2.5寸，施提插泻法，令麻电感到达全头。脱证：气海、关元、神阙用雷火针或隔盐灸、隔附子饼灸法，持续时间 4 ~ 8 分钟，不以壮数为限；太冲、内庭直刺 0.5 ~ 1 寸，施捻转提插相结合的补法，施术 1 分钟；气舍直刺 1 ~ 1.5 寸，施捻转补法，连续运针持续 1 ~ 3 分钟，待其恢复自主呼吸。若呼吸较弱且有间歇时，应继续运针，直至呼吸均匀。

该针刺法组方严谨，手法独特，病证相结合，师古而出新，疗效显著，堪称一绝。该针法注重“神、气”，以“闭”为辨证要点，以“开”为治疗原则，调神醒脑，开窍启闭，疏通经络。“醒脑开窍”针法的根本在于调神，因而适用于各种失神的病证，如神机失调，心神失主，筋脉肢体失控的中风；气机阻滞，心神抑郁的郁证；元神失控，意识丧失的痫证；脏器不平，阴阳失调，神机逆乱的癫狂；气机突然逆乱，升降失常的厥证；以及经络气血痹阻不通之痹证、痿证等，体现了该针法具有广泛的适用范围，证明该针刺疗法具有强大的生命力和实用价值。

250 昏迷的转归和预后是怎样的？

转归：昏迷是一种严重的病证，如不及时有效地抢救，一般患者预后不良。热扰心神证者经及时治疗，可使邪气从气分而解。但亦有少数患者，虽经正确、及时治疗仍不能阻止热邪深入，而出现壮热、口渴、头痛躁扰、谵妄，肌肤发斑，甚或吐血、衄血，舌绛苔黄、脉数等，既有气分证，又有营血分证之气营两燔；此时，当以气血两清立法，可用加减玉女煎。斑疹色深显露者，宜用化斑汤。如证情严重，见头痛如劈、昏狂谵语、发斑吐衄俱盛者，可予清瘟败毒饮。湿热蒙蔽清窍证患者的转归与湿热郁阻的轻重有关。如湿热胶结太甚，经治后仍留恋不解，进而湿热弥漫三焦，昏迷窍阻、少腹硬满者，可予宣清导浊汤。痰浊内阻上蒙清窍证患者的转归，与能否控制痰湿化热有关，如治不及时或痰湿太盛，郁遏化水，甚而引动肝火而见狂躁妄动者，可予礞石滚痰丸。浊阴上逆证患者转归与脾肾阳虚的程度及体内湿浊生成的久暂和多少有关，治疗时扶正与祛邪药物配伍得当，患者体质尚好，则预后较好。如患者脾肾功能衰惫，经治疗后湿热仍不得泄，进而阻闭气机，出现眩晕昏仆、汗出肢冷、脉微弱等，已成气厥，可用大补元煎，甚则用六味回阳饮、独参汤等。卒冒秽浊证患者的转归与感受秽浊之气的多少与浊邪的种类有关。如经治疗昏迷仍不解，而见舌短、烦躁者，当予安宫牛黄丸或紫雪丹开窍搜邪，再予炙甘草汤滋阴复脉。此外，热入心营、逆传心包、肝风夹痰火闭阻、瘀热内阻以及亡阴、亡阳诸证，属昏迷重证、危证，患者预后不良，其病情进一步恶化，多采用西药或中西医结合进行抢救。

预后：热扰心神、痰湿蒙蔽清窍所致昏迷者，因心神尚未受到直接损害，预后相对较好。热扰心神证之胃肠结热如能很快得到清除，经治疗后，如湿热痰浊及时得以清利，昏迷可望解除，但症状消除时间较热扰心神者缓慢；如治疗不力，或患者脾肾阳虚太甚，致湿热、痰浊化火化燥，伤津灼液，则可恶化成痉厥等肝风煽动、邪入心包诸证，预后不良。

251 昏迷的常用效方有哪些？

昏迷是内科常见的一种危证，原因错综复杂，变化多端，其病机主要为心脑受扰、热陷心营、痰湿蒙窍、腑实燥结、痰热交阻、肝阳暴涨。治疗主要是开窍醒神，根据不同证型，予清营解毒、涤痰开窍、通腑泄热、活血化瘀、清利湿热、平肝息风等法综合处理。①热陷心营之昏迷：治宜清心开窍，方选清营汤加减，药用莲子心、竹叶卷心、连翘心、水牛角、麦门冬等，加服安宫牛黄丸；深昏者加服至宝丹，每次1丸，每日4~6次，灌服或鼻饲。也可用清营醒脑汤，药用金银花、连翘、生地黄、麦门冬、玄参、丹参、黄芩、蚤休、石菖蒲、郁金等。抽搐加水牛角、钩藤、生石决明并紫雪丹灌服或鼻饲。针灸取穴：百会、太冲、十二井、人中。②喘促痰蒙之昏迷：治宜豁痰开窍，用菖蒲郁金汤加减，药用石菖蒲、郁金、炒栀子、连翘、竹叶、姜半夏、茯苓、陈皮、白芥子、紫苏子、莱菔子等。深昏加服苏合香丸，每次1丸，每日3～4次，灌服或鼻饲。亦可用通窍涤痰汤，药用石菖蒲、郁金、天竺黄、蚤休、鲜生地黄、人工牛黄、沙参、麦门冬等，加服至宝丹。亦可用清开灵注射液30ml，加入100ml 0.9%氯化钠注射液内，每日1～2次静脉滴注。针灸取穴：丰隆、太冲、足三里、百会。③腑实燥结之昏迷：治宜攻积通下，方用调胃承气汤加减，药用大黄、芒硝、甘草等，配用紫雪丹。亦可单用芒硝粉，根据病情冲服。或加用清开灵注射液30ml，加入0.9%氯化钠注射液150ml，静脉滴注，每日1～2次。针灸取穴：合谷、太冲、内庭、劳宫、十二井。④瘀热交阻之昏迷：治宜清热祛瘀开窍，方用犀角地黄汤加减，方用水牛角、生地黄、赤芍、牡丹皮、连翘、桃仁、琥珀、石菖蒲等，加服安宫牛黄丸，每次1丸，每日3～4次，口服或鼻饲。亦可用醒脑静注射液20～40ml加入5%葡萄糖注射液200ml中，静脉滴注，每日1次。针灸取穴：太冲、劳宫、十二井。⑤湿热上蒸之昏迷：治宜利湿泄热，方用茵陈蒿汤加减，药用茵陈、山栀、水牛角、大黄、生地黄、牡丹皮、玄参、石菖蒲、石斛等，加服苏合香丸，每次1丸，每日3～4次；或清开灵10～20ml，加入5%葡萄糖注射液150ml内，静脉滴注，每日1～2次。亦可选用化浊柔肝汤，药用大腹皮、陈皮、茵陈、白蔻仁、薏苡仁、郁金、石菖蒲、太子参等，加苏合香丸服用。针灸取穴：丰隆、太冲、百会。⑥肝阳暴涨之昏迷：治宜镇肝潜阳，方用羚羊钩藤汤加减，药用钩藤、生地黄、牡丹皮、夏枯草、石决明、白芍、柴胡、菊花、牡蛎、水牛角、龟甲等；若痰壅昏迷者，用半夏、陈皮、茯苓、枳实、天南星、甘草等导痰之品灌服或鼻饲；若重者，可加用至宝丹之类。亦可用清热平肝汤，药用钩藤、水牛角、白芍、生石决明、郁金、牛膝、石菖蒲、天竺黄、连翘等，加服安宫牛黄丸。针灸取穴：太冲、人中、十二井、阳陵泉。

252 昏迷患者的中医护理应注意哪些？

（1）营养适度　普通大众认为，患了病就应该加强营养，然而不同的病种，营养尺度、营养侧重点都应有所区别。就昏迷患者而言，营养也应该适度，其摄入的各种营养素比清醒时要少，尤其是糖、脂肪和蛋白质三大营养素。这类患者一方面因为意识的丧失，消耗的能量物质（相当于中医的“气”）明显减少，另一方面因为运动障碍，胃肠的蠕动自然减缓，对食物的消化吸收功能自然就会变差，如果营养过度，就会使胃肠负担过重，而形成阳明腑实证，导致气血壅滞，严重影响昏迷患者的苏醒进程。如某例因车祸而致脑干损伤的病人，入院时处于昏迷状态，医生嘱咐家属加强营养，除了各种肉汤和液体中的营养物质外，每日都要进食2.25 kg牛奶，患者出现连续发热，以中午为甚，呃逆不止，8天不解大便，应用各种抗生素无效。请中医会诊，大夫发现发热每天都在中午12点30分～3点30分，其余时段，体温基本正常，随即告诉家属，可进少量肉汤，牛奶控制在0.75 kg以内，在针刺内关、足三里、内庭等穴位治疗呃逆的同时，又予以复方承气汤2剂，并建议主管医师停用抗生素，3天后大便通了，热也退了，呃逆也停止了，后又针刺人中、涌泉、通里、百会、头维等穴十余次，患者逐渐苏醒，各种功能都逐步恢复。营养适度对昏迷患者的重要性可见一斑。就是植物人的死亡也多与营养过度引起的并发症有关。

（2）精神交流　加强精神交流对昏迷病人的苏醒是十分有益的，而这一点常常被人们忽视，尤其是患者家属。一个中枢神经系统发育不够健全的胎儿，精神交流都能提高他的智商。对于昏迷患者如果我们中断了精神交流，那大脑皮层的抑制将成为永远，他们虽然昏迷，但绝大部分患者仍然能通过机体的不同细胞和外周神经，接受和感知各种精神交流的信息，通过特有的反射通路而传入中枢神经系统，当这种刺激的量不断增强时，大脑皮层的抑制状态也会逐渐缓解，随着时间的推移，在某个瞬间，大脑皮层的抑制会忽然完全解除，而使昏迷患者彻底苏醒。因此家属应该定时地进行各种方式的精神交流，如播放他熟悉的音乐、他爱听的歌曲、恋爱中最浪漫的事、记忆最深刻的场景，鼓励他树立战胜疾病的信心，让他在潜意识里明白，他肯定能够苏醒，当然精神交流的内容必须是积极向上的、良性的，如果交流的内容是消极的、恶性的，那就会适得其反。

（3）体表触摸　体表的触摸又分两类：一类是医护人员的触摸，主要是根据经络的循行路线进行触摸，主要触摸能上达于脑的经络及这些经络上的穴位，这样一方面能促进气血流通，使机体内清气与浊气和自然环境实现新的交流和转换，另一方面使触摸经络的经气上达于脑，产生气至病所的效应。另一类是家属尤其是配偶的触摸，这种触摸与精神交流同时进行，会唤起患者潜意识里许多东西，达到了中国古代哲学所说的那种“你中有我，我中有你”的意境，这些用现代科学尚不能圆满解释，但它的作用却是十分重要的，不能忽视。

253　王永炎院士如何认识化痰通腑法治疗意识障碍？

（1）痰热腑实证的神志异常特点　痰热腑实证的临床症状表现为腑气不通和痰热证两方面，其基本症状特点是便秘便干，舌苔黄厚腻。脉象以弦滑为多见，多是里有痰热之象。在中风病患者中无意识障碍者可见，有轻度意识障碍者亦可见。其意识障碍表现为烦躁不安，或思睡嗜睡，呼之能醒，可回答问题，但移时复睡。患者还可见腹胀满，口气臭秽，舌质红或暗红。证类划分当属中腑，治疗要点急当化痰通腑，痰热去，腑气通，浊毒下行而无上逆清窍之虑。从而改善意识状态相应达到减少并发症，缓解病势，减轻神经功能缺损程度的目的。

（2）中焦脾胃气机与意识状态的关系　《内经》认为神志活动不仅由心主宰，而且归属五脏，其中脾占特殊位置："心肺在上，在上者宜降；肝肾在下，在下者宜升；中焦脾胃居中，通连上下有升有降，故为诸脏气机升降之枢"、心、肺、肝肾四脏之气的升降出入，还要依靠脾升胃降作用而调节。《素问·六微旨大论》曰："出入废，则神机化灭，升降息，则气立孤危。故非出入则无以生长壮老已；非升降则无以生长化收藏"。足见气机之升降出入在人体生命活动中的重要地位。从历代医家治疗神志病变可以看出，以调畅中焦脾胃气机居多。中焦脾胃气机通过如下方面影响神志变化：

1）糟粕浊毒之气上扰清窍：《素问·阴阳应象大论》："清阳出上窍，浊阴出下窍"。中焦气机由脾胃所主，脾升胃降则精微得以布散，糟粕得以排出，从而维护着神志的正常。同时这种升降功能与脾胃经脉气机的升降作用互为协同。经脉气机的升降特征主要表现在循行上，脾足太阴经从足走胸，足阳明胃经从头走足，恰与中焦脾升胃降功能相一致。若阳明经脉气机下行不畅，阳明胃腑传化物失司，不能导胃气下降，浊气不能排出，浊毒内蕴，致阳明邪实热盛证。浊毒之邪上扰清窍，致神机不明。此为阳明腑实致神志异常的重要因素。

2）痰热瘀血裹胁于脑脉：《素问·经脉别论》曰："饮入于胃，游溢精气，上输于脾，脾气散精，上归于肺，通调水道，下输膀胱。水精四布，五精并行"，提示津液代谢依赖三焦气化功能，其中中焦脾胃对津液的生化敷布产生作用，中焦气机失常水谷不化精微，渐聚成痰。痰为湿热之邪，易化火伤阴；同时虽为阳邪其性重浊黏腻易阻滞气机，使脏腑气血升降失常。其从阳化热则痰火上扰易与风邪裹胁游窜上扰络脉；其阻滞气机则清阳不升，气血瘀阻致痰瘀蒙闭清窍。

由于中焦脾胃气机与意识状态有密不可分的关系，为化痰通腑法治疗中风病意识障碍提供了理论依据。另外当代医学对神经肽的研究也发现神经肽在体内的分布大多呈大脑与消化道双重性，这种双重性分布的肽类又称为脑肠肽，它与人的记忆、反应、情绪、行为以及各种神志疾病的关系密切。人们也早已认识到阳明腑实浊毒内停致肠道产生过量的氨类、吲哚类有害物质，这些代谢毒素进入血液循环刺激神经系统，产生异常性兴奋，可出现明显烦燥表现，并使意识障碍程度加重。

（3）化痰通腑法治疗意识障碍机理探讨　化痰通腑法基本方为化痰通腑汤：方中全瓜蒌清热化痰理气散结；胆南星息风化痰清热，与全瓜蒌相配清热化痰去中焦之浊邪；生大黄峻下热结，荡涤胃肠积滞通腑化浊；芒硝软坚散结助大黄通腑导滞。四药相配化痰热，通腑气。

中风病出现意识障碍是由于素体阴虚、气虚，又有肝风挟瘀游窜上逆致脑脉痹或血溢脉外后神机受损。其中若属阳气衰微气血亏耗者可迅至为脱证；若正虚邪实阴阳、气血失调，气机逆乱可致窍闭神蒙，若以邪盛为主，表现为痰热，甚阳明腑实者亦可出现浊邪蒙闭清窍气血不能上承而神识不清。当急则治标，迅速去除痰热浊毒为关键。

应用化痰通腑法治疗一可使阻于胃肠的痰热积滞得以降除，浊邪不得上扰心神，克服气血逆乱以防内闭。二可使腑气通畅，气血得以敷布，达到通痹活络促进疾病向愈发展。三可急下存阴，以防毒热伤阴而呈阴竭于内，阳脱于外之势。痰热去则阴液存，浊毒清则神自明。

（黄　燕　王立新　贾　祥）

（八）睡眠障碍

睡眠障碍是指睡眠量不正常以及睡眠中出现异常行为的表

现，也是睡眠和觉醒正常节律性交替紊乱的表现。可由多种因素引起，常与躯体疾病有关。包括睡眠失调和异态睡眠。长期失眠会导致大脑功能紊乱，对身体造成多种危害，严重影响身心健康。睡眠障碍可参考中医学的“不寐”、“嗜睡”辨证治疗。

254 不寐的病因病机是什么？

不寐的病因病机包括：①思虑太过，伤及心脾：如心伤则阴血暗耗，神不守舍；脾伤则生化乏源，营血亏虚，导致气血不足，不能奉养心神，而致失眠。②阳不交阴，心肾不交：如素体虚弱，或久病之人，肾阴耗伤，不能上奉于心，水不济火，则心阳独亢；或五志过极，心火内炽，不能下交于肾，心肾失交，心火亢盛，热扰神明，神志不宁，导致失眠。③阴虚火旺，肝阳扰动：情志所伤，肝失条达，气郁不舒，郁而化火，火性上炎，或阴虚阳亢扰动心神，神不安宁以致失眠。④心虚胆怯，心神不安：心胆素虚，善惊易怒，夜寐不宁，亦有因暴受惊骇，情绪紧张，终日惕惕，渐至心虚胆怯而失眠者。⑤胃气不和，夜卧不安：饮食不节，肠胃受伤，宿食停滞，酿为痰热，壅遏于中，痰热上扰，胃气不和，以致不得安寐。

255 不寐的诊断要点有哪些？

中医药辨证求本与安神治标并举，以补虚泻实，调整脏腑阴阳为其治疗原则。实证泻其有余，如疏肝泻火，清热化痰，消滞和中；虚证补其不足，如益气养血，健脾益肾。因此临床辨证，首先要明确本病主要特征为入睡困难，或寐而不酣，或时寐时醒，或醒后不能再寐，或整夜不能入寐。其次要分清虚实。虚证多属阴血不足，责在心脾肾。实证多因肝郁化火，食滞痰浊，胃腑不和。

（1）辨轻重　不寐的病证轻重，与其病因、病程长短有关，要通过不同的临床表现加以辨别。轻证为少眠或不眠，重者彻夜不眠；轻者数日即安，重者成年累月不解，苦于入睡困难。

（2）辨虚实　不寐的病性有虚实之分。虚证属阴血不足、心脑失其所养，表现为体质瘦弱、面色无华、神疲懒言、心悸健忘，病程长，起病缓慢，多因脾失化源、肝失藏血、肾失藏精、脑海空虚所致。实证为火盛扰心、或瘀血阻滞，表现为心烦易怒、口苦咽干、便秘溲赤、胸闷且痛，病程较短，起病较急，多由心火亢盛、肝郁化火、痰火郁滞、气血阻滞所致。

（3）辨受病脏腑　不寐的主要病位在心脑。由于心神被扰或心神失养、神不守舍而致不寐。亦因肾精亏虚、脑海失滋、神不守持而致失眠。同时，其他脏腑如肝、胆、脾、胃、肾的阴阳气血失调，也可扰动心脑之神而致不寐。如急躁易怒而不寐者，多为肝火内扰；入睡后易惊醒者，多为心胆虚怯；面色少华，肢倦神疲而不寐者，多为脾虚不运，心神失养。

（4）无证可辨，调和阴阳　临床上无证可辨的往往治疗颇费周折，在《灵枢·寒热病》谓："入脑乃别阴跷，阳跷，阴阳相交，阳入阴……阳气盛则嗔目，阴气盛则瞑目"。张琪教授认为阴阳相交就是阴阳保持平衡，现代的《中医内科学》教材也指出失眠的基本病机是阴阳失衡。从而通过调节阴阳平衡使阳入于阴而得寐。临床常用的调和阴阳的药对有：①半夏与夏枯草。《冷庐医话》引《医学秘旨》："余尝治一人患不睡，心肾兼补之药，遍尝不效。诊其脉，知为阴阳违和，二气不交。以半夏、夏枯草二味浓煎。盖半夏得阴而生，夏枯草得至阳而长，是阴阳配合之妙也"。②半夏与秫米。来自《内经》半夏秫米汤，张锡纯谓："观此方之意，其用半夏并非为其利痰，诚以半夏生当夏半乃阴阳交换之时，实为由阳入阴之候，故能通阴阳和表里……”，“内经之方多奇验，取半夏能通阴阳，秫米能和脾胃，阴阳通，脾胃和，其人即可安睡”。《北山医案》并强调要按《内经》所说的用法，“但不先扬其水，只以生水煎成，则无斯大验矣”。吴鞠通谓秫米如南方难得则以苡米代之。③百合与苏叶。陈修圆在《医学实在易》中引《侣山堂类辨》云：“于植百合，其花朝开暮合；紫苏之叶，朝听暮垂；俱能引阳气而归阴分”。范文甫治疗黄振声案就只用百合3g，紫苏9g，三帖而安。④合欢花与夜交藤。合欢花一味就是黄昏汤，是取其黄昏即合的特征，有交阴阳之妙；夜交藤，《神龙本草经》：“安五脏，和心志，令人欢乐无忧”。《本草备要》“夜则藤交，一名六藤，有阴阳交合之象”。二者共用起调和阴阳而成安睡之功。⑤龙骨与牡蛎：徐灵胎谓龙骨得纯阳之气而生，张锡纯谓牡蛎乃海中水气而成。郑钦安谓龙骨是一阳药，牡蛎是一阴药，二者共同起交合阴阳之功。综合以上几个药对，对于无证可辨的失眠可试用下方：百合15g，紫苏10g，夏枯草30g，法半夏15g，苡米30g，合欢花15g，夜交藤30g，龙骨20g，牡蛎20g，炒枣仁30g，茯苓15g，枣仁配茯苓乃是取仲景酸枣仁汤之意，可供参考使用。

256 不寐的病机转化特点是什么？

形成不寐的原因有很多。思虑劳倦，内伤心脾，阳不交阴，心肾不交，阴虚火旺，肝阳扰动，心胆气虚以及胃中不和等因素，均可影响心神而导致不寐。

（1）情志所伤　思虑劳倦太过，伤及心脾。心伤则阴血暗耗，神不守舍；脾伤则食少纳呆，生化之源不足，营血亏虚，不能上奉于心，以致心神不安。如《景岳全书·不寐》中指出：“劳倦思虑太过者，必耗之血液伤亡，神魂无主，所以不眠”。《类证治裁·不寐》也指出：“思虑伤脾，脾血亏损，经年不寐”。可见心脾不足，造成血虚，导致不寐。情志不遂，恼怒伤肝，肝气郁结，郁而化火，邪火扰动心神，心神不安，而造成肝郁化火而失眠。五志过极，心火暴亢，心神受扰，心神不安，所愿不随，脾失健运，聚湿生痰，痰浊困阻气机，郁久化热，痰热内扰心神而成痰热内扰，导致不寐。

（2）病后，年迈　阳不交阴，心肾不交。素体虚弱，或久病之人，肾阴耗伤，不能上奉于心，水不济火，则心阳独亢；或五志过极，心火内炽，不能下交于肾，心肾失交，心火亢盛，热扰神明，神志不宁，因而不寐，正如《景岳全书·不寐》所说：“真阴精血之不足，阴阳不交，而神有不安其室耳”。

（3）饮食不节　胃气不和，夜卧不安。饮食不节，肠胃受伤，宿食停滞，酿为痰热，壅遏于中，痰热上扰，胃气不和，以致不得安寐。这就是《素问·逆调论》说的“胃不和则卧不安”。《张氏医通·不得卧》有进一步阐明了胃不和则卧不安的原因：“脉数滑有力不眠者，中有宿食痰火，此为胃不和则卧不安也”。

（4）禀赋不足，心虚胆怯　心虚胆怯，决断无权，遇事易惊，心神不安，亦能导致不寐。如《沈氏尊生书·不寐》中指出：“心胆俱怯，触事易惊，梦多不详，虚烦不眠”，此属体弱心胆素虚，善惊易怒，夜寐不宁，亦有因暴受惊骇，情绪紧张，终日惕惕，渐致心虚胆怯而不寐者。正如《类证治裁·不寐》所说：“惊恐伤神，心虚不安”，无论因虚、因惊二者往往互为因果。

综上所述，不寐原因很多，但总是与心脾肝肾及阴血不足有关，其病理变化，总属阳盛阴衰，阴阳失交。因为血之来源，由水谷精微所化。上奉于心，则心得所养；受藏于肝，则肝体柔和；统摄于脾，则生化不息；调节有度，化而为精，内藏于肾，肾精上承于心，心气下交于肾，则神志安宁。若暴怒、思虑、忧郁、劳倦等伤及诸脏，精血内耗，彼此影响，每多形成顽固性不寐。所以，不寐之证，虚证居多。

257 不寐的辨证思路是什么？

（1）辨病　不寐是以经常不能获得正常睡眠为特征的一类病证，主要表现为睡眠时间、深度的不足，轻者入睡困难，或寐而不酣，时寐时醒，或醒后不能再寐，重则彻夜不寐。①以失眠为主，连续3周以上；②常伴有头痛头晕，心悸健忘，神疲乏力，心神不宁，多梦；③各系统及实验室检查，未发现有妨碍睡眠的其他器质性病变。

（2）辨证　辨虚实。实证病程短，起病较急，表现为心烦易怒，口苦咽干，便秘溲赤，舌红苔黄，脉数；虚证病程长，起病缓慢，表现为体弱消瘦，面色无华，体倦懒言，心悸健忘，舌淡苔薄，脉细。

（3）辨症

1）实证：①肝郁化火：性情急躁易怒，不思饮食，目赤口苦，小便赤黄，大便秘结，舌红，苔黄，脉弦而数；治法：疏肝泻热，佐以安神；方药：龙胆泻肝汤。②痰热内扰：不寐头重，痰多胸闷，恶食嗳气，吐酸恶心，心烦口苦，目眩，苔腻而黄，脉滑数；治法：化痰清热，和中安神；方药：温胆汤加黄连、栀子。

2）虚证：①阴虚火旺：心烦不寐，心悸不安，头晕，耳鸣，健忘，腰痠梦遗，五心烦热，口干津少，舌红，脉细数；治法：滋阴降火，养心安神；方药：黄连阿胶汤、朱砂安神丸。②心脾两虚：多梦易醒，心悸健忘，头晕目眩，肢乏神疲，饮食无味，面色少华，舌淡苔薄，脉细弱；治法：补养心脾，以升气血；方药：归脾汤。③心胆气虚：不寐多梦，易于惊醒，胆怯心悸，遇事善惊，气短倦怠，小便清长，舌淡脉弦细；治法：益气镇惊，安神定志；方药：安神定志丸。

258 温阳法治疗不寐的理论依据是什么？

不寐一证以经常性地不能够获得正常睡眠为特点，临床为不易入睡，或睡中反复易醒，或早醒不能入睡，身体彻夜不能入眠，属睡眠障碍的一种。此证的病理变化，历代医家多认为总属阳盛阴衰、阴阳失交。若为阴阳失交则可，阳盛阴衰却不尽然，临床常可见到阳虚所致的顽固性不寐。《灵枢·邪客》云："卫气者，出其悍气之慓疾，而先行于四末、分肉、皮肤之间而不休者也，昼行于阳，夜行于阴，常从足少阴之分间，行于五脏六腑。今厥气客于五脏六腑，则卫气独卫其外，行于阳，不得入于阴。行于阳则阳气盛，阳气盛则阳跷满；不得入于阴，阴虚，则目不瞑"。《灵枢·大惑论》曰："卫气不得入于阴，常留于阳，留于阳则阳气满，阳气满则阳跷盛；不得入于阴，则阴气盛，故目不瞑"。明确指出不寐的关键在于邪气客于脏腑，卫气未能入阴所致。任何邪气侵入脏腑，导致阳不入阴、阴阳不交的病理机制，皆可造成不寐。诸医家注释此段经文，认为"阴虚"是阴血亏虚。卫气行阳则阳气盛尚可理解，卫气不入阴形成阴虚则医理不通。关于"阴虚"之意，《景岳全书》说："人知阴虚唯一，而不知阴虚有二，阴中之水虚，则病在精血；阴中之火虚，则病在神气"。当患者机体极度衰弱、阳气大衰时，阳虚则阴盛，阴寒之邪内盛，留于脏腑，阴分阳气虚衰即"阴虚"；格阳于外，未阳浮越，阳分阳气浮越，此即阳分之"阳气盛"。由此可见，阳气浮于外，竭于内，不得升降出入，导致阴阳不交。《素问·生气通天论》言："因于寒，欲如运枢，起居如惊，神气乃浮……阳气者，精则养神，柔则养筋"，心神得不到阳气的温养，故心神虚怯不安，神不安则不寐。由此可见机体阴寒内盛，阳气内衰，不仅可以导致卫阳浮越，而且心神也得不到基本的温煦濡养，虚烦由此而生，故《政治要诀·不寐》有“病后虚弱，及年高人阳衰不寐”之说。此为温阳法治疗不寐的理论依据。

259 不寐中医综合治疗有什么优势？

不寐是指经常不能获得正常睡眠为特征的一种病证。不寐的病情轻重不一，轻者有入睡困难，有寐而易醒，有醒后不能再寐，亦有时寐时醒等，严重者则整夜不能入寐，所以顽固性失眠给患者带来极大的痛苦，甚至形成对安眠药物的长期依赖。

中医综合治疗不寐的优势就在于：①辨证论治：不寐的病因很多，常见的有情志所伤、劳逸失度、久病体虚、五志过极、饮食不节等。实证多因肝郁气滞；虚证多属阴血不足，阴虚火旺；如患者表现为不寐多梦，胸胁胀满，善太息，平时性情急躁易怒，舌淡苔白，脉弦。则为肝郁气滞证，治宜疏肝解郁，养心安神。若表现为心烦，入睡困难，甚则彻夜难眠，多梦，心悸不安，腰膝痠软，伴头晕耳鸣，健忘遗精，口干津少，五心烦热，舌红少苔，脉细而数。则治宜滋阴降火，清心安神。②多方法综合调理：在药物治疗的同时可以配合针灸、按摩、捏脊、刮痧、穴位注射、气功、拔罐、药浴以及酸枣仁粥、夜交藤粥食疗等。③认知行为治疗：告诉患者正确认识睡眠，不必为睡眠减少过度担心。不要过分强调睡眠长度，只要白天不感觉疲倦就可以；有了睡意再上床；每天定时起床，形成正常的睡、醒节律；进行必要的体育锻炼，如每天打太极拳；睡前患者可用一手掌放在后枕部，用另一手手指揉按双眉中间印堂穴；晚饭宜有营养、易消化，宜适量忌过饱；睡前半小时不吸烟，不饮酒、浓茶和咖啡等；睡前不进行激烈运动、不观看令人激动的节目。④心理治疗：让患者树立战胜疾病信心，消除顾虑及紧张情绪，保持精神舒畅，医患配合，持之以恒，促进身心健康。

中医治疗不寐，既减轻了患者的病痛，同时消除患者对西药的依赖，减少因长期服用西药引起的不良反应，而且因中药价格相对便宜，减轻患者经济负担。

260 何为睡眠呼吸暂停综合征？中医药如何调治？

睡眠呼吸暂停综合征是指每晚7小时睡眠中呼吸暂停反复发作30次以上或睡眠呼吸紊乱指数超过5次/小时以上的病证，临床分为阻塞型、中枢型和混合型，以阻塞型为多见。病理生理变化是睡眠期间反复出现呼吸暂停或低通气所导致的低氧血症和高碳酸血症对机体多器官系统造成的损害。临床表现，睡眠时以打鼾、夜间憋醒及睡眠行为异常等为外在表现。目前西医多以对症、兴奋呼吸中枢等治疗为主，疗效不确切，且不良反应较多。中医虽无“睡眠呼吸暂停综合征”的病名，但相似的记载最早可见《伤寒伦·辨太阳病脉证并治第一》，“风温为病，脉阴阳俱浮，自汗出，身重，多眠睡，鼻息必鼾，语言难出”。以后医家对鼾症也有一定的描述。如隋朝巢元方在《诸病源候论》中指出：“鼾眠者，眠里咽喉间有声也。人喉咙上下也，气血若调，虽寤寐不妨宣畅，气有不和，则冲击咽喉，涩而不利亦作声”。另外，还散见于中医“嗜卧”、“嗜睡”等病证中。根据现代中医观点，睡眠呼吸暂停综合征的发生，系先天禀赋异常，后天调摄失当所致。其发病机制往往与先天禀赋异常、饮食不当、嗜烟成性、外感六淫、体虚病后等因素有关。睡眠呼吸暂停综合征属本虚标实，主要病理因素为痰湿、血瘀、气滞。主要病机为痰湿内阻，气滞血瘀，肺脾肾虚，心阳不足，尤以脾失健运，肺气不利为关键。中医采用整体调节、辨证分型进行施治，效果甚佳。

治疗上中医药采用辨证论治的方法，姚亮等以虚实为纲，把该病分为7型。虚证：①气虚型：面色无华，精神萎靡，大便溏薄，舌质淡胖边有齿印，苔薄，脉细；②血虚型：面色㿠白，口唇色淡，头晕目眩，舌质淡，苔薄，脉濡；③肾阴虚型：两颧潮红，口干明显，夜间盗汗，腰膝痠软，舌质红，苔少，脉细数；④肾阳虚型：面色苍白，腰膝痠软，大便溏薄，畏寒明显，阳痿，性欲减退，舌质淡，苔白腻，脉沉细。实证：①痰湿型：形体肥胖，嗜睡，胸脘痞闷，喜食油腻之物，纳呆泛恶，舌质淡边有齿印，苔白腻，脉滑；②痰热型：形体肥胖，口干、口苦明显，心烦，咳痰黄稠，大便干结，喜食油腻甜食，舌质红，苔黄腻，脉弦滑；③血瘀型：口唇青紫，胸部紧闷，时有闷痛，舌质暗，苔薄，脉弦。其治疗上鉴于痰浊是实证的主要发病机制，在治疗上，主要以二陈汤为主方进行治疗，针对本病虚证多是肾阳亏虚的特点，选用金匮肾气丸为主方进行治疗。骆仙芳参合四诊，把该病分为五型：痰湿内阻、肺气壅滞型；痰浊壅塞、气滞血瘀型；肺脾肾亏、痰瘀交阻型；心肺两虚型；肺肾亏虚型。治疗上痰湿内阻、肺气壅滞者健脾化痰、顺气开窍，方用二陈汤化裁；痰浊壅塞、气滞血瘀者理气化痰、活血开窍，方用涤痰汤合血府逐瘀汤加减；肺脾肾亏、痰瘀交阻者益肾健脾、祛瘀除痰，方用金水六君煎化裁；心肺两虚者温心阳、益肺气、运神机，方用麻黄附子细辛汤合参脉散加减；肺肾亏虚者益肺肾、开神窍，方用金匮肾气丸加味。王永红等根据中医理论，将阻塞型大致分为四型：①脾虚湿阻型：症见体肥臃肿，倦卧少动，胸闷气短，纳差腹满，舌质淡，苔白腻，脉濡缓；②脾肾两虚型：症见形体肥胖，疲倦无力，腰背痠痛，头晕气短，畏寒肢冷，阳痿阴冷，下肢浮肿，舌淡体胖，脉沉细；③肝郁气滞型：症见形体肥胖，胸胁苦满，胃脘痞满，时有呃逆，月经不调，失眠多梦，舌质黯红，苔白，脉弦细；④胃热湿阻型：症见形体肥胖，多食易饥，胃脘滞闷，口舌干燥，口渴喜饮，大便秘结，舌红苔黄，脉滑数。脾虚湿阻型健脾益气，化痰除湿，方用香砂六君子汤、胃苓汤加减。脾肾两虚型益气健脾，温阳益肾，方用四君子汤合肾气丸加减。肝郁气滞型行气解郁，活血化瘀，方用越鞠丸合桃红四物汤加减。胃热湿阻型治宜清热泄腑，利湿化浊，方用凉膈散合三仁汤加减。中药治疗的同时可配合针灸按摩等方法。夏晓红等认为阻塞型多为虚实夹杂之证，对白天嗜睡乏力者可酌取百会、风府、水沟等醒脑健神，某些头部穴位如曲鬓、率谷等可起到调整紊乱的脑功能的作用。对于体胖颈短的阻塞型患者，可以取三阴交、丰隆、足三里等以化湿祛痰，对于打鼾严重者可以酌取列缺、照海、合谷等以通鼻利咽。刘桂玲等以痰湿壅盛立论，针刺百会、水沟、足三里、合谷、三阴交等，治疗16例无器质病变睡眠呼吸暂停综合征患者，显效4例，有效10例，无效2例。陈健用推拿手法治疗睡眠呼吸暂停综合征12例，方法：①拿揉两侧胸锁乳突肌，滚揉、一指禅推两侧骶棘肌及斜方肌。重点按揉天鼎、中府、缺盆、天容、水突等穴，配合拿肩井、风池、少冲、合谷。②滚揉、一指禅推两侧腰背部足太阳膀胱经，督脉，点揉肺俞、心、天柱、督、膈等穴。③两拇指沿两侧肋缘分推数次，两拇指交替分推上脘、中脘、下脘一条线数次，按揉膻中、上脘、中脘等穴。每日1次，每次25分钟，20次为1个疗程。结果愈5例，显效5例，无效2例，有效率为83.3%。在中医药治疗同时，嘱患者戒烟酒及避免服用镇静安眠药物；适当运动减少因肥胖加重睡眠呼吸暂停；让患者在睡眠时尽量采用侧卧位睡姿，使上气道塌陷或阻塞明显减轻或消失。

261 治疗不寐临床用药技巧是什么？

不寐一病，主要分为肝郁气滞证及阴虚火旺证。肝郁气滞证见不寐多梦，胸胁胀满，善太息，平时性情急躁易怒，舌淡苔白，脉弦。治宜疏肝解郁，养心安神。可选用柴胡疏肝散、柴胡加龙骨牡蛎汤、越鞠丸加减。以柴胡15～25g，香附20g，郁金

30g，半夏10g，夏枯草20g，黄芩10g，夜交藤30g，炒枣仁50g，远志5g，琥珀粉5g（冲），生龙骨20g，生牡蛎20g等。若肝郁化火，目赤耳鸣，口干而苦，舌红，苔白，脉弦数，可加龙胆草10g，栀子10g，泽泻10g，车前草10g；若头晕目眩，头痛欲裂，不寐欲狂，大便秘结者，可用当归龙荟丸；若阴虚火旺症见心烦，入睡困难，甚则彻夜难眠，多梦，心悸不安，腰膝痠软，伴头晕耳鸣，健忘遗精，口干津少，五心烦热，舌红少苔，脉细而数。则应治以滋阴降火，清心安神。用黄连10g，肉桂3g，丹参30g，生地20g，麦冬20g，柏子仁20g，炒枣仁30g，山栀10g，白芍20g，远志10g，石斛30g，莲子心10g，知母15g加减。曹晓岚教授认为不寐兼神志不安久治不愈，或单用安神养血药疗效不佳，见有气血不和征象者从调气活血论治，治用活血化瘀法，临床表现：不寐多梦，伴见情志抑郁，时或心悸不宁，心烦健忘，胸胁胀闷窜痛，善太息，咽部异物感，女子月经不调，大便不爽，甚或胸部刺痛，固定不移，入夜尤甚，肌肤甲错，面色晦暗或黧黑，舌质暗或有瘀斑，脉细涩。由于瘀血内阻，心神失其濡养，肝魂失其敛藏，故见失眠多梦健忘。肝性喜调达恶抑郁，肝失疏泄，气机郁滞，经脉不利，故情志抑郁，胸胁窜痛，善太息。血瘀内阻，气血运行不畅，故见月经不调。不通则痛，故其疼痛具有刺痛固定不移的特点。由于夜间血行较缓，瘀血加重，故入夜尤甚。瘀阻脉络，气血失其温煦濡养，故面色晦暗或黎黑。瘀久不消，营血亏虚不能濡润肌肤，故肌肤甲错。舌有瘀斑、脉细涩皆为血瘀之象。马智教授认为致郁致虚，长期不寐则耗伤心血，常伴见周身疲乏无力，心烦易怒，坐卧不宁等，随证治以益气、养血、宽胸、解郁等；如见心烦口苦，口舌生疮，舌尖红赤者加黄连、栀子；胸闷气短重者加瓜蒌、薤白、厚朴；消化不良者加神曲、麦芽、山楂；病久者可酌加重镇安神之品如生龙齿、磁石等；兼大便秘结者，酌加大黄引火下行，腑气得通，神窍得开，心神得安等。

262 治疗不寐中成药有哪些？

不寐的病因多有情志所伤、劳逸失度、久病体虚、五志过极、饮食不节等。实证多因肝郁气滞；虚证多属阴血不足，阴虚火旺。临床多应用中药辨证治疗，但某些患者因特殊原因无法按时正常煎服中药汤剂，故临床亦应用中成药治疗不寐，临床常用中成药主要有：

肝郁气滞证者，可用清开灵注射液40ml，加入0.9%氯化钠注射液或5%葡萄糖注射液250ml，每日1次静脉滴注，或服用逍遥丸或柴胡疏肝丸；如肝郁化热而致失眠者可应用丹栀逍遥散；肝胆湿热而致失眠者可用龙胆泻肝丸；痰热内扰大便秘结者可用礞石滚痰丸；若因素食积滞者，可用保和丸；若肝胆湿热，肝火上炎之重症者用当归龙荟丸。

阴虚火旺证者，用脉络宁注射液20ml，加入0.9%氯化钠注射液或5%葡萄糖注射液250ml，每日1次静脉滴注。配合口服天王补心丸以滋阴养血，补心安神。阴血偏虚者用枣仁安神胶囊；心胆气虚者可用安神定志丸；阴血不足，心血亢盛者可用朱砂安神丸。

263 临床治疗不寐中，灵活运用安神法的技巧是什么？

不寐一病，多因心神不安引起，故治疗不寐，不免要应用安神法，但安神法的应用，应结合病因病机及病变特点，辨证论治。安神药是以安神定志为主要功效的药物，心藏神，主神明，肝藏魂，主疏泄，安神药可分为重镇安神和养心安神药，前者多用于实证，后者多用于虚证。如不寐因肝郁化火，上扰心神所致，其症见重度失眠，甚则彻夜不寐，心烦，急躁易怒，目赤耳鸣，口渴喜饮，小便黄赤，大便秘结，舌红苔黄，脉弦而数，治宜清肝泻火，镇心安神。方中除黄芩、柴胡清肝泻火外，可重用磁石，朱砂镇心安神，少用酸枣仁、远志等养心安神；若由素体痰盛或久病，饮食伤脾，脾虚生痰，痰郁化热，痰热上扰清窍，心神不得安宁所致。临床表现为失眠，多梦，躁扰不宁，胸中懊，心烦，口苦，呕恶，目眩，头重，嗳气，胸脘痞闷，舌质红，苔黄腻，脉滑数。治疗上宜清热化痰，开窍安神，可用黄连、枳实、竹茹、陈皮、半夏、茯苓、胆南星清热化痰通络、配合远志、酸枣仁养心安神；若思虑过度，暗耗阴血，或妇女崩漏日久，产后失血，或年高体虚，导致气血不足，心失所养而不寐者，多表现为入睡困难，多梦易醒，心悸健忘，神疲食少，便溏，面色少华，舌淡苔薄，脉细弱。治疗采取补益心脾，养血安神法，在归脾汤补益心脾基础上应用酸枣仁、远志等养心安神；若因饮食不当，损伤脾胃，脾失健运，以致不能安睡，见脘痞，纳呆，嗳气口臭黏腻，腹胀肠鸣，大便不爽或便秘，苔黄腻，脉沉滑，治疗采取消食导滞、和胃安神法，用保和丸及枳实导滞丸消食导滞配伍酸枣仁、远志等养心安神；心胆俱怯，触事易惊，梦多不祥，虚烦不眠，惊恐不安卧者，用安神定志丸；心肾阴虚，则阴虚火旺，虚火上扰心神，神不安则不寐，兼见心烦，失眠，手足心热，口渴，咽干，口舌生疮，甚则骨蒸潮热，盗汗，舌质红少苔，脉细数，用黄连阿胶汤或天王补心丹加减滋阴降火，清心安神；若因情志不遂，七情所伤，肝气郁结，肝失疏泄，心神不安而不寐者，其症见难以入睡，胸胁胀满，情绪焦虑不宁，善叹息，或咽中自觉有异物所阻，或喜怒易哭，或急躁，难以正常工作，苔薄腻，脉弦。其治疗采取疏肝解郁，宁心安神法，方用逍遥散化裁；患者年迈体虚或久病耗损，导致肾精不足，脑为元神之府，神无所安则不寐，症见入睡困难或易醒，智能减退，健忘甚至失忆，头晕耳鸣，腰瘘骨软，严重者出现老年性痴呆的早期表现，苔少或无苔，脉沉细弱，治疗采取补肾填精，健脑安神法，方用还少丹化裁。

264 针刺治疗不寐的主穴及手法？

不寐又称“失眠”，指入睡困难或睡中易醒、醒后难以再睡、甚则彻夜难眠为主要症状的一种疾病，多伴有多梦、健忘、头晕、心悸等症。

传统医学对本病的认识是多方面的：从脏腑而辨，本病是与心、肝、脾、肾、胃、胆等脏腑有着密切的关系。心藏神，主神明，故失眠的病位主要在心，但足太阴脾经注心中，足少阴肾经络心中，足三阳经别均贯通于心，另外肝藏魂，主疏泄，与精神活动有密切关系；从卫气营血而辨，人的睡眠和觉醒，与卫气在体内昼夜运行有密切关系。而卫气运行于全身和阴阳跷脉的功能是分不开的，昼日阳气盛，卫气行于阳则阳跷盛，则司正常活动目张而不寐；入夜阴气盛，卫气行于阴则阴跷盛，则司正常休眠目闭而欲睡，可见阴阳跷脉与人的正常睡眠觉醒有着密切的关系。

因此，在针刺治疗不寐时，可遵循“五脏六腑之有疾者，皆取其原”之旨，取手少阴经原穴神门为主穴，取足三阴经交会穴三阴交与神门相配，以宜心健脾，柔肝益阴宁心；再以四神聪镇静安神，以达宁心安神的作用。心脾两虚可加心俞、脾俞，针补并灸，以益气血生化之源；阴虚火旺者加心俞、肾俞、照海，交通心肾，益阴泻火；肝火上扰者取肝俞、行间清泻肝火，取大陵泻热安神；胃气失和者可取中脘、足三里以消食导滞，理气安神；心胆气虚者取心俞、胆俞补益心胆之气，亦可取胆之合穴阳陵泉和原穴丘墟补胆气益气血。“照海，阴跷脉所生”，“申脉，阳跷所生也”，“睛明，手足太阳、足阳明、阴阳跷脉五脉之会”，照海、申脉、睛明三穴均属阴跷阳跷脉。而有“经脉所过，主治所在”，故针刺三穴可以调节阴阳跷脉的盛衰。治疗上辨证可依证配穴，从而达到调节阴跷脉而使其主目闭欲睡的目的。

《灵枢·刺节真邪第七十五》：“用针之类，在于调气……用针者，必先察其经络之实虚，切而循之，按而弹之，视其应动者，乃后取而下之”，“实则泻之，虚则补之”。《灵枢·官能》：“用针之服，必有法则”，《素问·宝命全形论》：“刺虚者须其实（补），刺实者须其虚（泻）”，说明掌握针刺补泻手法也是针刺作用产生的关键之一。因此要根据患者的具体分型，而采取虚证用补法，实证用泻法。

265 治疗不寐的单验方有哪些？

验方

（1）心脾两虚

1）莲子元肉汤

处方：莲子20粒，龙眼肉15g，加水煮熟，睡前服食，并饮其汤。

2）鸡胎补脑丸

处方：鸡胚胎（干燥粉）90g，胎盘粉60g，党参15g，白术60g，茯神60g，天麻50g，酸枣仁60g，麦冬50g，五味子30g，广陈皮50g，猪脑脊髓粉60g，甘草15g。将党参、麦冬、五味子放铜锅微火熔干，次下白术、茯神、天麻、酸枣仁、陈皮、甘草共炒熟研成细粉，然后将鸡胚胎粉、胎盘粉、猪脑脊髓粉，按分量加入和匀，炼蜜为丸，如梧子大，瓷瓶密封备用。每次12g，早晚分2次开水送服。

（2）阴虚火旺

1）百合生地莲子汤

处方：百合40g，生地黄、莲子心、白芍各20g，夜交藤、麦芽各50g，郁金、香附、连翘、甘草各15g，大枣8枚。水煎服。

2）养阴镇静丸

处方：当归100g，生地黄50g，茯苓100g，玄参15g，麦冬75g，丹参75g，柏子仁25g，五味子62.5g，党参100g，桔梗50g，夜交藤50g，珍珠母125g，远志50g，朱砂12.5g。共研为细末，每100g药粉加蜂蜜110g，制成大蜜丸，每丸9g。每次1丸，每日3次，连服30丸为1个疗程。

3）生地酸枣仁汤

处方：生地黄30g，酸枣仁30g，煎汤服用，每日2次。

4）宁神合剂

处方：浮小麦30g，生地黄15g，红枣15g，百合9g，夜交藤15g，炙甘草9g，旱莲草15g，女贞子15g。水煎2次分2次服，每日1剂。

（3）肝郁火旺

黄连竹叶汤

处方：黄连10g，竹叶5g。水煎服。

（4）痰火内扰

半夏苡仁汤

处方：法半夏、薏苡仁各60g，黄连15g。水煎服。

单方

（1）绿茶和炒枣仁：每日清晨8时前将绿茶15g用开水冲泡饮服2次，8时后禁饮茶水；晚上就寝前冲服炒枣仁粉30g，坚持服用7～10天。有心动过速、习惯性便秘者慎用。

（2）核桃仁50g，每日食用。

（3）蚕蜕3g，加水250ml，急火煎开，慢火熬15分钟，睡前服用。

（4）炒酸枣仁10～15g，捣碎，水煎，临睡前顿服。

266 治疗不寐的食疗方有哪些?

不寐的患者可以针对自己的情况选择相对有效且自己乐于接受的物质作为生活中主要采用的治疗失眠的食物:

(1) 干龙眼肉15g,粳米100g,莲子6g,芡实15g,芡实煮熟去壳,与其他药物一同放入粳米中,熬煮成粥,适用于阴阳失济。

(2) 党参元肉炖猪心　党参15g,龙眼肉12g,猪心1个,共放炖盅内,加水适量,隔水炖熟,盐调味服食。适用于心脾两虚。

(3) 百合鸡蛋糖水　百合30~50g,鸡蛋1个,白糖适量。先将百合煲至烂熟,打入鸡蛋煮熟,再加白糖调味服食。适用于阴虚火旺。

(4) 双花枯草茶　菊花18g,素馨花12g,夏枯草15g,水煎加冰糖调味,作茶饮。适用于肝郁化火。

(5) 酸枣仁粥　将炒酸枣仁30g加水1500ml,煎至1000ml去渣,加入粳米1~2两煮粥,加少量食盐调味即可服用。一般7~10天为1个疗程,服用3~5个疗程。

(6) 夜交藤粥　夜交藤60g,去残叶,用温水浸泡片刻,煎20分钟去渣,加入粳米50g,大枣3枚,同煮至米烂粥熟,再加白糖调味佐食。

(7) 五味鸽蛋　五味子50g煎汁、鸽蛋30枚,煮熟去壳后放入五味子汁中略煮,然后浸泡在汁中2天。每次吃鸽蛋3枚,食前煮沸一下。每日1~2次,连服2周可见效果。

(8) 枣仁莲子粥　酸枣仁9g,莲子20g,粳米100g,煮粥加糖少许,常吃可减少失眠频率。

(9) 桑葚大枣汤　桑葚15g,大枣50g煮汤吃。每日1次,

2 周为 1 个疗程。

（10）珍珠汤圆　珍珠粉 0.3g，枣泥 50g 拌匀，加糖适量，包入糯米粉中做成汤圆 20 个，每次 10 个。经常吃可缓解精神紧张，有助于改善失眠。

（11）玫瑰蜜炙羊心　玫瑰花 30g 煎汁去渣，加入蜂蜜 50g 调和；羊心一只洗净切成块状，放入上汁中浸 1 小时，然后用钢签或竹签穿上羊心块，置炉火上慢慢烤。在烤的过程中，时将玫瑰蜜汁涂于羊心上，羊心熟透即趁热食用。可分 2 次服完。

（12）鲜桑葚 1000g（干品 500g 即可），蜂蜜 300g。将桑葚洗净加水适量煎煮，每 30 分钟取煎液 1 次，加水再煮，共取煎液 2～3 次；合并煎液再以小火熬浓缩，至较黏稠时加蜂蜜，至沸停火，待冷装瓶备用。每次 1 汤匙，以开水冲服，每日 2 次，连服 6～7 天，就会发现原有的严重失眠症状再难出现。

267 治疗不寐的外治法有哪些？

外治法是运用药物和手术或配合一定的器械等，直接作用于患者体表某部或病变部位以达到治疗目的的一种治疗方法。外治法是指与内治法相对而言的法则。《理瀹骈文》说："外治之理，即内治之理；外治之药，即内治之药。所异者，法耳"。指出了外治法与内治法只是在给药途径上的不同，外治法使药物直接作用于皮肤和黏膜，通过局部吸收，从而达到预期的治疗目的。

治疗不寐的外治法主要有：

（1）穴位敷贴法　琥珀末 10g、朱砂 10g 混合研匀，用凡士林调成软膏状，每次用黄豆大，置于鸡眼膏中央，贴于患者双侧内关穴和膻中穴，失眠严重者加贴双侧涌泉穴，每隔 1～2 天换药 1 次，3 次为 1 个疗程。

（2）深度睡眠药枕　白菊花、合欢花、夜交藤各 100g，生磁铁200g，灯心草、公丁香各30g，石菖蒲、远志肉、茯神各60g，檀香20g，冰片粉10g。多梦易醒加生龙骨100g，生牡蛎60g上药共研粗粉末，拌匀，装入一长方形布袋内，每晚当睡枕用。

（3）手心敷药　生龙骨20g，琥珀末5g，珍珠粉5g共研齑粉。邪热内扰加黄连粉5g，痰多加生半夏10g，阴虚火旺加龙胆草6g，气血两虚加服归脾丸。每次取药粉3～4g，加牛黄蛇胆川贝液10ml（即一只）调湿，分为2份，用双层纱布包好，于睡前分置于两手心，外用胶布固定，次日早晨取下，7次为1个疗程。

（4）贴脐法　田三七、丹参各10g，硫磺、远志、石菖蒲各20g，红花5g，共研齑粉，以白酒适量调成膏状，涂满脐孔，胶布固定，每晚敷药一次。或远志15g，石菖蒲15g，朱砂5g，炒枣仁20g，生牡蛎15g，胆南星15g，半夏15g，龟板15g，丹参15g。共研齑粉，再用老陈醋调成糊状敷用在肚脐处。

（5）指压法　在患者的第五胸椎棘突下神道教穴，常有明显的压痛点，睡前1小时在此处用拇指点、旋、揉、按20～30次（动作宜轻柔徐缓，忌用力过重）。点按手腕儿部掌侧腕横纹尺侧端的神门穴，也有良好的效果。

（6）沐足法　取生龙牡30g，磁铁20g，青黛10g，菊花、夜交藤、合欢花各15g，水煎两次去渣，加适量开水，每晚沐足15分钟后入睡。

（7）踏豆按摩　用绿豆500g，置铁锅中文火炒热，倒入脸盆中，同时将双脚洗净擦干，借盆中绿豆余温，用双脚蹂踏绿豆，边踩边揉。每天睡前1小时开始蹂踏，每次30分钟左右。

（8）拍打涌泉穴　每晚睡前洗脚后，端坐床上，先用右手掌拍打左脚涌泉穴120次，再用左手掌拍打右脚涌泉穴120次，每次力度均以感到微微胀痛为宜。即可驱除失眠，安然入睡。

268 临证中，如何用气功治疗不寐？

气功是治疗不寐的有效方法之一。失眠者可练放松功、静养行气六步功等。并要改变生活习惯，多参加室外运动，以打破失眠的规律。

（1）仰卧揉腹　每晚入睡前，仰卧床上，意守丹田（肚脐），先用右手按顺时针方向绕脐稍加用力揉腹，一边揉一边默念计数，揉计 120 次；再换用左手逆时针方向同样绕脐揉 120 次。对上半夜进入深睡有良好作用。下半夜如再不能入睡，可按上述方法各揉腹 60 次，对睡眠也有一定作用。

（2）卧位气功　取右侧卧位，枕头适中，全身轻松自然，双目闭合，舌尖顶上腭，意守丹田。由鼻孔慢慢吸气，使整个腹部膨胀，再从鼻孔徐徐呼出，至全腹收缩。连续坚持 2 周，一般失眠即愈。

（3）鸣天鼓　上床后，仰卧闭目，左掌掩左耳，右掌掩右耳，用指头弹击后脑勺，使之听到呼呼的响声。弹击的次数到自觉微累为止。停止弹击后，头慢慢靠近睡枕，两手自然安放于身之两侧，便会很快入睡了。

（4）睡功　以睡功治失眠的有效方法，分为侧、屈、俯、仰、垫 5 种姿势。

“侧”就是右侧卧睡功，又称为“鹿眠”。因为这一卧式跟鹿卧的姿势差不多，是很舒展安适的，故又叫“睡神仙觉”。其姿势要领是：右侧卧位，屈右肘，其手心向上放在脸前，左手自然放在左髋部，右下肢自然伸直，左膝屈曲放在右腿前方。

“屈”就是仰面正身仰卧，把两膝、髋屈曲使双股部靠近腹部，并用两手合抱双膝，紧紧而卧，呼吸要缓吸缓呼，自由量力而行。

“俯”就是伏俯于床，用两手或一手放在腹部。用鼻深缓吸气，贯满周身，再深缓呼出浊气。每呼吸一次，松力休息一会儿，量力而行。

“仰”就是仰卧在床，脸朝上，正身仰卧，将两臂向上伸张一会儿，用双手掌由胸部向腹部推摩或左右伸张，两下肢伸直，松紧内息，缓吸缓呼。

“垫”就是仰卧伸足，两手握拳，自己在背部从上向下，用拳垫在背部各穴上。三、五次呼吸向下挪移一拳，至腰部必须用两举垫腰窝。十次呼吸后再向下移至尾骨而止。

269 不寐的心理调护应注意点什么?

不寐通常是指入睡困难和维持睡眠障碍，导致睡眠时间减少或质量下降不能满足个体生理需要，失眠不单是睡眠生理紊乱，同时还伴有心理紊乱过程。因此，注意患者心理调护成为治疗不寐的关键。首先，应该对患者进行情志疏导，了解患者的病史，收集详尽的资料，根据不同情况进行一定的心理指导，其中包括：①帮助患者认识致病的原因，引导患者对有关病因进行分析，明确此病是可以治愈的，使患者从心理上建立起治愈疾病的信心，消除思想顾虑。②帮助患者争取有效措施，消除致病的环境。③劝患者妥善安排学习和工作，劳逸结合。在此过程中应注意患者的变化，根据患者的病情进行合理的心理辅导，如果严重应配合药物治疗。其次，应该通过自我心理保健方法来克服不良情绪。①告诉患者不要把睡眠看得非常重要。睡眠是让大脑和身体休息的最好方式，但体力劳动和锻炼也是让身心放松的另一方式，如果前一晚没睡好，可以在早晨洗个热水澡，外出锻炼一下身体，精力一样充沛。另外，人每天只需要深度睡眠 2 ~4 个小时，其他是有梦睡眠，如果人真的一夜不睡，3 天就可以让人的精神崩溃，5 天就可以导致死亡。但有的人说好多年都没怎么睡觉，可是他思维仍很正常，所以他的失眠问题并不像想象中那么严重，人应该相信自己的生命力。②睡眠也是人身体的自然反应，困了就想睡觉，不要人为地去控制它，越让自己别想了，就越胡思乱想，停不下来，应该采取顺其自然的态度，当不控制情绪和思维时，20 分钟后就会入睡。对于害怕和焦虑情绪也是一样，有的人特别怕睡不着觉，有的总怕半夜醒来难以入睡，越怕就越清醒，结果形成恶性循环。正常人也会由于各种原因半夜醒来，不同的是，正常人并没有害怕和排斥的想法，不反省和讨厌自己，完全接受自己的自然状态，这样才能放松。③许多失眠患者总觉得自己晚上没有睡够，一有时间就要补觉，白天睡得越多，晚上就越睡不着，而且也没有心思去参加业余活动。正确的做法应该是多参加户外的体力活动，劳其筋骨才能放松心情，尤其是睡觉前不要让大脑处于兴奋地思考状态，应做一些散步、爬楼梯、跳绳、洗衣服、拖地等简单枯燥乏味的体力活动，感到累了、困了再上床睡觉，然后以顺其自然的放松状态进入睡眠。

270 中医治疗不寐的名医及其经验方？

（1）施氏枣仁琥珀汤

（施今墨验方）组成：炒枣仁 10g，茯苓 10g，白蒺藜 10g，远志 10g，知母 6g，川芎 4.5g，半夏 10g，秫米 10g（包），生牡蛎 10g，琥珀 3g（冲）。

用法：水煎服，每日 1 剂。

功效：养心潜阳，清热舒肝，安神。

主治：失眠，恶梦，脉虚数。

按语：本方以酸枣仁、远志养心安神，琥珀、生牡蛎平肝潜阳，知母清肝热，白蒺藜、川芎理气，茯苓、秫米、半夏和胃健脾，最适于肝郁火化、肝阳上亢之失眠者。

（2）黄文东验方

组成：石决明12g，珍珠母12g，钩藤9g，菊花9g，丹参9g，赤芍9g，夜交藤12g，合欢皮9g，淮小麦12g，炙甘草4.5g，竹茹9g。用法：水煎服，每日1剂。

功效：平肝潜阳，和胃安神。

主治：失眠，头痛，精神兴奋，纳呆，嗳气，舌淡而青，脉弦细。

按语：不寐证有虚、有实，本方适用于肝阳上亢，胃失和降之实证患者。

（3）程氏加味交泰丸

组成：肉桂1.2g，姜黄连0.9g，制半夏6g，北秫米9g（包煎），云茯苓9g，炙远志3g，炒枣仁9g，淮小麦1.2g，陈皮4.5g，春砂壳2.4g，川楝子6g，煅瓦楞12g，佛手柑2.4g，炒香谷芽12g，生姜黄2.4g。用法：水煎服，每日1剂。

功效：疏肝和胃，养心安神。

主治：不寐，纳呆，腹中不舒，泛泛欲恶，心悸不安，脉数。

按语：因肝郁不舒，胃失和降，心肾不交所致不寐，占该病证之大部。程氏经验方以黄连降心火，肉桂温肾水，使心肾相交，水火共济，用药别具匠心；加之健脾益气之秫米、小麦、谷芽，舒肝解郁之陈皮、砂仁壳、佛手柑，养心安神之酸枣仁、远志等药，共治不寐，确实有面面俱到之功。

（4）参味合剂

组成：太子参浸膏3ml，单糖浆3.5ml，酸枣仁浸膏3ml，共成10ml。用法：每日3次，每次5ml，温开水冲服。

功效：益气养阴安神。

主治：气阴两虚之不寐。

按语：该方药味精当，制作简单，服用方便，太子参合单糖浆益气健脾，配酸枣仁敛阴养心安神，两药合用，对久病体虚，禀赋不足之不寐患者，有肯定的效果。

271 不寐的转归和预后是怎样的？

不寐的预后和转归包括：不寐以虚者为多，且病程较长，难以速愈。治疗不当，由虚转实或虚实夹杂。不寐多因思虑劳倦，伤及心脾，化源不足，气血虚弱，心神失养所致。如加之禀赋不足，房劳过度而伤及肾精，致成心肾阴虚，水火不济而成不寐、心悸等证。因此，益气养血、养阴滋肾就成为治疗不寐虚证的一个重要方面。只要气血虚得养，精亏得复，则不寐自愈。虽病程较长，但预后较好。若失治误治，忧思久郁，进一步损伤心脾，虚旧则气滞痰生，加之心胆气虚，痰浊上逆，蒙蔽心窍，神志迷蒙，不能自主而转为癫证；若痰浊内阻，因肝郁化火，或心火内炽，结为痰火，痰火扰心，心窍被蒙，神志逆乱，可发为狂证。

272 不寐的预防措施有哪些？

不寐的预防措施包括以下几点：①正确认识睡眠与失眠。失眠不可怕，可怕的是害怕失眠。正常成人每天睡眠时间需 5～9 个小时，平均 7.5 个小时，失眠是人对睡眠质和量的主观不满意感，并不完全取决于睡眠时间的长短，失眠后愈担心再失眠，夜晚就愈难入睡。②起居生活规律化。这是避免失眠最有效的方法。养成定时上床定时起床习惯，从而建立起自己的睡眠生物节律。③优化睡眠环境。被褥舒适，室内温度适宜，避免噪音和强光刺激。④适宜的体育活动。每天坚持 0.5～1 个小时的活动，时间以下午为宜。⑤注意睡前饮食。咖啡、茶、酒等兴奋性饮料，睡前不要饮用，过饥过饱都不利于睡眠，因此时经胃肠道吸收后进入大脑，兴奋脑干网状结构，进而兴奋大脑皮层。研究表明：睡前饮一杯加糖热牛奶胜过1片安眠药。⑥睡前从事轻松愉快活动。包括洗热水澡，热水泡脚，读书，听音乐等均有利于睡眠。⑦合理应用安眠药。对暂时性失眠不主张应用安眠药，对顽固性失眠若能合理用药则可改善睡眠。⑧注意患者精神因素。解除烦恼，消除思想顾虑，避免情绪激动，保持良好的心理状态。

273 中医对嗜睡认识是什么？

嗜睡又称“多眠”、“嗜卧”，其临床特点是不论昼夜，时时欲睡，唤之即醒，醒后复睡。①《内经》中对睡眠机制的解释是以“卫气运行说”为中心，认为正常的睡眠有赖于卫气的正常运行。《灵枢·口问》曰：“卫气昼日行于阳，夜半则行于阴。阴者主夜，夜者卧……阳气尽，阴气盛，则目瞑，阴气尽而阳气盛，则寤矣”。《灵枢·大惑论》曰：“卫气留于阴，不得行于阳。留于阴则阴气盛，阴气盛则阴满，不得入于阳则阳气虚，故目闭也”，“夫卫气者，昼日常行于阳，夜行于阴，故阳气尽则卧，阴气尽则寤。故肠胃大则卫气行留久，皮肤湿，分肉不解，则行迟。留于阴也久，其气不清则欲瞑，故多卧矣”，“邪气留于上焦，上焦闭而不通，已食若饮汤，卫气留于阴而不行，故猝然多卧焉”。在《灵枢·寒热病》论述：“阳气盛则瞋目。阴气盛则瞑目”，阳主动，阴主静，故阴盛则多寐。嗜睡可以是由人体阳虚阴盛，阴脉阴气满盛，卫气不得行于阳所致。②后世医家对嗜睡的论述大多认为本病的发生与脾胃病有着密切的联系。如李东垣在《脾胃论·肺之脾胃虚论》中说：“脾胃之虚怠惰嗜卧”，朱丹溪则在《丹溪心法·中湿》中指出：“脾胃受湿，沉困无力，怠惰嗜卧”，说明嗜睡亦可由脾虚湿盛所引起。③现代医学认为，人的睡眠中枢在大脑，而《内经》对脑与睡眠的关系也有了一些隐约的认识。脑为髓海，《灵枢·海论》说："髓海不足，则脑转耳鸣，胫痠眩冒，目无所见，懈怠安卧"，若髓海不足者则其精气必虚，精虚则神无所养，神衰气去而诸证并现，必见怠惰安卧，"六十岁，心气始衰，苦忧悲，血气懈惰，故好卧"。马莳注曰："好卧者，卫气不精也"。人年老之后，心气不足，气血虚衰，也可使卫气运行紊乱，不得行于阳而出现嗜睡。

274 嗜睡的发病机制是什么？

目前，无论中医、西医对本病的论述都较少，但早在《黄帝内经》中，就已经有了相关的记载，如《灵枢·寒热病》论述："阳气盛则瞋目，阴气盛则瞑目"，说明多寐系阳虚阴盛所致。后世医家对此续有阐发，如李东垣云："脾气虚则怠惰嗜卧"。朱丹溪则指出："脾胃受湿，沉困乏力，怠惰嗜卧"。可见，嗜睡多由于脾虚湿盛所引起。此外，还有病后或年高阳气虚弱，营血不足，困倦无力而多卧者；亦有头部外伤，血脉瘀阻导致者；更有情志刺激，气机逆乱等引起者。现代医学的发作性睡眠病、神经症、精神病的某些患者嗜睡者，均属此范畴。对于温热病过程中的高热神昏、酗酒后引起的昏睡以及热性病后期的恬睡，则不属本文讨论之列。

嗜睡的病机，不外乎为虚实两端。其中胆热嗜眠为热为实，余则为寒为虚。其病变不论虚实，均与脾肾肝胆功能失调有紧密关系。盖脾为中土，贯四脏而统六腑，脾虚则百病丛生，肾为先天之本，是元阴、元阳之根，脾阳赖肾阳之温煦与蒸腾，才能健运不息。而湿邪只有在脾虚的情况下才易为患，久之则易导致"阳虚阴盛"的转归，引起多寐的发生。

中焦阳气不足，脾失健运，湿邪内停可导致嗜睡，如《血证论·卧寐》谓："身体沉重，倦怠嗜卧者，乃脾经有湿"。《丹溪心法·中湿》亦认为："脾胃受湿，沉困无力，怠惰好卧"。《证治准绳·多卧不得卧》中云："怠惰嗜卧，有湿，胃虚不能食……食入则困倦，精神昏冒而欲睡者，脾虚弱也"。久居潮湿之地，或暴饮无度致水湿停渍，脾阳运化失职，即朱丹溪所谓："脾胃受湿沉困乏力，怠惰好卧"。痰湿易阻碍阳气运行，痰湿上犯，神明被蒙，清窍不利，则使人气短好眠。气血亏虚，导致心失所养，也可以导致嗜睡的发生，《灵枢·天年》曰："六十岁，心气始衰，苦忧悲，血气懈惰，故好卧"。马莳注曰："好卧者，卫气不精也"。这类嗜睡之证多见于老年人或久病之人。另外，先天禀赋不足，或房劳过度，或年高久病，肾精耗伤，以致阴损及阳，肾阳不足，命门火衰也是嗜睡的原因之一。肾阳不足，不能生髓，"髓海不足，则脑转耳鸣，胫痠眩冒，目无所见，懈怠安卧"。精、气、神三者为人体生命活动的根本。精足，则上补脑髓，故髓海有余则足轻健而多力。反之若髓海不足者则其精气必虚，精虚则神无所养，神衰气去而诸证并现，必见怠惰安卧，多寐嗜睡。瘀血阻滞也可以导致嗜睡，头部外伤后瘀血内停，或因精神内伤，日久不愈；或慢性病过程中，气病及血，均可导致头痛而晕，神疲嗜睡。还有就是胆热嗜眠，胆腑清净，决断所自出，如胆热实，营卫壅塞，胸膈不利，决断失其所出，故见嗜睡。

275 嗜睡的病机转化特点？

嗜睡的发病机制是多样的，很多情况都可以引起嗜睡的发生，各型的病机都是既相对独立，又相互影响、相互交叉的系统整体。因此我们要认识它们密不可分的一面，又要重视它们各自的致病特点，这样在临床治疗本病时才能有的放矢，取得满意的疗效。

本病的发生，究其根本为脾肾的功能失调所致。脾为后天之本，为中土，贯四脏而统六腑，脾虚则百病丛生，肾为先天之本，是元阴、元阳之根，脾阳赖肾阳之温煦与蒸腾，才能健运不息。而湿邪只有在脾虚的情况下才易为患，因湿为阴邪，其性黏腻停滞，故每易伤人阳气，久而久之，则导致“阳虚阴盛”的转归，引起多寐的发生。

若过食肥甘，嗜酒或恣食生冷，内伤脾胃，导致脾失健运，不能为胃行其津液，或素体肥胖，或喜静少动，或情绪抑郁，以致气机不利，津液输布障碍，因而水液不化，聚而成湿。痰湿碍脾则嗜睡；痰湿日久，水谷精微不能化气，脾气虚弱则嗜睡；头部外伤后瘀血内停，或因精神内伤，日久不愈；或慢性病过程中，气病及血，或瘀血阻滞，脉道闭塞，气血运行失调，阳气不能畅达全身而致嗜睡；或由瘀血阻滞心窍，而心主神志，心神被蒙，故致神志昏蒙，嗜睡。老年体弱，或病邪直犯少阴，或虚弱之体，失治误治，阳气屡受克伐，以致阳虚阴盛，从而引起终日嗜卧多寐；体质素亏，气血两虚，而致气短懒言，纳少运迟，怯寒肢怠，心神恍惚，沉困欲寐，脉多细弱。《难经·二十二难》有云：“气主煦之，血主濡之”。今气虚失其温煦之功，再加营血不足，失其濡养之能，从而使心神得不到温煦与濡养，故其人倦怠嗜卧多寐。

276 嗜睡的辨证如何分型？

（1）脾气湿盛　本证多系中气不足，运化无力，脾虚气滞，脾虚湿盛，聚湿生痰，脾阳受困，而见精神倦怠，嗜睡，饭后尤甚，伴头重如裹，四肢困重，纳食减少，中脘满闷呕恶，口黏不渴，肢困乏力，纳少便溏，舌苔白腻，脉滑等症。

（2）瘀血内阻　头部外伤后瘀血内停，或因精神内伤，日久不愈；或慢性病过程中，气病及血，或瘀血阻滞，脉道闭塞，气血运行失调，阳气不能畅达全身而致嗜睡；或由瘀血阻滞心窍，而心主神志，心神被蒙，故致神志昏蒙，神倦嗜睡，神疲嗜睡。并见舌质紫暗或有瘀斑、瘀点，脉细涩。

（3）肾阳虚弱　年老体弱，或病邪直犯少阴，或虚弱之体，失治误治，阳气屡受克伐，以致阳虚阴盛，从而引起终日嗜卧多寐，萎顿困倦，疲惫欲卧，懒言纳少，精神萎靡，头晕健忘，腰部冷痛，胫膝发凉，食谷不化，尿频或余沥不尽，尿少浮肿，畏寒蜷缩，大便溏泄或五更肾泻，舌淡暗、苔白润，脉微细或沉细弱。

（4）气血亏虚　体质素亏，气血两虚，而致气短懒言，纳少运迟，怯寒肢怠，心神恍惚，沉困欲寐，脉多细弱。《难经·二十二难》有云："气主煦之，血主濡之"。今气虚失其温煦之功，再加营血不足，失其濡养之能，从而使心神得不到温煦与濡养，故其人倦怠嗜卧多寐。

（5）胆热嗜眠　胆腑清净，决断所自出，如胆热气实，营卫壅塞，胸膈不利而多痰，口若苔黄，浊邪上扰，致精神昏愦，昼夜耽眠，脉多弦滑或弦数。

277 嗜睡的诊断要点？

嗜睡，又称"多寐"、"嗜卧"、"善寐"等，是指困倦欲睡的一种病证。其特征是不论昼夜，时时欲睡，呼之能醒，醒后复睡，不能自主，甚至有不分地点、不分场合，卧倒便睡者。

本病的诊断可根据病因病史，伴随症状等进行。如内脏的严重疾病，如肺心病，肝性脑病，糖尿病，肾衰等出现嗜睡者，常因浊毒上泛所致，形体肥胖或血脂高者，嗜睡基本上是痰湿蒙蔽清阳的表现，常见于肥胖病等。而头颅外伤，中毒所致的嗜睡则有明确的外伤史和中毒史。癫痫、痴呆、瘿劳等疾病的嗜睡还会兼有其他一些典型的神经症状等。必要时辨别本病，还可以做脑血流图，脑电图，头颅 CT 扫描等检查。

278 嗜睡的治疗思路和治疗原则？

（1）嗜睡的治疗思路　嗜睡病程较长，呈渐进性发展。早期轻症是治疗的最佳阶段，随着病情动态变化，应及早采取有效的阻断措施；嗜睡有虚实之分，但以虚者居多。实证病情来势比较迅速，及时治疗疗效显著。

1）阳虚阴盛，卫气不得行于阳：《内经》中对睡眠机制的解释是以“卫气运行说”为中心，认为正常的睡眠有赖于卫气的正常运行。“卫气昼日行于阳，夜半则行于阴。阴者主夜，夜者卧，阳气尽，阴气盛，则目瞑；阴气尽而阳气盛则寤矣”。嗜睡可以是由人体阳虚阴盛，卫气不得行于阳所致。这类嗜睡患者多为阳虚体质，常有面色㿠白，记忆力减退，腰痠脊冷，小便澄澈清冷，大便溏泄，脉沉迟的症象。治疗当循“损者温之”；“诸热之而寒者取之阳”之法，以温阳补气，醒脑开窍之药治之。

2）邪留上焦，卫气久留于阴：《素问·脉要精微论》：“头者，精明之府”，上焦头部被湿浊所蒙，清阳不得升，卫气留于阴而不行，故猝然多卧焉；“无痰不作眩”，故头晕目眩；痰湿阻滞经络，瘀血留之，则两足刺痛，麻木。此病在上焦，治以燥湿化痰，通窍活血。

3）湿邪内阻，卫气行迟：《灵枢·大惑论》提出：“夫卫气者，昼日常行于阳，夜行于阴，故阳气尽则卧，阴气尽则寤。故肠胃大则卫气行留久；皮肤湿，分肉不解，则行迟。留于阴也久，其气不清则欲瞑，故多卧矣”。《丹溪心法·中湿》亦认为：“脾胃受湿，沉困无力，怠惰好卧”。脾虚湿胜也是导致卫气久留阴分而致嗜卧的病因之一。此病在脾胃，治以健脾燥湿，化痰开窍。

4）心气始衰，血气懈惰：《灵枢·天年》曰：“六十岁，心气始衰，苦忧悲，血气懈惰，故好卧”。观后世医家之治法，唐代孙思邈即从脾入手，以建中汤治“喜卧者”（《备急千金要方·脾虚实》），通过补养脾胃之治法，使水谷精气充足，则气血生化有源，达到补益心气之目的。

5）髓海不足，神无所养：现代医学认为，人的睡眠中枢在大脑。而《内经》对脑与睡眠的关系也有了一些隐约的认识。脑为髓海，《灵枢·海论》说：“髓海不足，则脑转耳鸣，胫痠眩冒，目无所见，懈怠安卧”。故髓海不足而嗜卧者需填精充髓治之，“精不足者，补之以味”。

（2）嗜睡的治疗原则　嗜睡应以治本为主，以健脾温肾。温补元阳和滋肾填髓补脑为其治本之法。嗜睡以治标为辅，如湿困脾阳者宜祛湿化痰；肝气郁者应疏肝解郁，酌加活血之品；瘀血阻滞者当予以活血化瘀。具体原则如下：

1）痰湿困脾：多见于形体肥胖之人，表现为胸闷、纳呆、大便不爽、痰多泛呕、口中黏腻、身重嗜睡、舌苔白腻、脉濡缓，治疗原则为燥湿健脾，豁痰开窍，方药用醒脾开窍汤加竹茹、半夏等。

2）脾气不足：多见于病后或高龄之人，表现为神疲乏力、腹胀食少、食后困倦嗜睡、少气懒言、形体消瘦或肥胖浮肿、舌淡苔薄白、脉虚弱，治疗原则为益气健脾，方药用醒脾开窍汤加人参、白术、黄芪等。

3）肝郁脾虚：患者长期忧愁思虑、精神萎靡不振、头昏欲睡多梦、时有两胁不适、纳呆食少、大便不利或腹痛泻泄、舌苔薄白或稍腻、脉弦细或涩，治疗原则为舒肝健脾开窍，方药用醒脾开窍汤加柴胡、党参、枳壳等。

4）气血两虚：患者面色萎黄无华或淡白、纳呆食少、神疲乏力、心悸多梦、气短懒言、自汗、头晕目眩、舌淡嫩苔薄白、脉沉细无力，治疗原则为益气养血，醒脾开窍，方药用醒脾开窍汤加黄芪、当归、人参等。

5）湿浊蒙蔽：患者头重如裹、口干黏不思饮水、胸闷不饥、二便不利、舌苔厚腻。《黄帝内经》云：“邪之所凑，其气必虚，正气存内，邪不可干”。头为诸阳之会，若被湿浊蒙蔽清阳不升，浊阴不降，则困倦嗜睡。治疗原则为芳香化浊，醒脾开窍。方药用醒脾开窍汤加佩兰、苍术、白豆蔻等。

279 针刺治疗嗜睡的主穴及手法？

发作性睡病可归属中医学“嗜睡”、“多寐”范畴。从临床报道来看，中医针刺治疗该病已取得良好疗效。今后应在辨证论治原则指导下，筛选特异性高的穴位，并找出最佳穴组进行治疗。

（1）几种常见证型的针刺治疗列举如下

1）痰湿困脾

取穴：四神聪、印堂、脾俞、丰隆、足三里。四神聪针刺时针尖朝向百会穴，余穴常规针刺；脾俞、足三里用补法，丰隆用泻法，余穴平补平泻，脾俞用灸法。每日针 1 次，每次留针 30 分钟，每隔 10 分钟行针一次，10 次为 1 个疗程，如不愈，间隔 3 ~4 天进行下一个疗程。

2）瘀血内阻

取穴：四神聪、头维、阿是穴、合谷、血海、三阴交；四神聪针刺时针尖朝向百会穴；合谷用补法，三阴交用泻法，余穴平补平泻。

3）情志所伤

取穴：百会、太阳、印堂、肝俞、脾俞、合谷、太冲；百会、脾俞、合谷用补法，肝俞、太冲用泻法，余穴平补平泻。

4）脾气虚弱

取穴：百会、头维、脾俞、胃俞、足三里、血海、气海；针用补法，百会、脾俞、胃俞、气海针后加灸。

5）脾肾阳虚

取穴：百会、四神聪、关元、肾俞、命门、太溪、照海、申脉；照海用泻法，余穴用补法，百会、关元、肾俞、命门针后加灸。

（2）除分经取穴外治疗嗜睡还有以下几种常用穴位

风池、天柱、完骨，得气后起针（实证用捻转泻法，虚证用捻转补法）；可较好地改善椎－基底动脉的供血，调整双侧椎动脉并使之达到平衡，有醒神、通络、升阳的作用。

再仰卧位取水沟，向鼻中隔方向针刺，进针后单方向转动360°，用雀啄泻法，以两眼流泪或湿润为度，水沟是醒神要穴，再加上手法使两眼流泪或湿润，可真正达到醒神志、启目窍、使卫气由阴转而行于阳的作用。

印堂向鼻根方向进针 15 mm，同样用雀啄泻法，最好能达到两眼流泪或湿润，但不强求，后用 75 mm 的毫针上星透百会，高频率（大于 120 转/分）捻针，有明显酸胀感时留针。

内关同时用捻转泻法行针 1 分钟后留针。内关是心包经穴，心包可代心行气，心主血，血是神志活动的物质基础，故针刺内关可调整心神。

另外，根据《中医内科临床治疗学》分型方法，用提插捻转针刺法，痰湿内困加补阴陵泉、泻丰隆；脾气不足加补足三里；肝胆湿热加泻阳陵泉；脾肾阳虚加隔附子饼灸命门 7～9 壮（壮如枣核大）；心气不足加补命门。每日治疗 1 次，留针 30 分钟，10 次为 1 个疗程。

280 治疗嗜睡的单验方和食疗方法?

（1）单验方

1）商陆花，阴干，捣末，日暮水送服1g。治人心昏寒、多忘嗜睡。

2）大麦1升，川椒30g，并炒，干姜60g，捣末，每服2g，开水送服，每日3次。治脾虚多寐，食毕辄甚。

3）马头骨，烧灰，水送服，每次2g，每日3次，作枕亦良。主治嗜睡。

4）生酸枣仁30g，绿茶60g，以生姜汁涂炙微焦为散。每服6g，水煎温服。治肝热多寐。

5）焦白术12g，桂枝8g，吴茱萸6g，炙甘草12g。水煎服，每日1次。适用于各型嗜睡。

6）龙葵50g，石菖蒲15g，水煎沸10分钟，每日2次。适用于痰湿困脾型嗜睡。

（2）食疗方

嗜睡吃什么？虽然嗜睡症的治疗还是以药物治疗为主，但是如能注意日常饮食调理，则对于病情的康复极有好处。那么，嗜睡吃什么比较好呢？专家表示，嗜睡症患者的饮食也需要特别注意，主要有以下四个方面的建议：

1）饮食要清淡：不管嗜睡吃什么，首先要保证日常饮食的清淡。因为嗜睡症患者食用了过于油腻的脂肪类菜肴后，人体消化脂肪时血液就要聚集到消化道上，从而影响大脑的血液供应量，使人产生疲惫感，增加嗜睡发作的概率。

2）睡前喝牛奶：嗜睡症患者如能在每晚睡前喝一杯牛奶，可以有效提高晚上的睡眠质量，从而减少白天嗜睡发生的概率。另外，在加热的牛奶中加入茶或咖啡或是提神的薄荷叶，白天饮用的话对于缓解嗜睡也是有好处的。

3）补充蛋白质：嗜睡吃什么，不要忘记补充蛋白质。比如多吃鱼有健脑作用，对记忆有好处，而且不会增加脂肪的堆积；牛肉、鸡肉等瘦肉富含蛋白质，它们的能量高、脂肪少，经常食用能使人有效保持旺盛的精力等。

4）多吃维生素：嗜睡症患者平时可适当多吃一些富含维生素的时令蔬菜和水果，这样有利于保证嗜睡症患者膳食结构平衡，对于维持他们的身体正常功能、保持旺盛精力有积极的作用。

5）五花茶：玫瑰花、茉莉花、白扁豆花各 30g，玳玳花、白菊花各 10g，乌龙茶 30g。掺和均匀，每次取 6g 装纱布袋内，不拘时，代茶饮。适用于痰湿困脾型嗜睡。

6）生晒参 10g 切成薄片，白莲 20g，鲜瘦肉片 30g，加适量水，隔水蒸熟，早、晚服用至嗜睡好转为止。

281 路志正教授治疗发作性睡病的经验有哪些？

（1）发作性睡病的病因病机：脾肾两脏是关键　路老认为本病病因病机，不外乎虚实两端，一方面是实邪干扰，如湿浊困脾，胆热内扰，瘀血阻滞；另一方面是正气不足，髓海空虚，神气失养。无论虚实，总以阳气不足，脾虚湿盛使然，与脾肾关系最为密切。盖脾为中土，贯四脏统六腑，脾虚则百病丛生。正如李东垣所谓“脾胃之虚，怠惰嗜卧”。肾为先天之本，是元阴、元阳之根，脾阳赖肾阳之温煦与蒸腾，才能健运不息；另外，肾主骨生髓，与脑密切相关，如肾精不足，髓海空虚，则头昏欲寐。《灵枢·海论》篇所云：“髓海不足，则脑转耳鸣，胫疼眩冒，目无所见，怠惰安卧”，若茶癖或暴饮无度，水湿停渍，脾阳受损，清阳不升，与发作性睡病发病不无关系。治疗时当注意祛湿开窍。根据内湿外湿、标目无所见，“怠惰安卧”即是指此。脾虚则易感湿邪，湿为阴邪，其性黏滞，易伤阳气，久之导致“阳虚阴盛”的转归，“阳气盛则瞋目，阴气盛则瞑目”而发多寐。当湿邪化热，可引起肝胆蕴热，阻塞气机，上干清窍，浊邪害清则神困多寐。

（2）辨证论治，祛湿醒神贯其中　路志正教授认为中医治病的精髓即是整体观念，辨证施治，对于发作性睡病的治疗亦是如此，需细辨而论之。因湿浊困脾所致者，形体肥胖，身体重着，头目昏沉，时有冷感，苔白腻。脉濡或细滑，治宜芳香化浊，燥湿健脾。藿朴夏苓汤、胃苓汤及三仁汤为常用方剂。若进食方已即精神昏冒，困倦欲卧，懒言，舌淡体胖，舌边有齿痕，脉细弱无力，俗名“饭醉”，以女性病人、中青年为多，属脾虚湿盛，不盛食气所致。例如：《类经·卷十八·不卧多卧》所曰：“今人有饱食之后即欲瞑者，正以水谷之悍气暴实于中，则卫气盛予阴分，而清阳之气有不能胜之耳”。治以健脾益气，以醒神助运，方如六君子汤加山楂、神曲，也可将上药等分，研成细末，于食前服用，每日3次。

长夏季节发病者，昼日不得清醒，口苦而干，饮食无味，大便不调，小便频数，体重乏力，洒淅恶寒，面色萎黄，为肺脾不足，内外湿邪相合，又为暑邪所逼而致，宜加扁豆、大豆卷、省头草、藿香、荷叶等与楂曲六君子汤合用，以祛暑除湿；妇女脾虚气陷，带脉不束，带下淋漓，腰膝痠软，神困欲寐，看书尤甚，性情烦急，证属土壅木郁，治拟疏肝理脾，除湿止带，以傅青主完带汤为佳。

年高体弱之，常阴盛阳虚，昏昏欲寐，神疲乏力，腰膝痠软，腰骶部发凉，畏寒喜暖，大便溏薄，五更泄泻，食入难化，小便频数，舌淡苔白，脉沉细或微弱，为脾肾阳虚之候，治宜温补脾肾，可予附子理中丸加减，或以右归饮进退，肾阳一俟复，则脾运自健。

瘀血阻滞者，头部或有外伤史，素日头晕沉重，下午夜间明显，精神萎靡，健忘，思维迟钝，昏盹欲眠，眠则持续10分钟左右，日发作数次，舌暗紫，或有瘀斑，脉沉细涩，面色黧黑，或有瘀斑，治当理气活血，化瘀通络，拟复元活血汤加枳壳、川芎、土鳖虫、乳香、没药、炒神曲等。

路志正教授认为，本病多与内湿有关，究其病因，与患者素有本先后的不同，辨证论治灵活取舍。

（3）知常达变，圆机活法开思路　发作性睡病，病因复杂，临床表现多样，非上述几种证型所能概括，务必综观全局明辨标本，发扬中医学辨证论治的优势，“治病必求于本”。阳气不足，脾虚湿盛为其常；心脾两虚、肝气不舒、肺窍不利等亦不鲜见，为其变。临证又当圆机活法，知常达变，方能取效。曾见路老从心脾、从肝肾、从肺脏论治发作性睡病，皆取得了满意的效果。另外，治疗睡病过程中常见有养心安神、重镇之类治“不寐”的药物用于本病. 一则体现了中医学异病同治的辨证精神；二则体现了中药具有的双向调节作用，更合宜于阴阳互根、治病求本的治疗原则。

在发作性睡病主要特征中，除了睡眠增多可与“多寐”联系外，其他如猝倒、睡眠瘫痪、睡眠幻觉 、先天以及诱发因素与发作突然性都不能完全按照中医多寐进行认识。

282 何为发作性睡病？中医理论如何认识该病？

（1）发作性睡病以难以控制的白天过度嗜睡、发作性猝倒、睡眠瘫痪、入睡前幻觉及夜间睡眠紊乱为主要临床症状。常于10～20岁发病，人群患病率为0.02%～0.18%，无性别差异，是继睡眠呼吸障碍引起白天过度嗜睡的第二大病因。为一终生性睡眠疾患，可严重影响患者的生活质量，甚至酿成意外事故而危及生命。

（2）早在《内经·大惑论》中阐述了多寐的病机：“人之多卧者，何气使然？岐伯曰：此肠胃大而皮肤湿，而分肉不解焉。夫卫气者，昼日常行于阳，夜行于阴，故阳气尽则卧，阴气尽则寐。留于阴也久，其气不清，则欲瞑，故多卧矣”，指出阳气受阻，久留于阴而多寐。《灵枢·寒热病》：“阳气盛则嗔目，阴气盛而瞑目”。说明了多寐主要是由于阴盛阳虚所致，因阳主动，阴主静，阴盛故多寐。《灵枢·海论》曰：“髓海不足则脑转耳鸣，胫痠眩冒，目无所见，懈怠安卧”。认为多寐在于心脑，根本在于髓海不足。《伤寒论·辨少阴病脉证并治》提出：“少阴之为病，脉微细，但欲寐也”。为阳衰阴盛之故。《脾胃论·卷上》：“脾胃之虚，怠惰嗜卧”。《丹溪心法·中湿四》：“脾胃受湿，沉困无力，怠惰好卧”。《杂病源流犀烛·不寐多寐源流》提出：“体重或浮而多寐，湿胜也。食方已即困倦欲卧，脾气弱不胜食气，俗称饭醉。四肢怠惰而多寐，气弱也”。总之，多寐一病总由清阳之气不升，阴阳二气不相顺接，阳不入阴而致。在临床上实者为邪气之阻膈，或因痰湿，或因瘀血，或因气滞。实邪内阻，清阳之气不能升腾，阴阳二气不相顺接，患者呈发作性嗜睡。

283· 发作性睡病的中医病因病机是什么？

中医认为，睡眠主要与卫气有关，人体睡眠与觉醒取决于卫气的出入运行和阴阳二气的升降出入，卫气行于阴则处于睡眠状态，行于阳则处于清醒状态，阳入于阴则寐，阳出于阴则寤。《灵枢·大惑论》云：“人之多卧者，何气使然？夫卫气者，昼日常行于阳，夜行于阴，故阳气尽则卧，阴气尽则寤。故肠胃大，则卫气行留久；皮肤涩，分肉不解，则行迟。留于阴也久，其气不精，则欲瞑，故多卧矣”，“卒然多卧者，邪气留于上焦，上焦闭而不通，已食若饮汤，卫气久留于阴而不行，故卒然多卧焉”。可见不管是脏腑还是皮肤分肉，只要卫气运行艰涩而不流利，就可以改变卫气运行的常度。任何原因导致阴阳的升降出入失常，即阳不出于阴均可造成多寐。《灵枢·寒热病》云：“阳气盛则瞋目，阴气盛而瞑目”，也说明了多寐主要是由于阴盛阳虚所致，因阳主动，阴主静，阴盛故多寐。本病的发生主要与心、脾、肾、髓海等脏腑有密切关系。《素问·六节藏象论》云：“心者，生之本，神之变也；……为阳中之太阳”。心阳宣发，气血通达，人则时而动，时而卧。反之，则身体困倦，嗜卧多寐。脾肾病变往往相互影响，形成脾肾俱虚，湿浊痰饮更盛，清阳阻滞更重的局面。《灵枢·海论》云：“髓海不足，则脑转耳鸣，胫痠眩冒，目无所见，懈怠安卧”，可见人的精神委顿、嗜睡与脑髓不足也有密切联系。

肾阳不足，失其温煦之功，上不能布达于脑，以宣发清阳，布展神机，而神识不明，“阳气者，若天如日，入则寐，出则寤”。阳气不足，不能布达于脑，宣发清阳，以利脑窍，则寤寐失调。

脾虚失健，痰浊内盛，壅阻中焦，痹阻气机，清阳不升，浊阴不降，阳气不振，灵机被蒙，而脑神不展。脾虚不能健运，湿阻中焦，清气不升，浊气不降，精明之府受浊阴之蒙，灵机被阻，清阳不振，脑神不展，而昏昏欲眠，嗜睡难抑。

气为血之帅，气行则血行。气虚不能鼓舞血行，血瘀于脉而脑失血养，脑窍闭塞，神识无主。脑髓与人体脏腑通过经络系统相沟通，十二经气血运行不息，以维持脑的正常生理功能。气为血之帅，气行则血行。气虚不能鼓舞血行，血滞不能上荣于脑，脑失血养。

284 中医如何综合治疗发作性睡病？

中医治疗主要注重调理患者脏腑阴阳的平衡，从患者的体质入手，进行整体调理。

醒脑开窍为主：多寐实证多为邪闭清窍，蒙其神灵；其虚证多为脑失所养，而神灵不振。故在祛邪扶正之中，启闭利窍醒神之剂尤为常用。

利湿涤痰为主：《丹溪心法·中湿四》：“脾胃受湿，沉困无力，怠惰嗜卧”。故本人认为本病发作与脾胃有关。其病性为本虚标实；本为脾胃气虚，阳虚不展，标为痰湿内滞，郁而化热；多由七情过激，起居失宜，饮食不节，而致阴阳失和而发病。四君子汤健脾和胃而治本，温胆汤祛痰湿、清痰热而治标。标本同治，则疗效明显。

温补脾肾为主：脾肾阳虚，寒凝中焦，阴寒内盛，阳气虚不达清窍，阴气盛则痰浊内生，清阳被困于阴，不能出于阳分。温补脾肾则助阳化阴，多寐自除。

针刺：针刺上星透百会，可升阳气，息肝风，填精补髓，醒神开窍；内关是心包经穴，心包可代心行事，心主血，“心者，君主之官，神明出焉”，故针刺内关可调心神。

285 针刺治疗发作性睡病的主穴及手法是什么？

选用阳经即“督脉十三针”及足太阳膀胱经俞穴进行针刺治疗，以调整脏腑虚实，通调气机，撮阳升清及开窍醒神为目的。督脉是阳脉之纲总督一身阳气，在其循行过程中与脑和诸阳经相联系，足太阳膀胱经与五脏相连，选用督脉俞穴可调整阴阳使之平衡。百会穴是诸阳之会，大椎穴是手、足三阳经交会穴，可升清降浊，心俞穴可振奋心阳、清心醒神；肝俞，脾俞可疏肝解郁，振奋脾阳；加刺三阴交，欲通过三阴之会起到健脾、益肾填精养脑之功效。足三里穴强壮机体，加强功能。

针刺风池、风府、天柱，得气后起针。取水沟、印堂，分别向鼻中隔方向及鼻根方向平刺，针用泻法，当两眼流泪或湿润时即起针。然后针内关及上星透百会，以局部均有明显痠麻胀感时留针 15 分钟，以泻法行针后再留针 15 分钟起针。随证加减：痰湿内困者补阴陵泉，泻丰隆；脾气不足者补足三里；肝胆湿热者泻阳陵泉；脾肾阳虚者灸命门；心气不足者补神门。

286 路志正教授是如何从五脏论治不寐的？

不寐即失眠，古称“不得眠”、“不得卧”、“目不瞑”、“少寐”、“不眠”等。路老对于不寐病因病机的认识，立足于五脏藏神的理论，五脏之神包括神、魂、魄、意、志，由五脏之气所化生，又称五脏神。五脏功能失调可引起五神的变化而发生不寐。如思虑伤脾，抑郁伤肝，惊恐伤肾，心肾不交，阴虚火旺，胃气不和，肺失清肃等。治疗应审病因，辨脏腑，定病位，分虚实，随机而变，不可拘于一法一方。

（1）心神所伤、从心论治　路志正教授认为，心神不宁的原因有三个方面，一是心之本脏虚；二是火热、痰浊、瘀血内扰；三是肝胆、脾胃、肾他脏的传变和相兼所致。临证治疗应从心入手，考虑到相关脏腑的影响，如心气虚者，不寐伴心悸怔忡，治宜补益心气，安神定惊，方选生脉饮和甘麦大枣汤；心血虚者，不寐伴心悸、健忘、眩晕，治宜补养心血，宁心安神，方用酸枣仁汤加味；心阴虚火旺者，不寐伴心烦盗汗，治宜滋阴降火，清心安神，方用百合知母地黄汤和黄连阿胶汤；心之实证，痰火扰心，心神不宁者，不寐伴心烦口苦，胸闷痰多，治以清心化痰、和中安神，方选温胆汤和清心莲子饮加减；心之脏腑兼证，心肾不交者，症见不寐，心悸不宁，头晕耳鸣，治以降心火，滋肾水，交通心肾法，方选交泰丸、黄连阿胶汤、二至丸加减；心脾两虚者，症见失眠多梦，乏力，心悸气短，食欲不振，治以补益心脾，养血安神，方选归脾汤加减；心胆气虚者，症见不寐，多梦易醒，心悸善惊，治以温胆宁心，安神定志；心脾两虚，胆胃失和者，不寐兼见口苦，食欲不振，食后腹胀，治以补益心脾、清胆和胃法；心肝火旺，肾阴不足者，宜清心养阴，疏肝补肾法。

（2）神魄失守、从肺论治　肺藏魄，肺气虚，肺魄不能制肝魂，致魂魄飞扬而发生不寐。明·秦景明《症因脉治》指出："肺素有热，金被火刑；或肺家有痰，肺气闭塞；或肺燥液干，肺热焦满；或肺家有寒，肺气不利"。均可导致魂魄不安，心神扰动而不寐。路老对于素体丰腴，痰湿内盛，感邪犯肺，肺失宣降，痰阻气逆，肺魄不安，咳扰神乱不寐者，治以宣肺润降、化痰止咳。药用龙齿、桑叶、杏仁、当归、姜半夏、黛蛤散、桔梗、川贝、炒苏子、僵蚕、竹沥汁等，使肺肃而神安，魄静而有守；对于燥邪犯肺，肺阴受伤而不寐者，治以清燥润肺、温胆宁神。药用南沙参、麦冬、枇杷叶、桃仁、西洋参、柏子仁、胆星、夜交藤、旋覆花、炒枳实、茯苓、珍珠母、生龙牡、郁金等，古有"龙齿安魂，虎睛定魄"之说，今虎睛难觅，以生牡蛎、珍珠母代之。

（3）魂不安舍、宜从肝治　肝藏魂，肝血不足，魂不安藏，神明扰乱，可致不寐。路老认为不寐之证，与情志因素密切相关，情志为病，无不伤肝，肝郁气滞，化火生痰成瘀，魂不安藏，扰乱神明，病发不寐。若情志所伤，肝郁气滞，气血失和者，症见不寐伴性情急躁，胸胁胀满，治以疏肝解郁安神。药用醋香附、郁金、八月札、素馨花、玫瑰花、陈皮、白芍、生山药、茯神、酸枣仁等；若肝郁血虚，魂不归肝，不寐伴情志抑郁不舒者，治以养血柔肝安神。药用佛手、素馨花、玫瑰花、娑罗子、酸枣仁、远志、柏子仁、炒白芍、夜交藤、合欢皮、珍珠母等；五志过急，恼怒伤肝，肝郁化火，阳不入阴而不寐，治以清泄肝火，宁心安神。药用茵陈、黄芩、龙胆草、泽泻、车前草、当归、萆薢、菊花、胆南星、白蒺藜、黄连、素馨花、柴胡等；火热炼痰，痰火内生者，宜清肝涤痰降逆，酌加竹沥汁、黛蛤散、天竹黄、僵蚕、地龙等；肝胆合病者，不寐伴口苦、胆怯，治宜肝胆同治，平肝养肝，兼散少阳郁火，药用珍珠母、生龙骨、生牡蛎、白芍、茵陈、柴胡、胆南星、当归、合欢花等；肝脾不调者，不寐伴腹胀，纳呆，治以疏肝健脾和胃，药用香附、郁金、娑罗子、素馨花、玫瑰花、厚朴花、旋覆花、炒白术、生山药、生苡仁、炒谷芽、炒麦芽等；女子不寐并见白带量多，月经不调者多用疏肝健脾，祛湿止带法；兼见肢体疼痛，脾胃虚弱易感冒等，使用疏肝健脾，益气和营法；兼见咳嗽，不欲饮食者，采用疏肝润肺健脾法；肝肾同病有动风之象者，宜用滋补肝肾、润燥息风法。法随症变，灵活不拘。

（4）意不能藏、从脾论治　脾藏意，意不能藏，思想多变，则心神扰乱而不寐。在五神的整体协调关系中，脾胃起着“枢纽”的作用，凡影响中焦脾胃升降失常的因素，或脾胃虚弱，或湿邪中阻，气机不畅，均可致心神失用而不寐。临床见脾胃虚弱，湿浊内生，湿邪阻滞，意不能藏，心神扰乱而不寐者，症见不寐伴头昏沉，胸闷纳呆便溏，治以健脾祛湿宁心。药用太子参、厚朴花、砂仁、肉豆蔻、半夏、茯苓、炒杏仁、炒薏苡仁、郁金、炒枳实、六一散、茵陈、旋覆花、茯神、合欢花等。脾与胃脏腑相连，功能相谐，胃气失降可影响脾之升清，脾胃失去“枢纽”的作用，五脏之神失于协调而见不寐。症见早醒难眠，腹胀，纳呆，嗳气，形瘦乏神，如《张氏医通》所云：“脉滑数有力不得卧者，中有宿滞痰火，此为胃不和则卧不安也”。治宜健脾和胃安神，药用竹茹、法半夏、怀山药，茯苓、炒白术、炒谷芽、炒麦芽、炒薏苡仁、炒神曲、陈皮、炒枣仁、丹参、炒枳壳、炙甘草、醋香附等；脾胃虚弱，生化无源，阴血不足，月经不调者，路老多采用健脾养血调经法；脾胃失和伴肝肾不足者，治以健脾和胃，滋补肝肾法。

(5) 志无所定、从肾论治　肾藏精，在志为恐，恐惧、惊吓则伤肾，肾水不固则下泄，肾水下泄不能上济于心，心火独亢，则心神不宁，惊恐不眠；老年人肾精虚损，或劳伤肾阴，肾虚精血不足，神失所养，志无所定，也可致不寐。肾虚不寐，多见于老年人，症见多梦易醒，腰膝痠软，记忆力减退等。治以益肾填精、养血安神，药用女贞子、枸杞子、熟地、山萸肉、生牡蛎、炒杜仲、炒山药、黑芝麻、桑葚子、桑寄生、龟鹿二仙胶等；若肾阴不足，阴虚火旺，内扰心神而致不寐，可伴见心烦，耳鸣，五心烦热等。治以滋阴降火、养心安神，药用炒枣仁、牡蛎、柏子仁、知母、黄柏、丹皮、赤芍、女贞子、枸杞子、龟板、麦冬、生地等。肝肾精血互生，肾阴不足，可累及肝，致肝肾两虚，精血不足，不能养心，遂致不寐。伴见头晕健忘，口干口苦，急燥易怒等，药用女贞子、旱莲草、枸杞子、龟板、黄精、熟地、生地、麦冬、何首乌等。肝肾阴虚，风动瘛疭者，宜补肝肾、养血息风安神法，可酌加鳖甲、龟板、龙骨、牡蛎、白蒺藜、钩藤、天麻等。神、魂、魄、意、志是五脏之神的外在表现，路老认为五脏功能失调均可引起五神的变化而发生不寐。在治疗上强调审证求因，调理五脏。同时主张药物与心理疏导、饮食、活动锻炼、气功、足浴等相结合，以提高治疗效果。

（赵建军　黎明全　金　曦）

（九）抑郁症

抑郁症是神经症的一种，以情感低落、思维迟缓、以及言语动作减少为主要表现。相当于中医学的“郁证”、“梅核气”。

287 郁证的历史沿革是怎样的?

先秦时期，对自然及人体内出现的一切积聚、蓄积、失畅现象概谓之“郁”。《内经》将“郁”的概念引入，对人体脏腑经络、气血津液、饮食情志的滞塞郁结所引起的人体变化进行了一系列论述，并把情志因素看作是引起人体气机失调的重要原因。如《灵枢·本神》说：“忧愁者，气闭塞而不行”。《素问·举痛论》说：“思则心有所存，神有所归，正气留而不行，故气结矣”。治疗上提出“疏其血气，令其条达，而致和平”的方法。在《素问·六元正纪大论》中根据五运失常太过提出：“木郁达之，火郁发之，土郁夺之，金郁泄之，水郁折之”。其中尤以“木郁达之”更具临床实际意义。后世医家对郁证颇多发明，如汉·张仲景在《金匮要略》中对百合病、妇人脏躁、妇人咽中如有炙脔、奔豚气等病证的证候表现有较详细的描述，并提出治疗方药。隋·巢元方在《诸病源候论·气病诸候·结气候》中说：“结气病者，忧思所生也，心有所存，神有所止，气留而不行，故结于内”，指出忧思能导致气机郁结。金元时代，开始比较明确地把郁证作为一种独立的疾病来论述。如元·朱丹溪在《丹溪心法》中已将郁证列为一个专篇，强调了气血的郁滞是导致许多疾病的重要病理变化，并提出了气、血、火、食、湿、痰六郁之说，创立了六郁汤、越鞠丸等著名方剂，丰富了中医学对郁证的认识和治疗内容。明·虞抟《医学正传》首先采用郁证作为病名，以《素问·六元正纪大论》及《丹溪心法》为主要依据，但所论还是广义的郁。此后的医家逐渐地把情志所引起的郁作为郁证的主要内容，如明·徐春甫《古今医统大全》说：“郁为七情不舒，遂成郁结，既郁之久，病变多端”，明确指出郁证的病因是七情不舒，并深刻认识到郁久可出现多种临床症状。明·张景岳则将五气之郁称为因病而郁，将情志所致的郁，称为因郁而病。在情志之郁中，他着重论述了怒郁、思郁、忧郁三种郁证的证治。至清代，叶天士《临证指南医案·郁》所载的医案均属情志之郁，治则涉及舒肝理气、苦辛通降、平肝息风、清心泻火、健脾和胃、活血通络、化痰涤饮、益气养阴，并提出“郁证全在病者能移情易性”，确为不刊之论。王清任则阐发了郁证血瘀的病机，在《医林改错·血府逐瘀汤所治之症目》中说：“瞀闷，即小事不能开展，即是血瘀”，“急躁，平素和平，有病急躁，是血瘀”，“俗言肝气病，无故爱生气，是血府血瘀”，为应用活血化瘀法治疗郁证作出了贡献。

288 郁证的概念，相当于西医学的疾病是什么？

郁证是指凡因情志不舒，气郁不升，而致气机郁滞所致的气滞、痰结、食积、火郁，乃至脏腑不和的一类病证。临床主要表现为心情抑郁，情绪不宁，胸部满闷，胁肋胀痛，或心烦易怒，悲忧善哭，或咽中有异物梗阻，失眠等各种复杂症状。

相当于西医学的抑郁症，神经衰弱，癔病，以及更年期综合征等。

289 郁证的中心证侯特征是什么？

气郁为六郁之首，乃六郁之核心。气乃是一种精微物质，其本身具有较强的活力，血液的生成、运行，以及津液生成、输布和排泄都要依赖于气的推动作用，而气本身的运动则会使人体产生各种微妙的变化。血、津、精都能承载气，同时它们的代谢都是通过气的推动、气化等功能正常而实现的。同样，饮食的消化吸收，血、津液的生成、输布，汗液、尿液和粪便的排泄等也都要依赖气的运动变化而完成。可以说气能激发和促进人体生长发育及各脏腑等组织器官的生理功能，当气的推动气化失常时，则血、精、津的代谢就会出现阻滞。由此可见，气的正常运行对于人体至关重要，气机的调畅与否与疾病发生发展有着极为密切的联系。无论是辛苦劳作之人，还是养尊处优者，能有几人无生活琐事的牵绊，而无烦心之事之扰，而这种情志变化直接影响的就是人体气的运动与变化，导致气机失常而出现阻滞，发展为气郁。气郁实为“六郁”之基础，气机一旦郁滞，则血、痰、火、湿、食诸则易生，甚至夹杂交错为患。因此，气郁为六郁之首，乃郁证的核心之证。

气郁之中又以肝气之郁最常见。肝气郁结证实为郁证的中心证侯特征。五脏之中唯肝性喜条达，恶抑郁，主疏泄，调畅气机，易动而难静。其升、动、散的生理特点，正是其主疏泄功能的反映。肝的疏泄功能主要体现在肝脏具有保持全身气机调畅，通而不滞，散而不郁，其本身是调畅全身气机，推动血液和津液运行的一个重要环节。因此，如果肝失疏泄，则气的升发不足，气机受阻和郁气无力外散，而发为肝气郁结证。

肝气郁结证多发于成年人，女性罹患最多。尤其是妇女在七七之年，因任脉虚，太冲脉衰少，天癸竭，地道不通。主要表现为情绪抑郁或急躁不安，善太息，郁郁寡欢，胸部满闷或胀痛，或少腹胀痛，痛无定处，焦虑不安，心情悲伤时欲哭泣，脘闷嗳气，纳呆，女子月事不行，心悸，健忘，失眠，眩晕，耳鸣。舌苔薄腻，脉弦。

由此我们提出肝气郁结证乃郁证之中心证侯特征，治疗上应多从肝入手而辨证施治，同时因该证与情绪变化密切相关，因此，除了药物治疗外，更重要的是患者可怡情易性，才能杜绝其反复发作。

290 郁证的病因病机是什么？

郁证的发生，是由于情志所伤，肝气郁结，逐渐引起五脏气机不和所致。但主要是肝、脾、心三脏受累以及气血失调而成。

郁怒不畅，使肝失条达，气失疏泄，而致肝气郁结。气郁日久可以化火，气滞又可导致血瘀不行。若肝郁及脾，或思虑不解，劳倦伤脾，均能使脾失健运，蕴湿生痰，导致气滞痰郁。若湿浊停留，或食滞不消，或痰湿化热，则可发展为湿郁、食积、热郁等证。

情志不遂，肝郁抑脾，耗伤心气，营血渐耗，心失所养，即所谓忧郁伤神，可导致心神不宁。若久郁伤脾，饮食减少则生化乏源，以致气血不足，心脾两虚；若久郁化火，耗伤阴血，累及于肾，遂成阴虚火旺之证，由此发展，可成种种虚损之候。

总之，郁证的发生，因郁怒、思虑、悲哀、忧愁七情之所伤，导致肝失疏泄，脾失运化，心神失常，脏腑阴阳气血失调而成。初病因气滞而挟痰湿、食积，热郁者则多属实证；久病则由气及血，由实转虚，如忧郁伤神，心脾俱亏，阴虚火旺等皆属虚证。

291 郁证的病机转化是什么？

（1）六郁之间的转化　情志不遂，为情志所伤，气机不畅，气结不散发为气郁。气乃血之帅，气是推动血液运行的动力，气具有推动血液运行，温煦及气化作用，当气郁发生，气失去其正常功能，血液失去了气的推动、温煦及气化，因此，血郁由此而产生。血乃气之母，血能载气，血郁不行，气必然衰少，同时血郁亦阻滞气之运行，二者均可导致气郁不散。饮食不节或劳倦所伤，或肝气郁结而乘脾，导致脾胃受伤，运化失职，津液代谢障碍，水湿内停而为湿郁；或气郁日久，气之推动、温煦、气化功能失常，外湿侵袭，日久入内，外湿与内湿相合而为湿郁；湿性黏滞，最易阻滞气机，从而导致气郁。湿郁遇到阳盛之体，最易化热，火乃热之渐，热郁化火而为火郁。气有余（当然包括气的相对的有余）便是火，气郁日久化火，郁火不散，而成火郁；饮食劳倦损伤脾胃，或肝气郁结而乘脾，使得食积不化而成食郁；反之，食郁不化，宿食亦可阻滞气机，导致气机不畅，气聚不散而成气郁。食积不化水谷精微，而为痰，脾胃运化失职而为痰郁。食郁之转化主要是通过影响胃之受纳腐熟水谷及通降而实现的。湿郁日久，则易聚湿为痰，从而产生痰郁；湿郁虽也可向血郁转化，但其主要是经过向其他郁的转化，从而转变为血郁的。

（2）虚实转化　郁证初期，多为实证，但久病多虚实夹杂，因初起即有起病虚实之不同，从而导致其转化趋势的不同。气郁日久，导致气化失常，从而使津液之化源不足，导致津亏；气郁日久，血行不畅，日久必然导致血少，心血虚则心悸，胆怯易惊，肝血虚则心悸、失眠，双目干涩。肝郁乘脾，导致脾胃受伤，从而使水谷精微转化不足，虚证由生。血郁日久导致气虚血少，主要表现为心脾气虚及心血虚，久而不愈，最终则会耗损肾阴。五志过极而化火，导致火郁，火郁日久伤阴耗气，导致气血亏虚。脾胃乃气血生化之源，痰郁、湿郁、食郁则主要影响脾胃运化功能，致使水谷精微不能归于正化，从而气血亏虚。而以虚证起病者，脾胃亏虚，运化无力，水津代谢异常，聚湿生痰，而成湿郁、痰郁，胃之受纳腐熟功能异常，宿食积滞，导致食郁。心气不足，运血无力，日久则为血郁；心血不足，肾精亏虚，水不涵木，导致肝失所养，疏泄功能失常，则致肝气郁结。由此可见，郁证的病机转化可因实致虚，也可因虚致实。

292 郁证的临床表现有哪些？

郁证见症较为复杂，但以精神抑郁、情绪不宁、胸胁胀满疼痛等为主要临床表现。其精神忧郁、情绪不宁可有多种表现，或急躁易怒，或悲伤善哭，或郁郁寡欢，或精神恍惚，或坐卧不安。其胸胁胀满疼痛特点为范围比较弥散，不易指明确切部位，一般以胁肋部为主，以满闷发胀为多见，程度与情绪密切相关，但也可见胸胁刺痛，部位固定。还可伴见胃脘胀满、嗳气吞酸、口干而苦、夜分少寐、咽中如物梗塞等症状。郁证日久阴血耗伤，则见心神不宁，心悸怔忡，面色无华，神疲头晕，失眠健忘。

郁证患者女性多于男性，现代城市白领、女性绝经前后较多见。脉象多见弦，或弦滑，或弦数，或弦细，或弦涩。舌质淡红，舌苔薄白多见。如瘀血内阻，则舌色紫暗，舌面有瘀斑、瘀点；如肝郁化火，则舌质红，舌苔黄；如夹痰湿，舌苔白腻而滑，有舌缨线。

293 郁证的辨证思路是什么？

（1）郁证在临床上表现为心情抑郁、情绪不宁、胸部满闷等症状，因此，首先应对其症状熟悉掌握，辨别清楚，而且要结合患者的生活及工作环境，详细询问病史，如工作压力，生活压力及其他生活中不如意的事情，试问性格特征，如属于内向性格还是外向性格，内向性格者更易罹患该病，这些对于追查其病因十分重要，同时也为我们发现诊断郁证提供有力的证据。

（2）辨病位　郁证病位在脑，涉及五脏，而以肝、心、脾、肾为主。在已确诊为郁证之后，对于六郁的鉴别十分重要，分清六郁的孰轻孰重，才能针对病因及重点所病之脏腑加以干预治疗。在明确何郁为病之后，对于病在何脏腑的情况基本就清晰了，如肝病多导致气郁、血郁、火郁；脾病则多成湿郁、痰郁、食郁。那么，治疗时就多从肝脾论治，常常收到较好的疗效。同时要辨明是郁证变生其他病证，还是脏腑阴阳盛衰导致了郁证，这在治疗上是不同的。心、肾的虚证常常可导致郁证的发生，如心血虚日久导致血不载气，可致气虚，气虚无力运化，则易为气郁。因此，治疗时要明确治疗的先后，因他病而致郁者，调节他脏阴阳而疏散郁结，因郁证而变生他病者，则主要疏散解郁而他脏病除。

（3）辨病性　郁证初起多为实证，但亦可见虚证，但久病多虚实夹杂，且诸郁之间，往往相互影响，彼此关联。临床上诸郁相因，相互夹杂，虚实相错，故其临床症状范围广泛，证侯变化复杂，辨病一定要善于抓住主症，从其诸多的复杂症状中捕捉其特征性改变。郁证本身可变生虚实之证，气血津液运行阻滞，病久留而成形，成为肠覃、石瘕、瘿瘤、瘰疬等，此乃郁证变生实证的例证。同时诸郁久而不解，必伤及中焦脾胃之气，久则肾阴被耗。五脏之间生克转化息息相关，一脏病变，跌相累及，继而影响脏腑功能正常运转，气血津液生化匮乏，导致精神抑郁失常，诸虚百损之患。这对于了解病情变化，以虚实为纲，虚实兼顾，辨证治疗具有重要的意义。

（4）郁证的病因虽较为复杂，分为六郁，但气郁是诸郁之源。肝失疏泄最为关键。治法虽多，又当以调气为先。盖气行则血行，气运则津化，故诸郁之治，皆当结合调气。

294 郁证的诊断依据是什么？

（1）发病特点　郁证多发生于青中年女性。患者大多数有忧愁、焦虑、悲哀、恐惧等情志内伤的病史。并且郁证病情的反复常与情志因素密切相关。

（2）临床表现

气机郁滞所引起的气郁症状如精神抑郁、情绪不宁、胸胁胀满疼痛等为各种郁证所共有，是诊断郁证的重要依据。在此基础上，继发其他的郁滞，则会出现一些相应的症状，如血郁：兼见胸胁胀痛，或呈刺痛，部位固定，舌质有瘀点、瘀斑或舌质紫暗；火郁：兼见性情急躁易怒，胸闷胁痛，嘈杂吞酸，口干而苦，便秘，舌质红，苔黄，脉弦数；食郁：兼见胃脘胀满，嗳气酸腐，不思饮食；湿郁：兼见身重，脘腹胀满，嗳气，口腻，便溏腹泻；痰郁：兼见脘腹胀满，咽中如物梗塞，苔腻；虚证则兼有相应的虚证症状。而脏躁发作时出现的精神恍惚、悲哀哭泣、哭笑无常，以及梅核气所表现的咽中如有炙脔、吞之不下、咯之不出的具有特异性的症状，对诊断郁证中的这两种证候具有重要意义。

各系统检查及实验室检查正常，可除外器质性疾病。

295 临床鉴别郁证的六郁要点是什么？

郁证分为气郁、血郁、痰郁、火郁、湿郁、食郁，所以对其加以辨别尤显重要，只有准确辨别，在其治疗中方能收到好的疗效。

气郁主要表现为情绪抑郁，善太息，郁郁寡欢，胸闷胁痛，性情急躁易怒，或少腹胀痛，痛无定处，焦虑不安，脘闷嗳气，腹胀纳呆，女子月事不行，舌苔薄腻，脉弦。气郁发病多有一较长的病程，长期情志刺激或生活境况不佳，诸多不遂而致，病久化火可发展为火郁、血郁、痰郁、湿郁、食郁，但总以气机不疏为主要病理机制。

血郁者，则是在气郁证的基础上出现胸胁疼痛，痛处固定不移，或呈刺痛，或身体某部位有发冷或热感。舌质、舌苔较能反应血郁之象，口唇紫绀，舌质紫暗，或有瘀点、瘀斑，脉弦或涩。女性患者则多有月事不调，乳房胀痛。与气郁相比血郁相对病情加重，一般均有血行郁滞的表现，在妇科患者体现的更加明显，主要会表现在口唇及舌质出现紫绀或瘀点瘀斑等，与气郁较好鉴别。

痰郁者，症见精神抑郁，胸脘痞闷，食欲下降，嗳气，或有咽中不适如有异物梗阻，吐之不出，咽之不下。痰郁者虽亦会出现气郁之表现，但是该类患者多有脾胃功能失调的病史，平素脾胃功能较差，总以消化功能异常为主。

火郁者，多在气郁基础上兼见性情急躁易怒，胸胁胀满，或目赤、耳鸣，或嘈杂吞酸，口苦而干，大便秘结，失眠多梦，舌质红，苔黄，脉弦数。火郁者多见火热不得外散的征象，虽与气郁类似，但火热伤津为其主要的病理转归，凭借火热之象及伤津的症状鉴别不难。

湿郁者，症见情绪怫郁，胸中满闷，胃纳不佳，脘腹胀满，腰背痠楚，四肢乏力。湿性重浊、黏滞，因此湿郁主要表现经络湿阻和脾胃湿滞相合的表现，而暑湿季节上述征象更加明显。该类患者多有长期冒雨涉水，久居湿地之人。该证主要应与痰郁相鉴别，痰郁者常无经络湿阻的表现，可以鉴别。

食郁者，见抑郁寡欢，纳呆，脘腹胀满，嗳腐吞酸，肠鸣矢气，食谷不化，大便腐臭如鸡卵。食郁者虽有情绪抑郁的表现，但宿食不化的征象一般较为明显，且问诊病前多有暴饮暴食或消化不良病史。与其他五郁不难辨别。

六郁之间常兼杂而现，致使症状错综复杂。对其加以鉴别是很有必要的，只有把握主症，兼顾次症，方能准确用药，获得佳效。

296 郁之实证多始于气滞理论依据是什么？调理气机为治疗郁病的治疗原则依据是什么？

郁证的病因是情志内伤。郁证初病体实，病变以气滞为主，常兼血瘀、化火、痰结、食滞等，多属实证。肝主疏泄，性喜条达，忧思郁虑、愤懑恼怒等精神刺激，均可使肝失条达，气机不畅，气滞而成郁，这是郁之实证的主要病机。因气为血帅，气行则血行，气滞则血瘀，气郁日久，影响及血，使血液运行不畅，甚至发生瘀血阻滞，则成血郁。若气郁日久化火，则会发生肝火上炎的病变，而形成火郁。津液运行不畅，停聚于脏腑、经络，凝聚成痰，则形成痰郁。正如《医方论·越鞠丸》说："凡郁病必先气病，气得疏通，郁于何有？"

情志郁结之实证，必致肝木失于疏泄之职，气失畅通之机，瘀、痰、湿、火、食之积必随之而生，交相为患。而气机郁结之证贯穿病变的整个过程。故《证治汇补·郁证》说："郁病虽多，皆因气不周流，法当顺气为先，开提为次。至于降火、化痰、消积，犹当分多少治之"。

郁证之初，气滞未久，此时须把握病机，疏理肝木，调畅气机，治疗上应该注意理气药物的应用。即使病程日久，变生他证，如虚中夹实，或者郁久伤正，也应条达气机，配以气药，畅达木气。但理气之品多为辛香温燥之类，过用极易耗伤阴津而发变证。遣方用药时一般药味不要过多，剂量宜轻，用药时间不要过长。对于实证除理气开郁外，应当根据是否兼有血瘀、化火、痰结、湿滞、食积等而分别采用活血、降火、化痰、祛湿、消食等法。

另外精神治疗对郁证有极为重要的作用，也可视为调理气机的一种方法，正如《临证指南医案·郁证》说："郁证全在病者能移情易性"。

297 肾之失调为郁证发病关键的理论依据是什么？

根据《素问·脏气法时论》所论五脏与四季相应理论，人体脏腑气机在春夏升发旺盛，功能活跃，精神情志趋于兴奋，思维敏捷，情绪舒畅。而至秋冬季节，人体脏腑气机逐渐收敛闭藏，脏腑功能渐趋低下，精神情志趋于抑制，思维迟缓，情绪低落，此时机体对于情志刺激不易耐受，若七情过极易导致气血阴阳不和，脑神失养，神机不利而发郁证。《素问·六节脏象论》所言肾主冬，所以郁证患者所表现的情绪低落、思维迟缓、活动减少等主要症状与冬季多发的肾精不足表现基本一致。从当前疾病流行病学调查分析结果可以看出郁证发生特点为秋季后逐渐增多，至冬季为发病高峰，这也是符合郁证肾之失调的发病特点的。

《素问·举痛论》曾提出肾在志为恐，惊则气乱，恐则气下。素体肾精不足者，长期紧张担忧，忧虑不解，或经历惊吓恐惧，致使肾精受损；或由他脏病变日久，久病及肾，亦可导致肾精亏虚。而初起由于情绪刺激变化所致情志所伤，进而导致气滞、痰滞等因素所致肝失条达，继则肝病及脾，或由肝郁化火，灼伤阴血，损耗肾阴，最终导致脑髓失养发为本病。《医学入门》所言："脑者髓之海，诸髓皆属于脑，故上至脑，下至尾骶，皆精髓升降之道路也……元神之府，神明之心，神机之源"，也就是说脑髓上充于脑，为脑神存在的物质基础，万神皆听命于脑。所谓万神，即指魂、魄、意、志、智而言，也就是人脑所有的高级神经活动。故肾精亏虚则脑神失养，神机失用，临床出现情绪低落，悲观失望，兴趣索然，疏懒退缩，意志减退等脑神功能低下等症状。肝肾同源，肾精亏虚，则致肾不养肝，水不涵木，肝失所养，疏泄功能低下，气机不畅，而致肝气郁结。从而形成因虚而致实的肾虚肝郁症状，多以情绪低落、悲观失望与烦躁易怒并见为主要表现。

298 中医综合治疗郁病的优势有哪些？

郁病属西医学抑郁症范畴，中医认为郁病的发生，多因郁怒、思虑、悲哀、忧愁等七情之所伤，导致肝失疏泄，脾失运化，心神失常，脏腑阴阳气血失调而成。主要表现为心情抑郁、情绪不宁、胁肋胀痛或易怒善哭以及咽中如有异物梗阻、失眠等各种复杂症状。而中医治疗郁病又分为以下几种方法：

（1）中药疗法　中医根据辨证施治的原则，或将抑郁症分为虚证、实证两大类；或将其分为肝气郁结、郁久化火、气滞血瘀、心脾两虚、阴虚火旺等若干证型。治疗则分别采用养心安神、补益心脾、滋补肝肾等法则。著名的中药方剂有：柴胡疏肝散、丹栀逍遥散、甘麦大枣汤等。

（2）针灸疗法　20 世纪 50 年代以来，电针灸治疗抑郁症经过几十年的研究观察，取得了可靠的疗效，临床显效率可达 75.2%。针灸治疗有几个特点：一是没有副作用。一般的抗精神病的药物都有较多的副作用，而针灸治疗可以解除患者这方面的后顾之忧。二是费用较低，一般患者都可以承受。三是在治疗过程中患者不会感到很封闭。一旦确诊后，患者就要按时接受针灸治疗。患者扎针是在一间大屋子里，他会发现和他一样的抑郁症患者都在接受治疗，这样，患者的心情就相对放松，患者之间的互相帮助、鼓舞是有助于治疗的。

(3) 中医心理疗法　抑郁症的心理治疗，也被历代医家所重视，《素问·汤液醪醴论》指出："精神不进，志意不治，故病不可愈"。强调心理活动直接影响疾病的病程和预后，郁结不解，徒恃药石，其效不著。因而，抑郁症的治疗必须配以精神的调理。由于抑郁症病因病机复杂多样，治疗也要方法灵活，因人而异。心理治疗必须根据患者的病情严重程度、不同的病期、年龄、文化程度等，选用不同的或综合性的心理治疗方法。对抑郁症有较好疗效的心理治疗包括人际心理治疗、认知治疗、行为治疗、交互作用心理治疗和婚姻家庭心理治疗等。

长期的临床实践和大量的研究显示采用中医药、针灸、按摩、中医心理疗法等都是治疗抑郁症的有效方法，每一种治疗方法也都有其局限性。我们知道抑郁症是多种因素综合作用的结果，由于患者所处的环境不同、体质各异、病情轻重不一，常常缠绵难愈，需要长期服药，若能合理采用中医综合，药物和非药物联合等个体化的优化综合治疗方案，往往可有效防止本病的发生，对于本病的治疗也可收到提高疗效、减小服用剂量、减轻不良反应、缩短疗程、提高病人治疗依从性以及降低治疗成本等良好效果，且治愈后可有效防止本病的复发。

总之中医综合治疗抑郁症从不同的角度、方面对机体进行辨证论治，从身体上、精神上、思维上、情感上、行为上等方面发挥作用。各司其职、各施所长，对症下药、辨证论治来增强人体的抗病能力，使患者身体达到最佳状态，同时改善患者机体内部的防御机制，提高抵抗力，防止抑郁症复发。

299 郁证的治疗思路和治疗原则是什么？

(1) 治疗思路　郁证的各种证候之间存在着一定的联系，

主要表现在虚实证候间的转化。属于实证的肝气郁结、血行郁滞、痰气郁结等证候，病久之后，若主要损伤心脾，气血不足，则可转化为心脾两虚或心阴亏虚；若主要耗伤肝肾，阴精亏虚，则转化为肝肾阴虚的证候。实证中的气郁化火一证，由于火热伤阴而多转化为阴虚火旺。郁证中的虚证，可以由实证转化而来，也可以由于忧思郁怒、情志过极等精神因素耗伤脏腑的气血阴阳，而在发病初起即出现比较明显的虚证。虚证中的心神惑乱一证，有其特殊的临床表现，不一定经由实证而来，可由忧郁不解，心气耗伤，营血不足，以致心失所养，进而引起心神惑乱。病程较久的患者，亦有虚实互见的情况，一方面正气不足，或主要表现为气血不足，或主要表现为阴精亏虚，同时又伴有气滞、血瘀、痰结、火郁等病变，而成为虚实夹杂之证。

（2）治疗原则　理气开郁、攻补兼施、移情易性是治疗郁证的基本原则。对于郁证的实证，首先要理气开郁，并根据是否有血瘀、化火、痰结、湿滞、食积等分别采用活血、降火、化痰、祛湿、消食等法，虚证则应根据损及的脏腑及气血阴阳亏虚的不同情况而补之。或养心安神，或补益心脾，或滋养肝肾。对于虚实夹杂者，则又当视虚实的偏重而虚实兼顾。

郁证一般病程较长，用药不宜峻猛。在实证的治疗中，应注意理气而不耗气，活血而不破血，清热而不败胃，祛痰而不伤正；在虚证的治疗中，应注意补益心脾而不过燥，滋养肝肾而不过腻。正如《临证指南医案·郁证》指出，治疗郁证“不重在攻补，而在乎用苦泄热而不损胃，用辛理气而不破气，用滑润濡燥涩而不滋腻气机，用宣通而不揠苗助长”。

除药物治疗外，精神治疗对郁证有极为重要的作用。解除致病原因，使患者正确认识和对待自己的疾病，增强治愈疾病的信心，可以促进郁证的好转乃至痊愈，正如《临证指南医案·郁证》说：“郁证全在病者能移情易性”。

300 怎样理解“心病还需心来医”？在治疗郁证中，有何指导意义？

随着现代生活节奏的日趋加快，人们的竞争意识越来越强，人际关系也变得日渐复杂、冷漠。客观上的精神压力以及随之而来的榜上无名、失业、失恋、工作变动、家庭矛盾、离婚、失去亲人、经济损失等心理打击都会导致人的情绪低落。“人非草木，孰能无情”？多数人的一生都会有上述的经历，情绪低落是正常的，随着时间的推移和自我调适，这种情绪很快就消失了。但是如果这种低落情绪长时间挥之不去，并已妨碍了自身的心理功能（如注意力、记忆、思考、抉择等）或社会功能（如上学、上班、家务、社交等）。严重者在抑郁的状态下不能自拔，容易酿成自杀的悲剧。从而不良刺激引起的心理异常现象，是心理活动中的轻度创伤。“心病”的基本特征是情绪低落、兴趣索然，自感思维迟缓、反应慢，不愿与朋友、同事交往，严重时有悲观绝望、痛苦难熬、生不如死的感觉。

“心病”者常用“活着没意思”、“高兴不起来”来描述其内心的体验。有时会有自责自罪感，觉得自己是家人的累赘，是社会的废物和寄生虫，常把过去的一般性缺点或错误夸大成不可饶恕的罪行，甚至通过自杀来了结自己无用的生命。

心病还需心药医，如何指导治郁证？主要使患者树立充分的安全感；充分了解自己，并对自己的能力作适当的评价；生活的目标切合实际；与现实环境保持接触；能保持人格的完整与和谐；具有从经验中学习的能力；能保持良好的人际关系；适度的情绪表达与控制；在不违背团体利益的要求下，能使个性得到发展；在不违背社会规范的情况下，能恰当地满足个人的基本要求。清代叶天士《临证指南医案·郁证》中指出：“郁证全在病者能移情易性”，把精神治疗作为郁证治疗的重要措施。通过调动患者战胜疾病的积极性，树立起乐观主义精神，正确对待疾病，则有利于本病的康复及痊愈。正确恰当地运用精神治疗常常比药物治疗更重要，收效更敏捷。精神治疗应包括两个部分：一是改变患者的生活环境，包括家庭环境、社会环境即居室环境等；二是医者使用某种方法改变患者当前的精神状态，如“以情胜情”法，即根据五行生克关系达到治疗情志病的目的。以情胜情充分体现了心病还需心来医。

情志相胜疗法是指在中医阴阳五行学说及情志相胜等理论指导下，医师有意识地运用一种或多种情志刺激，以制约、消除患者的病态情志，从而治疗由情志所引起的某些心身疾病的心理疗法；劝说开导疗法是针对患者的病情及其心理状态采取语言交谈方式进行疏导，以消除其致病心因，纠正其不良情绪的一种心理治疗方法；顺情从欲疗法是顺从患者的意念、情绪，满足患者的心身需求，以释却患者心理病因的一种心理治疗方法；移情易性疗法是通过分散患者的注意力，或通过精神转移，改变患者内心关注的指向性，从而派遣情思，改变心志，以治疗由情志因素所引起疾病的一种心理疗法；暗示解惑疗法是指采用含蓄、间接的方式，对患者的心理状态产生影响，以诱导患者“无形中”接受医师的治疗性意见，或通过语言等方式，剖析本质，以解除患者的疑惑，从而达到治疗由情志因素所引起疾病的一种心理疗法；修身养性疗法是指通过加强自己的道德修养、发展多种兴趣爱好及增加交往活动等方式改善心身素质，陶冶性情促进身心平衡的治疗方法；激情疗法指有意识地加以诱发，以利用随激情而出现的某些可以预期的强烈机体或行为反应，从而改善躯体功能状态，达到治疗目的的疗法；习以惊平法是让患者习惯于接触某些刺激因素，提高其适应能力，使之不再对该刺激因素敏感，以治疗由情志因素所引起的病证的一种心理疗法；惩罚治疗指对患者施以责打、旋转、厌恶刺激等适当的惩罚，把症状和不愉快的体验联系起来，以矫正病态行为的方法；行为诱导疗法是指用各种方法对患者施以行为诱导，以矫正变态行为的方法；音乐疗法是使人处于特定的音乐环境，感受音乐的艺术意境，娱神悦性，宣通气血，以此来产生预防或治疗疾病的效应；导引吐纳是通过调身、调息、调心等一系列功法起到防病、治病、益智、延年的作用。

301 如何理解《证治汇补·郁证》指出“郁证虽多，皆因气不周流，法当顺气为先”？

郁证是由于情志不舒，气机郁滞所引起的一种病证。如《医经溯洄集·五郁论》所云：“凡病之起也，多由乎郁，郁者，滞而不通之意”。临床中常见心情抑郁，情绪不宁，胁肋胀痛，失眠，纳差等症。近年来由于市场经济发展快，社会各种压力增加，常常出现心理障碍现象，此则属中医学“郁证”范畴。

郁证多因情志所伤，肝气郁结，逐渐引起五脏气机不和所致，但主要是肝、脾、心三脏受累以及气血失调而成。正如《内经·四气调神大论》的“春三月，此谓发陈……此春气之应，养生之道也。逆之则伤肝。夏三月，此为蕃秀……此夏气之应，养长之道也，逆之则伤心。秋三月，此谓容平，……此秋气之应，养收之道也，逆之则伤肺。冬三月，此谓闭藏……此冬气之应，养藏之道也，逆之则伤肾”，指出人体的气机犹如自然间四季的气候变化，在正常情况下，春生、夏长、秋收、冬藏，如果逆着这种正常气机的生长收藏趋势，就会使气机郁滞不通，正常的阳气不能向外散发，就会产生多种情志性的疾病，此之谓“郁而发之”，就是说郁证的发生大多是由于气不顺，郁而发，治疗法当顺气为先。

《内经》有“五郁”之论，乃言五运之气有太过不及，六气著人皆能郁而致病，本文所述为七情之郁内容，如因怒致郁，因思虑过度致郁，因悲伤忧愁致郁等情志之郁，总由“所欲不遂”、气之升降开阖枢机不利所致。这也说明郁证首先影响气机的运行和升降。

《医碥》指出：“百病皆生于郁，……郁而不舒，则皆肝木之病矣”。肝藏血与主疏泄功能相互为用，以保持全身气机疏畅条达，通而不滞，散而不郁之作用。大凡气血的运行，津液的输布，脾胃之升清降浊，情志的调畅，均取决于肝的疏泄，气机的调达，才能使水谷精微得以运化，输布全身四肢百骸。《内经·举病论》云：“百病生于气也，怒则气上，喜则气缓，悲则气消，恐则气下，惊则气乱，思则气结”。由于肝脏对气机疏通、畅达、升发具有重要的调节作用，因此，情志致郁造成气机失调，宜从肝论治，疏导气机。

总之，在治疗郁证时，先以行气，顺气为主，气行则血行，气行则三焦气化，水道通畅，水谷得以运化，濡养全身，筋脉得养，使五脏六腑得润而不燥，此之谓“阳气者，精则养神，柔则养筋”。治疗郁证皆以顺气行气，使机体阴阳调和，达到治疗郁证的目的。

302 《黄帝内经》关于情志与健康关系？

中医所说的情志，是指七情与五志的合称。七情，是指喜、怒、忧、思、悲、恐、惊七种情绪；五志，是指喜、怒、思、忧、恐五种志意。中医认为，情志与健康是有着密切的联系的。

（1）情志的作用　《灵枢·本藏》强调：“志意者，所以御精神，收魂魄，适寒温，和喜怒者也……志意和，则精神专直，魂魄不散，悔怒不起，五藏不受邪矣”。说明正常情况下，七情和五志在维持身体健康过程中的地位和作用是无可取代的。

（2）情志与疾病　《素问·经脉别论》记载“生病起于过用”，《素问·举痛论》特别指出：“怒则气上”、“喜则气缓”、

“悲则气消”、“恐则气下”、“惊则气乱”、“思则气结”，也就是说，情志过用可伤人气机，损害健康，引发疾病。《素问·阴阳应象大论》更加明确地说“怒伤肝，悲胜怒”、“喜伤心，恐胜喜”、“思伤脾，怒胜思”、“忧伤肺，喜胜忧”、“恐伤肾，思胜恐”。

（3）情志与治疗　《黄帝内经》强调，治病要根据患者的神志状态，决定、选择治疗措施，否则，治之无功。《灵枢·本神》开篇即曰：“凡刺之法，先必本于神”。《黄帝内经》多次提示人们：“失神者死，得神者生也”、“得神者昌，失神者亡”。以上旨在告诫人们：神气充盛，病易治，大病亦预后良好；若神气萎顿，病虽轻亦难治。

（4）情志与养生　《黄帝内经》养生重视形神共养。《素问·上古天真论》曰：“形与神俱，而尽终其天年，度百岁乃去”。《素问·宝命全形论》再次提出：“凡刺之真，必先治神”，并强调一曰治神；二曰知养身。《素问·四气调神大论》从正反两个方面明确告诉人们：要顺应自然界春夏秋冬四时生、长、化、收、藏的规律保养神气，春使志生、夏使志无怒、秋使志安宁、冬使志若伏若匿，调节情志，勿使过度，否则伤害五脏，危害健康，发生病变。

总之，《黄帝内经》明确指出了情志与健康，乃至疾病的密切关系：情志调和，则身心健康；情志不调，则引发疾病。因此，按照《黄帝内经》所提出的情志养生方法，调节情志，勿使过度，则可以永葆健康，益寿延年。

303 调节精神情志如何达到预防郁证的发病？

郁证的发生由于情志所伤，五脏气血阴阳不和，脑神不利所致。即体质素虚或肝气郁结者，遇有情绪刺激变化，如忧思恼怒，或悲哀忧愁，或所欲不遂，导致脏腑气血阴阳失调，脑神不利而成郁证。因此情志因素是郁证的致病原因。但情志因素是否造成郁证，与精神刺激的强度以及持续时间的长短有关，也与机体本身的状况有密切的关系，即机体的“脏气弱”是郁证发病的重要内在因素。

由于忧思郁怒，愤懑恼怒等情志因素，均可使肝失条达，气机不畅，气失疏泄，导致肝气郁结，而成气郁；因气为血之帅，气行则血行，气滞则血瘀，气郁日久，影响及血，使血液运行不畅而形成血郁；若素体阳盛，嗜烟酒及辛辣食物，或误诊误治，过用热药，形成肝经郁热；或因气郁日久化火，皆可形成火郁。郁火耗伤阴血，则可导致肝阴不足，肝阳上亢，脉络失养；津随气行，气机不畅，失于疏泄，津液运行不畅，停聚于脏腑、经络，化为水湿，或肝郁犯脾，脾失健运，不能运化水湿，形成湿郁；水湿凝聚成痰，则形成痰郁；如肝火与水湿搏结，化为湿热，蕴结肝胆，则形成肝胆湿热之证。气、血、痰、湿、火皆可上扰脑神，而生成诸多情志症状。肝主疏泄，喜条达而恶抑郁，情志失调则形成郁证，故调节精神情志可以使肝条达，气机舒畅，而防止郁证的发生。

郁证的发生与情志因素密切相关，采用情志疗法来调治人的精神情志活动是必不可少的治疗预防环节。《内经》中有“祝由”疗法。祝由是古代用咒祷除疾治病的一种方法。唐代王冰注释《素问·移精变气论》云：“是以移精变气，无假毒药，祝说病由。不劳针石而矣”。不用药物、不用针石，而祝说病由。以改变病人的精神状态和气血运行，达到治疗的目的，类似于今天的精神疗法。现在的心理咨询，主要就是开展精神疗法，针对病人的具体情况，以语言为主进行感情交流，解除患者精神上的痛苦，做到心情舒畅，精神愉快，思想上安定清静，不贪欲妄想，可以有效的预防郁证的发生。正如《素问·上古天真论》所云：“恬淡虚无，真气从之，精神内守，病安从来！”。这样，就可以使气机通畅，气血调和，脏腑功能正常，正气充沛，起到防治疾病的作用。因此，调节情志活动，对于防治郁证有着重要的意义。

情志疗法主要根据“五行相胜”之法。如《素问·阴阳应象大论》与《素问·五运行大论》均提出：“怒伤肝，悲胜怒”，“喜伤心。恐胜喜”；“思伤脾，怒胜思”；“忧伤肺，喜胜忧”；“恐伤肾，思胜恐”。

以喜胜悲《素问·举痛论》言：“悲则气消”则“心系急”，肺叶胀大，上焦之气不得宣散，故“荣卫不散”、“思则由气结”令精神高度集中，遂使正气闭塞，留结不行，是故医“气消”、“气结”，久之血行瘀涩，乃积而成块，状如覆杯。“以情胜情”治法，即所谓“喜则气和志达，荣卫通利”。

以怒胜思经云“思则气结”，故“思有所存，神有所归，正气留而不行故气结”。此缘思虑过度可使人的行为和活动调节发生障碍致正气不行，阴阳失调，阳不入阴而不寐，又经云：“怒胜思”、“怒则气上”，故张氏指出：怒可以治思。以污辱欺罔之言触之，令其大怒，以使气逆于上，冲开结聚之气，其兴奋之阳因汗而泄，致机体阴阳平和，不寐自愈。

以喜治怒《素问·举痛论》曰：“百病皆生于气也”。《素问·阴阳应象大论》又云：“怒伤肝”者“常好叫，呼怒”，“恶言不辍”，说明怒气未消，善怒气者，逆气也。情志过激可使气机紊乱，阴阳失调，于是清气不升，浊阴不降，上干清窍。届时，张氏宗《内经》“喜则气缓之旨，令使其喜，故可缓肝之也。通气血脉，利其枢机，致浊降清升，则如狂自愈”。

惊者平之经云“惊则气乱”，即惊则胆伤，“心无所依，神无所归，虑无所定而气乱”。张氏据《内经》“惊则平之”的治则，确立“习以平之”的疗法，所以谓惊怯者以平静为法。在《儒门事亲》中指出：“平谓平常也，夫惊以其忽然而遇之也。使习见可闻则不惊矣”。观张氏之治，首先辨明病因，继而模拟病因，将突然刺激所造成的深刻影响，使之化为平常的刺激。且与体无伤。

总之，调节精神情志意在消除原有的超强刺激，则虑定、神守、心在所主，气乱得平。即令患者能习惯地接触有害的刺激因素，提高适应能力，从而达到防治郁证的目的。

304 针刺治疗郁证的主穴及手法有哪些？

郁证是以心情抑郁，情绪不宁，胸部满闷，胁肋胀满，或易怒易哭，或咽中如有异物感等为主症的一类病证。主要与情志内伤和脏器素弱有关。多因长期承受过度压力、精神紧张，致使肝气郁结、气机逆乱，心（脑）神失养所引起的一类病证。该病随精神、生活压力增大、工作节奏加快，有逐年上升的趋势。故对于郁证的治疗，当先醒神，以调理为主，重视整体调整取穴。

主穴：百会、上星、印堂、水沟、内关穴（双侧）为主，随证循经取穴。

配穴：心情抑郁、善悲欲哭、咽中有异物感者，加廉泉、膻中、丰隆（双侧）；烦躁易怒、咽干口苦、目赤者，加风池、太冲、行间（均双侧）；神疲、健忘、失眠、心神不宁者，加神门、三阴交（均双侧）、四神聪。心慌失眠甚加安眠穴（双侧）、合谷（双侧）、太冲（双侧）、血海（双侧）；如胸闷纳呆、便溏加曲池（双侧）、足三里（双侧）、公孙（双侧）。

刺法：患者安静仰卧或坐位，先针刺主穴，取双侧内关穴，进针 1 ~1. 5 寸，用泻法，其可宽胸和气，开郁调神；百会为督脉腧穴，为手三阳、足三阳、督脉、足厥阴交会之处，具有息风醒脑之功效；继取水沟穴，向鼻中隔方向针刺 0. 3 ~0. 5 寸，用泻法，至眼球湿润或流泪为度，其具有调督脉，振奋阳气，益气调神；上星穴沿头皮刺向百会，用泻法，其具有息风宁神之功效；百会为督脉腧穴，为手三阳、足三阳、督脉、足厥阴交会之处，具有息风醒脑之功效；印堂穴平刺 0. 3 ~0.5 寸，用泻法，其具有镇惊清脑之功效。随证取穴均以补虚泻实为原则，施以针刺手法，留针 25 分钟，不行针。上述治疗隔日 1 次，10 次为 1 个疗程。

石学敏教授创立的“醒脑开窍针刺法”，以人的整体观来认识神与人体的生理和病理密切关系。《内经》云：“君主之官，神明藏焉。故主明则安，主不明则十二官危矣”。说明了心、脑在人体的重要性。此理论在临床中不仅可运用于中风、郁证，还广泛适用于其他多种疾病的治疗。通过针刺水沟穴以调督脉，振奋阳气，益气调神；取手厥阴之络内关穴，宽胸和气，开郁调神；百会为督脉腧穴，为手三阳、足三阳、督脉、足厥阴交会之处，具有息风醒脑之功效；印堂镇惊清脑；上星息风宁神。共奏开窍醒神，健脑益智，通调机体内外之功效，辅以随证选穴，疗效确切。

总之，针刺治疗郁证有以下特点：①肝、心、督脉同人体情志活动密切相关，故针灸临床上取穴常以上述几条经脉为主，再配以随证取穴；②不足，如诊断标准混乱、疗效标准随意化、未采用随机双盲对照原则、不重视心理治疗等，尚有待于进一步完善 。

305 按摩双胁部可以缓减郁证的原因？

肝经循行路线从小腹，挟胃两旁，属肝，络胆，向上穿过膈肌，分布于胁肋部，故按摩胁肋部可使肝经气血舒畅，肝主疏泄，喜条达而恶抑郁，故可以缓减改善郁证症状。

《古今医鉴 · 胁痛》“夫胁痛者，厥阴肝经之为病”，文中列举“暴怒伤触，悲哀气结”即情志不畅、或郁怒伤肝，致肝失调达，肝气郁滞为胁痛发病原因之一。由于肝居于胁下，其经脉循行于两胁，郁病多因情志失调，气血不畅而发病，肝主情志，喜条达、恶抑郁，而按摩双胁部可以促进肝脏气血舒畅，从而可以缓减郁证。如《灵枢·五邪篇》上说“邪在肝，则两胁中痛”。肝郁日久，气滞血凝，瘀血停积，阻塞肝络，形成血瘀胁痛。肝郁化热，或热与湿合，湿热蕴结肝胆，阻遏肝胆经络，造成湿热胁痛，皆可因情志不舒，肝气郁结为先导。经曰：“木郁之发”，木郁发病主要是导致肝气失于疏泄而郁结，甚则肝风内动。肝气郁结则两胁支满疼痛，因此，郁证的治疗当从舒肝解郁理气入手。《内经》谓：“木郁达之”。肝属木，木之平气日敷和，意即敷布和气以生万物，故能阳舒阴布，其候温和，其性随，其化生荣。肝之性也是如此，解肝之郁用“达之”之法，就是以升发之药，轻而扬之，举而散之，务使肝气疏泄条达。而按摩双胁部可以使肝经气血畅通，从而可以缓解郁证的症状。

306 郁证的转归和预后是怎样的？

郁病的各种证候之间，存在着一定的联系。属于实证的肝气郁结、血行郁滞、痰气郁结等证候，病久之后，若损伤心脾，气血不足，则可转化为心脾两虚或心阴亏虚；若损及肝肾，阴精亏虚，则转化为肝肾阴虚的证候。实证中的气郁化火一证，由于火热伤阴而多转化为阴虚火旺。郁证中的虚证，可以由实证病久转化而来，也可以由于忧思郁怒，情志过极等精神因素耗伤脏腑的气血阴精，而在发病初期即出现比较明显的虚证。病程较长的患者，亦有虚实互见的情况。一方面正气不足，或表现为气血不足，或表现为阴精亏虚，同时又伴有气滞、血瘀、痰结、火郁等病变，而成为虚实夹杂之证。

郁病的预后一般良好。针对具体情况，解除情志致病的原因，对本病的预后有重要的作用。而在受到刺激后，病情常有反复或波动，易使病情延长。病程较短，而情志致病的原因又是可以解除的，通常都可以治愈；病程较长，而情志致病的原因未能解除者，往往需要较长时间的治疗，才能收到比较满意的效果。

307 治疗郁证的食疗方有哪些？

（1）玫瑰菊花粥

配方：干玫瑰花 10g，白菊花 10g，糯米 50g，粳米（即普通大米）100g。

制法：以上原料洗净，同放入锅中，大火烧沸后，改小火煮至粥成。

功效：本品理气解郁，舒肝健脾。适用于思虑过度，胸闷，烦躁，食欲下降，消瘦，易疲劳，属于肝郁脾虚者。

（2）当归生姜羊肉汤（《金匮要略》）

配方：当归 10g，生姜 20g，羊肉 500g，大个八角茴香一枚，花椒 5 ~ 10 粒，大蒜 5 瓣，葱，黄酒，食盐适量。

制法：当归用清水浸软，与生姜切片备用。羊肉入开水中略烫，去除血水，切片备用。当归、生姜、羊肉、茴香、花椒放入砂锅，加清水，食盐，旺火烧沸，去沫，加入大蒜，改小火炖至羊肉熟烂，放入葱花即可。食用时捡去当归和生姜，也可加入少量味精。

功效：本品温中暖肾，补血祛寒。适用于情绪低落，思维迟缓，畏寒肢冷，失眠健忘，神志恍惚，腰膝痠软者。为冬季进补的首选之品。

（3）合欢花蒸猪肝　合欢花（干品）10 ~ 12g，放碟中，加清水少许，浸泡 4 ~ 6 小时，再将猪肝 100 ~ 150g 切片，同放碟中，加食盐少许调味，隔水蒸熟，食猪肝。

（4）玫瑰花茶　玫瑰花瓣（干品）6 ~ 10g，放茶盅内，冲入沸水，加盖焖片刻，代茶饮。

（5）葱煮柚皮　鲜柚皮1个，在炭火上将外层黄棕色烧焦，刮去表层，然后放入清水中泡浸1日，使其苦味析出。再切块加水煮，将熟时以葱两棵切碎加入，用油、盐调味，佐膳。

308 郁证的护理和调摄应注意哪几方面？

由于郁病主要病因为情志所伤，脏器抑郁，所以精神治疗对于本证具有重要意义。本证的治疗除药物以外，调摄精神、避免情绪波动同样是关键性的恢复措施。如《临证指南医案》所说："郁证全在病者能移情易性"。努力解除致病原因，使患者正确认识和对待自己的疾病，增强治愈疾病的信心，保持心情舒畅，避免不良的精神刺激，对促进疾病的好转乃至痊愈都有促进作用。人的精神活动不外乎喜、怒、忧、思、悲、恐、惊七情。它是外界环境的刺激作用于人体的正常反应，但刺激过极、太久则可导致脏腑功能失调而产生疾病。古代医籍中亦有根据五行相克原理，采用以情胜情的病案报告，如运用喜胜怒疗法、以理造情法、激情刺激法等，现通常采用暗示或诱导法，常能获效。同时，深入了解病史，详细进行检查，用诚恳，关怀，同情，耐心的态度对待患者，取得患者的充分信任，在郁证的治疗及护理中具有重要作用。对郁病患者，应作好精神治疗的工作，使患者能正确认识和对待疾病，增强治愈疾病的信心，并解除情志致病的原因，以促进郁病的完全治愈。

郁证患者往往过分关注自身疾苦，注意力多集中在自身的病痛上，如害怕疾病恶化、猜疑身患绝症而忧心忡忡。故开导解惑是治疗郁证的重要方法，正如《类证治裁·郁证》云"然以情病者，当以理遣以命安，若不能怡情放怀，至积郁成劳，草木无能挽矣"。要耐心解释郁病的病因，向患者说明忧愁思虑、情志过极是郁证的重要致病因素，在生活中要尽量避免这些生活事件和情志变化，告诫患者不能遇事则急躁恼怒，否则容易导致肝经气机逆乱而加重病情。另外，将患者的精神意念活动从疾病及其内心思虑的焦点上转移或分散至其他方面，以缓解或消除这些精神意念的恶性刺激引起的病理改变，促使心理康复。再者，有些患者无需药物，可以通过暗示诱导治愈，如结合催眠治疗进行暗示诱导等。

309 如何对郁证患者进行心理护理？

郁证多由情志不舒，气机郁滞而致病，情志因素是郁证主要的致病原因，因此心理疗法治疗郁证在临床上十分重要。在临床中对郁证患者进行心理护理时应先分清虚实，针对不同的患者进行治疗。郁证患者初起以实证为主，致病因素是以郁怒不畅使肝失条达，气失疏泄而出现精神抑郁、情绪不宁等症，心理治疗按肝气郁结与肝郁乘脾而采取不同的治疗方法。①肝气郁结的患者多为阳性人格，性格急躁易怒，心理护理以语言疏导法为主。医生应多和患者接触交谈，给予鼓励支持，态度和蔼，多站在患者的立场考虑问题，帮助患者树立信心。告诉家属应在生活中多和患者进行沟通，积极疏导其消极情绪。对其病态言行，家属要耐心加以解释说服，尽量满足其合理要求。还应针对致病原因阐明疾病发生的原因及消除方法，危险及后果。《灵枢·师传篇》说："告之以其败，语之以其善，导之以其所便，开之以其所苦，虽有无道之人，恶有不听者乎"？所谓败，指的是给患者讲明肝气郁结对健康的危害，帮助患者进行心理病机分析；所谓善，指的是让患者了解祛除疾病，保持身心健康的知识；所谓苦，指的是以一颗同情之心开导患者的苦处。数法并施或一法独用，使患者情志舒畅肝郁得解。②肝郁乘脾的患者多为阳性偏阴人格，心理治疗以移情易性为主。《素问·上古天真论》指出：

"恬淡虚无，真气从之，精神内守，病安从来"。对本型患者可通过语育、行为等各种形式，调动患者的积极因素转移病人的注意力，消除患者体内的不良因素，使阴阳归于平衡，气血流通恢复畅达，形成良好的精神内守状态，以发择人身自我的治疗作用，使郁证痊愈。

患者病久不愈多可发展为虚证。其致病因素多为忧郁不解，心神耗伤，营血暗亏，不能奉养心神，则可见精神恍饱，心神不宁，悲优善哭，心悸健忘等症。虚证之人，为阴性人格，性格内向，多沉欲寡言，所欲不遂，郁结于心，日久渐而成疾，心理治疗以暗示疗法为主。包括：自我暗示和他人暗示。①自我暗示又分不自觉暗示和自觉暗示两种。不自觉自我暗示常常是患者在某种因素作用，忽然觉得自己的病情大为好转，从而使心理负担因素大大减低，病情好转。自觉暗示是患者积极自觉的自我劝说，进行自我心理调节，并辅以各种运动，如气功、太极拳、爬山等，也通过移情易性的方法为自己减压，进行心理疏导。②他人暗示：他人暗示即可来自于他人，也可来自于自然环境，医生往往是郁证患者的主要暗示者。临床上可以通过关心、劝诱等暗示方法，使患者树立信心，充分体现医者之情。

310 治疗郁证的单验方有哪些？

（1）佛手金柑饮　佛手3～5片，金柑3～5枚，开水泡饮代茶。适应证：用于肝气郁结之轻证，心情不舒畅、咽喉哽噎不适，食欲不佳，口干欲饮者。

（2）合欢饮　合欢花、白蒺藜、香附子各10～15g，香橼5～10g，佛手、甘松、甘草各3～5g，水煎服。治疗肝气郁结证。

（3）厚朴花2朵，佛手片10g（鲜品最好）。泡茶频服，每日1剂。

（4）净硼砂20g，乌梅肉、柿霜各9g，青盐15g。共研细末，用冷开水制成如樱桃大的小丸（直径约1cm），随时含服，每日含化6～7丸，连服半个月。

（5）枇杷叶30g（刷去绒毛、洗净、切丝）水煎3次。第1次加水200ml，煎至100ml，滤汁；第2次加水200ml，煎至100ml，滤汁；第3次加水160ml，煎至100ml，滤汁。3次药液混合，分早晚2次温服，连服6剂。

311 郁证的名医、专家经验方有哪些？

（1）王彦恒用去郁醒神汤治疗肝肾阴虚、上不荣脑型

组方：菊花15g，白芍30g，刺蒺藜30g，枸杞子15g，山茱萸15g，女贞子30g，菟丝子30g，酸枣仁30g，丹参30g。

功用：补益肝肾，滋阴养神。

（2）郝万山用柴桂温胆定志汤治疗心胆阳虚、肝虚气郁型

组方：柴胡、黄芩、桂枝、赤白芍、半夏、生姜、陈皮、枳壳、竹茹各10g，茯苓20g，人参5g，石菖蒲6g，远志10g，大枣5枚，炙甘草6g。

功用：温补心胆阳气，益肝兼助疏泄，养脑涤痰醒神。

（3）龚绍麟用萱草忘忧汤治疗心脾两虚型

组方：桂枝1.5g，白芍15g，郁金15g，萱草15g，半夏3g，合欢花30g，贝母12g，茯神12g，柏子仁12g，龙眼肉12g，甘草1.5g。

功用：行气补血，养心健脾。

312 梅核气的概念及主要表现是什么？

梅核气，病名见于宋·朱肱《南阳活人书》。历代医书中称为“喉吤”、“喉介”、“喉介介”、“咽中如炙脔侯”、“喉节”、“梅核膈”，以及“訇气”、“回食单”等。近代也有称为“喉中梗阻”者。

梅核气是患者自觉咽中似有异物梗阻，咯之不出，咽之不下，但无吞咽受阻的病证，因其症状有如梅核之塞于咽部故名。其发病多与情志内伤，气机不利有关。本病患者以女性居多。

西医的“癔症”与本病相类似。可参照本病论治，而其他病证中出现吞咽受阻者，均不属于本病讨论范围。

证候学特征

（1）中心证候特征　本病以咽部有异物梗阻感为中心证候。其特征为咽部似有异物梗阻，时轻时重，亦可突然消失，在情绪波动或注意力集中于咽部时，梗阻感则可加重，而当心情愉悦或工作繁忙，注意力分散时，则可减轻，甚或消失，无吞咽困难，亦无咽喉疼痛。

（2）证类特征　本病一般可分为肝气上逆、气滞痰凝、阴虚火旺三类证候。

肝气上逆证，以咽部梗阻不适，如物阻塞，每随情志变化而加重或减轻，胸胁闷胀为特征。

气滞痰凝证，以咽部如物梗阻、胸脘作胀、咽部是有黏痰、苔腻为特征。

阴虚火旺证，以咽部时感异物梗塞、口干胁痛、烦躁易怒为特征。

313 梅核气的中医病因病机是什么?

梅核气病因分为器质性病因和非器质性病因两种：

(1) 器质性病因　颈椎病、上呼吸道慢性炎症、咽肌食管肌痉挛、反流性食管炎、食道裂孔疝及胃病、咽喉及扁桃体病变、慢性鼻窦炎、咽、喉、食管、贲门部癌肿早期等。

(2) 非器质性病因　年龄30～40岁发病率较高，女性患病率高于男性，常见有咽喉神经症、癔病、疑病性神经症、精神分裂症等。

梅核气发病前，多有较明显的情志因素，七情郁结，肝失条达。气机不和，聚湿生痰，痰气交结，上逆咽喉而致；或平素脾胃虚弱，饮食不节，损伤脾胃，脾运失健，水湿内停；聚湿生痰，土塞木郁，肝气郁结，痰气交阻于咽喉而发病。其总的病机是肝郁，脾虚，痰凝。在临床上多见一些虚实寒热夹杂之表现，如痰气郁结日久可化热，必伤及阴血；肝气郁结血行不畅亦可兼瘀血。

314 梅核气的病机转变特点是什么？梅核气的辨证思路有哪些?

梅核气的病机非独气滞痰阻之一端，综而言之，约可分为：肝气上逆、气滞痰阻、阴虚火旺、血行郁滞等四个方面，兹分述如下。

(1) 肝气上逆　肝主疏泄，喜条达，其经脉上行于咽喉，若因恚怒伤肝，肝气循经上逆，直冲咽喉，壅聚不散则为病。

(2) 气滞痰阻　素体脾虚，复因思虑过度，忧郁日久，以致脾郁气结，聚湿生痰，或气滞津停，凝聚成痰，此肝脾之气不舒，升降之机紊序，气滞痰郁交阻于胸膈之上，上逆于会厌之间，以致咽中如痰黏喉，有时能咳出白色黏痰，伴有精神抑郁，胸部闷塞，胁肋胀痛，叹气则舒。

（3）阴虚火旺　素体阴虚，虚火上炎，复因恚怒怫郁，肝气失于疏泄；或气郁日久，化火伤阴，虚火循经上炎，咽喉失于濡润。诚如叶天士所言："郁则气滞，气滞久必化热，热郁则津液耗而不流，升降之机失度"（《临床指南医案·郁证》）。

（4）血行郁滞　情志不舒，气机失畅，未能及时疏散，气病及血，血行郁滞，瘀阻不通，以致咽部梗塞感更为严重。王清任在《医林改错·血府逐瘀汤所治之症目》项下强调指出："瞀闷，即小事不能开展，即是血瘀"。

总之，梅核气患者由于体质的差异和病程久暂的不同，其病机则有肝气上逆、气滞痰阻、阴虚火旺、血行郁滞之区别，因此，临证之际应细心揣测，辨证施治，方能收到满意的疗效。

至今为止，中医对梅核气尚没有一种比较全面而系统的病机认识及其证治分型方法。根据古代文献与现代报道，大体上从如下几个方面认识。

其一，按脏腑病机证治认识。主要由心、肝胆、脾胃等脏腑失调所致，治在调理脏腑。

心主血脉而藏神，若心血不足，神失所养，则多疑善虑，自感喉中如物似癌，心绪不宁，尤以中年妇人多见，可用甘麦大枣汤合归脾汤之类加减。

肝胆主疏泄，脾胃主运化，为气机升降枢纽。若肝气郁结，胆失疏泄，少阳经脉阻滞，气机不利，以咽喉一侧不适为主，或见胸闷不舒，默默不欲饮食，心烦，易干哕，口苦，咽干，脉弦，可用小柴胡汤主之，和解少阳，疏畅气机。若肝郁犯脾，运化失健，胃失和降，痰浊内生，与气相结，上阻咽喉，则咽中如物，吞之不下，吐之不出，以肝郁犯脾为主者，逍遥散、四逆散之类加减调之。

以脾虚，胃失和降为主者，可用旋复代赭石汤加减以调之，兼肝胃有寒者，酌加干姜、吴茱萸。若肝郁化火伤阴，可用一贯煎或丹栀逍遥散加减，若伴肺阴不足，酌加养阴清肺之品。

其二，按气血津液病机证治认识。主要因“郁”所致，归于郁证范畴。郁者，气滞、痰凝、血瘀或食积气滞。治在开郁、顺气、化痰、行瘀、消食。气滞与痰凝多互兼，以气滞为主者，证多间歇，每因情志不畅而发或加重，咽中梗塞无定位，或胸胁闷胀作痛，可用半夏厚朴汤或四逆散加减治之。

以痰凝为主者，咽中梗塞感多持续，时轻时重，虚烦不眠，惊悸不安，胸闷不舒，口苦，善太息，或痰多咳嗽，头晕呕涎，舌苔黄腻，脉弦滑。治宜化痰和胃，清热泄胆，可用温胆汤加减。

血瘀为变证，多属久病，因于气滞或痰凝，主方酌加失笑散、活络效灵丹之类，或用桃红四物汤、血腑逐瘀汤之类加减。因于食积气滞者，越鞠丸加减。

亦有湿浊之邪留聚，致气机阻滞，妨碍于咽，致生梅核气。症见咽梗梗不利，头身重，胸闷腹胀，大便黏糊不爽，或有热臭，舌苔黄腻，脉弦滑。治宜化湿清热，解毒利咽。用甘露消毒丹主之。

其三，按“逆气里急，冲脉为病”认识。冲脉挟咽中。冲为血海，女子以血为本。经孕胎产，数损于血，故以妇人多患。血亏则冲脉空虚，逆气里急，咽中梗梗不利，故《张氏医通》说：“凡膈咽之间，交通之气不得降者，皆冲脉上行逆气所作也”。《血证论》亦云：“冲脉亦挟咽中。若是冲气上逆，壅于咽中而为梅核”。治当养血和冲，行气降逆。

一般说来，梅核气病机证治可从上述三个方面认识，但三者之间有异有同，应互相参合。可以认为，梅核气以脏腑失调为本，气滞（或气逆）与痰凝为标，瘀血、阴虚、挟寒、挟热等为兼证、变证。

315 梅核气和虚火喉痹二者的鉴别要点是什么？何为“治上焦如羽”？临证治疗梅核气中如何体现该原则？

梅核气：发病人群多见于青中年女性；病因多因情志抑郁而起病；主要症状为自觉喉中有物梗塞，但无咽痛或吞咽困难。相关因素，咽中梗塞感与情绪波动有关，在心情愉快，工作繁忙时，症状减轻或消失，而当心情抑郁或注意力集中于咽部时，则梗塞感加重。

虚火喉痹：发病人群以青中年男性发病较多；病因多因感冒，长期烟酒及嗜辛辣食物而引发。主要症状为咽喉部有异物感外，尚觉咽干、灼热、咽痒。咽部症状与情绪无关，过度辛劳或感受外邪则加剧。

“治上焦如羽”是清·吴鞠通治疗温病而病在上焦阶段立法用药之原则。

吴鞠通在《温病条辨》“治病法论”节中云：“治上焦如羽，(非轻不举)”，指出了上焦病的治疗原则。因上焦其位居高，用药多取轻清上浮，如羽毛之轻扬，才能上达上焦，且病属初起，药不宜苦重，只要用轻清发散之品即可。此法实为遵《内经》“因其轻而扬之”及叶天士“在卫汗之可也”精神而发挥，吴氏所研制的银翘散、桑菊饮、桑杏汤等治上焦温病的名方皆按此法组方选药。吴鞠通认为，病在上焦，不宜用治中焦之药，更不能投治下焦的药物，“岂有上焦温病，首用中下焦苦温雄烈劫夺之品，先劫少阴津液之理！知母、黄芩，亦皆中焦苦燥里药，岂可用乎”？反对在治上焦的银翘散中加黄芩之类苦寒里药，认为“用普济消毒饮于温病初起，必去芩、连，畏其入里而犯中下焦也”。“治上焦如羽”之法可理解为：①治上焦宜轻清表散，不宜苦重。②药物主要用其叶如桑叶、枇杷叶、荷叶、苏叶、薄荷叶、竹叶等；花如菊花、金银花、辛夷花等；有升浮之性药如升麻、浮萍、桔梗、蝉蜕、柴胡等；质地轻浮如桂枝、麻黄、荆芥、牛蒡子、木贼等。③忌用苦寒的黄芩、黄连，辛寒的石膏等品。④在煎药方法上注意勿过煎，如银翘散是“肺药取轻清，过煎则味厚而入中焦矣”。

临证治疗梅核气中，根据“治上焦如羽”的用药原则，对于所用方药的选择，以质轻上达为宜，故用了菊花以利咽，同时酌情加入载药上行的舟楫之品如绿萼梅、八月扎，使药直达病所，提高疗效。枣仁、柏子仁、合欢皮养血安神解郁。

316 治疗梅核气的诊疗权变是什么？

（1）肝气上逆　平素性情抑郁之女性。常突然发病，每于暴怒、悲愤等刺激之后，咽部明显梗塞，咯之不出，咽之不下，且随情志变化加重或减轻，苔薄白，脉弦。其治重在疏肝理气，以顺其条达之性，佐以平冲降逆而散结。方选柴胡疏肝散合旋复代赭汤化裁。若肝郁化火而兼见心烦口干，苔薄黄，脉弦滑数者，则以丹栀逍遥散为主。兼肝胃有寒者，酌加干姜、吴茱萸。

（2）气滞痰阻　气滞痰郁交阻于胸膈之上，上逆于会厌之间，以致咽中如痰黏喉，有时能咳出白色黏痰，伴有精神抑郁，胸部闷塞，胁肋胀痛，叹气则舒，舌苔白腻，脉弦滑。《医方集解》说：“气郁则痰聚，故散郁必以行气化痰为先”。故选半夏厚朴汤加桔梗、射干等化痰散结，行气开郁。

（3）阴虚火旺　症见咽部异物梗塞，伴见口燥咽干，头晕且胀，急躁易怒，手足心热，形体消瘦，干呕，舌红苔少，脉弦细而数。法宜养阴清热，生津润喉。方选滋水清肝饮合一贯煎加减。

（4）血行郁滞　王清任在《医林改错·血府逐瘀汤所治之

症目》项下强调指出："瞀闷，即小事不能开展，即是血瘀"。其临床特点除了咽部梗阻外，尚有胁肋胀痛，面色暗黯，或有黄褐斑块；或伴头痛头晕，失眠健忘，口干不欲饮水；或经行腹痛，色黑有血块等，舌质紫暗，或有瘀点，脉弦或涩，治宜活血化瘀，理气散结，方选血府逐瘀汤加减。

317. 针刺治疗梅核气的主穴及手法有哪些？

（1）针刺取穴　天突、膻中、神门、合谷、太冲、丰隆、三阴交。

在胸骨上窝正中先直刺0.2～0.3寸，然后将针尖转向下方，沿胸骨柄后缘缓慢向下刺入0.5～1寸即为取天突穴具体取穴位置。在胸骨中线上平第4肋间隙正当两乳之间向下或向左右横刺0.5～1寸即为取膻中穴具体取穴位置。在腕横纹上当尺侧腕屈肌腱的桡侧直刺0.3～0.4寸即为取神门穴具体取穴位置。在第一、第二掌骨之间约当第二掌骨桡侧中点直刺0.6～1寸即为取合谷穴具体取穴位置。在足背第一、第二跖骨结合部之前凹陷中点直刺0.5～0.8寸即为取太冲穴具体取穴位置。在髌骨下方，髌韧带外侧凹陷下8寸，距胫骨前嵴外侧两横指直刺0.5～1.2寸即为取丰隆穴具体取穴位置。在内踝高点上3寸的胫骨内后缘直刺0.5～1.0寸即为取三阴交穴具体取穴位置。

取天突、膻中、神门等穴，轻刺激，留针3～5分钟，取合谷、太冲、丰隆、三阴交等穴，中等刺激，留针15～30分钟，每日2次。

随证加减：胸胁胀满加阳陵泉、内关，月经不调加章门、中极，痰气互结加足三里、廉泉。

本病多由情志不遂致肝失条达，气机不利而致痰气互结于咽喉所致。膻中是气会穴，主心包募；神门是手少阴经之原穴，合谷是手阳明经之原穴，太冲是足厥阴肝经原穴，三阴交是足三阴经交会穴位，诸穴共有疏肝理气、调理气机之功效。内关是手厥阴心包经络穴，能开胸膈之郁结。丰隆是足阳明胃经络穴，可达化痰散结作用。

（2）毫针刺廉泉穴　取喉结上方当舌骨上缘凹陷中即为廉泉穴位置，具体手法当为针尖向上刺至舌根部，患者产生舌根刺激后紧张感，此时令患者缓慢作吞咽动作，由轻至重逐渐加大刺激力度，具体是先在浅部候气，得气后，将针分部缓慢向上刺至舌根深处，退针时可快速一次提至皮下。也可留针 5～10 分钟，至患者自觉喉中异物感消失为止，每日 1 次。

318 临床上稳固梅核气的疗效措施有哪些？

一种较为方便的稳固治疗梅核气的方法是令患者每日不定时自行用一手食指向胸骨上窝处（天突穴）力量适中、反复按压，每次按压 10 余下，以自觉局部有酸、胀、微痛感为度。连续按压 2 个月，一般患者按压半个月左右即可有明显的效果。天突穴属任脉，又名玉户，出于《灵枢经》，为阴维、任脉之会。本穴内应肺系，外通气窍，为气息出入之要塞，可宣肺平喘，清音利痰，行气利咽，宽胸理气，降逆化痰，宁心安神，主要用于咽喉部多种疾病的治疗。由于该穴局部解剖特殊，如果采用针刺方法施术不当（不慎）或因患者本身的特殊情况极有引发针刺意外的可能，很大程度上局限了该穴的使用。将针刺治疗改为手指按压法来治疗梅核气，使刺激天突穴的作用得到充分发挥。这样既避免了针刺治疗的危险性，又具有安全、方便、无痛苦、易学、易用、易推广、效果满意的特点。在施术同时如能再配合进行恰当的心理护理，嘱患者少食煎、炒、辛辣食物效果会更佳。

另外一种方便的稳固治疗梅核气的方法是使用刮痧板的薄缘

在所选穴位刮动，可以达到舒肝理气，宣肺化痰治疗功效。使刮痧板的薄缘在刮痧部位沿一定的方向进行刮拭。一般根据从上向下，从左往右，从中间向四周的顺序进行。在刮拭中，由点到线到面，或由面到线到点，其刮拭面尽可能地拉长拉大，同时对穴位进行有重点的刮按，但应注意刮痧时，用力要均匀适中，不可用力时大时小，以免造成身体损伤。每一部位通常刮拭 2～4 分钟，共 10～20 次。具体选穴为：督脉：风府至大椎；胃经：双侧人迎至气舍；胆经：双侧风池至肩井；任脉：膻中至鸠尾；心经：双侧神门；胃经：双侧丰隆，肝经：双侧太冲。

临床上患者还可以自行简易实施的稳固治疗梅核气的方法也有咽喉部导引法，即为：令患者不拘行立坐卧，随时闭目静心，待神调气定后，即行叩齿 36 次，再以舌上下左右搅动，待津液满口时然后如咽硬物状，将津液吞下。或者使患者静坐，以舌托上腭，凝神该处有一股凉水流下，待津液将满口时吞下。也可以让患者舌头用力往后卷，有唾液即吞下。这样坚持数日，也能达到一定的稳固疗效。

319 中医治疗郁病的名医及其经验？

汉代张仲景在《伤寒论》和《金匮要略》中虽无郁病之名，但记载的某些内容，皆属郁病范畴。如《金匮要略》妇人杂病篇曰：“妇人咽中如有炙脔，半夏厚朴汤主之”。“妇人脏躁，喜悲伤欲哭，象如神灵所作，数欠伸，甘麦大枣汤主之”。“百合狐惑阴阳毒病”篇所论述的“百合病”，均与郁病相似，已认识到女性多发，其治法方药沿用至今。

金元时期，把郁病作为一种独立的病证来论述。朱震亨《丹溪心法·六郁》将郁病作为一个专篇论述，指出：“气血冲和，万病不生，一有拂郁，诸病生焉。故人身诸病，多生于郁”。强调气、血郁滞是导致许多疾病的重要病理变化。提出气、血、火、食、湿、痰六郁之说，其中六郁汤、越鞠丸等相应治疗方剂，丰富了中医学对郁病的认识和治疗内容，对临床实践有一定的意义。

明代赵献可《医贯·郁病论》中认为五郁以木郁为先导，故提出“以一法代五法，神而明之，屡获奇效”，一法即“木郁达之”，肝胆气舒则诸郁皆解，逍遥散是赵氏治疗木郁的主方。明代虞抟《医学正传》首先把“郁证”作为病证名称，所论之郁包括情志、外邪、饮食等因素所致的广义的郁。

清代叶天士《临证指南医案·郁证》所载郁病的病例，均属情志之郁，治疗涉及疏肝理气，苦辛通降、平肝息风、清心泻火、健脾和胃、活血通络、化痰涤饮、益气养阴等诸多方面，用药灵活，颇多启发。叶氏认为初伤气分，久延血分，并且充分注意到精神治疗对郁证有十分重要的意义，指出：“郁证全在病者能移情易性”。清代李用粹《证治汇补·郁证》云：“若夫思虑成郁，用归脾汤；恚怒成郁，用逍遥散，俱加山栀。盖郁则气涩血耗，故用当归随参补血，白芍随术解郁，复用炒黑山栀，取其味清气浮，能升能降，以解五脏热，益少阴血”。林佩琴《类证治裁·卷之三·郁证论治》中云：“七情内起之郁，始而伤气，继必及血，终而成劳”。

320 治疗梅核气的单验方与食疗方有哪些？

治疗梅核气的单验方如下：

（1）梅子杏 100 粒（以立夏前后未成熟的新鲜果实为佳），将梅子杏的核取出，装入白矾适量，以装满为度。用线缠住以免白矾外漏，取向阳破瓦 1 个，置上药于瓦上，用微火炙干，研为细末，装瓶备用。用芦苇筒或竹筒装入药粉适量，吹入患者咽喉，每日数次，至愈。

（2）绿茶、月季花、玫瑰各3g，桔梗、山萸肉各6g。研为细末，开水冲泡，代茶饮。主治气滞血瘀之梅核气。

（3）麦门冬汤合酸枣仁汤化裁，药用枣仁20g、知母10g、茯神12g、川芎6g、甘草5g、麦冬18g、半夏6g、党参15g，玫瑰花8g、佛手10g、大枣5g，治疗肝郁化火伤阴之梅核气，治以养阴清热，止逆下气，安神宁心，收效频捷。

（4）山豆根10g、桔梗5g、麦冬4g、银花3g。水煎服，每日1剂，分2次服。

（5）金银花5g，桔梗2g，米醋25g，生鸡蛋1枚。以洁净水50ml与醋混合后放入瓷杯中，加热煮沸后加入前2味药煮3分钟，滤去药渣，将鸡蛋清倒入药汁中搅匀，煎成膏状，取小块药膏含化，每日多次。

（6）如果喉咙堵得厉害，可用青皮、陈皮各12g，沉香6g，水煎去渣取汁，冲服木香（研末）6g，每日2次，早晚空腹服。

治疗梅核气的食疗方如下：

（1）芹菜1000g。洗净捣烂取汁，加蜜少许，文火熬成膏。每日半茶匙，每日2次，以开水冲服。

（2）生蜂蜜20g，鸡蛋1个，香油数滴。将鸡蛋打入碗中搅匀，沸水冲熟，调入蜂蜜及香油，顿服，每日2次，早晚空腹服。主治梅核气之肺胃虚火证，口咽干燥，时轻时重等症。

（3）合欢花蒸猪肝　合欢花（干品）10~12g，放碟中，加清水少许，浸泡4~6小时，再将猪肝100~150g切片，同放碟中，加食盐少许调味，隔水蒸熟，食猪肝，每日2次，早晚空腹服。

（4）玫瑰花茶　干品玫瑰花瓣6~10g，放茶盅内，冲入沸水，加盖焖片刻，代茶饮。

（5）应用鲜柚皮1个，在炭火上将外层黄棕色烧焦，刮去表层，然后放入清水中浸泡1日，使其苦味析出。再切块加水煮，将熟时以葱两棵切碎加入，用油、盐调味，每日2次，早晚空腹服。

（6）多吃青萝卜也有疗效，但青萝卜要生吃，尤其将生青萝卜捣汁冷饮疗效更好。

（7）水发海带500g，白糖250g。将海带洗净，切丝，放锅内加水煮熟，捞出，拌入白糖腌渍1天后食用，每服50g，每日2次。

（赵建军　黎明全　金　曦）

（十）面神经炎

面神经炎也称面神经麻痹、贝尔氏麻痹、亨特综合征，俗称“歪嘴巴”、“歪歪嘴”、“吊线风”、“吊斜风”、“面神经炎”、“歪嘴风”等，是以面部表情肌群运动功能障碍为主要特征的一种常见病，一般症状是口眼㖞斜。它是一种常见病、多发病，它不受年龄和性别限制。患者面部往往连最基本的抬眉、闭眼、鼓腮、努嘴等动作都无法完成。

321 历代医家是如何认识面瘫的？

历代医家对本病从临床特征和病因学角度而定名称，有“㖞僻”、“卒㖞僻”、“口眼㖞斜”、“口㖞”、“吊线风”、“㖞嘴风”、“偏风㖞”、“戾”之不同称呼。《灵枢·经筋》首次阐明此病之病因病机，并载有治疗方法：“卒口僻，急者目不合，热则筋纵，目不开。颊筋有寒，则急引颊移口，有热则筋弛纵缓，不能收，故僻。治之以马膏”。《诸病源候论·偏风口歪候》提出正气虚则易感受风邪致病的基本病机：“偏风口㖞是体虚受风，风入于颊口之筋也。足阳明之筋。上夹于口，其筋偏虚，而风因乘之，使其筋脉偏急不调，故令口㖞僻也”。关于本病的预防，唐代王焘《外台秘要》曰：“夜卧，当耳勿得有孔，风入耳中，喜令口喎”。明、清开始把本病与中风之半身不遂已作出了明确地鉴别。明代楼英在《医学纲目·口眼喎斜》中指出：“凡半身不遂者，必口眼喎斜，也有无半身不遂而喎斜者，多属阳明经病”。清代王清任《医林改错》曰：“若壮盛之人，无半身不遂，忽然口眼喎斜者，乃受风邪阻滞经络之症。经络为风邪阻滞，气必不上达，气不上达头面，亦能病口眼喎斜。用通络散风之剂……又非治半身不遂方之所能为也”，对口僻的治疗，也注意到应用外敷和针灸疗法。明代程充辑《丹溪心法·中风》提出：“如口喎斜未正者，以蓖麻去壳捣烂，右喎涂左，左喎涂右，或鳝鱼入麝香少许涂之即正”。吴崑在《医方考》介绍内外合治方法：“中风口眼喎斜，无他证者，牵正散主之……，口眼喎斜在左，以改容膏敷其右，喎斜在右，以此膏敷其左，今日敷之，明日改正，故日改容。或以蜣螂、冰片敷之，或以鳝血、冰片敷之，皆良”。针灸治疗口僻论者甚多，晋代皇甫谧《针灸甲乙经·口喎》云：“口喎，颧髎及龈交，下关主边”。明代杨继洲《针灸大成》指出了取用的针灸穴位：“口眼喎斜：颊车、水沟、列缺、太渊、合谷、二间、地仓、丝竹空”。明·张介宾《图冀·针灸要览》云：“口眼斜：颊车、地仓、水沟、承浆。偏风口：听会、合谷”。清代吴亦鼎《神灸经论》曰：“口眼喎斜，凡口向右者，是左脉中风而缓也。宜灸左，陷中二七壮，向左者，是右脉中风而缓也，宜灸右，陷中二七壮，炫如麦粒”。

322 面瘫的病因病机是什么？

病因：风邪为主要致病因素，当人体正气不足，卫外不固，脉络空虚，风邪乘虚入侵；风邪袭人，又每易夹寒、热、暑湿等邪，邪客脉络，经脉失养，发为口僻。

病机：

（1）发病　风邪致病善行数变，因而起病急，口僻面瘫诸症在数小时或1～2天内达高峰。

（2）病位　面瘫病患在颜面左侧或右侧，因手足各三阳经络走行于头面，六经营卫气血失调，病邪侵之而发病。故其病位在表、在经络、在筋脉、在皮肤腠理。

（3）病性　风邪常夹他邪致病，故有风寒、风热、风痰阻络之别。早期多为实证。病久不复，邪气内居筋肉，痰瘀阻滞，而正气内虚，形成虚实夹杂之证。

（4）病势　风性轻扬，病发头面部，一般病势向上向外，从发病之日起，在数日之内，邪正交争，正不胜邪，病情渐见加重，经1～2周治疗后，正气康复，邪气渐衰，病情始缓，经1个月左右大部分痊愈，一般很少传变。虚、风、痰、瘀四者为病理基础，正气虚为病之本，风痰瘀血为病之标。

（5）病机转化　初期多见风寒客于面部经络，当误治失治或正气不足，无力祛邪外出，则风寒郁久化热，转现热证。若患者痰湿素盛，又因病久瘀血内停，气血循行阻滞，则风邪与痰瘀互结，致面瘫迁移不愈，甚则痰瘀蕴热，热灼营血，热盛生毒。顽痰、死血、热毒伤损筋膜及血络、神经，致面部瘫痪难以复原，见患侧面部经脉绌急之后遗症。

323 面瘫的临床特点是什么？如何与中风相鉴别？

面瘫的临床特点：

（1）发病前常有受凉、吹风史或咽痛上感史，部分患者在发病前有耳后，耳内闷胀或疼痛和面部不适的前驱症状。

（2）起病急，数小时或一天内面部瘫痪的症状全部显现。

（3）临床表现常为一侧面部表情肌瘫痪，口眼㖞斜，目闭不全，额纹消失，鼻唇沟平坦，口角流涎，面部被牵歪向健侧为主要特征。有时伴有病侧前2/3舌部味觉减失、听觉过敏，病侧乳突部疼痛等症状。

（4）实验室检查一般无异常改变，部分风湿性或茎乳突孔的骨膜炎而致的口僻，周围血象白细胞计数升高，血沉可能增快。

与中风的鉴别：主要与中风病的口舌㖞斜相鉴别，中风病发病时可见口舌㖞斜，发病较急，但中风病发病多见于中老年人，多由内风引起，双目能闭，舌体外伸见偏斜，常伴有半身不遂、偏身麻木、言语謇涩症状，严重者还可以见神志障碍。口僻发病多见于青壮年，多因外感风邪引起，口角㖞斜，目闭不全，额纹消失，舌体外伸不偏斜，无半身不遂、肢体麻木、语言謇涩或失语诸症。

324 面瘫的中医辨证和治疗思路是什么？

本病当为人体正气不足，络脉空虚，风邪乘虚入中头面阳明脉络，使颜面一侧营卫不和，气血痹阻，经脉失养，肌肉弛缓不收而发病。病起以风邪为主，风邪为六淫之首，百病之长，风邪入中经络，易与寒、热、痰等邪兼夹，故初期病邪在络，夹寒热之邪，分为风寒、风热两证，中期病邪深入筋肉，与痰湿相杂，风痰互结，流窜经络。若久治不愈，正气亏耗，气虚痰瘀，颜面长期失去气血濡养则枯槁，难以恢复；若痰瘀不去，新血不生，则血虚不能濡养经脉、肌肉而成抽搐挛缩之内风之象。病程不可截然分开，虚实可互相兼夹。本病一般初期以邪实为主，病位多在经络；久病则正虚邪恋，虚实夹杂，以气血亏虚为本，并夹有痰瘀。

本病发病2周内，以风寒袭络、风热袭络、风痰阻络较为常见；2周之后面神经炎仍不能痊愈，气血亏耗，肌肉失去濡养，萎缩不用，以气虚血瘀常见。

风寒袭络：以突然口眼喎斜，眼睑闭合不全，伴恶风寒，发热，肢体拘紧，肌肉关节痠痛，舌质淡红，苔薄白，脉浮紧或浮缓为主症。治宜祛风散寒，通络和营。常用药物有：炙麻黄，熟附子，细辛，桂枝，防风，白芷，白芍，川芎，秦艽，甘草。

风热袭络：以突然口眼喎斜，眼睑闭合不全，伴口苦，咽干微渴，肢体肌肉酸楚，舌边尖微红，舌苔薄黄，脉浮数或弦数为主症。治宜祛风清热，活血通络。常用药物有：秦艽，川芎，当归，赤芍，石膏，羌活，防风，细辛，黄芩，生地黄，全蝎，甘草。

风痰阻络：以突然口眼喎斜，眼睑闭合不全，或面部抽搐，颜面麻木作胀，伴头重如蒙，胸闷或呕吐痰涎，舌胖大，苔白浊或腻，脉弦滑为主症。治宜祛风化痰，通络止痉。常用药物有：白附子，白僵蚕，全蝎，白芥子，胆南星，防风，白芷，天麻，陈皮。

气虚血瘀：以口眼喎斜，眼睑闭合不全日久不愈，面肌时有抽搐，舌质淡黯，苔薄白，脉细涩或细弱为主症。治宜益气活血，温经通络。常用药物有：黄芪（大剂量60g以上），桂枝，白芍，党参，鸡血藤，归尾，川芎，桃仁，川红花，地龙，全蝎，细辛，制川乌。

325. “虚邪贼风，避之有时”的含义？临床如何指导预防面瘫的发病？

中医认为：“人法自然，人顺四时”。如果顺应四时的春温、夏热、秋凉、冬寒规律来养生就可以减少疾病的发生。“虚邪贼风，避之有时”来源于《黄帝内经·上古天真论》，是指某个时令中，如违背正常气候，中医就叫做虚邪贼风。对虚邪、贼风、四时不正常的气候和有害于人体的外界致病因素应及时避开，心情要清静安闲，排除杂念妄想，以使真气顺畅，精神守持于体内，这样疾病就无从发生。因此，人们就可以心志安闲，少有欲望，情绪安定而没有焦虑，形体劳作而不使疲倦，真气固而调顺，这种既重视调养“精、气、神”又积极防御外来邪气的认识，是中医学预防保健的主导思想。

防避疫邪，最根本的方法在于使正气充盛于体内，则邪气不能相干扰。《黄帝内经》说：“如何可得，不相移易者？岐伯曰：不相染者，正气存内，邪不可干，避其毒气，天牝从来……”可以看出，“避其毒气”是强调未病者的预防和自我保护，而强调“正气存内”正是与现代医学提出的增强体质、提高机体免疫力的观点不谋而合。因此，调摄起居，加强锻炼，增强体质，才能减少感染疫病的机会。为预防面瘫的发生可从以下几个方面进行：

（1）生活调理　面神经炎的确切病因虽未完全明了，但根据部分患者局部受凉或受冷风吹拂后发病，故对本病的预防，主要是防止局部受寒。另外，部分病例可以复发，加强锻炼，增强体质，可使正气充盛，外邪无以入侵，减少复发的概率。

（2）饮食调理　患者初感外风时可根据自身体质及感邪性质辨证选用以下食疗方：

1）防风粥：防风 10～15g，葱白 2 茎，粳米 30～60g，前两味水煎取汁，去渣；粳米煮粥，待粥将熟时加入药汁，煮成稀粥，温服。本方功可祛风解表散寒，适用于外感风寒袭络。

2）薄荷糖：薄荷粉 30g，白糖 500g。将白糖放入锅内，加水少许，文火炼稠，后加入薄荷粉，调匀，再继续炼于不粘手时，即成。本方具有疏风清热、辛凉解表的功效，适用于外感风热之邪。

3）川芎白芷炖鱼头：川芎 3～9g，白芷 3～9g，鳙鱼头 500g，葱、胡椒、姜、盐适量。武火烧沸，再以文火炖半小时，分早、晚食鱼喝汤。本方功能祛风散寒、活血通络。适用于外感风邪，瘀阻经络。

4）姜糖苏叶饮：紫苏叶3～6g，生姜3g，红砂糖15g，以沸水浸泡5～10分钟。本方具有疏风散寒、辛温解表的功效。适用于外感风邪引起的诸症。

5）参枸莲蓉汤：白人参、枸杞子、葡萄干各2g，莲子肉、山药各9g，肉苁蓉、火麻仁各12g，橘红3g，大枣、胡桃肉各2枚。煎汤取药汁服，日服2～3次。本方有补中益气、兼滋养肝肾之阴的功效。

（3）精神调理　为预防本病患者还需注意精神调养，保持心情愉快，避免不良精神刺激等，要以乐观平和的精神状态面对工作和生活，减轻心理压力，避免过度劳累。

326 临床避免面瘫并发症、后遗症发生的措施有哪些？

面瘫并发症是面瘫发生或恢复过程中出现的一种症状。主要表现为面部表情肌挛缩、联带运动、上睑下垂、面肌抽搐及鳄鱼泪。面瘫后遗症是面部表情肌没有完全恢复时遗留的症状及自觉症状，主要包括枕额肌额腹，眼轮匝肌、口周肌如提上唇肌、下唇方肌、口轮匝肌恢复不全。

面神经炎多由人体正气不足，络脉空虚，风邪挟痰乘虚入中阳明脉络，致使气血痹阻，筋脉失养而发生口眼喎斜；久病则风、痰、瘀互结，甚至伤及正气。为了避免和减少面瘫并发症、后遗症的发生临床上应努力做到以下二点：

（1）准确把握病机，辨证论治是关键　我们认为面神经炎是以虚、风、痰、瘀四者为基本病理基础的本虚标实之证。故本病的治疗首先应重视祛风，辨明寒热具体用药。临床所见急性期多以风寒袭络证居多，常选用麻黄附子细辛以温通经络、祛风散寒。根据“治风先治血，血行风自灭”的理论，1周后多以养血活血，辅以祛风涤痰通络等治法，以加速瘫痪面肌的恢复。养血活血常选用鸡血藤、当归、川芎、丹参、赤芍、桃仁、红花等药；祛风涤痰通络常选防风、荆芥、葛根、白芷、天麻、白附子、白芥子、胆南星、僵蚕、蜂房等药；补虚益气首选黄芪、党参、白术等。临证时，可根据不同证型，有所侧重，或以祛风涤痰为主，兼以活血通络；或以活血通络为主，兼以祛风涤痰补虚；或以补虚扶正为主，兼以活血涤痰祛风。至于其他病理变化，则在此基础上，予以变通，如偏寒者予以温经散寒，偏热者予以清热，热重者清热解毒。郭润田治疗68例，辨证为外感风寒、外感风热、风痰阻络、肝胆湿热四证。外感风寒者以荆芥、川芎、防风、羌活、白芷、白附子、僵蚕、全蝎、蜈蚣治疗；外感风热证则选用金银花、牛蒡子、菊花、连翘、荆芥、川芎、防风、全蝎、僵蚕、刺蒺藜、木通、竹叶等；风痰阻络型药用白附子、白芥子、川贝、川芎、荆芥、防风、僵蚕、全蝎、蜈蚣、半夏；肝胆湿热者投以龙胆草、荆芥、防风、川芎、元参、全蝎、生牡蛎、天麻、钩藤、黄芩、刺蒺藜、菊花等治疗；痊愈64例。作者认为本病应尽早药物治疗。

（2）重视外治法　对于本病的治疗，除内服药外，应重视外治疗法，特别是针灸及药物贴敷疗法，效果尤为突出。针灸治疗以局部取穴为主，配以循经远端穴位。局部穴位常用地仓、水沟、颧髎、迎香、四白、太阳、丝竹空、鱼腰，远道取穴以足三里、合谷为主。初起邪实正盛，治宜泻法，后期外邪已去其大半，正气亦损，宜以补法为主。病初多采用浅刺，避免强刺激，一般不用电针。病久者宜深刺，宜用电针尤其对重症顽固病例，应用透穴、电针以增强刺激量，对体虚者应加灸法或配伍足三里、脾俞、肾俞等穴。贴敷法的药物选择，除遵循内服药物的治疗大法外，宜选用药性猛烈、辛香走窜、气味浓厚者，如马钱子、巴豆、麝香、冰片、乳香等。此类药物能直达病所，开结行滞，拔邪外出。部位主要为面部，面部组织薄嫩，穴位密集，药物通过刺激皮肤与穴位，吸收入血，故能发挥调和阴阳气血，疏通经气，扶正驱邪之作用。临床配合理疗和穴位激光照射等局部治疗也是较为有效的方法，局部治疗在顽固性面瘫中可改善局部血循，营养神经，恢复神经功能。刘福英以麝香、丁香、丹参、白芥子、莱菔子等制成药膏，敷贴（直径 1cm）颧髎、禾髎、地仓、颊车、瞳子髎、下关、翳风，日选 5 穴，隔 2 天换药，连贴 7～15 天；同时结合辨证远端取穴针刺。风寒者，加刺外关、合谷、风池、听会。显效（症状完全或基本消失，体征改善）89 例，有效 9 例，总有效率 98%。针灸治疗应遵循以下原则：辨证选穴后期以阳明经为主，阳明为多气多血之经，阳明经血旺盛通畅对预后极为重要。另外后期刺激的强度较初期加大，促进神经兴奋性恢复。李玉梅辨证选穴针刺 40 例，外邪壅络选下颊车、地仓、阳白、合谷为主，风寒加风池、列缺；风热加大椎、曲池；肝胆湿热选下关、颊车、地仓、阳合谷、期门、太冲、丰隆、阴陵泉；瘀血阻滞选下关、颊车、地仓、阳白、合谷、膈俞、血海、金津、玉液，总有效率为 100%。还有应避免偏瘫局部面肌的过度刺激，勿经常擦脸，用手按摩瘫痪的面肌时，勿太过剧烈，以减少后遗症的发生，适当的面部肌肉功能运动有助于恢复。

327 面瘫的预后如何？如何预防与康复？

本病的预后与病邪的轻重和正气的强弱以及早期是否得到及时正确的治疗有关，年轻人发病后治疗及时和调护恰当，一般预后好，临床观察此病 1～2 周开始恢复，1～2 个月明显好转而痊愈，75% 以上患者在几周内可基本恢复。年老和体虚患者预后较差，若病程在半年以上，逾期未恢复者，多由病久正不胜邪，风痰瘀血胶着不去，往往可能继发面部肌肉痉挛等后遗症。

促进康复除了采用各种综合疗法外，患者自己还可取用温湿毛巾热敷患侧，以改善血循环。对着镜子作皱眉、闭眼、吹口哨、示齿等运动，每个动作锻炼20下，每天进行2~3次。自我按摩也可帮助康复，可按照健侧肌运动方向，按摩患侧，每日早晚各进行1次，手法要柔和，上述康复措施一般应在发病1周后进行。锻炼时循序渐进，要注意适度。对本病的预防，主要是防止脸面部受寒，要注意夜晚或旅途，尤其在炎热夏季勿贪凉，勿迎风而坐，不夜卧当风。

328 何为面瘫的贴敷疗法？有何临床优势？

面瘫穴位贴敷疗法即使用各种膏药按中医理论取穴敷贴一定部位从而达到祛风活血或化痰通络的功能，在取穴上除取面部穴位外，可远道取穴贴敷，一般采用脐或手心劳宫穴位。如：以脐正散敷脐治面瘫，因脐部神阙穴皮肤浅薄，渗透性强，吸收快，对药物敏感度高。又如：用桃仁、栀子各7枚，麝香0.3g，共研细末，白酒适量调膏，涂于手心，男左女右，外以胶布固定。周贤刚等对收录于中国数字医院图书馆全文数据库1994年1月~2004年12月关于中药穴位贴敷治疗面瘫使用药物进行统计，发现使用频率较高的中药主要有蓖麻籽、马钱子、斑蝥粉、僵蚕、全蝎、麝香等。

邵淑娟等取3:10的朱砂面和去皮蓖麻籽，用药钵先将蓖麻籽捣碎，然后将朱砂与捣碎的蓖麻籽用钵杵将两者充分捣匀、捻细成膏状，用玻璃棒取米粒大的朱砂蓖麻膏放于剪好的敷料中央，然后贴敷于患侧阳白、四白、下关、地仓、颊车、翳风穴，或者根据患者的症状适当增减穴位，每次穴位一般不超过6个，24小时后由患者自行摘除，隔日贴敷1次，10次为1个疗程。休息一周后再进行第二疗程。马小平运用复方马钱子散贴敷下关穴治疗周围性面瘫64例也取得了较好的效果。可见中药穴位贴敷因具有简、便、验、廉及患者易于接受的优点，临床上使用较广，具有很好的推广性。

常用于贴敷治疗面瘫的中药马钱子，味苦、性寒、有毒。药理研究，其主要成分含番木鳖碱，成人用 5 ~ 10mg 即可中毒，30mg 为致死量。对其毒性，《本草原始》有记载："鸟中其毒，则麻木搐急而毙；狗中其毒，则苦痛断肠而毙"。

历代医家取其毒性治疗面瘫，临床见效快，效果好，以其有毒，故多外贴敷。具体用法简介如下：

（1）单味药贴敷　将马钱子湿润后，切成薄片，敷贴于面瘫处，2 ~3 日一换。或将马钱子锉成粉末 1 ~ 2 份，撒于胶布上，然后贴于下关、太阳、阳白等穴（随症选穴）。5 ~7 日换药 1 次。

（2）复方贴敷

郭氏矫正膏：马钱子、川芎、肉桂、荆芥、防风、细辛、麻油、黄丹，制成膏，敷贴患处穴位。

王氏马蓖散：马钱子、蓖麻子。

何氏面瘫膏：制马钱子 6g，细辛 15g，白芥子 9g，生草乌 9g，研面，以凡士林 50g，松节油 20ml 制膏外敷。

陈氏面麻膏：马钱子粉 1g，樟脑粉 0. 3g，膏药脂 4g。

用法：将上药加热调匀后，涂于适当大小的膏药布上备用。用时，将膏药烘软后，贴在患侧耳垂前面神经干区域（牵正穴）。4 天换药 1 次。

牵正膏：将蓖麻仁 10g，松香 30g，分别研为细末，备用。取净水 500g 煮沸后，倒入蓖麻仁细末，煮 5 分钟后，入松香，小文火煮 3 ~4 分钟，倒入已备好之冷水盆中（水 500g），捻成膏，切成块状（约 3g）备用。

贴时取药块一个，用热水烫软后，摊于小圆布上，敷贴于患侧下关穴或颊车穴上，胶布固定，每 5 天换 1 次。

从现有的临床证据来看中药穴位贴敷治疗面瘫有效，安全性较高，施加的干预措施看起来有前途，有利于疾病的改善。但一般穴位贴敷治疗面瘫，由于药物有刺激作用，有的留下色素沉着，面瘫即使治愈，而留着的色素斑往往需半年至1年消退，有碍容貌；远道取穴贴敷就避免了残留面部色素斑之弊病，不失为一种好的治疗方法。

329 理疗－离子导入法治疗面瘫的优势？

直流电药物离子导入疗法是直流电疗法的一种特殊方式。用直流电将药物离子通过皮肤导入人体内进行疾病治疗的方法称为“直流电药物离子导入法”。

直流电药物离子导入法的基本原理是，利用正负电极在人体外形成一个直流电场，在直流电场中加入带阴阳离子的药物，利用电学上“同性相斥，异性相吸”的原理，使药物中的阳离子从阳极，阴离子从阴极导入体内，达到治疗疾病的目的。离子导入法的主要功用就是扩张小动脉和毛细血管，改善局部血液循环，具有消炎、消肿、镇痛、疏通经络、松解粘连、调节和改善局部循环的作用。它具有如下几个特点：

（1）将药物直接导入局部组织，使局部组织中药物浓度明显升高。

（2）药物作用时间较长。经直流电导入的药物在局部形成“离子堆”，然后逐渐进入人体内。所以药物在人体内停留的时间比其他给药方法要长，作用时间也比较长。

（3）直流电药物离子导入疗法从体外给药，避免了口服或注射药物带来的不良反应。例如口服药物可引起的胃肠道刺激症状；注射给药容易引起感染，出血，疼痛。同时直流电药物离子导入疗法不损伤皮肤，不引起疼痛，操作简单，患者易于接受。

（4）作直流电药物导入治疗时，直流电场和药物除了作用于组织局部外，还通过神经反射等原理作用于全身组织，具有局部治疗和全身治疗相结合的特点。

离子导入疗法用于治疗临床各种疾病，历史悠久。其治疗作用显著高于单纯用药。维生素 B_1、维生素 B_{12} 是神经营养药物，与直流电联合应用，增加了局部药物浓度、延长了药物作用时间，其用于治疗神经损伤，已有很长的历史。

现代医学理论认为面瘫可能是局部营养神经的血管因受风吹而发生痉挛，导致该神经组织缺血、水肿、受压迫而致病，或因风湿性神经炎，茎乳突孔内的骨膜炎产生面神经肿胀、受压，血液循环障碍而致神经麻痹。面神经受损伤后，早期主要表现为面部组织水肿压迫神经致神经缺血，传导阻滞；综合治疗是在药物治疗的同时，配合针灸及其他物理治疗方法，根据其病理变化和不同病期特点配合选用物理疗法，可提高周围性面瘫的治愈率。

直流电药物离子导入增加了局部药物浓度，延长了作用时间，并且有直流电的叠加作用。因此，用直流电导入维生素 B_1、维生素 B_{12} 可以促进神经再生。有人认为，面神经炎急性期作直流电碘化钾离子导入会由于直流电的刺激而加剧面神经的痉挛、充血和水肿。但作者认为直流电治疗具有活血作用，碘化钾离子具有消炎作用，急性面神经炎用此法治疗有理论根据。直流电阴极具有增强兴奋性作用，能提高神经肌肉紧张度；直流电经汗腺管进入体内，沿着淋巴管和血管扩散。同时作用于管壁上的许多感受器，经自主神经中枢反射到局部，使毛细血管扩张。最初几分钟内出现血管短时间痉挛，然后即扩张。有人用体积描记法、红外线显像等方法，证明直流电疗后局部血液循环增加 141% 左右，持续 30～40 分钟。由于毛细血管扩张和管壁的渗透性增加，改善了组织的血液供给和营养，提高了组织细胞的生活能力，使再生过程加强，尤其是阴极下更为明显，因此，神经损伤等疾病可用直流电配合离子导入治疗。

邱有法等对年龄介于 39～68 岁，病程 1/2～2 年 15 例患者，予以电针并配合药物离子导入治疗面瘫后遗症，先给患者用电针治疗，以局部取穴为主，配合循经远取、辨证选穴。每次电针治疗结束后在患者面部用维生素 B_{12} 进行直流电药物离子导入，按药物离子导入操作规程操作，结果显示，15 例患者，11 例基本治愈，4 例有效，有效率 100%，显示电针并药物离子导入治疗面瘫后遗症疗效显著。魏若雯对 26 例面瘫急性期的患者采用超短波加直流电碘离子导入治疗，取得了较好的效果。

330 如何运用穴位埋线治疗面瘫？

穴位埋线疗法是传统疗法与现代医学疗法的结合，将一定长度的羊肠线埋入穴位，静止久留，相当于针灸疗法的留针候气，轻微和缓而持久的穴位刺激，以激发经气，气至病所，抗邪外出。尤其对于久病不愈的面瘫，患者大都经历了较长时间的针刺治疗，面部肌肉已有一定的疲劳性，而埋线疗法两周治疗一次，减少了对面部的过多刺激。足三里为阳明经的下合穴，阳明经的循行从头至足，按“经脉所过，主治所及”之论，取足三里具有疏通面部阳明经气血之功；且足三里为强壮保健要穴，具有补益正气，扶正祛邪的作用。诸穴合用，激发经气，恢复正气，抗邪外出。顽固性面瘫的穴位埋线治疗效果优于电针治疗，尤其对于面瘫后出现面肌痉挛的患者有一定的改善作用。埋线的原理在于令其达到一种“长效针灸”的作用，可使埋线长期刺激某几个穴位，继而调动机体抗病的能力，使经气聚集于患病部位，从而达到治疗的目的。有些穴位埋线需要较长时间的吸收，未发现不良反应，表明其使用安全，且简便易行，可以减轻患者的痛苦，减少患者就诊次数，疗效显著，值得研究推广应用。

方法：取穴患侧攒竹、四白、地仓、颧髎、承浆和双侧足三里。

操作：选医用灭菌羊肠线，型号 2-0，一次性腰穿针，8 号。患者取仰卧位，医生双手应用肥皂水清洗，流水冲净。用 0.5%

的碘伏在施术面部穴位由中心向外环型消毒，取剪成的2mm长灭菌羊肠线，用医用钳夹起，放入腰穿针前端，后接针芯，右手持针斜刺进入面部穴位，深度以3~5mm为宜，不宜过深，推入针芯，退出针管，拔针后用无菌干棉签按压针孔止血，再用无菌小方纱包扎，2小时后取下。足三里穴操作基本同上，取1~2cm灭菌羊肠线，放入腰穿针前端，垂直刺入足三里穴2cm左右，推入针芯退针，用棉签按压止血，再用无菌小方纱包扎即可。2周治疗一次，共治疗5次。

331 热敏灸对治疗面瘫的作用是什么？

（1）补益正气　正如《素问遗篇·刺法论》说："正气存内，邪不可干"。《素问·评热病论》说："邪之所凑，其气必虚"。可见正气不足是人体感受外邪，发生疾病的根本原因，同时是Bell'S面瘫发病的内因，也是Bell'S面瘫后期病情反复，难以治愈的关键。而灸法对于补益人体正气是至关重要的，如《扁鹊心书》说："真气虚则人病，真气脱则人死，保命之法，灼艾第一"。但是灸法是有补泻的，正如《灵枢》说："以火补之者，毋吹其火，须自灭也。以火泻之者，疾吹其火，传其艾，须其火灭也"。《素问·阴阳应象大论》说："壮火之气衰，少火之气壮；壮火食气，气食少火；壮火散气，少火生气"。热敏灸将艾条放在离皮肤2~3cm处施灸，正是根据"以火补之者，毋吹其火，须自灭"和"少火生气"的理论，通过热敏灸的温和补法来补益正气，增强人体抵抗力的。大多数Bell'S面瘫患者都是近期睡眠差，工作劳累，体质差，容易感冒等，这正是正气不足的表现，我们通过腧穴热敏灸可以补益正气，增强体质，从而缩短治疗时间，提高疗效。

（2）温经散寒，疏通经络　《素问·异法方宜论》说："北方者，天地所闭藏之域也，其地高陵居，风寒冰冽，……藏寒生满病，其治宜灸芮”。可见灸法具有温经散寒的功能。《灵枢·刺节真邪》说：“脉中之血，凝而留止，弗之火调，弗能取之”。气为血帅，血随气行，气得温则行，气行则血亦行。灸能使气机通调，营卫和畅，故瘀结自散。对于 Bell'S 面瘫的经络闭阻，气滞血瘀，灸法具有独特的疗效。

（3）清热解毒　热证可灸早在《医学入门》中就有记载“实者灸之，使实邪随火气而发散也。热者灸之引郁热之气外出”。根据前人总结，王宇华以大肠杆菌内毒素感染性热模拟外感发热，通过观察艾柱直接灸大椎穴对发热家兔体温及微循环的影响。发现在家兔大椎穴上施灸 5 壮，其皮温变化显著。平均较施灸前增高 3.4℃，并对大肠杆菌内毒素感染性家兔有明显退热作用。而施灸 3 壮皮温平均增高 2.7℃，且无明显退热作用，提示艾灸需达到一定的温热刺激程度，才能发挥其退热作用，这为热证可灸提供了实验依据。由此可见，灸法能促进免疫物质的产生，使巨噬细胞增加，吞噬能力增强，有利于机体的防御系统抗菌消炎，从而证实了热证可灸的理论，为扩大灸法应用范围和打开灸法禁忌提供了依据。

332 如何运用穴位注射治疗面瘫？

穴位注射的原理主要是通过穴位注射的药液在穴位逐渐吸收，能起到较长时间刺激穴位的作用，采取远近取穴配合，体现了中医治病以整体观辨证为基础，面瘫主要涉及阳明经，故可远取“合谷、足三里、太冲”等穴。因素有久病多瘀，怪病多痰之说，所以取丰隆，足三里可治一切痰瘀之证，对于血行障碍而产生的种种疾病及促进炎症病理产物的吸收卓有疗效。治疗顽固性面瘫，治愈显效率高，值得临床推广应用。

取穴：以手足阳明经为主，处方：阳白，攒竹，地仓，颊车，迎香，合谷，足三里，丰隆以及局部配穴，采用当归针2ml，维生素 B_{12} 500μg，用2.5ml的注射器抽取两种药液混合后，每次于4～6个穴位注射，每穴注0.3～0.5ml，注射完毕，随即用TDP灯照射已注射的穴位20～30分钟。隔日一次，10次为1个疗程。

333 治疗面瘫的单验方有哪些？

在治疗面神经炎的诸多方中，首推《杨氏家藏方》之牵正散，本方由白附子、僵蚕、全蝎组成。方中白附子能入阳明，善治头面之风痰，僵蚕能驱络中之风，兼能化痰；全蝎祛风活络，长于止掣。三药合用，药简力宏，共奏祛风化痰通络之功。大凡后世诸多经验效方，皆根据面神经炎虚、风、痰、瘀的病理特点，在牵正散的基础上，变通组方，收到显著的疗效。选其要者介绍如下：

（1）面神经炎验方　独活30g，白芷30g，薄荷30g。上药共研为细末，炼蜜为丸，每丸重3g，每日3丸，口含服。

（2）八味𩨨风汤　牛蒡子30g，白芷6～10g，白僵蚕10～15g，白附子8～12g，全蝎6～12g，天南星9～14g，丹参30g，黄芪30g。先煎牛蒡子1小时，然后余药同煎共3次，每次20分钟，3次煎液混合，分3次服下，每日1剂。

（3）贝尔散　人参、白术、茯苓、当归、白芍、川芎、白芷、防风各40g，甘草、香附、乌药、青皮、陈皮、明天麻、天南星、全蝎、白附子、僵蚕、蜈蚣、广地龙、白花蛇、制附子、肉桂、麻黄、苏叶、细辛、木瓜、汉防己、黄芩、桔梗各24g，共为粗末备用。每日取贝尔散80g，纱布包，加水300ml，煎沸后，文火再煎15分钟，滤液后加水200ml，煎沸后10分钟滤液，两次药液兑在一起，均分两份，早、晚各温服一份。用药渣热敷患侧面部，每日数次，治疗10天为1个疗程，可连续服用，直至痊愈。

（4）面瘫散　白附子、川芎、当归、钩藤、浙贝母、防风各10g，全蝎、羌活、蝉蜕、甘草、地龙各6g，天麻12g，蜈蚣5条。将上药研成细末，每次5g，每日3次，开水冲服。

（5）蜈蚣朱砂散　蜈蚣18条，朱砂9g。将上2味共为细末，分18包，每次1包，每日3次。每次均以防风15g煎汤送服，小儿量酌减。6天为1个疗程。

（6）面瘫丸　白附子30g，僵蚕30g，钩藤30g，蝉蜕30g，海风藤30g，防风30g，川芎27g，制马钱子9g。上述8味，共为细末，炼蜜为丸，每丸6g。每日3次，每次1～2丸，温开水或黄酒送服。每10～15天为1个疗程，间隔一周，再进行下一个疗程。

（7）面瘫验方　防风、薄荷、秦艽各7.5g，白术4.5g，茯苓、甘草、菊花、羌活、钩藤各9g，天麻、荆芥、黄芪、黑料豆、桂枝各6g，酸枣仁、茎草、当归各15g，生姜3片。一付药煎服5次，第一天日2次，第二天日3次。隔2日服下帖，服药如前。

（8）加味牵正散　黄芪100g，当归15g，僵蚕10g，全蝎10g，水煎，滤汁后加白酒10ml，每日分3次服完。

（9）二麻散　天麻、升麻各15g，当归28g，北细辛5g。共研细末，每次3g，每日3次，分7日服完，为1个疗程。

（10）蜈蚣矫正饮　蜈蚣1条（去头足），地龙12g，当归12g，赤芍12g，鸡血藤12g，羌活10g，防风10g，白芷10g，川芎9g，水煎服，每日1剂。

334 陈全新教授治疗面瘫的思路是什么？

陈全新教授崇尚华佗“针灸不过数处”及运针“针游于巷”的治法，善于辨证，处方严谨，用穴精当。临床上陈教授治疗面瘫取得满意的疗效，他的临证思路整理归纳如下：

（1）分型辨证治疗　陈教授认为，面瘫可分为原发性和继发性两类。原发性面瘫以面神经炎（非化脓性）较常见，发病多与病毒感染有关。患者多因感冒、面部受寒诱发。中医学称为“口眼㖞斜”，其病因病机多因体弱，正气不足，脉络空虚，卫外不固，为风、寒邪乘虚侵袭，邪气滞留经络，肌肉纵缓不收而发病，故辨证为中风（风中经络），临床表现为常突然发病，多无全身症状，症见患侧额纹消失，不能做皱眉活动，眼睑闭合不全，鼻唇沟变浅，口角下垂，歪向健侧，不能做吹哨活动，食物滞留颊内，舌质多淡，苔薄白，脉浮或细数。此型面瘫若能及时采用针灸治疗，可完全恢复。但临床上常见的另一种面瘫为继发性面瘫，其又分为两类，第一类因热毒伤络（如乳突炎、面颊带状疱疹）引起，其临床表现同风寒犯络型，但病情较重，常伴耳痛和外耳道疱疹，治疗上必须结合病因，治用清热解毒、活血通络，针用泻法，并配合中药口服才能奏效。另一类因血瘀阻滞经络（如脑炎、脑血管意外或颅脑外伤等颅脑疾患）所致，这一种面瘫又称为中枢性面瘫，其病情更为危重，临床表现为只出现面下部的瘫痪，患者额纹、闭目正常，可做皱眉活动，但鼻唇沟变浅，口角下垂并歪向健侧。此种面瘫单纯用针灸治疗效果不佳。

（2）分期辨证治疗　陈教授认为，面瘫乃本虚标实之证，不同的时期病机特点也有所不同，治疗时既要注意到疾病的发展规律，同时也要考虑人体内正气衰长的变化，因此应采取分期治疗。

面瘫发病的早期为急性期，以邪盛为主，当“急则治其标”。风寒犯络型患者治以祛风寒、通络为主，针灸治疗应以浅刺络脉为主，取穴宜少而精，手法宜轻不宜重。热毒伤络型患者当治以清热解毒，活血通络为主，除了针刺之外还必需配合中药口服以及时清泄热毒，凉血活血、疏通筋脉，使少阳、阳明气血得以畅通。

中期为疾病的稳定期，病情处于相对平稳状态，人体的正邪之气处于相持阶段，或正盛邪退，或正虚邪恋，因此，此时针刺治疗可稍加大刺激量以助正胜邪。选穴可稍增多，针刺深浅适中，手法轻重适度，采用平补平泻手法，以促使经络功能恢复正常，面瘫症状逐步改善。

后期为疾病的恢复期或后遗症期，病程较长，属于邪去正虚阶段，此时治疗当以顾护正气为要，针刺治疗方面，面部选穴更宜精简，辨证交替选用，以防加重局部神经负担。但针刺手法上可用透刺法，即瘫痪侧穴位针尖方向向上透刺，健侧平唇透刺。陈教授认为，这样不仅可起到《金针梅花诗钞》中“两穴两经一针唤，用针虽少效用多”的效果，又可调整面部肌肉的肌张力，协调其对称性和平衡性，可谓是一箭双雕。配穴宜加用肝俞、膈俞、脾俞等背俞穴以调动起人体内的脏腑精气，改善瘫痪侧面部的营养状况，促进神经恢复。

（3）协同治疗，提高疗效　在临床实践过程中，陈教授治疗面瘫主要施用针刺，也常配合其他疗法协同治疗，如艾灸，TDP照射患侧面部，穴位注射，中医口服及帖敷等，对新病标急，或久病本虚者，往往能起到事半功倍之效。

（王立新　黄　燕　马贤聪）

（十一）三叉神经痛

三叉神经痛是一种原因不明的三叉神经分布区内短暂的反复发作的剧痛，又称痛性抽搐，是最典型的神经痛。本病属祖国医学“头风”、“面痛”等范畴。

335 中西医如何认识三叉神经痛?

临床将三叉神经痛分为原发性和继发性，继发性三叉神经痛可因颅中窝和颅后窝病变，桥小脑角或颅底蛛网膜炎、桥脑小脑角部、三叉神经根或半月节部肿瘤、脑干梗塞、血管畸形、蛛网膜炎、多发性硬化等病所引起。这些致病因素可侵犯三叉神经的感觉根或髓内感觉核产生抽搐性疼痛，并常引起临近结构的损害和三叉神经本身功能的丧失。原发性三叉神经痛的病因仍不清楚，目前有以下两种意见：①病因在中枢部。有人认为三叉神经痛是一种感觉性癫痫发作；另有人认为病因可能在脑干，在三叉神经痛患者面部触发点处作轻微刺激，即可在脑干内迅速“叠加”而引起一次疼痛发作。②病因在周围部，即半月节到桥脑之间的后根部分。可能在脱髓鞘局部的相邻纤维之间产生短路(又称伪突触形成)，轻微的触觉刺激即可通过此“短路”传入中枢，而中枢传出的冲动亦可再通过“短路”转变成传入冲动，如此很快叠加，达到阈值以上强度，遂产生三叉神经痛的发作。本病属祖国医学“头风”、“面痛”等范畴，由于本病发于头面之阳位，具有发病迅速，反复无常的“数变”特征，近年来，中医名为“面风痛”。本病由头面三阳经络受邪所致，病因有外感，内伤两大类，外感病因以风、火二邪多见，内伤诸疾，导致气血逆乱，瘀阻经络，不通则痛，或因禀赋虚弱，气血亏虚，髓海经气不充，不荣则痛。或因外伤跌倒，损及髓海，以致络脉不通。

336 三叉神经痛中医有哪些辨证分型？其有效方剂有哪些？

(1) 风寒阻络　颜面阵发性疼痛，面部有紧束感，遇寒加重，遇热稍减，可伴有恶寒发热，鼻流清涕，口不渴，舌淡苔薄白，脉浮紧。

有效方剂：

1) 川芎茶调散：川芎、防风、荆芥、白芷、羌活、薄荷、细辛、生甘草。

功效：祛风散寒，通络止痛。

加减：头晕目眩者，加天麻、僵蚕；恶寒较重者，加麻黄、熟附子；局部肌肉抽搐者，加蜈蚣、地龙；若寒凝痛甚，加藁本、生姜以散寒止痛；风寒郁久化热者，加菊花、蔓荆子疏风清热。

2) 麻黄附子细辛汤加味（哈孝贤经验）：麻黄、附子、细辛、防风、川芎、玄参、当归、白芷、黄芩、黄连、沉香、朱砂粉0.5g（冲）、琥珀粉0.5g（冲）。

功效：温阳散寒止痛，佐以清热

加减：左痛加龙胆草，右痛加生石膏，跳痛加生龙牡，窜痛加石决明；睡眠差加远志、石菖蒲、夜交藤；口干加石斛；病久可加红花。服本方后可能疼痛加重，或肌肉瞤动、麻木，或患侧津津汗出，继续服药可自行缓解。服药过程中如出现热象，可逐渐减量或减去附子。

(2) 风热伤络　颜面灼热疼痛，时发时止，遇热加重。恶风发热，目赤流泪，口苦微渴，便秘尿赤，舌边尖红，苔薄黄，脉浮数。

有效方剂：

1) 桑菊饮加减：桑叶、菊花、连翘、薄荷、苇根、黄芩、栀子、忍冬藤、川芎、生甘草。

功效：疏风散热，通络止痛。

加减：热象重者，加生石膏、黄连；大便秘结者，加生大黄（后下）、玄明粉（冲）；鼻流脓涕者，加苍耳子、辛夷、鱼腥草；咽喉疼痛明显者，加牛蒡子、马勃、玄参；口舌生疮，小便短赤者，加莲子心、竹叶以清热利尿；口渴津伤明显者，加知母、芦根、天花粉清热生津；若伴寒热往来，加柴胡，配黄芩以清解少阳。

2）消风散加减（哈孝贤经验）：羌活、防风、荆芥穗、白芷、黄芩、黄连、麦冬、川芎、细辛、生地、元参、柴胡、甘草。

功效：散风止痛，清热养阴。

加减：左痛加龙胆草，右痛加生石膏；头昏沉加法半夏、青皮；便秘加大黄；病久加红花、当归。也可酌加菊花、僵蚕、升麻等。

（3）肝胆火炽　颜面阵发性剧痛，痛如刀割，伴灼热感，烦躁易怒，失眠胁痛，头晕目赤，耳鸣口苦，咽干口燥，便干尿赤，舌红苔黄，脉弦数。

有效方剂：

1）龙胆泻肝汤加减：龙胆草、栀子、黄芩、柴胡、生地、车前子、蝉衣、僵蚕、大黄、甘草。

功效：清肝泻火。

加减：头晕目眩加菊花、钩藤（后下）、白芍；心烦失眠加酸枣仁、竹叶、合欢皮；胁痛加川楝子、郁金、白芍；面肌抽搐加天麻、地龙；口干而渴加元参、麦冬。

2）哈孝贤自拟方：石决明、生龙牡、钩藤、黄芩、黄连、菊花、僵蚕、防风、川芎、白芷、麦冬、玄参、生地、当归、沉香、朱砂粉0.5g（冲）、琥珀粉0.5g（冲）。

功效：平肝泻火，养血息风，镇痛。

加减：左痛加龙胆草，右痛加生石膏，闪电样痛加珍珠母；

眠差加远志、石菖蒲、酸枣仁、夜交藤；病久加红花、赤芍、牛膝；口黏腻加清半夏、茯苓；心跳、气短、便溏加太子参、白术。

(4) 胃火炽盛　颜面灼痛，前额胀痛，头晕目眩，面红目赤，口臭齿痛，渴喜冷饮，遇热痛甚，大便秘结，小便黄赤，舌质红，苔黄腻或黄燥，脉弦滑数。

有效方剂：

1）芎芷石膏汤加减：石膏、川芎、白芷、菊花、薄荷、黄连、生地、升麻、牡丹皮、甘草。

功效：清胃泻热。

加减：津伤口渴加天花粉、知母；大便秘结加生大黄（后下）；肌肉抽搐加僵蚕、全蝎；咽痛者加马勃、牛蒡子；口气秽臭者加苦丁茶、佩兰；小便短赤加竹叶、白茅根。

2）谢海洲自拟方：白芷、川芎、地龙、石菖蒲、郁金、制胆南星、白矾、法半夏、茯苓、厚朴、化橘红、生姜、竹沥、生大黄（后下）、芒硝（后下）。

功效：清泻胃火，疏风豁痰，通络止痛。

加减：服后若燥屎已下，疼痛减轻，头脑转清，则去芒硝，生大黄改制大黄，取其清胃泻火之力以善其后。

(5) 痰浊阻络　颜面疼痛，反复发作，局部皮肤麻木，伴痰多流涎，胸腹胀满，恶心呕吐，舌淡胖有齿痕，苔白腻，脉弦滑。

有效方剂：

1）牵正息风汤：僵蚕、白附子、全蝎、天麻、钩藤、川芎、生白芍、胆南星、生甘草。

功效：息风止痉化痰。

加减：头晕目眩较重，胸闷腹胀，恶心欲呕者，加半夏、白术、茯苓、陈皮、生姜；大便干燥者加瓜蒌仁。

2）半夏白术天麻汤加减：半夏、白术、天麻、茯苓、陈皮、生姜、白附子、僵蚕、川芎、生甘草。

功效：祛湿化痰，通络止痛。

加减：面颊麻木不仁者，加鸡血藤、全蝎；兼畏寒肢冷，加干姜、吴茱萸、细辛；脾气虚者，加党参、黄芪；小便不利，加泽泻、猪苓；胸闷，舌苔厚腻，加厚朴、苍术；湿郁化热，苔黄腻，脉滑数加黄芩、竹茹。

（6）瘀血阻络　颜面疼痛经久不愈，痛如针刺，固定不移，伴面色晦暗，头晕目眩，心烦难眠，舌质紫暗，或有瘀点、瘀斑，脉弦涩或细涩。

有效方剂：

1）血府逐瘀汤加减：川芎、当归、生地、桃仁、赤白芍、白芷、钩藤、全蝎、蜈蚣、制乳没、地龙。

功效：疏风祛邪，化瘀止痛。

加减：偏于风寒，加防风、细辛；偏于风热，加菊花、白蒺藜、石决明；痛止，面部口唇发麻加黄芪。

2）川芎止痛汤：川芎、荆芥、防风、全蝎、荜茇、蜈蚣、天麻、细辛。

功效：祛风止痛，活血通络。

加减：寒重型，加制附子；热重型，加生石膏、黄芩、黄连；便干者加大黄；瘀重型，加赤芍、丹参、五灵脂；阴虚型，加生地、女贞子、龟板、黄柏、知母。

（7）阴虚阳亢　颜面阵发性灼痛，或烘热，伴面肌抽搐，头目眩晕，耳鸣耳聋，失眠健忘，腰膝痠软，颧红烦热，舌红少苔，脉细数。

有效方剂：

1）镇痛饮：菊花、白芍、柴胡、甘草、丹参、川芎、白芷、细辛、荜茇、全蝎、僵蚕。

功效：柔肝潜阳，和络息风。

加减：偏于风寒，加制川乌；偏于风热，加生石膏、栀子；痰火内盛，局部闷胀灼热，加胆南星、天麻、黄芩；肝阳上亢，面赤烘热加夏枯草、生牡蛎；心肝火旺，烦躁易怒，加龙胆草、生栀子、生地；胃火炽盛，面痛及齿，牙龈红肿加生石膏、生大黄、连翘；痛剧难忍，彻夜不寐加蜈蚣、珍珠母、生牡蛎。

2）滋水涵木汤：枸杞子、菊花、女贞子、旱莲草、生牡蛎、石决明、丹参、白芍、甘草。

功效：育阴潜阳，镇肝息风。

加减：头晕者加天麻、钩藤。

337 中西医如何防治三叉神经痛?

西医治疗：三叉神经痛首选药物治疗，常可选用抑制三叉神经异常放电的卡马西平、苯妥英钠等药物；其次是射频热凝疗法和神经阻滞疗法；再次为伽马刀疗法；最后为手术疗法。三叉神经痛是一种极为痛苦的顽疾，在发作期如何解除疼痛为治疗的首要措施。西医目前治疗三叉神经痛以卡马西平或苯妥英钠等抗癫痫药物为主，治疗见效快，有效率可以达到70%。因此急性期首选西药缓解疼痛。

中医治疗以通络止痛的方法贯穿整个治疗的过程。中药中虫类药，多长于通络止痉，搜风镇痛，因此在急性期可选用这类药止痛兼缓解靶神经的痉挛。根据“治风先治血，血行风自灭”的理论，因此活血祛风的方法是治疗的另一个重点。现代药理研究多种活血中药具有解痉、止痛、镇静、抗炎的作用。另外针灸的镇痛治疗效果已经得到公认，局部取穴结合远端取穴可以受到很好的治疗效果。

如何预防和减少发作次数，在预防发作中，日常生活调理，减少发作的诱因是极为重要的。中医认为一般疼痛急性发作者多为风火等因素，故饮食宜清淡，禁食辛辣、油炸、烟酒之品。缓解紧张的情绪，调节心情，放松对发作的恐惧，保证休息，防止过度劳累及睡眠不好等可能引起发作的因素。对于本病“触发点”，洗脸、刷牙时应注意不要用力过度，否则可能诱发疼痛。通过这些预防手段减少发作得到有效的控制。

在防止三叉神经痛再发中，中医药具有明显的优势。中药在辨证的基础上，对于反复发作的患者，以风、火、寒、痰、瘀为致病的重点，力图消除致病因素以达到缓解病情的目的。对于原发性三叉神经痛在防止复发治疗中，中医药在长期的临床过程中积累了大量的经验，缓解期以“缓则治其本”为治疗大法，在祛除病邪的基础上，加强扶正治疗。以养血活血、清热解毒、化痰通络、温阳散寒等为治疗的大法。

名医经验：

（1）辛甲汤治疗肝阴不足型（张伯臾）

组成：生地黄24g，白芍、牡蛎（先煎）各30g，玄参、麦冬、丹皮各9g，生鳖甲、生龟甲（先煎）各18g，炙甘草6g，细辛1.8g。

主治：三叉神经痛，症见面部疼痛连及太阳穴（一侧），入夜剧痛如锥刺，舌红、脉弦细。

（2）止痛散（毕福高）

组成：黄芩10g，川芎10g，细辛3g，葛根10g，石膏15g，知母10g，白芷6g，柴胡10g，薄荷10g，防风10g，甘草10g。

功效：疏风清热，泻火止痛。

主治：三叉神经痛。

加减：太阳经头痛，宜加羌活、蔓荆子；少阳经头痛，宜加柴胡、黄芩、川芎；阳明经头痛，宜加白芷、葛根；厥阴经头痛，宜加藁本、吴茱萸。

单方、验方

（1）三叉止痛汤　白芍30～60g，全蝎6～10g，蜈蚣3条，川芎30g，炙甘草15g。每日一剂，水煎服。功效：养血柔肝、息风止痉。适用于颜面疼痛、口苦、不思饮食、两胁胀满、大便偏干者。

（2）愈痛散　白附子100g，全蝎150g，川芎、白芷、僵蚕各200g。以上各药分别研制成粉混均匀，每次2g，每日两次，热酒调服，10天为1个疗程。

本病的治疗方法众多，尤以针灸、敷贴等外治多见。对于初发的三叉神经痛患者，药物治疗仍然是目前的首选方法，西药止痛效果较好，但副作用较大，仅能暂时缓解症状，且随着患者用药时间延长，达到同样止痛效果所需的药物剂量加大，药物的不良反应会给多数病人带来很大痛苦和不便。药物封闭或能一时取效，然疗效却难巩固。中药及针灸治疗本病均能取得一定疗效，但显效较慢。

338 三叉神经痛的外治法有哪些？

（1）封闭治疗　三叉神经封闭是注药于神经分支或半月节上，使之破坏，以阻断其传导作用，注射区面部感觉丧失，从而获得止痛效果。以往注射药物多用酒精、热水、酚等，疗效均较短暂，近来则多注射甘油。

封闭疗法的指征为：①经服药治疗无效者；②拒绝手术治疗，而服药有反应者；③身体健康情况不适手术治疗，如年龄过高、血压过高及患有其他严重疾患者；④因剧烈疼痛影响进食及休息，致身体极度衰弱者，可作为过渡性治疗，为手术创造条件；⑤术前作普鲁卡因封闭，可使患者习惯于手术后面部的感觉异常；⑥作鉴别诊断用，临床表现不典型者，可作普鲁卡因封闭以资与其他面部疼痛情况鉴别。

封闭治疗主要有两种类型：①周围支封闭：分别封闭三叉神经的各分支，如下颌神经、眶下神经、眶上神经及颏孔神经等。因其疗效期短（一般为1~6个月），除眶上神经封闭外现已少用。②三叉神经半月节封闭：将药物注射到半月节处，以破坏节内感觉神经细胞。此法疗效较持久，但注射技术较难，在X线、荧屏监视下进行成功率可提高，近年来采用经皮半月节注射甘油术疗效又有提高。甘油为一种黏性较大的神经化学破坏剂，注射到半月节后逐渐破坏感觉神经细胞，其止痛作用需数小时至数天方能显出。

(2) 手术治疗　对于中西药物治疗都不满意的患者，需要权衡手术治疗的优缺点，以便决定手术的选择。①周围支切除及抽除术：因神经再生而复发，疗效短，仅限于第一支疼痛者用之。②三叉神经感觉根部分切断术：从止痛效果看，这是目前首选手术方法，手术途径分为两种：一是经颞入路：即在颞部开颅，经硬膜外，硬膜内或硬膜内外联合暴露三叉神经感觉根作部分切断之。适用于患三叉神经第二、三支痛的患者。二是经枕下入路：由颅后窝作开颅术。凡三叉神经痛（包括第一、二、三支全部疼痛者）均适用此种入路，以切断部分后根。③三叉神经脊束切断术：此手术为经颅后窝入路在近髓闩平面离中线约8～10mm处切断三叉神经脊束以止痛。适用于伴有第一支疼痛及双侧性三叉神经痛病例。④三叉神经显微血管减压术：手术时暴露桥脑入口处的三叉神经感觉根及压迫该处神经的异常走行及扭曲血管。将神经及血管分开，在两者之间垫入海绵片、涤纶片、或用涤纶、筋膜条吊开血管，以解除血管对神经的压迫。目前，显微血管减压术疗效肯定、不良反应少、复发率低、复发时可重复施行、很少发生永久性神经系统并发症而备受患者及临床医师的推崇，成为治疗三叉神经痛的首选方法。

(3) 经皮半月节后射频电凝疗法　在X线监视下或在CT导向下将射频电极针经皮插入三叉神经节，通电加热至65℃～75℃，维持1分钟。此温度可选择性地破坏半月节后无髓鞘的Aδ及C细纤维（司传导痛、温觉），保留有髓鞘的Aα及β粗纤维（司触觉传导），疗效可达90%以上，适用于年老患者，有系统疾患，不能耐受手术者。优点：①止痛效果好，操作简便，费用低廉；②并发症少、危险性小，年老体弱者也能耐受；③可保留患侧面部触觉；④适用于三支痛，对各种封闭或手术失败者同样有效，并可重复治疗直到效果满意。故多认为此法是目前治疗三叉神经痛最有价值的治疗方法之一。不过本疗法也是一种破坏性手术，远期疗效有待进一步肯定。此疗法约有 20% 可产生面部感觉异常、角膜炎、咀嚼无力、复视、带状疱疹等并发症。

（4）伽马刀（γ-刀）治疗　适应证为：①典型的三叉神经痛病例；②药物治疗无效或不十分确切的；③高龄、不适于减压术的；④减压术后复发的病例；⑤拒绝直接手术的。伽玛刀治疗三叉神经痛的主要优点是其非创伤性，且并发症少（主要并发症为一过性的面部轻度麻木），近期疗效良好，为迄今为止治疗三叉神经痛最为安全的手段。但由于伽马刀治疗开展时间短，还无法评价其治疗效果，尤其是远期疗效。

339 针灸治疗三叉神经痛应如何取穴？

在临床中，可根据“经脉所过，主治所及”的启示，主穴、对穴、配穴相结合，并随证取穴或结合辨证分型取穴治疗。

主穴：患侧取头维、悬颅、悬厘、颧髎、听宫。

对穴：三叉神经第 1 支选昆仑、足临泣；第 2 支选内庭、中渚；第 3 支选陷谷、合谷。

配穴：三叉神经第 1 支选阳白、头临泣、头维、神庭、丝竹空、风池、太阳、瞳子髎；第 2 支选上关、下关、耳门、四白、颧髎、迎香；第 3 支选地仓、颊车、听宫、承浆。

随证取穴：依据疼痛性质：隐痛加风池；胀痛加阴陵泉；灼痛加二间；重痛加筑宾；掣痛加太冲。

辨证分型取穴：风寒外袭、经络凝滞加列缺、照海以疏散风寒止痛；风热外袭、津伤络阻加曲池、外关以疏散风热止痛；胃火上炎加丰隆、内廷以泻火和胃；痰浊阻络加丰隆、足三里以化痰降浊、通络止痛；肝阳上亢加太冲、行间以平肝潜阳；气滞血瘀加合谷、太冲、膈腧以行气活血、化瘀止痛；久病气血不足加血海、气海、足三里、三阴交以益气养血、补虚止痛。

行针手法：依《灵枢·经脉》："实则泻之，虚则补之，不虚不实以经取之"。实证用提插捻转补法，虚证用提插捻转泻法。每次留针 40 分钟，留针 20 分钟时行针刺补泻手法 1 次，频率为每秒 3 次，每穴每次时间为 10～15 秒。15 天为 1 个疗程。

340 三叉神经痛治疗的中西医结合思路是什么？

三叉神经痛的治疗尽管中医治疗方法手段较多，包括中药、针灸、敷贴等各种方法，西医治疗也有药物、神经阻滞、伽玛刀疗法及手术疗法，但是每一种治法都有其局限性。如何取得最佳的效果仍是亟待解决的问题。

（1）针药并用，提高疗效　原发性三叉神经痛与不宜手术的继发性三叉神经痛发作期以止痛为要，可运用中西医药物结合针灸、神经干封闭、射频等综合处理为主；缓解期以中西医结合治疗巩固疗效为主。大多数继发性三叉神经痛往往有明确的病因，因此消除病因为主要的治疗方法。如果继发于肿瘤、血管病变等原因，手术治疗为首选方法。极少数治疗无效的原发性三叉神经痛宜手术治疗，治疗前后可行中医辨证治疗以增强体质，提高机体抵抗力和耐受性。

（2）重视方药机制研究，优化治疗方案　现代药理研究表明，活血化瘀药具有增加毛细血管通透性、抗炎、镇痛作用，如红花、赤芍药有较强的持久的镇痛作用，丹参改善微循环、镇痛、镇静，川芎含有生物碱、挥发油，可作用于中枢神经系统，抑制大脑活动而发挥止痛作用；清热药如柴胡及其有效成分柴胡皂苷有抗炎作用，亦具有安定、镇静、镇痛、解热之功，黄芩、黄连、栀子有一定的抗菌消炎作用；温里药如川乌、草乌、细辛都有局部麻醉作用；息风通络药如地龙、蜈蚣、全蝎、僵蚕皆有镇静、镇痛、抗惊厥作用。临床上可在辨证论治的基础上，辨病与辨证相结合，选用上述药物以加强镇静止痛作用。中药新剂型的出现，因给药方便，已逐渐得到重视，其中，注射剂、局部用药剂型的研究与使用尤为重要。目前，野木瓜注射液、川芎嗪注射液已经应用于三叉神经痛的治疗并取得了一定的疗效，开创了应用中药注射剂治疗三叉神经痛的新途径。

（3）开拓思路，寻找新的切入点　中医学认为三叉神经痛病变部位在头面部，而“高巅之上，唯风可达”，风性升发，易犯头面，结合本病时发时止、疼痛反复发作的特点，符合“风性善行数变”的特性；久治不愈、反复发作者，也常与“风痰交结阻络”有关。西医学提出三叉神经痛的发病机制可能是“感觉性癫痫样发作”所致，应用抗癫痫药物治疗亦取得较好效果；且癫痫发作期多见有抽搐的症状，中医多责之于风痰、痰火闭窍所致。根据三叉神经痛与癫痫在发病机制上的相似之处，中医药对三叉神经痛的研究能否借鉴癫痫研究中较为成熟的经验，拓宽临床诊治思路，寻找出既能迅速有效、副作用又少的方法和药物，是我们今后努力的方向。

综上所述，在中西医结合防治三叉神经痛的过程中，首先要了解中西医各自的优势与不足，明确了解病情不同时期的主要矛盾，然后围绕止痛、防治或减少复发等任务，确定中西医应该如何结合、结合的具体干预点和环节，扬长避短，针对性地进行辨病辨证治疗，才有望取得更好的临床效果。

（王立新　黄　燕　马贤聪）

（十二）急性感染性多发性神经根炎（格林－巴利综合征）

急性格林－巴利综合征是一种急性特发型多发性神经病，相当于中医学中的“急痿”，起病急，发病快，临床可表现为肢体对称性弛缓性瘫痪、无力，腱反射减弱或消失，感觉异常如麻木、刺痛、烧灼等常见，自主神经功能紊乱症状明显如心动过速、心律失常、血压异常、出汗多及直肠、膀胱功能障碍等，严重者可出现呼吸肌麻痹而危及生命。

341 急性格林－巴利综合征的中医辨证分型是什么？

中医临床辨证应分清虚实，随着疾病进展中医证型可发生相应的变化。临床可分为以下五种证型进行治疗。

（1）肺热伤津　病起发热，热退后突然出现肢体软弱无力，进行性加重，汗出多或皮肤干燥，心烦口渴，呛咳少痰，咽干不利，尿短黄，大便干燥或偶有便秘，舌质红，苔黄，脉细数。

（2）湿热浸淫　四肢痿软、困重，肢体麻木肿胀或有烧灼感，胸脘痞闷，尿短赤涩，舌质红，苔黄腻，脉濡数。

（3）寒湿下注　四肢痿软、困重，肢体麻木肿胀，胸脘痞闷，小便清长，舌淡，苔白腻，脉滑。

（4）脾胃亏虚　四肢痿软无力渐近加重，气短神疲，食少腹胀，大便溏泄，面色少华，舌质淡，苔薄白，脉细。

（5）肝肾亏虚　四肢痿软无力日久，甚或肌肉萎缩，腰背痠软，头晕耳鸣，甚或遗尿遗精，舌红少苔，脉细数。

以上五种证型是常见证型，在临床中疾病变化多样，证型往往多有兼夹证，如脾胃亏虚证常在发病两周以后出现，可兼有血瘀而出现肢体麻木或刺痛明显，舌质紫暗或有瘀斑，脉象细或涩等，需要灵活掌握，随证变化，辨证论治，方可见奇效。

342 如何从急性格林－巴利综合征的病变过程中，动态把握中医证型的变化？

本病发病，多急性或亚急性起病，病情发展迅速，多在一个月左右病情停止发展，而后逐渐恢复。因此，在病程发展过程中，中医证候具有一定的动态变化，需要分清寒热虚实，从总体上把握疾病。

现代文献认为格林－巴利综合征的证候演变具有一定的规律，采用分期辨证的方法进行治疗。陈连起认为，其急性期多为湿热浸淫型，恢复期为脾气虚损、瘀阻筋脉型，后遗症期多见肝肾亏损、筋脉失养型。王某等认为其起病时多见肺热伤阴，病情平稳后则转化为脾胃湿热或肝肾两虚。孔某将其后遗症者分为寒湿痹阻型、寒湿直浸督脉型，强调寒邪的重要性。南某认为其发病与脾胃密切相关。

综上所述可以看出，发病早期多以实证为主，邪气偏盛，治疗以祛邪为主，不可急于填补，但应注意祛邪勿伤正，用药上要兼顾脾胃，注意勿用苦寒、辛温之品；病情日久，正气亏虚者，此时多为虚实夹杂，或为纯虚之证，以扶正或攻补兼施为主。

但由于本病严重者常常累及呼吸肌及吞咽肌，出现呼吸肌麻痹和吞咽肌麻痹，必须密切观察病情变化，在积极应用呼吸肌辅助呼吸的同时，患者容易病情发展而出现憋气、烦躁、大汗出，二便失禁，颧红，口干，舌红无苔，脉细微或细数或脉微欲绝，此时虽然处于急性期，但辨证属于气阴两脱之证，正气虚脱，阴阳有离绝之势，治疗当以扶正为主，益气回阳，救阴固脱，不可拘泥于其常见证候演变规律。

343 急性格林－巴利综合征的难点中西医有何对策?

本病起病急、病情进展快，严重者可导致呼吸肌－球麻痹而危及生命，重症麻痹病例常遗留严重的机能障碍，因此，如何有效地控制病情、减少后遗症是中西医治疗的难点。

（1）采取综合措施控制病情，提高疗效　急性炎症性脱髓鞘性多发性神经病早期多属湿热浸淫型，恢复期则以脾胃亏虚，肝肾不足，瘀阻脉络型多见。急性进展期的处理，应中西医结合综合治疗，采用清热利湿、通经活络中药，配合低能量氦氖激光血管内照射治疗、光量子血氧疗法或血浆置换、静脉注射免疫球蛋白疗法，及时地控制病情发展，减少后遗症，促进疾病的早期恢复。恢复期采用健脾益气、补益肝肾、化瘀通络之中药，配合针灸、理疗、按摩、低能量氦氖激光血管内照射治疗、血疗等综合治疗，促进肢体功能恢复。不管任何证型，皆可因邪壅经脉，影响气血运行致瘀血内停，或日久气血运行不畅，瘀阻经脉而加重肢体萎缩。所以，在治疗痿证时，可酌情选用穿山甲、蜈蚣、全蝎等活血通络之虫类药物。

（2）防治急性进展期出现的呼吸肌－球麻痹　由于本病病情进展快，急性进展期主要危险是呼吸肌－球麻痹合并肺部感染。因此，需经常保持呼吸道通畅，定时翻身拍背，使呼吸道分泌物及时排出，根据病情选用清热化痰之剂或抗生素预防肺部感染，并应对心率、呼吸、血压等生命体征进行严密监护，了解病情动态、预防病情突变，其中应重点观察呼吸困难的程度及血气分析的改变。对有呼吸肌－球麻痹病人，要及时进行抢救，做到三早：早下胃管，控制饮食；早做气管切开，彻底排痰，畅通呼吸道；尽早应用人工呼吸机辅助呼吸，度过麻痹期。使用呼吸机期间，需加强护理，预防并发症，并注意一般情况，如有缺氧症（憋气、烦躁、出汗、紫绀等）出现，必须及时检查呼吸机是否通畅，呼吸道有无分泌物阻塞，以达到减少死亡率的目的。这类患者应根据情况尽早选用血浆置换或静脉注射免疫球蛋白疗法，如经济有困难亦可使用自血光量子疗法；同时配用中药改善机体的功能状态及减轻不良反应。

344 如何对格林－巴利综合征患者进行康复治疗，改善功能障碍？

本病的病理变化是周围神经脱髓鞘、肌肉失神经支配，肌萎缩乃必然结果，所以对四肢瘫痪的重症麻痹患者尽早开始康复治疗，可明显改善神经功能。

患者康复程序：①急性期（肌力0～Ⅱ级）用夹板、支具固定，保持肢体关节的功能位，然后做被动运动、功能电刺激、温热疗法、针灸治疗。②恢复期（肌力Ⅲ级）进行肌肉功能训练。由辅助下主动运动到自己主动运动再到抗阻力主动运动。③后遗症期的训练包括日常生活活动能力训练、复合基本动作训练、作业治疗即职业训练。康复过程中应注意，对于完全麻痹的肌肉要做全关节范围内的被动运动，一旦出现随意运动，应行主动辅助运动，并尽快转向主动运动。机能的作业疗法对预防和改善上肢的机能障碍意义重大，上肢麻痹的病人进行砂磨板、橡皮泥、套圈、木工、皮工作业及打字等的作业训练，对增加上肢肌力、改善双手协调性和灵活性有较好的效果。康复治疗的效果取决于疾病的程度、病程长短、是否坚持训练等因素。要鼓励患者对康复治疗持之以恒、循序渐进地坚持功能练习。

345 格林－巴利综合征用中药马钱子及针灸治疗经验？

（1）注意马钱子在本病中的应用　马钱子有起痿兴废、开通经络、透达关节而直达病所的作用，是他药不能比拟的。若在辨证论治的前提下配伍使用马钱子，可加速治疗，收到明显疗效。若单用马钱子可取一时之效，但疗效不巩固不持久。马钱子含有番木鳖碱，能使脊髓、延脑和大脑兴奋，从而增强骨骼肌紧张度，改善肌无力状态，因此，能较快地阻止病情进展，在短时间内改善病情。但马钱子有毒，不宜久服，一般要炮制后才可入药，一日量0.1～0.4g，10天为1个疗程，疗程间隔3～4天，以不超过3个疗程为宜。

（2）针刺治疗经验　药物治疗若同时配合针刺治疗，不但能缩短痊愈的时间，且能明显改善瘫痪。针刺除遵“治痿独取阳明”的治则外，并与华佗夹脊穴轮替针刺，使其相得益彰。阳明为多气多血之经，内关脾胃，而胃为五脏六腑之海，主润泽与调养宗筋，而宗筋主约束骨骼，有利于关节运动。另外，阳明经与冲脉会于气街、冲脉为“十二经之海”，有涵蓄诸阳经气血的作用，故阳明可总调十二经气血。此外，阳明经又联系带脉和督脉，带脉约束诸经、督脉调节蓄溢诸阳经之气血，故阳明虚则诸经不足，不能濡润宗筋，发为痿证。华佗夹脊穴系经外奇穴，从经络理论来看，“督脉之别”和膀胱经皆挟脊而行，而前者由督脉“别之太阳”，可见位于督脉和膀胱经之间的正是夹脊穴分布的部位，提示了华佗夹脊穴与膀胱经和督脉之间的密切联系。因而，夹脊穴的作用与其位置临近的背俞穴相一致，具有直接疏通经气、协调阴阳、生精益髓、调节气血的作用。从解剖学角度来看，华佗夹脊穴位于每个节段的神经根部，针刺夹脊穴对神经根有直接的调治作用，故而针刺取阳明经穴与华佗夹脊穴治疗本病获效明显。

346 急性格林－巴利综合征名医治疗经验如何?

（1）王永炎院士主张本病内因脾胃肝肾亏虚，外因感受湿邪

本病的病因有两个方面，脾胃虚弱与肝肾不足为内伤病因，感受湿邪是其主要的外感病因。筋脉弛缓为病机的关键，病位主要在脾、胃、肝、肾，也可涉及到肺。其证可由实渐虚，由热证转化为寒证。因此本病早期病情变化迅速，应严密观察。

在治疗上，分为暑湿浸淫、湿热阻络和脾肾不足寒湿下注三型。

暑湿浸淫型见四肢软瘫或四肢麻木，胸部束带感，精神倦怠，气短胸闷，汗出不畅，口渴不欲饮，苔白腻或薄黄腻，脉濡滑数或脉虚大。治以清暑利湿，益气通络，选李东垣清暑益气汤加减，加入桑枝、忍冬藤、鸡血藤以通达脉络。若热偏重则加西瓜翠衣、知母、生石膏、滑石祛暑泄热；若湿偏重可适加藿香、佩兰、白蔻仁以宣气化湿；若脉虚大汗出多宜加入麦门冬、五味子益气养阴以防脱。

湿热阻络型症见四肢痠沉乏力，进而瘫软痿废，或四肢麻木，痠痛，或胸部束带感，或面瘫口眼㖞斜，口苦黏腻不爽，口渴不欲饮水，腹胀食欲不振，小便短赤，舌苔黄腻，脉弦滑数。治以清热利湿，选调元健步丸。若湿热重可适加苦参、萆薢等。

脾肾不足、寒湿下注型症见忽然四肢软瘫，或双下肢先瘫、或四肢麻木、手足发凉，甚至肢体冷汗频出，或胸部束带感，进而吞咽困难，痰液滞留，呼吸促迫，唇甲青紫，也有目不能瞬者，舌淡苔薄白或舌质紫舌面满布白腻苔，脉沉迟或沉伏。治以祛寒温脾肾，选麻黄附子细辛汤合参术汤加味。若寒湿重加适量

苍术燥脾利湿；若肢体冷汗频出可去麻黄，重加黄芪。临床上也有无寒湿证而下元虚亏所致的四肢软瘫者，治疗方面可仿二仙汤（仙茅、仙灵脾、巴戟天、黄柏、知母、当归）合四物汤之意，温补脾肾，养肝强筋，可取得一定的疗效。

（2）刘渡舟用黄芪桂枝五物汤加味治疗营卫不和、邪阻经络型

组方：黄芪 40g，桂枝 15g，白芍 15g，生姜 15g，大枣 12 枚，地龙 10g，桃仁 10g，红花 10g，当归 15g。

功用：调和营卫，活血通络。

（3）关幼波用复方益气固脱汤治疗热传心包、正气欲脱型

组方：西洋参 6g，麦冬 24g，五味子 12g，生甘草 10g，炙麻黄 9g，杏仁 10g，生石膏（先煎）30g，金银花 30g，板蓝根 30g，生地黄 10g，玄参 15g，天花粉 15g，知母 10g，黄柏 10g，瓜蒌 10g，川贝母 10g，青蒿 10g，浮小麦 30g，安宫牛黄丸 1 粒（分吞）。

功用：益气固脱，清热养阴，宣肺开窍。

347 任继学教授治疗格林－巴利综合征经验如何？

任老认为该病属摊缓风病，亦称摊缓。病机主要是督脉与脊髓因感染时疫与六淫病毒为害所致。督脉为病，脊髓为患，是病邪毒害所为，其病变有四：一是经络发生阻滞，脏腑生理失调；二是气化功能受伤，阳郁气结，气不顺为风，阳郁生热；三是津血循环障碍，血液流滞为瘀为痰为肿为重；四是营气不通，卫气不行，营卫二气俱微，引起三焦气乏而无所御，则四肢断属瘫缓顽麻。综观督脉与脊髓发生四种病变之态，在病理上必然是体用俱伤，募原受损，引发“觉元”（觉元者，脑神也，感觉之元神也）失用，神机上行下达痹塞，经络内外

连属受阻，阴阳跷脉“行走之机要”《太平圣惠方》发生挛急，其病已成。

证治：本病以通督理髓，活络驱邪为法。

（1）毒伏督髓证

证候：瘫缓四肢不遂，渐呈麻木，二便秘涩，甚者溺闭，或遗溺，大便不通，或自遗粪，颜面红，口干，心烦，头晕，腹满，皮肤干涩，肢节痠楚，舌红赤，苔淡黄，脉多沉数而滑之象。

治法：解毒清热，活络通督。

方剂：益髓活解汤。

药用：酒生地、鹿角霜、七叶一枝花、赤芍药、生龟板、金银花、连翘、天葵子、丹参、羚羊角片、马钱子粉（0.2g 冲服），用猪脊髓一条熬汤（去浮油），用此汤煎药服之。

（2）阴虚髓损证

证候：病程月余，四肢瘫软，肌肉消瘦，手足心热，头晕神疲，口咽干燥，二便失畅或失禁，肢顽麻，颜面萎黄，颧红，毛发焦，口唇红干，舌红尖赤少津，苔薄黄干，脉多虚数或沉涩之象。

治法：滋阴补髓，活络清热。

方剂：养阴益髓饮。

药用：砂熟地、血竭粉（冲）、龟板胶、黄精、稀签草（酒洗）、山萸肉、白首乌、女贞子、肉桂心（少许）、盐黄柏、秦扎（酒洗）、马钱子粉（炙）（0.2g 冲），猪脊髓一条熬汤（去浮油），用此汤煎药，亦可送服健步壮骨丸治之。

（3）阳虚髓亏证

证候：病程长，四肢瘫缓发凉，麻木不仁，畏寒喜温，二便失常，纳呆，小腹胀，头目昏眩，颜面青白色黯，舌淡红，苔薄白，脉多沉迟无力之象。

治法：温阳通络，生精补髓。

方剂：补阳生精饮。

药用：鹿茸粉（冲）、肉苁蓉、巴戟肉、当归尾、淫羊藿、红花、破故纸、马钱子粉（0.2g 冲）、黄精、伸筋草、砂熟地。狗脊，猪脊髓一条熬汤（去浮油），用此汤煎药服之。

（4）湿热证

证候：江南多见，起病隐而急，四肢先重，旋即瘫缓，微肿，麻木，身热不扬，胸闷口苦，身困沉重，心烦尿短赤，大便虽秘，粪出如溏，颜面黄而透红如秽，舌红，苔黄而腻，脉多濡数之象。

治法：清热利湿，通督除秽。

方剂：清热渗湿汤。

药用：茵陈蒿、苍术、黄柏、丝瓜络、鹿角片、白蔻皮、黄豆卷、滑石、茯苓皮、藿香梗、马钱子粉（0.2g 冲）、栀子，猪脊髓一条熬汤（去浮油），用此汤煎药服之，壮热汗出者，送服紫雪丹治之。

权变法：临床除口服汤药治疗外，可配合针刺疗法。上肢取肩髃、肩贞、手三里、大椎、陶道、合谷等穴，下肢取髀关、伏兔、秩边、梁丘、足三里、血海、阳陵泉、申脉、临泣、照海等穴，手法先泻后补。小便不通，取十四椎夹脊穴、关元、三阴交、水道等穴。大便秘结者，取外关、天枢、支沟等穴，手法用泻法。

大便秘结不通者，用通结散治之，药用蜣螂、煨皂角、二丑（炒）、枳实，共为细面，当归煎汤送服。

小便涩而不通者，用加味通关丸治之，药用肉桂、黄柏、酒知母、蝼蛄，共为细面，小麦秸煎汤送服。

外治法：火烧大葱白、炒食盐，共捣如泥备用。肚脐内放少许真麝香，将葱泥炒热敷脐上，凉时移葱泥再炒热敷之。

此病急性期，可用穿琥宁注射液或清开灵注射液，加于5%葡萄糖注射液中，静脉滴注。还可同时口服紫金锭，每日2次。

恢复期用地黄饮治之，药用熟地、巴戟肉、山萸肉、肉苁蓉

（酒洗）、炮附子、官桂、金石斛、白茯苓、石菖蒲、远志肉、麦冬。五味子，水煎服。阳虚髓亏证可用人参鹿茸丸配合治之。阴虚髓损证可用大补阴丸配合治之。

康复期可用稀签草（酒洗）、龟板胶、鹿角胶、砂熟地、海马、黄精、血竭、骨碎补、枸杞子、炙黄芪，共为细面，淡盐汤送服。

马钱子粉（炙），用法每次0.2g，连服6~7天，停服4~5天后再用，病情已恢复者停用。毒伏督髓证可用醒消九、三黄丸配合汤药治之。

药浴疗法：药用透骨草、桑枝、络石藤、忍冬藤、石楠藤、真鸡血藤、鹿角霜、麻蜥蜴，水煎成1000ml，放入浴水中，洗浴30分钟。另外治疗过程中可用推拿、按摩疗法配合治之。

（高　颖　李　颖　曹克刚）

（十三）急性脊髓炎与周围神经病变

急性脊髓炎以青壮年多见。病前数天或1~2周可有发热、全身不适或上呼吸道感染等病史。起病急，常先有背痛或胸腰部束带感，随后出现麻木、无力等症状，多于数小时至数天发展至高峰，出现脊髓横贯性损害症状。周围神经疾病有许多特有的症状和体征，感觉障碍主要表现为感觉缺失、感觉异常、疼痛、感觉性共济失调；运动障碍包括运动神经刺激和麻痹症状。刺激症状主要表现为肌束震颤、肌纤维颤搐、痛性痉挛等，而肌力减低或丧失、肌萎缩则属于运动神经麻痹症状。另外周围神经疾病患者常伴有腱反射减低或消失，自主神经受损常表现为无汗、竖毛障碍及直立性低血压，严重者可出现无泪、无涎、阳痿及膀胱直肠功能障碍等。其临床表现可参照中医学的“麻木”、“痿证”来治疗。

348 历代医家关于痿证病因的认识有哪些？

痿证指局部或肢体肌肉萎缩，肢体痿废不用。《医宗必读》指出："手足痿软而无力，百节缓纵而不收，证名曰痿"。

（1）悲哀过度伤心　《素问·痿论》云："悲哀太甚，则胞络绝，胞络绝，则阳气内动，发则心下崩，数溲血也。故《本病》曰：大经空虚，发为肌痹，传为脉痿"。心主身之血脉，阳气内动，迫血妄行而出血，血出而脉空虚而失养，此为心痿。《素问·疏五过论》云："始富后贫，虽不伤邪，皮焦筋屈，痿躄为挛"。《医经原旨》指出："始富后贫，虽不伤邪，皮焦筋屈，痿躄为挛。忧愁思虑则心肺俱伤，气血俱损，故为是病"，意为社会地位变化，七情损伤心肺气血，导致痿证，表现为"痿躄为挛"。

（2）思虑与房劳过度　《素问·痿论》云："思想无穷，所愿不得，意淫于外，入房太甚，宗筋弛纵，发为筋痿，及为白淫，故《下经》曰：筋痿者，生于肝使内也"。肝主身之筋膜，此为肝痿。思则气结，思虑过度则伤脾，所愿不得，情志不遂则伤肝，入房太甚易伤肾。思虑、房劳损伤脾、肝、肾三脏，导致痿证。

（3）居处湿地伤脾　《素问·痿论》云："有渐于湿，以水为事，若有所留，居处相湿，肌肉濡渍，痹而不仁，发为肉痿。故《下经》曰：肉痿者，得之湿地也"。脾主身之肌肉，湿邪伤脾，脾气不能濡养四肢肌肉，此为脾痿，即肉痿。《内经》中湿邪或湿热致痿的记载还有多处，如《素问·生气通天论》云："湿热不攘，大筋緛短，小筋弛长，緛短为拘，弛长为痿"。《素问·气交变大论》云："岁土太过，雨湿流行，肾水受邪。……甚则肌肉萎，足痿不收，行善瘛，脚下痛，饮发中满食减，四肢不举”。《灵枢·九宫八风》曰：“犯其雨湿之地，则为痿”。湿为何致痿?《医经溯洄集》解释道：“湿从下受，故于肺为咳，谓之上逆。夫肺为诸气之主，今既有病，则气不外运，又湿滞经络，故四肢痿弱无力，而或厥冷也”。所以，湿邪致痿，一是影响了肺，使肺主一身之气的功能失司，肺气不降反上逆，而咳嗽；一是湿邪直接阻滞经络，造成四肢痿弱无力。

（4）天热远足伤肾　《素问·痿论》云：“有所远行劳倦，逢大热而渴，渴则阳气内伐，内伐则热舍于肾，肾者水脏也，今水不胜火，则骨枯而髓虚，故足不任身，发为骨痿。故《下经》曰：骨痿者，生于大热也”。肾主身之骨髓，此为肾痿。《难经·十四难》曰：“一损损于皮毛，皮聚而毛落；二损损于血脉，血脉虚少，不能荣于五脏六腑也；三损损于肌肉，肌肉消瘦，饮食不为肌肤；四损损于筋，筋缓不能自收持；五损损于骨，骨痿不能起于床者死；从下上者，皮聚而毛落者死”，损伤皮毛、血脉、肌肉、筋脉、骨，均可以成痿，骨痿系痿证中的重证，“不能起于床者死”。

（5）所欲不遂　《素问·痿论》云：“肺者，藏之长也，为心之盖也；有所失亡，所求不得，则发肺鸣，鸣则肺热叶焦，故曰，五藏因肺热叶焦，发为痿躄，此之谓也”。《素问·至真要大论》云：“诸痿喘呕，皆属于上”。《医经原旨》解释：“诸痿喘呕，皆属于上；痿有筋痿、脉痿、骨痿、肉痿之辨，故曰诸痿。凡肢体痿弱，多在下部，而曰属于上者，如五脏使人痿者，因肺热叶焦，发为痿躄也。肺居上焦，故属于上”。《儒门事亲》云：“大抵痿之为病，皆因客热而成……，总因肺受火热，叶焦之故。相传四脏，痿病成矣”。刘完素《素问玄机原病式》曰：“病痿，皆属肺金。大抵肺主气，病则气𪿔郁。至于手足痿弱，不能收持，由肺金本燥，燥则血液衰少，不能荣养百骸故也。所以，五脏之痿，其始在肺”。

（6）膏粱太过　《素问玄机原病式》说：“至如筋痿骨痹，诸所出不能为用，皆热甚郁结之所致也”，强调热邪是筋痿骨痹的原因。《医经原旨》说："凡治消瘅、仆击、偏枯、痿、厥、气满发逆、肥贵人，则高梁之疾也。……偏枯，半身不遂也。痿，痿弱无力也"。上述诸多疾病包括痿证在内，均是过食膏粱厚味产生内热、损伤脏腑所致。

综上，痿证的病因系外感湿、热、内伤七情、过劳、房劳过度、饮食不当，内伤五脏，发为痿证。痿证是在五脏虚损的基础上形成的。陈无择指出："痿则内脏不足所致，但不为任用，更无痛楚，此血气之虚"。强调内脏不足，乃血气之虚的结果。李东垣在《脾胃论》中强调胃虚元气不足是其原因："至于痿、厥逆，皆由汗出而得之也"，指出胃虚汗出，贼邪得入，胃虚是成痿的前提。

349 五脏痿证的临床症状有哪些?

中医认为，五脏使人痿。中医以五脏为核心、以整体辨证为其特点，五体归属于五脏。热伤五脏致五脏痿证，五脏痿证病在五脏，也表现在五体。痿证共同表现手足痿软而无力、百节缓纵而不收，不同点则与五脏各自生理、病理特点有关：肺痿则皮毛虚弱急薄；心痿则肢节屈伸困难，腿下垂，无力支撑身体；肝痿则口苦、筋拘急，如《素问·五常政大论》说："阳明司天，燥气下临，肝气上从……筋痿不能久立"；脾痿则口干渴，肌肉不仁，《素问·脏气法时论》说："脾病者，身重，善饥，肉痿，足不收行，善瘛，脚下痛"；肾痿而腰脊不举，站立行走困难。五脏病变引起对应的五体症状，"肺热者色白而毛败，心热者色赤而络脉溢，肝热者色苍而爪枯，脾热者色黄而肉蠕动，肾热者色黑而齿槁"。五体症状辨证，对临床用药具有指导意义。在五脏痿证中，为什么肺占主导地位呢？盖肺为五脏之华盖，为水之上源，水之上源不足，清肃之令失司，津液和水谷精微不能敷布，导致五脏六腑失却滋养而痿。

痿证的脉象没有特异性，相对而言，缓脉比较常见。如《濒湖脉学》指出："痿病肺虚，脉多微缓。或涩或紧，或细或软"，"缓脉营衰卫有余，或风或湿或脾虚。上为项强下痿痹，分别浮沉大小区"，"弱脉阴虚阳气衰，恶寒发热骨筋痿。多惊多汗精神减，益气调营急早医"。《医经原旨》："缓甚为痿厥，微缓为风痿，四肢不用……"。其他脉象，《灵枢·邪气脏腑病形》："肾脉微滑为骨痿，坐不能起，起则目无所见"，《儒门事亲》："故病痿之人，其脉浮而大"，脉微滑、浮而大也是痿证的脉象之一。

350 痿证的治法要点是什么？

（1）独取阳明——针刺阳明经调节阳明经气血。《素问·痿论》强调"治痿者独取阳明"，盖"阳明者，五脏六腑之海，主闰宗筋，宗筋主束骨而利机关也。……故阳明虚则宗筋纵，带脉不引，故足痿不用也"。《灵枢·根结》又云："阳明为阖，阖折则气无所止息，而痿疾起矣。故痿疾者取之阳明，视有余不足。无所止息者，真气稽留，邪气居之也"。《内经》时代针灸治疗占绝对的主导地位，《素问·痿论》提出的治痿"独取阳明"特指针刺是无疑的，但是后世治疗更多的重心在药物治疗。

（2）独取阳明——药物治疗。以阳明为核心后世治痿独取阳明多指药物治疗，如《医宗金鉴·杂病心法要诀》云："五痿皆因肺热生，阳明无病不能成"，意思是痿证虽然始于肺热叶焦，但其发病是因为阳明（即脾胃）气血受困、气血不足，肢体失养所致，所以治疗要从调节阳明脾胃气血入手。治法以胃为核心，"痿燥因何治湿热，遵经独取治阳明"强调药物治疗脾胃对于治痿的重要性。所列的方剂无不体现着治痿"独取阳明"

的思想。李东垣对“独取阳明”有自己的解释：“故《下经》曰：骨痿者，生于大热也。此湿热成痿，令人骨乏无力，故治痿独取阳明”，认为长夏湿热，困遏脾胃，造成骨乏无力之骨痿，治疗从脾胃入手，清利湿热，治疗骨痿。李东垣所说的“独取阳明”，也是指的药物治疗。

（3）补益肝肾　痿证涉及五脏，但是肾虚致痿在痿证的论治中占有重要的地位。盖肾为五脏之根、久必及肾。《灵枢·口问》：“下气不足，则乃为痿厥心悗”，下气即肾气不足。肾虚精亏致痿《内经》还有多处记载，《素问·四气调神大论》：“冬三月，此谓闭藏，水冰地坼，无扰乎阳，早卧晚起，必待日光，……。逆之则伤肾，春为痿厥”，冬不养精，春天发生痿厥。《灵枢·本神》：“恐惧而不解则伤精，精伤则骨痠痿厥，精时自下”，恐惧伤肾，肾伤不能固精，遗精滑精，精损不能生髓养骨，则骨痠痿厥。《难经·十四难》也强调肾虚骨痿：“五损损于骨，骨痿不能起于床者死”，“然，足少阴气绝，即骨枯。少阴者，肾脉也”，描述了肾虚骨痿的病机和症状。《难经·五十六难》：“肾之积名曰贲豚，发于少腹，上至心下，若豚状，或上或下无时。久不已，令人喘逆，骨痿，少气”，《杂病源流犀浊·肾病源流》云：“肾之积，曰奔豚……皆由肾虚，脾家湿邪下传客肾所致”，贲豚即奔豚，皆责之肾虚，久不已，可以发为喘逆、骨痿、少气。《儒门事亲》指出：“痿之为状，两足痿弱，不能行用。由肾水不能胜心火，……。令肾水衰少，随火上炎。肾主两足，故骨髓衰竭，由使内太过而致”，也强调肾亏在痿证的重要性。徐灵胎《兰台规范》指出：“《内经》针痿之法，独取阳明，以阳明为诸筋总会也，而用药则补肾为多，以肾为筋骨之总司也。养其精血而逐其风痰，则大略无误也”，提出药物治疗的大法是补肾，而针刺治疗是“独取阳明”。肝也在下焦，肝肾同源，补肾蕴含补益肝肾之意。

351 痿证的治疗取穴与方药有哪些？

（1）针刺治疗独取阳明　从经脉来说阳明指阳明经，阳明经多气多血。“独取阳明”的具体操作是“各补其荥而通其俞，调其虚实，和其逆顺，筋、脉、骨、肉各以其时受月，则病已矣”。《医经原旨》指出：“诸经之所溜为荥，所注为俞。补者所以致气，通者所以行气，上文云独取阳明，此复云‘各补其荥而通其俞’，盖治痿者当取阳明，又必察其所受之经而兼治之可也”，书中还列举了具体治疗取穴。当然，痿证的针刺治疗除“独取阳明”以外，也有其他的治法：《医经原旨》：“痿躄足不收，取之少阳、阳明之别。骨痿懈惰，取足少阴髓海”，《针灸甲乙经》曰：“痿不相知，太白主之。一云身重，骨痿不相知。足下缓失履，冲阳主之。足缓不收，痿不能行，不能言，手足痿躄不能行，地仓主之”。

（2）药物治疗独取阳明　从脏腑来说阳明则指脾脏胃腑，脾胃乃后天之本、气血生化之源。刘河间以白术黄芪散，治五心烦、自汗、四肢痿劣、饮食减少、肌瘦昏昧。《素问病机气宜保命集》李东垣认为：“夫痿者，湿热乘肾肝也，当急去之。不然，则下焦元气竭尽而成软瘫，必腰下不能动，心烦冤而不止也”，以清暑益气汤清利湿热，健脾益气。治疗痿证，《脾胃论》指出：“如行步不正，脚膝痿弱，两足欹侧者，已中痿邪，加酒洗黄柏、知母三分或五分，令二足涌出气力矣”，在《兰室秘藏》又以健步丸清热利湿为主，治膝中无力，伸而不得屈，屈而不能伸，腰背腿膝沉重，行步艰难。《丹溪心法》强调：“痿，断不可作风治而用风药。湿热、痰、无血而虚、气弱、瘀血。湿热，东垣健步方中加燥湿降阴火药黄芩、黄柏、苍术之类。湿痰，二陈汤中加苍术、黄芩、黄柏、白术之类，入竹沥。气虚，四君子汤加苍术、黄芩、黄柏之类。血虚，四物汤中加苍术、黄柏，下补阴丸。亦有食积妨碍不得降者，亦有死血者”。对于丹溪不可以风药治痿的观点，明代王纶在《明医杂著·风症》中更有发挥：“瘫痪痿软之病，此是无血及兼痰火湿热耳。古人云不可作风治而用风药，谓小续命汤、西州续命汤、排风汤等药，如羌活、防风、麻黄、桂枝、乌头、细辛等剂，皆发散风邪，开通腠理之药，若误用之，阴血愈燥也”，盖风药发散，易伤阴血。叶天士记载了多个治疗痿证的医案，也强调阳明，如“痿躄，食下呕恶，脘闷，当理阳明。金石斛，茯苓，橘白，半夏曲，木瓜，谷芽”；“阳明之脉，主束筋骨，而利机关。今行走皆艰，纳谷甚少，腹中气攻，头痛，自悲忧五年，日加衰惫。如《灵枢经》论痿云：“意伤忧悲愁则肢废也。枸杞，当归，防风根，黄芪，沙蒺藜，元参，牡蛎，羚羊角”。《叶氏医案存真》所载这两个医案从阳明入手调治，正如叶氏本人强调：“内经论治痿独取阳明，无非流通胃气。盖胃脉主乎束筋骨利机关窍也”。《临证指南医案》张锡纯指出：“痿证之大旨，当分为三端”，“其人脾胃素弱，不能化谷生液，以荣养宗筋”，创立振颓汤治痿废。强调“用生地黄以补大气，白术以健脾胃，当归、乳香、没药以流通血脉”，调节阳明气血是治疗的关键。张锡纯创立的治疗痿证的方剂如振颓丸、干颓汤、脑振痿汤、起痿汤、养脑利肢汤等，均有生黄芪、白术、当归、杭芍药、乳香、没药等健脾益气、养血活血之品，重在流动气血。

(3) 补益肝肾为主　《汇补》云：“故古人治痿，首重阳明。此为气虚者立法也。其专重肾肝，因肾主骨而藏精，肝主筋而藏血，故肾肝虚，则精血竭，精血竭，则内火消烁筋骨为痿，治当补养肾肝。此为阴虚者立法也。善治者辨其孰为气虚，孰为阴虚，合宜而用”，指出了重阳明与补肝肾的区别，可谓要言不烦。刘河间创立金刚丸补肾“治肾损骨痿，不能起于床，宜益精”，以牛膝丸“补益肝肾，治肾肝损，骨痿不能起于床，筋缓不能收持，宜益精缓中”。《素问病机气宜保命集》丹溪创立虎潜丸，又名健步虎潜丸，功能滋阴降火、强壮筋骨，治疗肝肾不足、筋骨痿软；大补阴丸，又名大补丸，功能滋阴降火，治疗肝肾阴虚、虚火上炎、骨蒸潮热、盗汗遗精、咳嗽咯血、心烦易怒、足膝疼痛或痿软、舌红少苔。朱氏“阴常不足，阳常有余”和“气血冲和，万病不生，一有怫郁，诸病生焉”的论点，在治疗痿证理论和用药中得到了很好的体现。唐中海在《血证论》中云：“审系肾中天癸之水不足者，必骨热气逆，足痿脉数，子宫干涩，经血前后，均无浆水，宜左归饮，加菟丝，龟板，阿胶，麦冬，五味，苁蓉，以滋天癸之水”。叶天士《叶氏医案存真》载：“足跟筋骨，痛不能履地，渐至延及腰脊，向患遗精，此肝肾精血内耗，将成痿躄也。生精羊肉，炒当归身，舶茴香，老生姜”，“手足软，不能坐立，是属痿也，痿证《内经》历言，五脏之热，髓枯骨软，治应苦坚滋养，今之医者多作阳虚治之，痿症不愈，皆由是也。虎潜丸”。《未刊本叶氏医案》：“脉涩，腿痛，艰于步履，溺后如膏，小溲易癃，此属肾虚，延久恐成痿躄。熟地，龟板，苁蓉，川斛，青盐，稆皮，茯神，虎骨”，足见叶氏治疗痿证非常重视肝肾。张锡纯同样重视补益肝肾治疗痿证的作用，在振颓汤的加减运用时指出，“骨痿废者，加鹿角胶、虎骨胶各二钱。然二胶伪者甚多，若恐其伪，可用续断、菟丝子各三钱代之”，诚经验之谈。“骨痿者加鹿胶、虎胶取其以骨补骨也。筋骨受风者，加明天麻取其能搜筋骨之风，又能补益筋骨也。若其痿专在于腿，可但用牛膝以引之下行”，张锡纯不愧是一位临床大家，其创立的诸多方剂至今仍然有效地指导着临床实践。

（4）清热润燥　“肺热叶焦”是痿证的源头，肺是痿证的始发之脏，所以清肺润燥是治疗痿证的重要治法之一。李东垣在《脾胃论》中以清燥汤“治疗六七月之间，湿令大行，湿热相合而刑庚大肠，燥金受湿热之邪，绝寒水生化之源，源绝则肾亏，痿厥之病大作，腰以下痿软瘫痪不能动，行走不正，两足欹侧”。喻嘉言创立清燥救肺汤治疗痿证，痰多加贝母、瓜蒌，血枯加生地，热甚加犀角、羚羊角，或加牛黄。《古今名医方论》对此方按曰：“喻氏宗其旨，集诸润剂而制清燥救肺汤，用意深，取药当，无遗蕴矣”，甘凉滋润是肺热叶焦的对症治法。

（5）辨证论治　针对痿证的病因施治，若湿邪、湿热致痿，肢体困重无力，行动困难，舌苔白腻或黄腻，可以淡渗利湿、健脾祛湿、清热利湿，方如五苓散、参苓白术散、四妙散；悲哀过度，情志不遂，情绪低落或胸闷叹息，宜疏肝解郁，理气颐神，调节脏腑平衡，如逍遥散、柴胡疏肝散、越鞠丸；气郁化火、心烦易怒、口干便结，当苦寒直折其火或解郁泻火，如三黄泻心汤、丹栀逍遥散、龙胆泻肝汤；肥甘过度，可以消食导滞，用越鞠保和丸、加味保和丸；膏粱酒湿，见于肥盛之人，血气不能运动其痰，痰湿内停，客于经脉，使腰膝麻痹，四肢痿弱，治宜燥湿健脾行痰；热毒炽盛，宜清热解毒，方如五味消毒饮、仙方活命饮。还有血虚者，证见面色痿黄、手足无力、不能行动，治宜滋养气血，方如八珍汤、人参养荣汤。四肢软弱或仅下肢软弱不用，一般无疼痛，但是也可伴有麻木、肢体痉挛，麻木常属营血不荣，治疗宜补益气血、通利血脉，如黄芪桂枝五物汤、八珍汤等；血瘀者，多因跌仆伤损，腰膝疼痛，四肢无力，运动困难，结合养血活血、消瘀止痛，用桃红四物汤、身痛逐瘀汤、血府逐瘀汤等。“拘挛多属于肝，以肝主筋，筋膜干则收缩”，可用养血荣筋通络之品，如阿胶、当归、桂枝、木瓜、地龙之品。《医学心悟》创五痿汤作为五脏痿证的基本方，根据五脏辨证加味，如心气热加黄连、丹参、生地黄；肝气热加黄芩、牡丹皮、牛膝；脾气热加连翘、生地黄；肾气热加生地黄、牛膝、石斛；肺气热加天门冬、百合等。在临床起到执简驭繁的作用。

352 中医的督脉和脊髓病二者之间的关系？

中医督脉的循行决定了其和脊髓病之间的密切关系，它与现代解剖学中脑和脊髓的部位和功能有吻合之处。

（1）部位一致　中医督脉属奇经之一，其主干运行于身后腰背正中，上至头颈正中，为脑髓之所居之处，贯髓入脑，连属脑髓，然后从头顶正中经前额到鼻柱下端，至于龈交，接通任脉；其从脊柱后分出属肾，因此督脉与脑、髓和肾的功能活动密切相关。督脉直接贯穿脑、髓，与六阳经相互联系，为“阳脉之海”，具有调节全身阳经经气的作用。脊髓病主要表现在脑与脊髓部位的病变，其解剖结构与中医督脉循行极为相符。

（2）功能相近　督脉的生理功能是统督背部之阳及诸阳经，为阳脉及全身经脉之海，主阳，阳主动，为十二经之纲领及动力，肾气肾水之通路，主生肾气，交通心肾，充养髓海，益脑，主生殖功能等。而脊髓病根据其解剖及生理功能，往往与运动、感觉、内脏功能如膀胱、直肠、生殖等有关，与中医督脉的功能有相似之处。

（3）病变表现相符　督脉病证的表现和脊髓直接相关。督脉或由经气不足引起，或由经气有余引起，病理表现主要与其生理功能和循行路线有关，在大脑、精神神志方面表现为脑转耳鸣、头痛、癫痫、痿证等；在督脉所过部位表现为脊强反折等；在泌尿生殖方现表现为遗尿、生殖功能障碍等；在阴阳调节方面可表现寒热病证等。而脊髓病往往根据其损伤病灶部位可表现为头痛、痿证、麻木、二便及生殖功能障碍等，与中医督脉的病理表现有符合之处。影像学检查可作为中医望诊的延伸，脊髓病变，从经络的循行来看，属督脉分野。督脉虚损，奇阳虚乏，不仅统率、督促全身阳气的作用减弱，其循行部位受累尤甚，脊髓与脑皆失温养而发病。

（4）治疗有互通之处　部分脊髓病变可从督脉论治，而督脉的穴位也可用于治疗脊髓病，八脉交会穴之中的后溪穴通督脉，亦能治疗脊髓病。古代文献多采用针灸疗法，形成了以针灸为主治疗脊髓病的丰富经验。如《素问·空骨论》：“大风颈项痛，刺风府，风府在上椎”，又“腰痛不可以转摇，急引阴卵，刺八髎与痛上”。叶天士对从奇经、络脉治痿有所发挥，“冲任虚寒而成痿者，通阳摄阴，兼实奇脉为主。肾阳、奇脉皆虚者，通纳八脉，收拾散越之阴阳为主”。

现代文献认为，元气是生命之本，是经气的组成基础，统率于督脉，藏于肾，历三焦而循行周身。有些脊髓病如多发性硬化、运动神经元病、急性脊髓炎等，与督脉不足有密切关系，从督脉论治，而有较好的疗效。

353 急性脊髓炎的中医辨证分型是什么？

急性脊髓炎按照临床表现，属于中医“痿证”范畴，因此其临床辨证可参考痿证。但急性脊髓炎具有其特有的发病特点，发病前多有发热或（和）感冒病史，1～2 周出现双下肢松懈瘫软，伴有麻木，胸或腰部束带感，小便潴留，大便干，躯干及双下肢无汗或少汗；2～4 周逐渐出现双下肢痉挛性无力伴疼痛，麻木感逐渐好转，小便失禁，大便仍干结，常合并感染、褥疮等。因此，其急性期往往由于感受外邪后，出现肺热叶焦，或湿热浸淫，而导致筋脉驰软。恢复期主要表现为脾肾不足或肝肾亏虚等证。

陆家龙认为，急性期分两型辨证论治：①风温型，根据叶天士卫气营血传变规律，而有风温在卫或热恋气分之别，前者宜疏风清热为治，选方桑菊银翅合方。该病传变较快，旋即转入气分，而表现为高热、口渴、汗出乏力，脉大无力等热盛伤津耗气之候，治宜清热益气生津，选方人参白虎汤。②湿温型，宜清热化湿为治，选方四妙类。慢性期或累及脾胃，或伤及肝肾，而均有伤阴表现：①脾胃亏虚，气阴两伤。宜健脾益气，养阴清热为治，选用参麦六君汤加味。②肝肾不足，阴虚有热。可采用“泻南补北”之法，即滋肾水、涵肝木、泻相火之法，以滋肾养肝，育阴清热，选方六味地黄汤。

冯福海认为，急性非特异性脊髓炎乃是外邪湿热所攘，浸淫经脉，血行不畅，筋肉失养而成，选用具有清热化湿、通利经脉之四妙丸加味治之。

游建明认为急性脊髓炎以湿热浸淫为主要表现，发病日久，湿热困脾，而致气血生化无源，甚至瘀血内阻，使脉络痹阻，肢体筋脉失于气血荣养而使痿证缠绵难愈。因此谨遵“治痿独取阳明”之大法，采用健脾利湿活血之法，将六君子汤合四妙散、四物汤合用进行研究，发现其可增加临床疗效，缩短肌力改善时间。

王庆琛诊治 1 例急性脊髓炎患者，表现为肢体麻木，痿软不用，站立不稳；呼吸不畅，语言难出，口渴发热，腹胀纳少；大便艰涩，小便短少，舌暗淡，舌苔薄黄，脉弦细数，辨证属于邪毒蕴结，气虚血瘀，治以加味补阳还五汤，收到良效。

马钱子含有生物碱士的宁（番木鳖碱），能兴奋脊髓的反射功能，兴奋延髓中的呼吸中枢及血管运动中枢，提高大脑皮质感觉中枢（皮质分析器）的功能。有临床报道将其用于急性脊髓炎恢复期时，可加快恢复神经功能。

综上所述，我们可以看出，急性脊髓炎临床中常见证型主要包括肺热津伤、湿热浸淫、脾胃虚弱或气虚血瘀、肝肾亏虚等。而且某些中药如马钱子虽然有毒，但掌握好其适应证和用量禁忌，可改善患者病情。

354 急性脊髓炎的中西医结合治疗思路是什么？

急性脊髓炎是指脊髓的一种非特异性炎性病变，多发生在感染之后，炎症常累及几个髓节段的灰白质及其周围的脊膜，并以胸髓最易受侵而产生横贯性脊髓损害症状。临床常见为急性横贯性脊髓炎，表现为脊髓完全性横贯性损害而出现病变水平以下运动、感觉和自主神经功能障碍；部分患者起病后，瘫痪和感觉障碍的水平均不断上升，最终甚至波及上颈髓而引起四肢瘫痪和呼吸肌麻痹，并可伴高热，危及患者生命，称为上升性脊髓炎；有少数患者为脱髓鞘性脊髓炎，为急性多发性硬化脊髓型。

急性横贯性脊髓炎起病快，应参照急性期和恢复期进行治疗。急性期病情进展迅速，中医和西医治疗都有一定的疗效，西药能减轻脊髓损害从而促进功能恢复，中药能减少炎症反应，调节免疫功能，但其尚需进一步的验证。因此，急性期患者，尤其病情重进展快者，治疗宜中西医结合，西医为主，能阻止病情进一步发展。恢复期采用中医康复方法如针灸、推拿等有较为肯定的疗效，配合现代康复技术，从而更快地恢复神经功能缺损症状。

急性上升性脊髓炎病死率高，易于发生呼吸肌麻痹而危及生命，中医虽有抢救成功的病例，但例数不多，尚待积累经验。故抢救时应以西医为主，如有呼吸肌麻痹应及早应用呼吸机。在抢救过程中，若呼吸道分泌物多而不易排出，可选用鲜竹沥鼻饲；如患者出现憋气、烦躁、汗出、颧红口干、舌红少苔或无苔，脉细微或细数，为气阴两脱证，可及时应用益气养阴固脱之品，有助于正气来复。

脱髓鞘性脊髓炎中西医治疗均有一定疗效，且各有优缺点。可参照“多发性硬化”章节进行治疗。

355 麻木的中医发病机制和辨证要点是什么？

麻木乃中医证名之一，表现为肌肤感觉障碍。麻，肌肤蚁走感，或如触电感；木，皮肉不仁如木厚之感。麻木发病，既可因风寒湿六淫之邪外侵，又有气血亏虚或痰瘀郁滞的因素。但责其病机关键，即在于营卫之气机紊乱，内失于行顺通畅，外不能荣养肌肤，总而论之，麻木一证，虽有外邪、痰、瘀之因，但总以气血亏虚为其主要病理。荣卫俱虚及气机不利的病理机制，可见麻木不仁之病机是在各种致病因素作用下，致使荣卫俱虚，经络空疏。或荣卫闭阻。气血阻遏，不能职司温分肉，肥腠理，荣肌肤之职，肌肤失荣而致麻木不仁。具体分述如下：

（1）风寒湿痹　风寒湿邪，乘人体卫表空虚，入侵为害。客于肌表经络不去，闭阻营卫，使气血运行受阻而发生麻木。风邪是百病之长，其性善行数变，留着肌肤，其麻如有虫行之感，故有“风淫末疾”、“麻木为风”之说；湿邪黏滞重着，影响气机流通，与卫气相干，其脉道不利，卫气有所凝滞而行涩，肌肉麻木，故有“风麻湿木”之说；寒邪其性阴凝，最易伤人阳气，阳气既虚，更是风寒湿邪客居之处。且阳虚之体肌肤不得气煦血濡而致顽麻沉重，风寒湿邪合而为痹，其始则以疼痛为患，久则气血失运，皮肤不营，发为麻。

（2）气虚失运　气虚或阳虚是本证最常见的病理因素。气是维持人体生命活动的根本，具有防御、推动和温煦作用。若由于劳倦失宜，劳则气耗；或饮食失节、吐泻伤中，暴伤脾气；或由于房室不节，精亏气少，均可引发气虚。气虚则卫外失固；易使风寒湿邪入侵，且荣血失于气之推送，致使经脉空疏，肌肤失之温煦与濡养，导致麻木不仁。

（3）津血失濡　肌肤有赖津血之滋润与濡养，素体血虚、产后血亏，或局部血循失荣，或热病久羁，津液耗伤，导致津亏血虚，则经络无以津濡血荣，皮毛肌肤失养，便可出现麻木不仁，甚则发为肉痿。

（4）痰瘀交阻　湿痰、瘀血均是病理产物，痰瘀既成，又常交结，留于经络肌肤，阻遏气血，荣卫涩滞，可致久麻久木。瘀血所致，其常重着不移；痰湿之害，变幻多端，痰湿与外风相合，即为风痰，其麻木常伴有痒感。若郁久化热，化为痰火，则麻木常有异常灼热之感，若痰与内风相合，是为肝阳痰火，麻木常伴震颤。

辨治要点：

（1）辨麻木轻重　麻木虽为一证，但二者又有所区别，麻是发麻的感觉，局部尚有一定知觉，或有虫行之感，是为感觉麻痹或感觉异常；木是局部失去知觉，按之不知，掐之不觉，是为感觉消失，故麻轻而木重。有“麻为木之渐，木为麻之甚”的说法。在病理上，麻多属气病，气虚为本，风痰为标；木多为气病及血，多挟湿痰死血。

（2）辨邪侵正虚　麻木主要是由于气血亏虚所致。但新感之病，也可由风寒湿邪所引起，由风寒湿邪所致的往往麻木与疼痛兼见，故痛与不痛是辨别邪侵正虚的临床特征。邪僵者，风湿大多侵犯人体上肢，麻木不仁；寒湿大多侵犯下肢，肢麻脚重，且风邪为主者，其常有虫行之感。正虚主要是气血不足，其麻木大都在早晚静止时，或冷水浸泡、劳动后加重，经揉搓或热敷，则可暂时减轻。若系阴津不足，则有肢体肌肤干涩的改变。若伴有虚风内动，则有肢体颤抖的表现。气虚则继发痰瘀内阻的病理改变。湿痰内聚则麻木肢端可有肿胀的感觉。瘀血内停则麻木有定处，固定不移，且局部皮肤可呈紫黯色泽。

（3）辨发病部位　麻木在上肢者多属风湿或气虚夹瘀；在下肢者以寒湿或湿热为多。指端麻木多属气虚，或有内风挟痰；头面发麻或木然不知，多属气血亏虚，风邪乘之巅顶；口舌麻木多属痰湿阻于经络；浑身麻木则是营卫气虚。

356 中西医诊疗麻木的思维要点是什么？

麻木的起病形式、部位及伴发症状对病情诊断及预后有重要的意义。

起病急剧，一侧肢体麻木（上下肢、颜面口唇上肢、上下肢及颜面口唇）或伴言语蹇涩、头痛头晕等症状，往往提示中风的发生，须高度警惕，积极治疗。起病急、由一侧（多为下肢）末梢开始向心性发展并波及另一侧，并伴有肢体无力或肢体握痛，甚可出现呼吸气促时，多是急性炎症性脱髓鞘多发性神经病，相当于中医痿病中的急痿，病情急重、严重时可危及生命，应中西医结合积极救治。

起病急，由双下肢开始麻木并见无力，麻木向心性发展，波及腰胸并有束带、疼痛、伴二便失禁时，多为急性脊髓炎，麻木的平面上升可危及生命，需中西医结合积极治疗。

起病急，有颈部前冲急停史，双手麻木疼痛甚至十指麻木刺痛剧烈犹如千万小虫行走，又如万箭穿刺，诊为挥鞭综合征，治疗可结合西医脱水剂和糖皮质激素。

起病相对较急，常于睡醒后，一侧上肢或手指麻木，经活动后缓解，提示颈椎病。起病相对较急，一侧肢体麻木、力弱，行走不稳，或伴视野缺损症状体征，又缓解－复发特征，见于多发性硬化，结合脑脊液和磁共振检查可诊断。

起病缓慢，麻木自下肢远端向上发展，或肢体某个水平向下发展常伴肢体疼痛，或伴肢体瘫痪时，常提示脊髓压迫症，应追根溯源。起病缓慢，常见面色苍白，行走不稳如踩棉花，手指麻木刺痛，血清学检查维生素 B_{12} 水平低，则是脊髓亚急性联合变形，中西医合参效果明显。

起病缓慢痛及寒温觉不知，以双上肢和胸背部多见，呈短上肢分布，则见于脊髓空洞症，进展缓慢，较为难治。此外，麻木区域局限与相应部位的疼痛或无力并见者，见于单神经病，结合发病原因，对症治疗。

以麻木为主症，以四肢远端为著者，常见于多发性神经病（末梢神经炎）。肢体末梢麻木有明确原发病的，常见者有糖尿病周围神经病变、慢性酒精中毒。嗜酒引起的麻木往往还可并见行走不稳、头晕、纳呆、睡眠差等症。

麻木的中医病理是不通、不荣。不通就内伤来说不外湿痰死血、气滞血瘀，外感者不外风寒湿热；不荣不外气血阴阳及肺虚、脾亏、肾损、肝血不足。不通、不荣可兼夹并见。病因病性可结合麻木是否持续存在，是否兼有疼痛、重着之感，或麻木有昼轻夜重、昼重夜轻、喜温贪凉等临床特点判断。麻木部位对病性的判断也有一定的帮助，如头上肢多风湿，下肢多寒湿，湿热、遍身手足麻木多气血虚等。

总之，麻木是影响了人体气血经络之病变，临床上以气虚不行与血虚不荣证候多见，但治疗麻木前，需先弄清引起麻木的原发疾病。有些应作必要的检查，不可草率处理，在临床上根据不同情况，采取相应的措施灵活应变。中西医结合治疗效果佳的，就一定联合运用。

357. 麻木的诊断依据及与痹证、痿证的鉴别要点是什么？

麻木一证的诊断，主要依据患者的自我感觉，并结合检查。其四肢或面、舌之局部有感觉减退或消失，但尚无明显的肌肉萎缩等其他病理改变，临床较易诊断。其诊断要点是：

（1）麻木是皮肤肌肉发麻，其状非痒非痛或如同虫蚁爬行，或肌肤木然，顽而不知痛痒。

（2）麻木常发生在四肢，且多见于手指、足趾末端、远端，亦有仅见于面部一侧或舌部，系局部发生的感觉障碍。

（3）麻木一般不伴有肢体运动功能障碍及肌肉萎缩。

（4）体格检查，在麻木的局部可发现有感觉麻痹、感觉减退，或感觉异常，其分布区域常与神经布局走向相一致。

麻木是以症状命名的疾病。其可单独存在，如末梢神经炎等，但是相当一部分麻木常是其他疾病伴随或初见的症状，诸如周围血管疾病（如多发性动脉炎、血栓闭塞性脉管炎、高血压引发的脑血管病变等）、结缔组织疾病（如类风湿性关节炎、结节性多动脉炎、硬皮病等）、营养障碍疾病（如脚气病等）、内分泌及代谢障碍疾病（如甲状腺功能减退、肢端肥大症、糖尿病等）以及其他疾病（如急慢性感染、肿瘤等）。故麻木的证候诊断后，尚须进一步追查引发麻木的疾病，以析进一步从本论治，若系中风之先兆，则诊疗麻木又兼有预防中风的积极意义。

鉴别诊断：

（1）麻木与痹证　麻木与痹证，临床均可见有疼痛及麻木，且二者皆可由于风寒湿邪之入侵所引发，较难区分。但麻木证是以麻木为主症，若非风寒湿邪所致者，一般不兼见疼痛；痹证则不论行痹、痛痹、著痹，均以疼痛为主症，鲜有麻木相伴，且麻木证之病机主要是荣卫气血之虚少，经络空疏；而痹证主要是邪恋，经络痹阻，故治疗麻木以补气养血为法；治痹以蠲痹通络为主。

（2）麻木与痿证　痿证是指肢体筋脉弛缓，手足痿软无力的病证，其以肌肉痿弱瘦削为主要表现，或可兼有麻木的感觉障碍；麻木仅是不知痛痒，搔之如隔衣之感，尚无肉痿瘦削之情。两者的鉴别是：麻木证是“肉如故”，痿证是“弱而不用”。

麻木的中医治疗原则：

（1）权衡补泻　麻木以虚证为主，或有虚中夹实证。故治疗应以补虚为法。调补气血，助卫和营，但由于麻木与外邪、痰湿、瘀血有关，病机有由实致虚，因虚致实之变，故补应又得适当泻实。泻实是祛散外邪，疏通经隧，在风寒湿邪外侵之期，可以蠲痹汤祛风通络为主，又当以桂枝汤调和营卫；久病有湿痰瘀血内凝者，可用双合汤化痰行瘀，又当以八珍汤补益气血，但在外邪已祛，经脉疏通后，则以补气活血为法，不宜多用攻逐之剂。

（2）调补气血　麻木以气血的病变为主，尤以气虚失运为主要病机，故治疗上常以补气助运为主，多用参、芪、乌、附之类，诚如刘河间曰："治麻者，多用乌附者。令气行之暴甚，因之冲开道路，以得通利"。临床常用补中益气汤、黄芪益气汤、人参益气汤等。对血虚失荣者，可用四物汤养血和营，但在此证中补血旨在运血，故不宜多用黏稠胶滋补血之流，如阿胶、熟地之类。

358 麻木的中药用药特点及经验方有哪些？

麻木大多是由气血俱虚，经脉失于濡养，或气血凝滞，经络失畅，或寒湿痰瘀留阻脉络所致。或感受风邪，邪气入侵面部等处脉络，致气血痹阻，运行不畅。或脾胃虚衰，中气不足，气虚不运，肌肤失养。或营血亏损，血虚生风。或痰湿或风湿之邪，闭阻经络，致气机阻滞，脉络不利。或气滞日久，血瘀不行或外伤积血，久而成瘀，瘀血阻络，脉络不通，经脉失养。

临证时如果遇到瘀血证，如瘀血轻证，可用丹参、赤芍、桃仁、红花、川芎、当归、牛膝、延胡索、山楂、鸡血藤等，重证则用土鳖虫、水蛭、甲珠、地龙、乌蛇等破血药。《张氏医通·麻木》："一块不知痛痒，阴寒益甚，或日轻夜重，脉涩而芤或弦，属痰挟死血，宜活血行气，二陈汤加川芎、当归、桃仁泥、红花、牛膝、韭汁之类。大便见黑而不作泻者，小剂桃核承气汤微利之”。

若遇痰湿或风湿之邪，闭阻经络，致气机阻滞，脉络不利。可以用秦艽、威灵仙、海风藤、络石藤、稀莶草、木瓜、桑枝、桑寄生、鸡血藤、茯苓、陈皮、半夏等药。《张氏医通·麻木》：“十指麻木，属胃中湿痰死血，二陈汤加二术、桃仁、红花、少加附子行经。湿热下流，两脚麻木，或如火燎者，二妙加牛膝作丸，不应，少加肉桂”。

若遇脾胃虚衰，中气不足，常用黄芪、当归、人参、白术、柴胡等，《周慎斋遗书·卷八·麻木》：“麻木须分左右上下，左因气中之血虚，归脾汤；右因血中之气虚，黄芪建中汤；左右俱麻木，十全大补汤；上身麻木，清阳不升也，补中益气汤；下体脚软麻木至膝者，下身麻木，脉豁大无力，宜八味汤加人参；十指麻木，脾不运也，宜温脾土”。

若遇寒湿痰瘀留阻脉络，常用药物为桂枝、肉桂、制附片、细辛、川乌等，《傅青主男科·麻木门》：“手麻木，此乃气虚而寒湿中之，如其不治，三年后必中大风，方用白术、黄芪（各5钱）、陈皮、桂枝（各5分）、甘草（1两）水煎服。手麻，十指皆麻，面目失色，此亦气虚也，治当补中益气汤，加木香、麦冬、香附、羌活、乌药、防风，三剂可愈。

经验方：

（1）选用补阳还五汤加味治疗　方中用党参、黄芪大补元气，气足而血行；全蝎、乌梢蛇、地龙、土鳖虫等虫类之品多偏辛咸，辛能入络，咸能软坚，走窜最速，深入脉络，细剔络邪。凡气血凝聚之处皆能开之，凡真气难达之死角、草木难攻之瘀滞皆能除之，其活血祛瘀之功非草木可比；牛膝补肝肾、强筋骨。诸药合用，气旺血行，瘀去络通，则麻木可愈。若能根据麻木部位适当选用引经药，则效果更佳。

（2）清代名医傅山治疗麻木喜用成方化裁，主要是补中益气汤、益气聪明汤、八珍汤、桃红四物汤、黄芪桂枝五物汤诸调理气血名方，博采众长，师其法而不泥其方，以取效为度。治疗手麻方、治疗腿麻木之导气散、治疗两手麻木、困倦嗜卧之益气汤均为补中益气汤变化而成；治疗浑身麻木之神效黄芪汤系益气聪明汤去升麻、葛根加陈皮而成；治疗手足麻木方以八珍汤加祛风寒湿、化痰瘀药，此方与益气汤均用桂枝汤通变以调和营卫；“凡木是湿痰死血”，治疗用桃红四物汤加理气化痰药；治疗手麻木以黄芪桂枝五物汤去生姜、芍药、大枣加白术、陈皮、甘草，并减桂枝量，乃因寒湿中之，非风遏营气也。

（3）张学文治疗脑卒中后麻木的经验可总结为三大法，一是益气养血法，运用黄芪桂枝五物汤加减；二是化痰逐瘀法，运用双合汤加减；三是凉血活血法，运用桃红四物汤为主，佐以凉血养阴类药物。

（4）黄芪除麻汤　黄芪 30g，党参 20g，白芍、陈皮、威灵仙、蕲蛇各 10g，当归尾、川芎、炙甘草各 6g，细辛 3g，生姜 3g，大枣 4 枚。以益气通络为主，用于气虚血亏证。

（5）川芎 25g，鸡血藤 50g，切条或切碎泡入 1000ml 高度白酒中，3～5 日后即可用，治疗时将药酒加温后涂擦患处，每日 3～4 次，每次 20ml，连用 10 日为 1 个疗程。用于风寒湿邪气久羁，闭阻经络。

（高　颖　黄　燕　王立新　李　颖）

（十四）多发性硬化

多发性硬化（multiple sclerosis，MS）是一种特定性地针对中枢神经系统白质，导致其脱髓鞘的自身免疫病。多发于青壮年，因视神经、脊髓和脑内有散在多灶的脱髓鞘硬化斑块而得名，临床表现为复发和缓解的病程及分布广泛的神经系统功能缺失。至今病因未完全阐清。北半球纬度较高地区的发病率高；女性略多于男性。传统中医学对多发性硬化尚无相对应的病证，主要结合临床症状辨证治疗。

359 中医对多发性硬化如何认识？

多发性硬化中医无此病名。但根据本病临床特点和主症，属痿躄。祖国医学对痿病的论述，首见于《内经》。在《素问·痉论》已提及，认为内伤七情，外感湿热，劳倦色欲，都能损伤内脏精气，导致筋脉失养，产生痿病。根据发病原因、部位及临床表现不同，又有“五痿”之称。金元以后，代有发展。对痿证的病因病机、诊断治疗更趋完善，如李东垣指出痿证病因为湿热，病位在肝肾。他说：“夫瘦者，湿热乘之于肾肝也”。张景岳则认为“精血不能灌溉，血虚不能荣养”。中医对多发性硬化的认识由上所述，为当代指导治疗多发性硬化从“瘦”论治奠定了基础。其病因病机，一是外感六淫损伤脑神，蔽阻清阳而为患。如张子和说：“大抵痞为病，皆客热而成”。或湿热内蕴，以致“大筋软短，小筋弛长，软短为拘，弛长为痿”。这与本病初起多见上呼吸道感染、受寒等诱因及多发于春夏湿热之季是符合的。二是久病体虚，正气亏损。五脏功能失调，气血耗损，上不能荣养高额，脑失所养，而伴见视力下降，眩晕，耳鸣等，下不能灌溉四末，则筋无所养而痿废。更有情志失调，气滞血瘀，筋脉失养，肢体痿废不用。此如魏之王秀说：“平生无病，肝气不平，过五八，腿无故而软”，这与本病因精神刺激而诱发更为贴切。不难看出本病初为外感湿热之时邪，病久则“终必及肾”而成痿。故补肾治痿是根本之图。

因肾主骨，藏精生髓。“诸髓者，皆属于脑”。髓为肾中精气所化生，肾中精气充盈，则髓海得养，脑的发育就健全，便能充分发挥“精明之府”的生理功能；反之，肾中精气不足，髓海失养，而形成髓海不足的病理变化。正如《灵枢·海论》曰：“髓海不足，则脑转耳鸣，胫瘦眩冒，目无所见，懈怠安卧”，由此可见本病与肾、脑关系极为密切。

360 多发性硬化的中医发病机制是什么?

现代医学认为，多发性硬化是一种自身免疫性疾病，其病因不明，与遗传、环境因素、外伤、感染、妊娠、手术、中毒等均有关系。中医学认为，本虚标实是本病的基本病机，病位主要在肝、肾、脾及督脉。本虚主要为气血阴阳不足、脏腑功能失调，标实主要表现为湿热、湿浊、瘀血等。

其发病机制主要分为外感和内伤两方面论述。

(1) 初起外感时邪多见。多外感湿热之邪，湿热蕴蒸，三焦气化不利，以致肝失疏泄，脾失健运，使水不化津，渐聚成痰，痰随气升，无处不到，流窜经络，则气血运行不畅而瘀滞，以致气血津液不能濡养经脉，出现手足痿废不用等症。

(2) 先天禀赋不足，后天失调，或内伤劳倦，情志刺激，或疾病失治误治，或病后失养致脾胃受损、肝肾不足累及五脏以致精气血亏虚，经脉失养，髓海空虚，发为本病。

因此，本病多由于外邪侵犯，循经入里化热，与痰湿、瘀血相搏，是导致其初始发病的主要机制。正气不足，痰热瘀互结，日久蕴结成毒，浊毒浸淫，易感外邪，而导致症状反复发作。因此，在疾病进展过程中，外感与内因之间不能截然分开，所谓“邪之所凑，其气必虚”，禀赋菲薄，或病久体虚，而易感外邪；外邪侵犯，一方面可入里化热，煎熬津血，化生痰浊瘀血，产生热、痰湿、血瘀、毒等病理产物，另一方面更伤正气。二者相互影响，相互作用，最终导致本病的发生，表现出反复发作的复杂的临床症状。

361 如何理解“伏邪致病”在多发性硬化发病中的体现？

伏邪理论是中医理论之一，是关于邪气伏藏与发病机制的一种学说。伏邪是指藏于体内而不立即发病的病邪，包括痰浊、瘀血、内毒、气机失常等，其可导致的疾病由过去的温病范畴逐渐发展成为包括外感和内伤的多数疾病。正如任继学教授所言，可将伏邪分为外感与内伤两大类。

伏邪致病的特征为：起病即见里证，具有缠绵反复病程、慢性病程与复发倾向。其发病学说认为是内因致病而非外因致病，正气不足为基础，邪气留而不去，潜伏机体，逾时发病，即称为“虚则伏邪”。其发病多为诱发因素引发伏邪，如气候、外感时邪、饮食不节、过度劳累、情志不遂等。因此，其治疗强调整体调节，扶正与祛邪并重，方可有效。

纵观多发性硬化的病因病机、发病过程，与伏邪理论有吻合之处：多发性硬化多由于正气不足，浊毒内生，滞于络脉；其起病则可出现里证，病程长，病情缠绵难愈，反复发作，易于复发；每次发作多有外感邪气、情志不舒、过度劳累等诱因。因此，在治疗多发性硬化时，宜祛邪同时扶助正气，正是“伏邪致病”在多发性硬化中的体现。

362 中医如何对多发性硬化进行辨证？

多发性硬化是以中枢神经系统白质脱髓鞘病变为特点的自身免疫性疾病，症状和体征的空间多发性和病程的时间多发性构成了其主要临床特点，临床表现复杂多样，复发－缓解型是临床最常见的类型，本章主要针对此类型进行论述。

临床中常分为以下五个证型进行治疗。

（1）湿热浸淫证　多见于急性发作期。肢体痿软，身体困重，或有发热，口苦咽干，大便秘结，小便短赤不利，虚烦不眠，咳痰黄稠，舌苔黄腻，脉濡数或弦数有力。

（2）湿浊内蕴证　下肢困重，僵硬无力，步履失调，言语不利，头重如裹，胸闷腹胀。

（3）脾肾阳虚证　小便频数或失禁，肢麻筋紧，行走不稳，下肢无力，甚至瘫痪，视物昏花或复视，畏寒肢冷，头晕耳鸣，大便稀溏，记忆力下降，言语不利，神倦乏力，舌质淡，舌体胖大，苔薄白或白腻，脉沉细。

（4）肝肾亏虚证　四肢麻木或挛急，腰膝痠软，步态不稳，头晕耳鸣，视物不清，两目干涩，五心烦热，少寐健忘，咽干舌燥，舌红，苔少或薄黄，脉细数或细弦。

（5）气虚血瘀证　肢体麻木、束带感或痉挛疼痛，走路不稳，气短乏力，心悸，便溏，头晕眼花，面色萎黄，舌质紫暗或有瘀点、瘀斑，苔白，脉细涩。

本病初起多为邪盛，表现为湿热浸淫证、湿浊内蕴证；反复发作后邪去正伤，逐渐演变为肝肾亏虚、脾肾阳虚之象。发作期多表现为邪实为主，可以兼有本虚之证，缓解期则以本虚为主。临床中有部分患者平素易患感冒，外感后症状加重或复发，属于卫表不固，邪客经脉，络损髓伤。

363　中医治疗多发性硬化的优势体现在哪？

目前，现代医学治疗多发性硬化尚无特别有效的治疗方法。病因复杂，病理改变主要与自身免疫反应有关。病程偏长，以慢性进展型和复发－缓解型多见，复发率高，致残率高，给社会、家庭和个人造成了极大的经济和心理负担。

近年来，中医药研究从临床实践出发，对多发性硬化亦做了不少有益的探讨，为多发性硬化的病因、病机辨证治疗和新药研制奠定了基础，显示出中医药在神经免疫性疾病特别是多发性硬化防治方面的潜在优势。

（1）能有效改善神经症状　临床证实，中医清开灵注射剂能有效地改善多发性硬化患者的神经症状，而且在动物实验中得到了验证。尤其是中医辨证论治能有效地改善神经症状，使多发性硬化患者摆脱体胀、麻、木、放电感、束带感、瘙痒感等感觉异常，减轻甚至消除了肢体活动缓慢、沉重、不耐行走等肢体运动功能障碍。

（2）有效调节免疫功能　中医药对自身免疫性疾病的优势，表现在三个方面：其一，对肾炎、肾病综合征、类风湿性关节炎、系统性红斑狼疮、强直性脊柱炎等，中医药治疗多能很好地改善临床症状以及实验室指标，如调节细胞免疫和体液免疫，有效地控制疾病的进展和进程；其二，中医药辨证治疗多发性硬化因人而异，个体化的治疗方案，保证了长期服用中药安全有效；其三，价格相对低廉而且无毒副作用。

（3）有潜在减缓疾病进程的作用

中医药通过调节人体的免疫功能，能有效地缓解病情，改善体质，减少激素撤减过程中复发的危险性，减少发作次数和发作严重程度。

此外，根据肾主骨生髓，髓汇于脊柱为脊髓，上汇于脑为脑髓和肝主疏泄，调畅情志的理论，借助中医药的补肾填精，益智健脑，疏肝解郁，调和气血，达到补益脑髓，强肾壮督，愉悦情志，增进智力的作用。这些方面的作用正是西药所不能企及的。中医药的这些作用能有效地减缓甚至阻止疾病的进程。防止漫长病程中患者脑髓地减少和脑容量急剧下降。

多发性硬化患者相对年轻，存在着自身康复的良好潜能。因此，在西医控制急性期病情的同时，及时使用中医药治疗，发挥中医药整体调节的优势，无疑有助于缓解病情，缩短病程，促进康复。此外，多发性硬化病有发作-缓解的特点，缓解期是中医治疗，是防止复发的最好措施，这正是中医“治未病”思想的体现。临床观察初步认为，长期坚持中医药治疗，能改善神经功能，加速疾病康复，减少复发。

总之，多发性硬化的发病机制尚不明确，临床疗效的满意度尚待提高，如何有效的减少复发，控制疾病进程。如何减少患者运动、感觉等神经功能的损伤，预防抑郁、焦虑甚至智能减退等发生。这些方面中医药临床和研究都有很多的工作要做。最重要的是建立多发性硬化中医药辨证分型和符合中医药特点的疗效评价标准。针对核心病机和主要证型，选药组方，通过现代制剂工艺，为患者提供有效的中药新制剂，使中医药在多发性硬化防治中发挥更大更多的积极作用。

364 在多发性硬化的发作期，中医如何治疗？

疾病过程是正气与邪气相抗争的过程。多发性硬化发作期多由于外邪、情志、劳累等诱因，引发痰湿、瘀血、毒邪浸淫督脉、脑髓，导致发病。因此，发作期多以邪实为主，根据治则“急则治其标”，治疗应以祛邪为主，祛除病邪，使邪去正安。采用泻实之法，根据临床辨证应用化痰、活血、渗湿、清热等治法，干预手段包括口服中药或中成药、针灸、外治法等。

（1）辨证口服中药或中成药

1）湿热浸淫证

治法：清热利湿，活血通络。

方药：四妙散加减。苍术15g，黄柏9g，川牛膝12g，薏苡仁30g，海风藤12g，络石藤12g，鸡血藤30g，伸筋草9g，豨莶草15g，萆薢9g，六一散布包9g，川芎9g，全蝎6g等。

加减：肢体麻木，关节运动不利，舌质紫暗，脉细涩，加赤芍15g，丹皮9g，红花9g等以活血通脉；发热便干，喉中有痰，色黄不易咯出，口苦咽干，舌苔黄厚腻，加黄芩9g，山栀6g，胆星6g，全瓜蒌30g，以清热化痰；若兼恶寒发热，可酌加黄芩、柴胡。

中成药：二妙丸或三妙丸，每次6～9g，每日2～3次。燥湿清热，用于湿热下注证。

2）湿浊内蕴证

治法：化湿行气。

方药：五苓散合三仁汤加减。杏仁9g，薏苡仁30g，白蔻仁9g，茯苓12g，猪苓9g，通草6g，制半夏9g，白术9g，陈皮15g，泽泻15g，砂仁（后下）6g等。

加减：肢体痹痛僵硬，筋脉拘挛加威灵仙9g，木瓜12g以祛湿通络，缓急解痉；脘腹胀满，头重如裹，便溏乏力，合用平胃散以燥湿健脾；长夏季节，外感暑湿，发热头痛，胸脘满闷，加用藿香9g，佩兰9g，白芷9g，萆薢9g，晚蚕砂包煎15g以醒脾化湿，芳香化浊。

中成药：五苓散，每次6～9g，口服，每日2次；平胃丸，每次6～9g，每日2次，饭前服用。

（2）针灸

取穴：肩髃、曲池、合谷、外关、髀关、梁丘、足三里、解溪、阴陵泉、脾俞、环跳、商丘、膀胱俞。

操作：采用泻法，每次留针20～30分钟，每日1次。

（3）外治法

紫金锭：每次0.6～1.5g，每日2次。捣烂，置于肚脐上，用伤湿止痛膏贴之。

需要指出的是，多发性硬化是反复发作性疾病，病程较长，往往多次发作后出现虚实夹杂证，常见证候之间相互兼夹，因此发作期治疗以祛邪为主，但在用药时应注意正气的防护，灵活应用祛邪方法。久病入络，往往在加减药物中选择具有活血通络之品。治疗过程中重视中医药早期干预，有利于症状的缓解和激素的顺利撤减，甚至有可能不用激素而达到缓解症状的目的。

365 在多发性硬化的缓解期，中医药如何辨病和辨证相结合治疗？

“病”是有特定病因病机、发展规律及预后转归的过程，而“证”是疾病发展过程中某一阶段的病理概括。辨病论治是根据疾病明确治疗原则，辨证论治是根据辨证结果进行治疗。多发性硬化病程长，反复发作，日久虚实夹杂、寒热互见，临床表现亦复杂多样，故抓住疾病的内在本质，辨病与辨证相结合是治疗的关键。针对多发性硬化缓解期，在总体把握疾病“本虚标实”的基本病机而制定相应治则的基础上，根据患者个体化差异而明确不同的证候，采取适宜的治疗方法，是临床诊治本病的特色。

多发性硬化的形成是由禀赋不足，复感外邪，化生浊毒，损及肾阳和督脉，戕害脑髓，败坏形体而致。其基本病机是本虚标实，以肾阳亏虚为本，以浊毒内蕴为标，病位主在肝肾、督脉，涉及脾胃。经过发作期进入恢复期时，其基本病机已经从急性期的邪实逐渐发展成为虚实夹杂，此时既有脏腑虚损不足，又有浊邪滞于络脉。此时根据其病机应扶正与祛邪并重，促使脏腑功能协调而避免病情再次发作。因此，基本治疗方法应为填精补肾，兼以解毒通络。患者往往在这个阶段正处于激素撤减过程或其后，因此大多数受到激素应用的副作用而表现为肾阳不足的表现，治疗也多以温补肾阳为主。

但由于患者体质不同，诊疗过程不同，甚至包括饮食调摄等因素，都导致了患者之间的个体化差异，如正虚可表现为阳虚、阴虚、气虚等，浊毒可表现为痰湿、瘀血等，因此，应实施个体化治疗。如患者出现脾肾阳虚证，当给予金匮肾气丸或地黄饮子以温补脾肾；出现肝肾亏虚证，可予以左归丸或六味地黄丸以滋养肝肾；极少数患者表现为气虚血瘀证，宜以补阳还五汤或黄芪桂枝五物汤为主方加减以益气活血。

总之，在多发性硬化缓解期，邪实已减而正虚凸显时，应该在本病基本治疗方法——补肾填精的基础上，根据辨证施治，从而做到防止复发的目的。

366 中西医结合治疗多发性硬化思路是什么？

多发性硬化病因及发病机制不明，导致其西医治疗措施的局限性。发作期主要激素治疗以抑制免疫反应，促使发作症状缓解；缓解期改善其自然病程的具有循证医学证据的药物主要有干扰素-β。但激素治疗具有难以避免的副作用，且随着发作次数的增加，患者对于激素的敏感性也有所下降；干扰素由于其昂贵的费用使患者难以接受，且其在中国患者的有效性尚待于进一步确认。

中医药治疗多发性硬化显示了良好的有效性和安全性。发作期应用中医药可缓解发作症状，有助于激素的顺利撤减；缓解期可有效防止复发，提高患者生活质量。中医药诊治多发性硬化强调整体调节，干预手段多样，在中药、针灸、按摩、外治等治疗方法以外，重视其调摄养生，从而能有效防治多发性硬化。但临床中多发性硬化发作期患者，尤其针对发病急，病情演变快的急危重症患者，单纯应用中药时有一定风险。

因此，中医与西医治疗各有其优劣势，应该将二者有机结合，扬长避短，真正发挥其优势，达到诊治目的。发作期二者均有一定的疗效，西药取效快，但疗效不固定，不能减少复发而改善病程，中药取效相对较慢，但疗效固定，复发者少；西药是对症治疗，中药是治本。故应中西医合用，标本同治。缓解期中医优势远远大于西医，可以中医治疗为主，或可兼有西医辅助性治疗，如尿潴留患者予以导尿，痉挛痛可予卡马西平等。

367 多发性硬化症的食疗有哪些？

科学的饮食对于个人健康至关重要，多发性硬化症患者也不例外。科学家们发现人们的日常饮食和多发性硬化的发病有着千丝万缕的关系。越是经常摄入肉类食物，发病的概率就越高。鱼类食物对疾病有正面作用。生物化学研究证明，所有引起自身免疫系统反应紊乱从而导致多发性硬化疾病发生的蛋白质“信使物质”都由多链饱和脂肪酸和花生四烯酸组成。这些组成成分可以激发感染，而肉类、蛋黄等富含这些成分。蔬菜类食物却不含这些物质。蔬菜油所含的 γ-亚油酸和鱼油可以抑制炎性因子的生成。所以，多吃鱼和蔬菜，少吃肉类，可以减少花生四烯酸在人体内的生成，并同时减少炎性物质的生成。同时，某些食品如牛奶、奶制品、咖啡因、酵母和麸麦（可在小麦、大麦、燕麦和黑麦中发现）、蕃茄酱、醋、酒和谷物可能引起多发性硬化症发作，最好的办法是与敏感的特定的食品隔离，停食此食物1个月，然后再重新食用它，去观察此食物是否刺激机体产生反应。

一些特殊食品被尝试用来改善多发性硬化症病人的症状，此食品含有饱和脂肪含量极低的物质，能减短病程、减少发作的作用，如向日葵、红花油、橄榄和芝麻油，称作特殊数量的不饱和脂肪油，例如含有像蚕豆油、阔叶的绿色蔬菜、菠菜和羽衣甘蓝及大多数的鱼类。此种食品也包括蛋白质、增补鱼肝油和大剂量维生素。

368 名医、专家治疗多发性硬化经验方？

(1) 邓铁涛治肝肾亏虚、心烦不眠型

组方：法夏、白扁豆花、竹茹各10g，枳壳、橘红各6g，酸枣仁18g，甘草5g，茯苓、丹参各15g，大枣4枚。

功用：祛痰安神，健脾益气养肝肾。

(2) 关幼波用祛风通络方治阴虚阳亢、风痰阻络型

组方：黄芪15g，僵蚕4.5g，全蝎3g，钩藤30g，玄参12g，知母10g，黄柏10g，桔梗7.5g，蜈蚣4条，菊花10g，生地黄15g，川芎4.5g，赤芍12g，白芍12g，当归12g，丹参15g，刺蒺藜10g。

功用：祛风化痰通络，养血平肝。

(3) 唐汉钧治疗气血经络瘀滞型

组方：生黄芪30g，党参24g，天麻、升麻各12g，桔梗9g，当归15g，川芎9g，丹参30g，补骨脂15g，益智仁、桑枝、地龙、桃仁各12g，珍珠母（先煎）、生石决明（先煎）各30g，红枣20g，莲子15g，生甘草9g。

功用：益气养血，通络补髓。

（高　颖　李　颖　曹克刚）

（十五）轻度认知障碍及痴呆

轻度认知障碍指的是老人出现轻度记忆或其他认知功能障碍，但未达到痴呆标准，病因不能由已知的内科或神经精神疾病解释，是介于正常老年和轻度痴呆之间的一种认知损伤状态。本病的症状表现类似与中医的“健忘”，其中医治疗可参考“健忘”。

痴呆指精神原性的或由损坏脑物质的疾病引起的智力恶化，

是一种器质性精神障碍综合征。其主要病因包括阿尔茨海默病、血管性痴呆等。相当于中医的“呆病”。

369 健忘的历史源流是什么？

健忘既是症状，又是病名，宋以前没有对其概念的论述。《黄帝内经》中有“善忘”的记载，《肘后方》载“治人心孔昏塞多忘喜误方”，此时已将“多忘”作为病证名。《备急千金要方》称为“好忘”，至宋《太平圣惠方》则以“健忘”作为病名，但“喜忘”、“多忘”、“谬忘”、“好忘”、“强忘”等作为症状名并用。宋·陈言《三因极一病证方论》第一次对健忘进行了概念上的阐述：“尽心力思量不来”，“常常喜忘，谓之健忘”。“喜忘”即经常遗忘，“常常喜忘”则更甚，且尽心力思量不来。故健忘是一种经常性的严重失忆。其后诸医家均以“健忘”作为病证名称，沿用至今。元·戴思恭不但对健忘之状进行了补充，而且第一次将健忘与先天愚傻进行鉴别：“健忘者，为事有始无终，言谈不知首尾，故以此为病名”，“非此生成之愚顽不知人事者”。指出健忘不同于先天愚傻，为后天诸因素所致，只要调理得当，药达其所，即可治愈或好转。预防引起健忘的诸因素，则可避免健忘之证。明·龚延贤综合前人之见，认为：“夫健忘者，陡然而忘其事也。尽心力思量不来，为事有始无终，言谈不知首尾”，使健忘的概念更为详尽而充实。王肯堂除总结前人经验外，首次认识到记忆力好坏与人生气察相关，且作了详尽的论述。其《杂病证治准绳》云：“人生气禀不同，得气之清则心之知觉者明，得气之浊则心之知觉者昏……设禀质浊混者则不耐于事物之扰，扰则失灵而健忘也”。陈士铎、程国彭、沈金鳌等认为健忘由心肾不交而成，心血涸、肾水竭均可致忘。明末西医渐传入我国，金鳌已接受并开始传播脑主记忆之说。清代西医大量涌入，许多医家皆持此说。王清任《医林改错》认为“灵机记性在脑”。林佩琴《类证治裁》有“健忘论治”专篇，综合前人对健忘病机的认识并加以阐发，认为脑主记忆：“脑为元神之府，精髓之海，实记忆所凭也”。同时认为脑主记忆与心肾相关，心肾功能正常，则“心之神明，下通于肾，肾之精华，上升于脑。精能生气，气能生神，神定气清，自鲜遗忘之失”。健忘之人，基本病位在脑，根本原因在于心或肾功能异常，或心肾皆不能发挥正常作用。林佩琴这一认识为当今老年性痴呆中医发病学说之一——“肾精髓脑学说”之先声。

370 健忘、痴呆、郁证三者的鉴别要点是什么？

健忘与痴呆：健忘是指记忆力减退，遇事善忘为主症的一种病证；而痴呆则以神情呆滞，或神志恍惚，告知不晓为主要表现。二者可从以下几点相鉴别：

（1）遗忘区别　健忘者对做过事情的遗忘总是部分性的，属于启动回忆困难，而且通过提示可使回忆得到改善；而痴呆的遗忘则是完全恶性的，是记忆过程受损，即使经过提醒也记不起来，似乎此事已完全消失。

（2）认知能力　健忘者虽然记忆力下降，但对时间、地点、人物关系和周围环境的认知能力丝毫未减；而痴呆者却丧失了识别周围环境的认知能力，分不清上下午，不知季节变化，不知身在何处，有时甚至找不到回家的路。

（3）生活能力　健忘者虽会记错日期，有时前讲后忘，但他们仍能料理自己的生活，甚至能照顾家人；而痴呆者随着病情加重，会逐渐丧失生活自理能力。

（4）情绪变化　健忘者有七情六欲；而痴呆者的情感世界则变得“与世无争”、麻木不仁。

（5）思维变化　健忘者对记忆力下降相当苦恼，为了不致误事，常记个备忘录；而痴呆者毫无烦恼，思维越来越迟钝，言语越来越贫乏，缺乏幽默感，反应迟缓。是否语言丰富、幽默多彩，是区别健忘和痴呆的重要标志之一。

痴呆的神志异常需与郁证中的脏躁相鉴别，脏躁多发于中青年女性，多在精神因素的刺激下呈间歇性发作，不发作时可如常人，且无智能、人格、情感方面的变化。而痴呆多见于中老年人，男女发病无明显差别，且病程迁延，其心神失常症状不能自行缓解，并伴有明显的记忆力、计算力减退甚至人格情感的变化。

371 健忘的基本病机及病机转化是什么？

健忘属于神志病，病机较为复杂，主要由于年老体衰、房劳过度致精亏髓减，脑失所养；或情志失调、思虑过度而伤及心脾，阴血暗耗；七情内伤而肝气不舒或痰瘀痹阻，气血运行不畅而致脑髓失养、记忆力减退。

健忘的病机转化，取决于病程的长短和“正”与“邪”之间的斗争。开始多由素体不足或年老之人，脏腑功能渐衰。脾胃为后天之本，常为衰老之兆始，脾胃虚损，气血生化不足，上无以奉心，下无以滋肾，从而心脾两虚，脾肾两虚，而致形神俱衰。若兼有情志失调，或饮食劳倦失宜，则损伤肝脾，气血运行不畅，津液输布失常，而生痰浊瘀血，气郁日久亦可生火，上扰神明，而成健忘，终致虚实兼杂之侯。

脾胃之气的盛衰在人体生命活动及衰老形成中起着决定性作用。今人对于脾与肾在衰老形成中孰先孰后问题也作了有益的探讨，老年病中单纯轻浅者脾虚比例最大，复杂深重者肾虚表现突出，且伴有明显的脾虚，提示老年人由健康向疾病转化中以脾胃首当其冲，日久必及肾。健康老年人脾虚重于肾虚；衰老过程中脾虚先于肾虚；人到中年，脾气尚健，进入老年，衰老先从脾胃开始，脾虚重于肾虚，因此，在中老年养生健脾先于补肾，符合后天养先天之意。而记忆减退亦始于中年，正常成人的综合记忆能力随年龄增长而下降，下降趋势呈阶段性，在30岁以后记忆能力开始下降，45岁以后下降加速。这表明记忆明显减退出现的年龄段并非在老年期，而是中年期（40岁左右），这与衰老开始的时间基本吻合，这提示老年记忆减退与脾胃之衰之间有其内在的必然联系：导致老年健忘的原动力理应来自衰老的始动环节——脾胃虚衰。

机体衰老的历程并非开始于老年期，而是早在老年前期的中年期就已拉开了人体衰老的序幕。脏腑衰老说在中医衰老理论中占有重要地位。五脏的虚衰为衰老的本质所在，而五脏之气的衰弱是以一定的先后有序进行的。这种有序衰退的始病脏腑应是脾胃，而非肾或其他脏腑，即人体衰老的过程是以脾胃之气的虚衰为始动病理环节，在脾气虚的基础上再影响到其他脏腑，进而触发肝、心、肾、肺等脏的衰退，加速衰老进程。老年健忘是由衰老引起的并随衰老进程而逐渐加重的记忆减退，其出现与衰老同步，由于衰老始于中年，故而老年健忘亦始于中年，其早期病机主要为脾胃虚弱，气血不足，心神失养，因此，针对其初期的基本病机，在疾病早期宜采取健运脾胃，益气养血治法，若病情进一步发展，病机上则以肾虚血瘀为重，治疗当以补肾活血为重。

372 健忘的辨证思路和治疗思路是什么？

健忘的辨证思路是：本病多因年老体衰而成，而五脏的虚衰为衰老的本质所在。五脏之气的衰弱以脾胃之气的虚衰为其始动环节，在脾气虚的基础上再影响到其他脏腑，进而触发肝、心、肾、肺等脏的衰退，加速衰老进程。老年健忘是由衰老引起的并随衰老进程而逐渐加重的记忆减退，其出现与衰老同步，由于衰老始于中年，故而老年健忘亦始于中年，其早期病机主要为脾胃虚弱，气血不足，心神失养。若病情进一步发展，病机上则以肾虚血疲为重，总之本病以正虚为本。本病多为虚实夹杂，在五脏功能失调的基础上而成瘀血、痰浊、火热、肝郁之患，可见痰瘀互结、痰火肝郁互兼之状。

健忘的治疗思路：本病病势缓，病程长，针对其初期的基本病机，在疾病早期宜采取健运脾胃，益气养血治法，随着病情发展，当以补肾活血为重。总之重在固护脾胃、补肾益精。本病贵在早防早治。健忘一证，多为心肾不交，心火不下交于肾水，则浊火乱其神明，肾水不上济于心火，则精气下伏而不能用，经曰："血并于下，气并于上乱而善忘"。又云："肾盛而不止则伤志，志伤则渐忘其前言"。《入门》亦有云："怔忡久则健忘，由心脾血少神亏也"，皆精论健忘证之大要。故治疗健忘须详审病因，交通心肾为其正治。

373 治疗健忘的单验方和食疗方有哪些？

治疗健忘的单验方有：

（1）益智仁、远志等份，为末，水煎代茶饮。

（2）野百合、柏子仁等份，共研粉末，冲服，每服15g，日服3次。

（3）龙骨、远志等份，为末，饭后酒送服10g，每日3次。

（4）菌灵芝30g，加水煎，饭前服。

平时还可服用以下食疗方：

（1）核桃1个，每日2次，生吃，可增强记忆，消除疲劳，使大脑功能恢复正常。

（2）芝麻糊　将芝麻捣烂，加入少量饴糖搅拌即成。早晚各吃 1 次，7 天为 1 个疗程。有良好的健脑效果。

（3）桂圆银耳鹌鹑蛋羹　桂圆肉 15g，鹌鹑蛋 6 只，冰糖 50g。银耳用水浸发去杂质，洗净。鹌鹑蛋煮熟去壳。置锅加适量清水，煮沸放入桂圆肉，银耳煮至熟时放入冰糖，待溶解后，把熟鹌鹑蛋放入煮片刻，吃蛋饮汤及各物。适用于精血亏虚型健忘。

（4）怀芡羊肉小米粥　怀山药 30g，芡实 20g，瘦羊肉 100g，小米适量。将怀山药、芡实捣碎，羊肉剁烂，小米洗净，同放锅里，加适量清水煲粥，粥熟调味食。适用于脾胃虚弱、肾精亏虚型健忘。

（5）核桃红枣羊骨汤　核桃肉 100g，红枣去核 10 枚，羊脊骨（或胫骨）250g。先将羊骨捶碎，洗净，同核桃肉、红枣一起放在锅里加适量清水熬煎浓汤，去骨后调味，饮汤及吃核桃肉、红枣，可分次吃完。适用于脾肾亏虚型健忘。

（6）银耳大豆红枣鹌鹑蛋羹　银耳 15g，大豆 100g，红枣 5 枚，鹌鹑蛋 6 个，银耳用清水泡发 20 分钟后，洗净，撕成小块，鹌鹑蛋煮熟后去壳，在锅内加入适量清水，大豆和红枣洗干净后，与银耳一同放入锅内，文火炖至烂熟，起锅前再把鹌鹑蛋加入，稍煮片刻后，根据个人不同口味，可适当加入少许盐或白糖调味，饮汤吃各物。适用于心脾两虚型健忘。

（7）山楂首乌熟地炖猪脑　山楂 30g，首乌 20g，熟地 30g，猪脑 2 具。将猪脑剔去血筋，洗净，加入以上 3 味药材，同放入砂锅中，加适量清水，锅盖盖严，文火慢炖，炖至烂熟后，加入少量食盐、味精调味，饮汤吃肉。适用于肾精亏虚型健忘。

374 临床上预防健忘的措施有哪些？

预防健忘的措施主要有以下这些：

（1）勤于用脑　用进废退是生物界发展的一条普遍规律，勤奋工作和学习，往往可以使人的记忆力保持良好的状态，对新事物要保持浓厚的兴趣，敢于挑战。中、老年人要经常看新闻、电视、电影，听音乐，下象棋、围棋，可以使精力集中，脑细胞处于活跃状态，延缓衰老。可有意识的记忆一些东西，如古诗词、歌词等，对改善记忆很有帮助。

（2）保持良好情绪　保持积极乐观的情绪，有利于神经系统与各器官的协调统一，使机体的生理处于最佳状态，从而反馈性地增强大脑细胞活力。

（3）经常体育锻炼　适当参加体育锻炼，能增强心肺功能，调节大脑兴奋与抑制过程，促进脑细胞代谢，延缓大脑老化。

（4）生活习惯良好　保持充足的睡眠，是预防健忘的关键。节制房事，保养肾精，避免肾精过度亏耗，对防治健忘有帮助。避免用脑过度，安排好工作和休息，生活规律，有助于保持较好的记忆力。做好饮食保健，合理摄取营养，合理配制饮食，低糖低盐低脂饮食，多吃富含纤维素、矿物质、蛋白质和维生素类的食物。不嗜烟酒。

（5）摸索适合自己的记忆方法，联系、归类等，都是一些良好的记忆习惯。

（6）注意预防病情，及时治疗与健忘有关的病证。

375. 痴呆的发生和髓海不足二者的关系是什么？

痴呆是后天获得性的由髓减脑消，神机失用所导致的一种神志异常的疾病，以呆傻愚笨，智能低下，善忘等为主要临床表现。其轻者可见神情淡漠，寡言少语，反应迟钝，善忘；重则表现为终日不语，或闭门独居，或口中喃喃，言辞颠倒，行为失常，忽笑忽哭，或不欲食，数日不知饥饿等。其病性以八纲论之不外乎虚实两端，虚者以髓海不足为多见，脑髓空虚是痴呆的基本病理变化。《灵枢·经脉》指出："人始生，先成精，精成而脑髓生"，说明脑髓是新生命的开始。《灵枢·五癃津液别》说："五谷之津液和合而为膏者，内渗于骨空，补益脑髓"。《素问·五脏生成》云："诸髓者皆属于脑"，明确提出了脑是髓汇集的地方，并由五谷之津液和合而成。《灵枢·本神》曰："故生之来谓之精，两精相搏谓之神"，表明了脑髓是脑神的物质基础，脑神是脑髓的外在表现。脑为髓海，由精气所化生，有九宫百节结构，为元神之府，通过经络、脊髓等与全身密切相联，具有主持思维、发生感情、产生智慧、控制行为、支配感觉、统率全身的综合作用，因而脑是人体生命活动的根本，故有脑为髓之海，元神之府，神机之源，一身之主的称谓。肾主骨生髓，通于脑。脑赖髓海充养，髓海充足，脑功能正常。人的思维活动依赖于脑，而脑的正常功能需要在髓海的充实下才能发挥。年老或久病肾精不足，则髓海消减，心无所主，神无所依，灵机记忆减退。诚如《灵枢经·海论》所云："脑为髓之海……髓海有余，则轻劲多力，自过其度；髓海不足，则脑转耳鸣，胫痠眩冒，目无所见，懈怠安卧"。《素问·五脏生成》更强调了："诸髓者，皆属于脑"，凡此，提示了痴呆髓海不足的内涵，乃当今判定髓海不足及运用填髓益脑治法的重要依据，痴呆之虚者，说到底在于髓海亏虚，毫无疑问，虚则补之，髓海不足就宜填髓益脑。可见，脑髓为记忆物质基础和源泉所在，髓海不足是痴呆发生的重要原因。

376· 痴呆的发生发展和津液失常二者关系是什么？

津液是人体一切正常水液的总称。津液包括各脏腑组织的正常体液和正常的分泌物，胃液、肠液、唾液、关节液等。习惯上也包括代谢产物中的尿、汗、泪等。故曰：“汗与小便，皆可谓之津液，其实皆水也”（《读医随笔·气血精神论》）。津液以水分为主体，含有大量营养物质，是构成人体和维持人体生命活动的基本物质。“人禀阴阳二气以生，有清有浊。阳之清者为元气。阳之浊者为火；阴之清者为津液，阴之浊者即为痰”（《罗氏会约医镜》）。津液广泛地存在于脏腑、形体、官窍等器官组织之内和组织之间，起着滋润濡养作用。同时，津能载气，全身之气以津液为载体而运行全身并发挥其生理作用。津液又是化生血液的物质基础之一，与血液的生成和运行也有密切关系。所以，津液不但是构成人体的基本物质，也是维持人体生命活动的基本物质。因此脑髓也是有赖于津液的濡养滋润才能更好地发挥其主神的生理功能。津液的生成、输布和排泄，是一个涉及多个脏腑一系列生理活动的复杂的生理过程。《素问·经脉别论》：“饮入于胃，游溢精气，上输于脾，脾气散精，上归于肺，通调水道，下输膀胱，水精四布，五经并行”，就是对津液代谢过程的简要概括。津液运行依赖脾气散精、肺气行水、三焦通调、肾精气化蒸腾以及肝主疏泄等脏腑功能正常，津液才能上达脑以充养脑髓。若脾气不能散精，肺不能行水，肾失气化，三焦通调水道失司，肝失疏泄，则津液不足或水津液停聚，产生湿、痰、饮、瘀等病理产物，致津液不能充养脑髓，脑髓渐空，神机失用或痰浊瘀血蒙闭清窍，气血失于奉养，清阳不升，浊阴不降，神失所养，遂致痴呆。痴呆随病情的发展，脏腑功能受损渐明显，致津液运化失常，不能上充于脑，脑髓失充，脑神失用更甚，另津液失常则内生浊邪，而致痰浊内盛，痰浊上蒙脑窍，形成虚实夹杂，病机变化更为复杂，一方面使痴呆者的病情波动下滑致病情加重，另一方面也给治疗带来了更大的困难。因此，津液失常在痴呆发生发展过程中扮演了重要角色。

377 痴呆的辨证依据有哪些?

痴呆属临床常见病。其病因以情志所伤、年迈体虚为主。病位在脑，与心、肝、脾、肾相关，基本病机为髓减脑消，神机失用。痴呆乃本虚标实之证，临床上以虚实夹杂者多见。无论为虚为实，都能导致髓减脑消，脏腑功能失调，因而辨证时需分清虚实。痴呆属虚者，临床主要以神气不足，面色失荣，形体消瘦，言行迟弱为特征，可分为髓海不足、肝肾亏虚、脾肾两虚等证。痴呆属实者，除见智能减退、表情反应呆钝外，临床还可见因浊实之邪蒙神扰窍而引起情志、性格方面或亢奋或抑制的明显改变，以及痰浊、瘀血、风火等诸实邪引起的相应证候。老年痴呆虚实夹杂者多见，或以正虚为主，兼有实邪，或以邪实为主，兼有正虚。痴呆，多由髓减脑消，神机失用而致，其主要的病因为脑髓空虚、气血不足、肾精亏损及痰瘀痹阻。临证见头晕耳鸣，记忆力和计算力明显减退，懈惰思卧，齿枯发焦，腰疫骨软，步行艰难，舌瘦色淡，苔薄白，脉沉细弱者为髓海不足，治疗以补肾益髓，填精养神，如七福饮；若见表情呆滞，沉默寡言，记忆减退，失认失算，口齿含糊，词不达意，伴腰膝痠软，肌肉萎缩，食少纳呆，懒言，口涎外溢或四肢不温，腹痛喜按，鸡鸣泄泻，舌质淡白，舌体胖大，苔白，或舌红，苔少或无苔，脉沉细弱，双尺尤甚，此为脾肾两虚，治疗以补肾健脾，益气生精，如还少丹；若见表情呆滞，智力衰退，或哭笑无常，喃喃自语，或终日无语，呆若木鸡，伴不思饮食，脘腹胀痛，痞满不适，口多涎沫，头重如裹，舌质淡，苔白腻，脉细滑者为痰浊蒙窍，治疗以健脾化浊，豁痰开窍，如洗心汤加减；若见表情迟钝，言语不利，善忘，易惊恐，或思维异常，行为古怪，伴肌肤甲错，口干不欲饮，双目暗晦，舌质暗或有瘀点瘀斑，脉细涩者为瘀血内阻，治疗以活血化瘀，开窍醒脑，如通窍活血汤。

378 痴呆的病机转化特点是什么？

痴呆的病位在脑，与心、肾、肝、脾均有关系。基本病机为髓海不足，神机失用。病理性质多属本虚标实之候，本虚为肾精、阴阳、气血亏虚，标实为气、火、痰、瘀内阻于脑。本病在病机上常发生转化。一是气滞、痰浊、血瘀之间可以相互转化，或相兼为病，终致痰瘀交结，使病情缠绵难愈。二是气滞、痰浊、血瘀可以化热，而形成肝火、痰热、瘀热，上扰清窍。进一步发展，可耗伤肝肾之阴，肝肾阴虚，水不涵木，阴不制阳，肝阳上亢，化火生风，风阳上扰清窍，而使痴呆加重。三是虚实之间可相互转化。实证的痰浊、瘀血日久，若损及心脾，则气血不足；或耗伤心阴，神明失养；或伤及肝肾，则阴精不足，脑髓失养，可转化为痴呆的虚证。而虚证病久，气血亏乏，脏腑功能受累，气血运行失畅，或积湿为痰，或留滞为瘀，则可见虚中夹实之证。故本病临床以虚实夹杂证为多见。痴呆为内伤疾病，缓慢进展而加重，病变总属虚实夹杂。病变初期多以实邪为主，或因中风病风、火、痰、瘀相兼为患，或因肝郁化火，痰瘀内生，痰火扰心，也可见痰湿内盛，痰浊蒙窍者。一般而言，脏腑功能失调，痰瘀内生，阻滞脉络，无化热化火之势，则病情相对平稳，若肝郁化火，痰瘀化热、或化风，上扰清窍，则病情波动下滑加重。若调摄不适，或失治误治，进一步邪盛壅积，则进一步耗伤气血阴精，出现虚虚实实、虚实夹杂之变，进而导致心、肝、脾、肾功能俱损，阴阳气血失调，痰瘀壅塞脑络，脑髓消减之势更甚。终可致五脏形神俱损，气衰魄离，髓海空虚，神机失用而为呆傻愚笨难治之候。

379 痴呆的辨证思路是什么?

对于痴呆的辨证要辨明虚实与主病之脏腑。本虚者，辨明是气血亏虚，还是阴精衰少；标实者，辨明是痰浊或痰火为病，还是瘀血为患。本虚标实，虚实夹杂者，应分清主次。并注意结合脏腑辨证，详辨主要受病之脏腑。辨证时可注意以下几点：

（1）老年期痴呆病程较长，且渐进发展加重，辨证主要是抓住早期轻中证。

（2）重视先后天之本。人过五旬，阴气自半，肾精不足，脾胃不健，这是痴呆发病的内在因素。

（3）痰瘀火郁是病情加重的重要因素。脏腑功能失调，浊邪内生，蕴积体内，而肝郁化火，内风旋起，闭络阻窍，则导致病情波动下滑加重。

（4）病变总属虚实夹杂，既有脏腑虚衰、功能失调，也有痰瘀火郁风等浊邪内生，二者贯穿病变的始终，在不同发展阶段，又各有偏重。

（5）辨证与辨病相结合，引起痴呆的病因很多，老年期痴呆主要的是血管性和变性所致，在辨证时若能结合辨病则对治疗会提供更多的思路，如是血管性的话则辨证时更多会考虑与血瘀相关，治疗时则会在辨证的基础上加用活血化瘀药如川芎、三七、丹参等，若病属变性的话则辨证时更多考虑与肾虚脑髓空虚有关，治疗时则会更多地加用补肾益智的中药如山萸肉、菟丝子、川断、杜仲等。此外治疗时也可在辨证用药基础上加用现代药理研究证实具有益智作用的中药如巴戟天、熟地、肉苁蓉、何首乌、党参、石菖蒲等。

380 血管性痴呆的中医治疗经验？

血管性痴呆是由各种脑血管病所导致的痴呆综合征。在我国，由于脑血管病的多发，使得血管性痴呆成为高发疾病之一。根据现在的研究结论认为，血管性痴呆具有潜在的可防治性，被称为“可逆性痴呆”。中医学对痴呆早有记载，其独特的理论体系及丰富的医药实践，为本病的治疗提供了宝贵的经验。血管性痴呆多为中风之后，常因肝肾阴精亏损，虚风内动而导致痰阻血瘀，故多为标实之证。本虚肝肾不足，标实痰阻血瘀是其主要特点。治疗宜扶正祛邪，标本兼治。常用生地黄、知母、枸杞子、山茱萸、何首乌补肾益精以其本；天麻、石菖蒲、胆南星化痰息风，醒神开窍；川芎、水蛭活血化瘀，通利血脉；黄芪、白术补气健脾，促进气血生化，扶后天之本。李晓宏将本病分为两型：气虚血瘀，痰浊阻窍，治宜益气活血，涤痰开窍，方用补阳还五汤合涤痰汤加减；肾虚髓枯型，治宜补肾填精，醒脑益智，方用地黄饮子加减。刘涛等用改良三甲散治疗血管性痴呆，观察改良三甲散能提高患者的长谷川痴呆量表、简易智力状态检查表测试总成绩和单项记分成绩，改善患者的痴呆状态，提高患者的智商和记忆商。改良三甲散具有一定的益智、抗痴呆作用。唐正祥等认为情志由肝所主，智能由心所主。肝气郁结则心情抑郁，沉默寡言；肝郁化火则性情烦乱，急躁易怒。心主神明，为灵机所系，痰浊闭阻心窍，神机失用，则目光呆滞，面无表情，呆鲁愚笨，智能减退。调情志当疏肝理气，益智能当化浊开窍。因此，确立疏肝化浊为痴呆的基本治法，用自拟复聪饮为治疗血管性痴呆的主要方药。复聪饮方：柴胡、香附、佛手、郁金、礞石、石菖蒲、半夏、冰片。

381 针灸治疗对血管性痴呆的作用是什么？

（1）调理督脉　督脉，循行上，直接入脑，且还联系心、肾等与脑密切相关的脏器。生理上，二者都具有统率、促进的功能；病理上，督脉主神经精神疾患，凡病变在脑者多可从督脉论治。采用督脉刺法（人中、百会、哑门及大椎以下每一棘突下正中部位，下至腰俞），能显著改善患者的认知功能及日常生活能力。采用“调督醒神”疗法（百会、强间、脑户、本神、风池、足三里）治疗血管性痴呆，发现“调督醒神”法组总有效率93.3%。研究发现“通督调神”疗法（百会、水沟、神门）可使血管性痴呆患者的时间定向、空间定向、注意计算、短程记忆、语言复述、阅读理解等能力提高。李氏以“刺督调神”法（百会、风府、哑门、神庭、人中、大椎、至阳、腰阳关、长强）治疗血管性痴呆患者，并用传统针刺（百会，肩穴、曲池、外关、合谷、阴陵泉、足三里、三阴交、太冲、解溪）作为对照组。结果：“刺督调神”法疗效优于传统针刺。

（2）调理三焦　韩景献教授主张三焦气化失司为痴呆的病机关键，三焦统领一身之气，总司五脏六腑功能，推动精气血津液的互化互生。三焦气化失司，则气血津液升降出入的通道不畅，其化生、运行、输布异常，内生风、火、湿、热诸邪，血瘀、痰浊、水饮、浊毒等病理产物随之而生，由此确立了“益气调血、扶本培元”针法。于氏采用“益气调血、扶本培元”（膻中、中脘、气海、血海、足三里、外关）针法治疗轻中度血管性痴呆，发现此针法可显著改善轻中度血管性痴呆患者认知、行为能力和中医证候。

（3）醒脑调神　《淮南子·精神训》云：“神者，智之渊也”，可知智源于神。而“脑为元神之府”，脑的主要功能是主宰神志、思维、记忆和情感等。由此调理脑神为治疗血管性痴呆的方法之一。曹氏以“醒脑化痰针法”（四神聪、印堂、人中、中脘）治疗血管性痴呆，并与服用石杉碱甲片的对照组比较，结果：“醒脑化痰针法”组疗效明显优于对照组。张氏采用补肾健脑法（主穴百会，神庭，大钟，配以风池，内关，神门，足三里，三阴交）治疗血管性痴呆，发现针刺组能够提高患者的MMSE、HDS-R评分。王氏以醒脑调神针法（内关、人中、百会、上星、神庭、神门、足三里、丰隆、太溪、三阴交）联合脑蛋白水解物静脉滴注，对照组仅予静脉滴注脑蛋白水解物。结果针刺加药物组疗效明显优于单纯西药组。樊氏以“调神益智，平肝通络”针法（人中、百会、四神聪及双侧内关、风池、太冲、丰隆）治疗血管性痴呆，通过自身前后对照发现，该针法可全面改善血管性痴呆患者的智力，记忆力和日常生活能力。

（4）俞原配穴　不少学者认为血管性痴呆病位在脑，病机责之于心、肝、脾、肾等脏腑功能失调，气血亏虚，导致痰瘀互阻，脑髓不通而致脑神失养。治疗应从调理脏腑入手。背俞穴是脏腑之气输注于背腰部的脑穴，原穴是脏腑经气所经过和留止的部位，俞原配穴补虚泻实，从而健脾益气，宁心安神，补益肝肾，开窍醒脑。李氏采用俞原配穴针刺法（心俞、脾俞、肝俞、肾俞、神门、太白、太冲、太溪穴），周氏以俞原配穴法（足运感区心俞、肝俞、肾俞、神门、太溪、太冲）治疗血管性痴呆患者，发现能够很好的改善血管性痴呆患者的智能障碍。

（5）原络通经法　原络通经法是在主客原络配穴法基础上，结合任、督及阳经穴以协调阴阳，交通十四经，祛瘀通经，补虚泻实从而改善智能，延缓衰老。华氏首创应用原络通经针法（百会、大椎、胞中、关元、神门、太溪、飞扬、太白、丰隆、风池、本神、曲池、太冲）治疗血管性痴呆发现原络配穴为主联合都可改善患者的智能水平，恢复生活自理能力。

382 痴呆的治疗思路和原则是什么？

（1）治疗思路　痴呆常渐进加重，病程较长，有早、中、晚期和轻、中、重证之别，早期轻证是治疗的最佳阶段，重在稳定病情，改善近期症状，延缓发展。痴呆病机复杂，辨证论治是核心，中药可长期服用，注意与西药的协同作用，提高远期疗效和生存质量，减少或避免不良反应的发生。对中风后痴呆，在痴呆病变过程还可因复中而加重病情，不可不防；对阿尔茨海默病，因外感发热、肺痈、喉痹或七情过激等加重或恶化，应予重视。

（2）治疗原则　通降祛浊不伤正，滋补养正不致邪壅。痴呆病性以虚为本，以实为标，临床多见虚实夹杂证。因而痴呆的治疗首先应分清虚实。其实证以痰瘀为基本病因，或为痰浊蒙窍，或为瘀血内阻，治疗上当化痰开窍，活血祛瘀；而痰瘀日久，生热化火者，又当清热泻火。虚证当补，根据病情不同可分别采用补肾益髓，健脾补肾之法。由于肾与髓密切相关，因而补肾是治疗虚证痴呆不可忽略的一面。至于虚实夹杂证，当分清主次，或先祛邪，后扶正；或标本同治，虚实兼顾。另外，在治疗的同时，还应当重视精神调摄与智能训练。

383 如何理解“治呆无奇法，治痰即治呆也”？

可从以下两个方面理解：

（1）呆病形成的病因病机　陈士铎在《辨证录》曰：“呆病之成，必有原因，大约其始也，起于肝气之郁”，又曰：“呆病既成于郁，然郁之既久而成呆”，认为情志不调是导致呆病的重要诱因，而起到关键作用的是痰，陈士铎认为：“肝郁则木克土，而痰不能化，胃衰则土不制水，而痰不能消，于是痰积于胸中，盘踞于心外，使神明不清而成呆病”。另“起居失节，则胃中劳伤，不生气而生痰，一时成呆者，乃痰迷于心脘之下”。可见呆病起于肝气之郁，因犯于脾胃，而致痰结为患，痰居胸中，蒙蔽心窍，故而成呆，发病与肝、脾、胃、心等密切相关。

（2）呆病的治疗原则　陈士铎认为治呆无奇法，治痰即治呆也。在呆病发病中起关键作用的是痰，痰居胸中，蒙蔽心窍，则呆病诸症显现，治以逐痰为要，主要与肝、脾、胃、心有关，然脾胃为后天之本，水谷精微运化之泉，若脾虚失运则水湿内生聚而为痰，因而有脾为生痰之源说，故治疗“痰病”立方则以脾胃为本。陈士铎称其“痰势最盛，呆气最深”，这非常符合该病病因病机的特点，也非常符合老年病的论治特点。人之衰老虽然肾精先枯，累及诸脏，以致气虚无以行津，停而成痰为瘀，然此时全依赖脾胃运化吸收水谷精微，使五脏得养，元气得继，才能祛病延年，即后天养先天故治疗上当以顾护脾胃为本。正如李东垣《脾胃论》曰：“元气之充足，皆由脾胃之气无所伤，而后能滋养元气”。明·龚廷贤《衰老论》也认为：“凡年老之人，当以养元气，健脾胃为主”。

综上所论，呆病一证，其发病主要与肝、脾、胃、心有关，而起到关键作用的是痰这种病理产物，痰居胸中，蒙蔽心窍，则呆病诸症显现，治以逐痰为要。呆病因情志不畅所致者，当疏肝祛痰。对于呆病抑郁不舒，或愤怒而成者，或羞恚而成者，宜舒解肝气而祛逐痰涎。呆病因起居失常所致者，当益胃消痰。呆病除忧郁外，起居失常是其重要病因。起居失常，胃气受伤，中焦运化失职，水湿聚而成痰，扰乱心宫，而成呆病。对于有人一时而成呆病者，其病因是“起居失节，胃气伤而痰谜之乎”，“治法宜生其胃气，而佐之消痰之品，则痰迷可以再开，不必竞治其呆也”。益胃消痰法，不仅“治其胃气，而祛其痰涎，则呆病可愈也”，还应分久病和新病分别采用温补法和凉补法。

384 血管性痴呆先分期再分型治疗方法临床如何实施？

血管性痴呆患者病程进展多是经历平台期、波动期、下滑期三期，整个病程进展常是三种状态不断更迭的过程。平台期，其病证以本虚标实兼夹，虚实力量相对平衡，治疗以补虚通络祛痰并治，以补虚为主，多用成药；波动期，其病证以痰浊瘀阻蒙窍，痰热内扰或风痰瘀阻为主，以浊实壅盛为主要特征，治疗以化痰清热通络息风，以祛邪恶为主；下滑期，其病证以浊毒壅盛为特征，出现以痰浊、火热壅盛，腐化秽浊，蒙窍扰神，内风扰动等病理改变，治疗以化浊解毒醒神开窍，以解毒为要。波动期、下滑期需辨证论治，多用汤剂。三期治疗中，平台期是基础，波动期是关键，下滑期重在解毒，急治标以防下滑。波动期还应注意再次中风的发生，在积极治疗痴呆的同时重视中风的处理，必要时可祛风化痰，活血通络，清热降逆为法，或配合溶栓、抗凝、降纤、抗血小板聚集等中西医结合治疗。周文泉根据痴呆的发病过程将其分为三期：早期多虚，治以化痰逐瘀，用菖蒲郁金汤加减；中期虚实夹杂，治以平肝潜阳，化痰逐瘀，以镇肝息风汤和菖蒲郁金汤化裁，气虚血瘀和气滞血瘀者分别以补阳还五汤和柴胡疏肝散化裁；疾病后期以虚为主可用一贯煎或八珍汤化裁。郑绍周治疗血管性痴呆的原则是补肾不忘理肝脾，平台期主治脾，波动期重治肝，下滑期肝、脾、肾三脏同治，涤痰逐瘀开窍闭，重用涤痰开窍之品。

385 治疗呆病的单验方和食疗方有哪些？

（1）单验方

1）参茸精：每次3～5g，每日3次，2个月为1个疗程，可以重复2～3个疗程。尤适用于痴呆之虚证。

2）灵芝片或灵芝糖浆：片剂每次1片，糖浆每次5ml，均每日3次，3个月为1个疗程，若无不适，可重复疗程。适用于脾肾亏虚型痴呆。

3）参芪冲剂：每次1～2袋，每日2次，3个月为1个疗程，可重复2～4个疗程。适用于气虚血瘀型血管性痴呆。

4）当归芍药散：当归20g，芍药15g，白术15g，茯苓12g，泽泻10g，川芎10g。每日1剂，水煎服。适用于虚证之老年期痴呆。

5）益智灵：太子参30g，制南星、天冬各10g，熟地20g，川芎、炙远志各6g。制成口服液，含生药2g/ml。每日2次。适用于气阴两虚兼痰郁证。

6）益脑通：黄芪、当归、山药、肉苁蓉、丹参、郁金、石菖蒲、菌灵芝、附子、漏芦，制成颗粒剂，每包9g。每日1包。适用于脾肾亏虚、痰瘀阻络证。

（2）食疗方

1）核桃芝麻莲子粥：核桃30g，黑芝麻30g，莲子15g，大米适量，加水煮粥服食。适用于髓海不足者。

2）小麦大枣粥：小麦100g（浸软压片），大枣10枚，加适量水，共煮粥食。用于气血虚弱者。

3）女贞子煎：女贞子15g，黑芝麻、草决明、枸杞子各10g，水煎服，每日1剂。用于肝肾阴虚者。

4）山药核桃粥：山药100g，核桃30g，大米适量，加水煮粥服食。用于脾肾不足者。

5）增智益肾糕：核桃仁30g，莲子肉20g，黑芝麻、枸杞子各10g，玉米、山药粉各200g，加红糖适量做糕。用于脾肾俱虚者。

6）小儿脚痿行迟方：五加皮、木瓜、牛膝各10～30g，小鸡1只，猪脊骨200g，炖熟食用。用于先天不足，肝肾亏虚之骨软行迟，智能低下者。

7）枸杞子莲子粥：将枸杞子 30g 洗净，莲子（不去莲心）30g 洗净后，用温开水浸泡 1 小时，捞出后与淘洗干净的粳米、枸杞子同入锅中，加水适量，先以大火煮沸，改用小火煨至莲子熟烂，粥稠，即成。早晚 2 次分服。

386 任继学教授是如何治疗痴呆的？

任教授认为，本病多由于脑髓“精质体”弥散性或退行性萎缩，造成脑髓生化障碍，五神失统，上下失交，引起精神、智力失常。其病位有先病于脏腑而后累伤脑髓者，则脏腑为本，脑髓为标；也有脑髓先病而后波及脏腑者，则脑髓为本，脏腑为标。就病性而言，多认为以虚为本，实为标。但任教授认为虚实兼杂是其特点，即“大实有羸状，至虚有盛候”。所谓虚，多系真元虚馁，正气不足，营卫气血虚少；所谓实，多见气不顺而成风，气不畅而化热，风热之邪伤津损血；血损而成瘀；“血液者，痰之本也”，有瘀必有痰，痰瘀互结，留滞体内，必自生毒，毒害元神，元神损伤，则神机难复。临床分为四种证候的论治。

（1）方药治疗

1）精亏髓减脑空证

证候：头目昏眩，健忘失眠，腰膝痠软，头重脚轻，哭笑无常，动而多怒，躁动不宁，手指震颤，耳窍轰鸣，或妄闻异声，走路不稳，两颧红赤，五心烦热，舌质色红少津或尖红舌体隐青，苔多薄黄而干或者少苔，脉多弦虚数。

治法：填精益髓，活络降浊。

方剂：益髓活络膏。药用：女贞子、赤白首乌、黄精、天名精、淡菜、生蒲黄、石菖蒲、远志肉、脂麻嫩叶、生山楂、龟板胶、鹿角胶、肉苁蓉、砂仁。

2）气虚火衰神乏证

证候：少言、语涩或终日不语，哭笑无常，忽歌忽愁，不识家人，记忆力、定向力差，步态不稳，食少纳呆，头晕乏力，面色㿠白，涕泪长流，口涎不断，手足欠温，舌淡红或隐青，苦自厚而滑或白腻，脉滑，或浮而无力，或沉弱无力。

治法：补气壮火，固摄元神。

方剂：五参膏。药用：生晒参、太子参、沙参、丹参、明党参、仙灵脾、仙茅、胡桃、沙苑蒺藜、益智仁、生蒲黄、桃仁、红花、生白术、黑芝麻。

3）痰瘀浊毒阻窍证

证候：表情淡漠，精神恍惚，健忘头昏，行动迟缓，坐卧困难，妄言乱语或偏瘫失语，饮水多呛，做事有始无终，食纳无常，幻听幻视，二便多失禁，舌质隐青，或有瘀点瘀斑，苔厚浊而腻或黄厚而干，脉多为涩或滑。

治法：透络活血，化痰开窍。

方剂：化毒导痰汤。药用：海浮石、酒军、莱菔子、茯苓、郁金、远志、石花菜、白芥子、蒲黄、蛤粉、青黛、石菖蒲、厚朴花。

4）阳亢热瘀神浮证

证候：躁妄善动，打骂无常，秽语恶言，口苦口臭，头痛眩晕，颧红目赤，印堂红艳，便秘，尿赤，食欲倍增，失眠多梦，心烦易怒，盗汗、口干，耳鸣数起，舌红或紫黯，苔多薄黄干或黄腻，脉多弦数。

治法：育阴潜阳，清热化毒。

方剂：潜镇清阳汤。药用：生龟板、生牡蛎、珍珠母、生地黄、王竹、白薇、焦栀子、玄参、桃仁、红花、丝瓜络、白石英、石菖蒲、郁金。

（2）情志调养　必须做到心静常和，常清常安，百病不沾。

（3）养神安乐　养神先修性，修性勿躁，勿怒，勿暴喜，勿暴忧，安乐以全身，安乐必无欲，身内外无欲，则气清精生，精充则神安。因此痴呆病者有五事必做：一、游山观水，焕发精神；二、习书法绘画以启智商；三、临池观鱼跃，怡神悦目，以焕神志；四、良朋益友，谈论古今之事，求数刻之乐，醒脑颐神，逐呆之功；五、室内情静典雅。养花，栽盆景，插花唤构思，以复神明之用。

（4）饮食调养　食为养阳之物，饮为养阴之计，故“饮食为活人之本”。又曰：“美饮食，养胃气”。胃是脾之表，胃纳腐熟水谷，脾气磨而消之，化生血气、津液、精微，滋养全身，故生冷勿食，粗炊之物勿用，勿强食、暴食、强饮暴饮，先饥而食，食而勿过饱，先渴而饮，饮而勿过多，以保胃气，中焦枢机升降得以运输，上输入脑，下输脏腑四肢百骸，颐智长生。

387 颜德馨老教授治疗血管痴呆的经验？

颜教授近年来在探讨气血与衰老关系的同时，从理论上、临床上和实验中证实了“老年性痴呆”与瘀血直接相关。临床所及，老年性痴呆患者具有颜面、四肢老年斑，巩膜瘀丝累累，肌肤甲错，舌紫或兼瘀斑等典型瘀血指征。提出“纯者灵、杂者钝”的观点。老年性痴呆以脑血管性痴呆为多见，因大脑持续缺血与代谢损伤而出现感知、记忆、抽象概括能力和创造思维能力等严重障碍，它主要与脑血管循环障碍，全脑缺血有关。并且全脑血流量的降低程度与痴呆的严重程度成正比，近代实验室研究亦发现老年性痴呆大脑呈弥散性脑萎缩、脑回变窄、脑沟增宽、神经细胞内脂褐质增多，神经元纤维缠结和颗粒空泡变性均证实本病与瘀血相关。颜老认为痴呆病机表现为虚实两个方面。虚主要是肾虚和气血亏虚，实主要缘于瘀血、痰浊。因此治疗时必须根据虚实的孰轻孰重而分别施治，而且亦应认识到本病呈慢性过程，不能一蹴而就，而应据不同症状耐心施治。老年性痴呆的中医治疗分为：益肾填精法（传统治法）、活血通窍法、益气养血法、清热涤痰法等。临证时可据患者不同症状灵活加减化裁，而且由于该病病程长，治疗中单纯的虚证和实证较少，常常表现为虚实夹杂，所以在治疗中必须邪正兼顾，益气化瘀、补肾健脑并用。如颜老的经验方醒脑复智冲剂和健脑散，二方都兼顾气血，祛邪扶正，疗效较好，临床可酌情选用。治宜益气养血，活血通窍。自拟益气通窍汤：党参15g、黄芪15g、当归15g、枸杞子15g、升麻9g、葛根9 g、红花9g、赤芍9g、合欢花9g。

388 朱良春治疗老年痴呆症的临床经验？

老年痴呆症治法多种多样，后学者莫衷一是，朱师指出："老年痴呆症，临床上主要有两类。一为老年性痴呆，一为脑血管性痴呆，而后者居多数。两者之病理进程虽有所不同，但其结局均为脑细胞萎缩。其病变之症结中心则为肾虚"，因肾虚，久则导致五脏亏虚，五脏亏虚必夹痰瘀，乃因痰瘀是五脏亏虚的病理产物。津血同源，痰瘀相关，津聚则为痰，血凝则为瘀，故唐容川言："须知痰水之壅，由于瘀血所致"。张景岳言"痰涎奉为气血……气化失其正，脏腑病，津液败，而血气即为痰涎"。因此肾虚导致五脏亏虚，必然兼夹痰瘀，故虚中夹实是老年痴呆症之根本病机。因痰瘀壅阻脉道，势必形成血栓，阻塞微循环，使窍道不通，气血津液运行输布失常，乃至脑髓失充，元神失养，导致智能活动障碍发为痴呆。

朱老指出，中医的肾是对下丘脑、垂体、靶腺之神经、内分泌、免疫、生化、代谢等生理病理的概括。肾虚是神经内分泌紊乱为主的机体内环境。综合调控功能的障碍，这些障碍既导致衰老的出现，也是血瘀的根源。肾虚和血瘀互为因果。早在70年代初朱老就精心拟制益气化瘀、补肾健脑之"健脑散"。临床先拟治疗脑震荡后遗症取得殊效，后稍于出入移治老年痴呆症同获著效，“健脑散”拟人参、鹿茸为对，制马钱子、地龙为对，紫河车、甘草为对，枸杞子、益智仁为对，天麻，炙全蝎为对，鸡内金、地鳖虫为对，当归、川芎为对，郁金、红花为对。上药共粉，每次服5g，每日服2次，早晚空腹蜜水送服。

389 张学文教授治疗血管性痴呆的临床经验？

张教授一般将中风痴呆的病机形成归纳如下：

（1）精髓亏虚　脑为元神之脏，髓之海。人之情志思维等活动均与脑主神明有关，其活动之物质基础又是肾精与脑。肾为藏精之处，“人始生，先成精。精成而脑髓生”（《灵枢·经脉》），可见脑髓之充足与否取决于肾，肾又为“作强之官，技巧出焉”，精足则髓盛脑充，“伎巧之所以出，故肾为作强之本（《中国国药汇海》），元神为髓之使，中风患者多因肝肾阴精亏损而致肝风痰浊瘀血等损伤脑髓，后期则髓海不足，脑转耳鸣，眩晕，目无所见，善忘失算。

（2）痰瘀阻窍　虚是老年患者之特点，也是中风之起因，因虚而致瘀。张景岳谓：“凡人之气血犹源泉也，多则流畅，少则壅滞，气血不虚则不滞，虚者无有不滞者”；周学海亦云“阳虚血必滞，阴虚血乃凝”。显而易见，瘀乃虚所致，痰乃津血之异变，痰瘀同源，瘀血阻络致津液输布受阻，聚而为痰。巢元方指出：“诸疾者，此由血脉壅塞，饮水积聚而不消散故成疾也”。唐容川在《血证论》中最为明示：“须知积痰水之瘀，痰瘀相互交织成巢，脑髓纯者灵，杂者钝”（《医学衷中参西录》）。痰瘀蒙蔽清窍，气血失于奉养之能，清阳不升，浊阴不降，神失所养则智能障碍。

（3）颅脑水瘀　颅脑水瘀为诸多脑病之关键。瘀阻脑络，则血不利而为水。唐容川谓："病血者未尝不病水，血积久而为水"；"瘀血化水，亦发水肿"。痰、水、瘀三者同源而异流，浊者为痰，稀者为水，血积已久，津血运行受阻，则瘀水互结；或因肾阳不足，失其主水之职，以致气不化津，水停脑脏，而致脑络不通。水瘀互结于颅脑则致脑髓失养，神明失用，表现为智能低下之症。

分型辨治

（1）精髓不足　症见头晕耳鸣，怠惰思卧，腰膝痠软，足萎行迟，发枯齿摇，食呆尿频，舌质淡，苔白，脉细无力。治宜补精益髓。常用熟地黄、山萸肉、鹿角胶、鹿衔草、苁蓉、杜仲、寄生等补肾精、益脑髓之品，再加升麻、葛根、菊花、路路通等以通经络引清阳，从而达到精髓得养之效。

（2）痰瘀蒙窍　症见头重如裹，腹胀痞满，倦息嗜卧，呆钝少言，或口涎自流，舌体胖大或边有齿痕，质灰黯，舌下有瘀点，脉沉濡或细涩。治宜化痰开窍、活血化瘀，方用蒲金丹（菖蒲、郁金、丹参等），疗效甚佳。

（3）颅脑水瘀　症见头晕空痛，行为怪异，烦躁失眠，手足震颤或肿胀，筋惕肉瞤，口角流涎，鼻流浊涕，目胀或呕吐，二便失禁，脉弦滑或弦硬，舌质黯红或青紫，舌下有瘀点或瘀丝，脉络迂曲，或舌体胖大，边有齿印等。治宜活血化瘀、利承通窍。常用通窍活血汤加丹参、茅根、川牛膝、茯苓等。近又研制了脑窍通口服液（麝香、丹参、茅根等）。本方具有通窍活血、利水通络、升清降浊、益肾健脑的功效，实验研究表明，本方可改善脑微循环，兴奋上行网状激活系统，解除脑的抑制状态及降压利尿，增加机体代谢产物的排泄量，促进病灶的吸收，对颅脑水瘀型脑病疗效可靠且服用方便。

（刘　泰　廖美容　李品纯）

（十六）癔　症

癔症也称为歇斯底里，是一种较常见的精神病。多具有易受暗示性，喜夸张，感情用事和高度自我中心等性格特点，常由于精神因素或不良暗示引起发病。可呈现各种不同的临床症状，如感觉和运动功能有障碍，内脏器官和自主神经功能失调以及精神异常。这类症状无器质性损害的基础，它可因暗示而产生，也可因暗示而改变或消失。可参考中医脏躁、百合病治之。

390 脏躁的历史沿革如何？

“脏躁”之名，首见于《金匮要略·妇人杂病脉证并治》：“妇人脏躁，喜悲伤欲哭，象如神灵所作，数欠伸，甘麦大枣汤主之”。在此之前，《素部》、《灵枢》对于情志为病的病理颇多论述，《素问·阴阳应象大论》谓：“人有五脏化五气，以生喜怒悲忧恐”，《素问·举痛论》谓：“悲则气消”，《素间·调经论》谓：“神不足则悲”，《素问·玉机真藏论》谓：“悲则肺气乘矣”，《灵枢·本神》谓：“心气虚则悲”。由此可见，《内经》认为以悲伤为主的情志病多由气虚或神不足所致，病变脏腑以心肺为主。

后世医家对脏躁证多有探讨和发展，有的从病因病机方面加以论述，如《张氏医通》谓：“脏躁者，火盛灼津，肺失其润，心系了戾而然”；有的从病变脏腑方面加以引申，如《金匮玉函经二注》谓：“《内经》以肺之声为哭，又曰并于肺则悲”，《灵枢》曰：“悲哀动中则伤魂，此证因肝虚肺并，伤其魂而然也。盖肝阳脏也，肺阴脏也，阳舒而阴惨，肝木发生之气不胜肃杀之邪，并之屈而不胜，生化之火被抑，扰乱于下，故发为脏躁”；有的从症状方面加以发挥，如《素庵医要》谓：“妊娠无故终日悲泣，或独居一室，喜笑不止，如鬼祟所附，故惊悸频发，此脏躁故也”；有的从治疗方法方面加以补充，如《校注妇人良方》谓：“一妊娠无故自悲，用（甘麦）大枣汤二剂而愈，后复患又用前汤，佐以四君子加山栀而安”；有的从病程变化方面加以认识，如近代医家陆渊雷《金匮要略今释》谓：“此病有发作性，其证候之复杂变幻，一切病无与伦比”。从而使脏躁证的理法方药得以完善。

391 脏躁的临床表现及病因病机是什么？

临床表现：以情绪低落，呵欠频作，悲伤欲哭，哭后恢复正常为特征，或情绪不稳，哭笑无常，周期性发作，或情绪恍惚，默默无语，或心中烦乱，不能自主，夜卧不眠，多伴有口干，神萎，大便燥结，舌红或嫩红，苔少，脉细弱而数或弦细等。脏躁多发于妇女，以月经前及产后多见，发生于月经前者，称之孕悲，产后者称之产后脏躁。脏躁也称脏燥，临床中脏躁并不拘泥于妇女，男子也有患此病者。

脏躁证的病因病机：主要由于悲愁积肺，思虑伤脾，忧郁伤肝，日久伤气损血耗阴，从而引起肝旺、痰火、瘀血，致使心神失常。

（1）素体虚弱，脏阴不足　禀赋阴亏，或经孕产乳，耗伤阴血，阴弱火旺，扰动心肺，心神失养，肺魄不宁，故善悲欲哭，神志不清。

（2）思虑太过，心脾耗损　血虚无以养心，气虚不能养神，心神不宁则悲伤欲哭，气虚则人倦，阴阳相引，故善伸而呵欠频作。

（3）五志化火，煎津成痰　痰火既能扰心，导致心神不宁，心中烦乱，夜卧不眠，又可再度伤及阴血，加重脏阴不足。

（4）情志抑郁，肝气郁结　女子以肝为先天，气滞血瘀，心脉不畅，心神失养，可致心神失常，情绪不稳，哭笑无常诸症。

脏躁证的基本病机为脏阴不足，并有干燥躁动之象。

脏躁证多表现为本虚标实之证，脏阴不足为本，其病机多与患者禀赋相关，素多抑郁之人，最易五志化火，耗伤阴血，或因经孕产乳，阴血内耗，虚火内动，以致五脏失于濡养，心神失养，肺魄失宁；干燥躁动为标，其病机多缘阴血亏损，痰火内灼，内燥渐甚，脏腑失濡，脏气为之失常，以致肝郁气滞化火，脾虚津停生痰，脏气失畅致瘀，火、痰、瘀内扰神明，势必导致躁动频发。

392 脏躁的辨治心法是什么？

脏躁属情志之病，大多病程日久，缠绵难愈，脏气不平，肝郁气滞，心火偏亢，气滞则血瘀，火盛则灼津，病情复杂，变生多端，故脏躁辨治，当分虚实，不得执养心安神、润燥益气为一定之法。

（1）从悲则伤肺，肺失宣肃论治　肺在四季应秋，而秋日万物萧条，从体生机内潜，情绪从夏日张扬转至收敛，故《素问·玉机真藏论》谓：“悲则肺气乘矣”，《素问·至真要大论》谓：“诸气膹郁，皆属于肺”，情志不遂每每首伤肺之宣肃，导致肺右降不能，肝左升不达，气机紊乱，则常有悲忧之变。《续名医类案》载朱氏郁郁神识不清，胸满谵语，上不得入，下不得出，此因肺气不降所致，用紫菀宣太阴以清气化，杏仁、苏子导肺中之痰，枳桔散胸中之结，葛根以欲火郁，一剂而脉转神清。故临床凡属肺实而悲者，每取三仁汤、桑杏汤之类轻清宣肺，肺虚而悲者，则用清燥救肺汤、百合地黄汤、升阳顺气汤等润肺清肃，药证相符，多可获效。

（2）从水亏火旺，心肾不交论治　脏躁多由情志不舒或思虑太过所致，五志化火，心肺阴虚，燥热扰动，穷必及肾。肾主闭藏，内寓真水，宜固藏不宜妄泄，为人体阴液之本，若肾水亏于下，心火势必亢于上，以致心肾水火不交，为此《医宗金鉴》谓："脏，心脏也，心静则神藏，若为七情所伤，则心不得静，而神躁扰不宁也，故喜悲伤欲哭，是神不能主情也，象如神灵所凭，是心不能神明也"，故脏躁之治，总以滋润为法，甘麦大枣汤以小麦生津，大枣、甘草甘润，药力略逊，临床若痛心阴睛耗者，则须配以酸枣仁汤；肺阴不足者，佐以百合地黄汤；肾水亏损者，合以六味地黄汤之类，则效果更佳。

（3）从气血失和，肝郁气滞论治　《灵枢·本神》谓："肝悲哀动中则伤魄"，脏躁之喜悲伤欲哭之证，既属肺恙，又属肝病。女子以肝为先天，肝为将军之官，其性刚暴，喜条达而恶抑郁，情志所伤，气机郁滞，升降失常，气、血、痰、火凝聚不散，最易变生脏躁诸证，而肝体阴而用阳，非阴柔涵濡之，则乖戾恣违，一发不可制止，故治脏躁，多以柔肝开郁为大法，又因肝部气滞，首先波及血行，而致血瘀，佐以活血化瘀，每有事半功倍之效，故临床习以血府逐瘀汤投之，取桃红四物汤养血润燥，四逆散疏肝解郁，补而不滞，肝体得养，体柔郁开，脏躁不宁自消。

393 百合病的辨证思路和辨证要点有哪些？

百合病的辨证思路：

（1）百合病多见于热病之后，余热未尽；或情志不遂，郁而化火所形成。二者不但能导致心肺阴虚出现主症，而且还能耗气伤血、灼伤阴精，导致气血亏虚或肝肾亏虚兼症。

（2）脾胃为后天之本，气血阴精化生之源，病久不愈，势必要损伤脾胃，造成恶性循环。因此，临床上不但要重视主症，而且还要兼顾从症，防止病情演变。

百合病的辨证要点是：

（1）抓特征　百合病临床表现复杂，症状百出，临床上颇难辨识，辨证时应掌握本病恍惚迷离，不能自主的特点，结合口苦、小便赤、脉微数等征象，于无定中求一定，始能临变不惑，抓住重点。

（2）辨虚实　虚证多因热病后期，耗伤阴津，常表现为心肺阴虚之征象，治疗上或滋阴，或益气，佐以安神；实证多由气郁而生，或合并痰湿，或化火或生瘀，治疗多以理气为主，兼祛痰、泻火、化瘀等。

394 脏躁与百合病的病机转化特点各是什么？

脏躁中虚燥者一般为先天禀赋不足，阴血亏虚，年老体虚，久病及失血过多引起，进一步发展既可因阴血不足引起阴虚阳亢、气阴两虚、阴阳两虚等以虚为主之证。又可因阴虚阳亢，虚火内生，而炼液为痰，血行瘀滞，瘀血内生，气机郁滞，痰、火、瘀、郁又加重阴血损伤，终以形成虚实夹杂之证。实躁早期以郁、痰、火、瘀为主要表现，血虚不明显。后期邪气损耗气血阴精，亦出现虚实夹杂之变。

百合病主要由伤寒等疾病引起，亦有情志刺激、误治、房劳等因素所致者。在伤寒或温病病程中，由于热邪太盛，或汗、吐、下用之失当，以致病去而阴虚未复；或病后余热未尽，熏灼心肺。平素忧思不断，抑郁寡欢；或境遇不佳，不能自释，以致阴血暗耗，虚热内生，神气失于依附。在心肺阴虚，百脉不合，神气不充基础上，阴虚内热，炼津为痰，痰热内扰，更伤心肺之阴，以致虚实兼见，但总以正虚邪恋为主。然而这些致病因素并非该病所特有，它们也可以导致其他疾患，何以某些人却产生了百合病？按中医的发病学原理，在大多数情况下，疾病的发生取决于人的机体状况，无论是外感，还有内伤，都是如此。百合病也不例外。大多数百合病患者的机体处于一种津亏血燥，元气困乏的状况，这是导致百合病极为重要的关键因素。机体的这种状况，或是先天就存在，由遗传所定，或是后天各种原因所形成。津亏血燥，则阴液滋润、濡养功能不足，元气困乏，则气的正常功能受阻，因而气血运行不畅，内热萌生，致使脏腑经脉失养，功能失调。其中尤以心所受的影响为最。心之阴阳失调，则心神失守。“心者，五脏六腑之大主也，精神之所舍也”。心神能影响整个人体各方面生理功能的协调平衡，故“主不明则十二官危”，心神失司造成其他脏腑与经脉的不正常，因而产生种种如有神灵所作的表现。口苦、小便赤、脉微数则是阴虚内热之征。由于伤寒一类外感热病的发生、发展、变化是邪正相争的过程，至后期，邪气虽退，而人之元气、阴液亦被耗损，常易形成津亏血燥、元气困乏的状况，故相对而言，该病以病后产生较为多见。

395 脏躁和百合病临床鉴别要点及中药的临床用药特点是什么？

脏躁是因情志因素所致，以精神恍惚、悲伤欲哭为主要临床表现的一种神志疾病。其轻者可见喜怒无常、躁动不安、呵欠频作等，重者可见昏厥、抽搐、失音、失听、失明、肢体不遂等。本病发生与患者体质因素有关，并常由精神因素诱发，女性多于男性。百合病亦有精神恍惚、情绪不宁、如有神灵等精神症状，与脏躁相似，但百合病以神志失和为病，并非有形之体受损，故张仲景特别提出该病“身形如和”，即一般检查手段查不出明显的器质性病变或实验室异常指标。作为鉴别诊断提出的“诸药不能治，得药则剧吐利”，表明该病易被误诊和误治，提示神病不可按形病辨治。百合病另有亦欲食不能食，常默默，欲卧不能卧，欲行不能行，饮食或有美时，或有不闻食臭时，如寒无寒，如热无热，口苦，小便赤，身形如和，其脉微数。与脏躁之悲伤欲哭、喜怒无常、躁动不安、呵欠频作有很大差别。综上脏躁以哭笑无常，悲伤欲哭为主；而百合病以沉默寡言，抑郁少欢为主。

脏躁多虚实夹杂，辨证用药时按“急则治其标”的原则，在以实证明显而血虚表现不明显时，可先以祛邪为主以治其标，以化痰、清热、泻火、解郁、疏肝、化瘀等为法，待后期再以调理气血之药善后。

百合病多发生于热病后期，正气虚损，阴伤而余热不去，熏灼津液为痰，表现为既有伤阴的表现，又兼有痰热之候 ，选方用药时需权衡利弊，做到补虚不碍邪，祛邪不伤正。选方上多用甘润、甘平、甘淡的药物。“百合病见于阴者，以阳法救之；见于阳者，以阴法救之”。这是百合病治法准绳。这里的阴者、阳者是指什么？阳者若指阳盛的病者，阴者指阴盛的病者。阳者以阴法救之好理解，那么阴者以阳虚阴盛的人来解释，与百合病表现的口苦、小便赤、其脉微数则自相矛盾，阳法救之则为逆也。若以过度交合所致的百合病，其中阴者、阳者亦是指男女。阳者，用滋阴填阴之法，以甘寒之品救之；阴者，用补气补血之法，以甘温药治之。

396 治疗百合病的食疗方有哪些？

治疗百合病的食疗方有以下这些：

（1）百合粥　百合30g，大米100g，冰糖30g，大米淘洗干净，放于砂锅中，注入清水1000ml，先用大火烧开，转用小火慢熬至粥将成时，加入百合粉和冰糖屑，再熬10分钟。适用于热病恢复期余热未清，精神恍惚，坐卧不安。

（2）莲子芡实百合煲猪肉　莲子 30g，百合 30g，芡实 30g，瘦猪肉 250g。莲子、百合、芡实、瘦肉等量放入瓦锅，加清水同煲，熟后加盐调味。饮汤吃肉。治神经衰弱，心悸失眠，脾虚水肿。

（3）玉竹粥　玉竹 15～20g，冰糖少许，粳米 100g。玉竹洗净，煎汤去渣取汁，入粳米熬为稀粥。粥成后入冰糖再煮 1～2 分钟沸即可。每日早、晚服食。滋阴润肺，生津止渴，治肺燥咳嗽，少痰，阴虚发热。

（4）百合雪梨汤　百合 10g，雪梨 1 个，冰糖适量，将百合用清水浸泡一夜，次日将百合连同清水一起倒入砂锅内，再加半碗多清水，煮 1.5 小时，待百合已烂，纳入去皮核切块之雪梨及冰糖，再煮 30 分钟即成。可滋阴润肺，适用于肺虚久咳、秋燥咳嗽、胸痛、便秘、尿黄等。

（5）百合猪肉汤　百合 50g，瘦猪肉 200g，食盐少许。猪肉洗净、切块，与百合加水同煮至烂熟后，食盐调味，顿服。可清热润肺，宁心安神，适用于神经衰弱、失眠、肺结核低热、干咳、气促等。

（6）百合鱼丸　草鱼 1000g，百合 100g，肥膘猪肉及调味品适量。草鱼去皮刺，同肥猪肉制成鱼丸；百合泡软、蒸熟。锅中放鸡油烧热后，下葱、姜煸炒后，去葱，纳入鱼丸、百合略炒，调以食盐、味精，水淀粉勾芡即成。可润肺清热、止咳化痰，适用于肺热肺燥咳嗽、劳嗽咳血、低热虚烦、惊悸失眠、高血压、头目昏花等。

（7）百合溜鱼片　草鱼 1500g，百合、冬笋各 50g，豆苗及调味品适量。将草鱼去鳞杂，洗净、切片；百合蒸软，冬笋切片，豆苗掐尖洗净。葱、姜切碎，加食盐、味精、料酒、淀粉调汁备用。锅中放油适量烧熟后，用温油划散鱼片，倒出；锅内留油少许，下葱姜、冬笋片、百合及鱼片、豆苗，倒入兑好的葱姜汁，翻锅装盘即成。可温肺止咳，养阴清热，清心安神，适用于肺痨吐血、肺脏壅热、低热干咳、神经衰弱及失眠等。

397 李振华教授治疗脏躁病的经验？

脏躁是临床较常见的一种疾病，多发于妇女，尤其是中年妇女在绝经前后发病率较高或病情加重。李振华教授认为，肝郁脾虚是脏躁发病之本。从临床实践看，主要病机为肝脾失调，肝郁脾虚。病因多为饮食或思虑伤脾，脾失健运，湿浊内生，土壅木郁，肝失条达；或郁怒伤肝，肝郁气滞，横逆犯脾，木郁乘土。二者病因不同，其结果均可造成肝郁脾虚，气滞湿阻，化火成痰，痰火内盛，上扰心神；或痰浊随肝气上逆，干扰清窍，以致心神不宁，魂魄不安，发为脏躁。脾虚失运，痰湿中阻，升降失常，则纳差，胸闷气短，苔腻，舌体胖大；脾胃虚弱，气血生化乏源，机体失于濡养，则体倦乏力；肝郁化火，痰火扰心则烦躁易怒，坐卧不宁，急躁时易哭，甚则哭笑无常，或无故悲伤哭泣，多疑善虑，失眠恶梦，心惊恐惧；痰浊或湿浊随肝气上扰清窍，则头晕头沉；脾虚意不守舍则记忆力减退；肝郁不解，脾虚不复，痰火不时上扰，故脏躁不时发作，反复难愈。李师强调指出，本病的病机变化虽涉及心、肝、脾三脏，但病机演变的关键在肝、脾两脏，故曰肝郁脾虚为脏躁发病之本。

在治疗上，李振华教授认为，用甘麦大枣汤治疗本病效果欠佳，故针对其病机演变，从治肝实脾入手，标本兼顾，以理气豁痰，清心透窍为法，在温胆汤和导痰汤基础上化裁演变，创制了清心豁痰汤。药用：白术 10g，茯苓 15g，橘红、半夏、香附、枳壳、西茴、乌药、郁金、节菖蒲、栀子各 10g，莲子心 5g，胆南星 10g，甘草 3g，琥珀 3g（分 2 次冲服）。方中白术、茯苓健脾祛湿，以杜绝生痰之源；橘红、半夏、胆南星豁痰降逆，香附、郁金、西茴、乌药疏肝理气，使气行湿行，郁解热散；郁金配节菖蒲透窍和中；栀子、莲子心清心除烦；琥珀安神宁志，镇惊平肝；甘草调和诸药，臣使五脏。诸药合用，使肝气条达，脾运得健，痰火散除，心神安宁，则脏躁自平。若失眠严重者，加夜交藤 30g，龙骨 15g；口干口苦者，加知母 12g，竹茹 10g；大便溏薄者，去胆南星，加薏苡仁 30g，泽泻 12g；腹胀纳差者，加砂仁 8g，厚朴 10g，焦三仙各 12g；胁肋窜痛者，加元胡 10g，川楝子 12g。

398 预防脏躁发病的临床措施有哪些？

因脏躁多与精神因素有关，因此充实活跃文化生活，提高精神素质，加强在精神方面对本病的抵抗能力，是预防脏躁的重要措施。此外合理安排工作、学习和生活，养成良好生活习惯，适当进行体育锻炼，增强体质，亦预防本病的发生。饮食调养上应加强营养，忌辛辣刺激性食物，多食水果蔬菜等，平时宜常服清淡滋阴食品，可选用以下药膳：

（1）浮小麦猪心粥　浮小麦 50g，炙甘草 10g，大枣 10 枚（去核），猪心 60g（切片）洗净，粳米 60g，浮小麦、炙甘草水煎剩 500ml，去渣，入大枣、粳米、猪心煮粥食，每日 1 次。

（2）酸枣仁瘦肉粥　炒酸枣仁 10g，柏子仁 10g，茯苓 30g，夜交藤 30g，猪瘦肉 50g，粳米 60g。将上 4 味中药水煎至 500ml 去渣，入粳米、猪瘦肉煮粥吃，每日 1 次。

（3）百合粥　鲜百合 50g，淮山 30g，莲子 15g，大枣 10 枚（去核），粳米 60g，煮粥，入蜂蜜调食，每日 1 次。

（4）百合猪心汤　鲜百合 50g，生地 20g，杞子 15g，女贞子 15g，旱莲草 15g，沙参 15g，猪心 100g（切片）。水煎生地、杞子、沙参、女贞子、旱莲草至 500ml 去渣，入鲜百合、猪心煮汤，熟时食用，每日 1 次。

（5）葡萄干杞子猪瘦肉汤　葡萄干 30g，杞子 30g，山茱萸肉 20g，莲子 10g，猪瘦肉 60g，水煎，食肉饮汤。每日 1 次。

（林亚明　李晓慧　来建明）

（十七）重症肌无力

重症肌无力是神经肌肉接头处传递功能障碍所致的自身免疫性疾病，早期大多表现为朝轻暮重的眼睑下垂、复视、斜视或全身无力等。该病在临床很少见，发病率为 6/10 万 ~ 10/10 万，近年来有逐年上升的趋势。此病进展很快，约有 40% 的患者在数月至两年内转化成全身型肌无力，易造成严重的肌肉无力、肌肉萎缩。若疾病发展至后期阶段会导致瘫痪、吞咽困难、构音障碍、呼吸困难，甚至严重缺氧，危及生命。因此，一定要及早治疗，控制病情，一旦累及延髓肌、脊髓肌、躯干肌、呼吸肌等则无论中医西医都会很难治。其中医治疗可参考痿证。

399 如何从中医学角度认识重症肌无力？

重症肌无力的病因可归纳为先天禀赋不足，后天失调，或情志刺激，或外邪所伤，或疾病失治、误治，或病后失养，均可导致脾胃气虚，渐而积虚成损。病机主要为脾胃虚损。脾脏可以影响他脏，他脏有病也可影响脾脏，从而形成多脏同病的局面，即五脏相关，但主要方面是脾胃虚损。中医虽无重症肌无力危象病名，但根据患者呼吸、吞咽困难、全身无力三大特点，属于脾胃虚损，大气下陷病证。虚损，反映该病已发展到形体与功能都受到严重损坏的危重本质；大气下陷，体现该病呼吸困难，吞咽不下，气息将停，危在顷刻的特点。

重症肌无力是以肢体软弱无力，筋脉弛缓，甚则肌肉萎缩为主要表现的病证，属“痿证”范畴，是一种慢性虚损性病证，以虚为主，一般以正气虚衰，脾胃虚损，五脏相关为其主要病理基础，因受累肌群不同而表现出不同的症状，如眼睑下垂，复视，吞咽困难，四肢无力，呼吸困难等。因而确定“虚而补之”的总原则。综合以上，拟补中益气升阳之法，方选补中益气汤，它是中医传统补中益气升阳的代表方，用于多种虚性疾病的治疗。方中黄芪补中益气、升阳固表为君；人参、白术、甘草甘温益气，补益脾胃为臣；陈皮调理气机，当归补血和营为佐；升麻、柴胡协同人参、黄芪升举清阳为使。综合全方，一则升提中气，恢复中焦升降之功能，使下脱、下垂、气陷之证如眼睑下垂，抬举困难，朝轻暮重，肢体无力或吞咽困难等，自复其位；一则补气健脾，使后天生化有源，脾胃气虚诸证如少气懒言，肢体无力，纳差便溏，面色萎黄，舌淡胖，边有齿痕，苔薄白，脉沉弱濡软等，自可痊愈。

金元李杲“脾胃一虚，肺气先绝”语，描述了重症肌无力危象病机：心肺位于胸中，大气下陷，呼吸困难，心阳虚脱，危象出现。肾为胃关，胃肾亏损，吞咽困难乃至不下，饮水反呛。脾虚及肾，天柱倒塌，颈软头倾，躯干全身无力。损及肺金，构音不清，声音嘶哑，咀嚼乏力，表情呆滞。肝血不足，肾精亏损，眼睑下垂，复视、斜视。痰瘀互结，肺门纵膈胸腺肥大甚至肿瘤、甲亢、甲瘤。并发感染，火与元气不两立，一胜则一负。西药相关副作用，如腹泻、失眠、真菌感染、心悸等。

400 如何从“治痿独取阳明”理论指导重症肌无力的治疗？

《素问·痿论》提出：“治痿病独取阳明”的治疗原则，因为阳明为气血津液生化之源，主润宗筋，合冲脉，属带络督。故益胃养阴，为治疗本证的常法，对于肺胃津伤者，尤为重要。“治痿病独取阳明”的治疗原则的提出距今已 2000 多年，但至今仍对临床治疗痿证具有重要的指导意义，其意有三：①强调补益后天的重要性。即益胃养阴，健脾益气之法。肺之津来源于脾胃，肝肾的精血有赖于脾胃的生化，若脾有虚弱，受纳运行功能失常，津液精血生化之源不足，肌肉筋脉失养，则肢体痿软，不易恢复。若脾胃功能健旺，饮食得增，气血津液充足，脏腑功能转旺，筋脉得以濡养，有利于痿证的恢复。②“治痿病独取阳明”不单指补益一法，“取”者，非指补也，取阳明应为调理阳明之意，其虚者补之，其实者则应伐之。③应重视阳明，但治疗痿证不能单纯以“独取阳明”为法，临床上还应辨证治疗，因肝主筋膜，脾主肌肉，肾主骨髓，对于肝、脾、肾三脏之调治，亦属不可忽视。如中虚致痿者，虽同用补益之法，但治法用药也是有别：若为太阴虚寒，宜用温补脾阳之法；若为中气不足，宜用健脾益气举陷之法；若为脾阴亏虚，宜用甘凉养阴益脾之法；若为胃阴失充，宜用甘寒养阴润燥之法。对于邪浊壅遏致痿者，虽治取中土，但应泻其有余，阳明燥热者，治以清热下法；湿热中蕴者，治以清泄湿热法。对于虚火，则有养阴清热法。

“治痿病独取阳明”的原则与《内经》对痿证病机的全面论述是一致的，运用中要防止简单化，不能将其等同于“独补脾胃”，这样既可以提高疗效，又能防止“对不上号”而轻率否定这一原则。历代医家多遵“治痿独取阳明”之说，脾胃为后天之本，肺之津液来源于脾胃，肝肾的精血亦赖脾胃的生化，所以胃津不足者，宜养阴益胃，脾胃虚弱者，应益气健脾。只有脾胃健运，气血津液充足，脏腑功能转旺，有利于痿病恢复。所谓“独取”，乃重视之意，非“唯独”之法，故临床重视调理脾胃，但亦不能拘泥于此，仍需辨证论治。在治疗重症肌无力过程中要灵活运用好该指导原则，还是要基于临床辨证论治，审因治疗，这样才能遵古而不泥古，使痿症的治疗更切合客观实际。

401 重症肌无力的常见中医辨证分型是什么？

本病是一种慢性虚损病证，以虚为主，病程中可出现痰浊阻滞或湿热浸淫等实邪较盛的表现，一般以正气虚衰、脾胃虚损、五脏相关为其主要病理基础，治疗重在扶正补虚、调补脾肾。

（1）脾气虚弱型　症状：眼睑下垂，抬举困难，朝轻暮重，少气懒言，肢体无力，或吞咽困难，纳差便溏，面色萎黄，舌淡胖，舌边有齿痕，苔薄白，脉沉弱濡软。

（2）脾肾阳虚型　症状：眼睑下垂，抬举困难，朝轻暮重，倦怠无力，畏寒肢冷，吞咽困难，视歧，腰膝痠软，小便清长，或有便溏或五更泻，舌胖淡，有齿痕，苔薄白，脉沉细软弱。

（3）肝肾亏虚型　症状：眼睑下垂，视物不清或复视，目干涩，少寐多梦，五心烦热，肌肉瘦削，口干咽燥，头晕耳鸣，四肢乏力，腰痠膝软，遗精，遗尿，早泄，舌红绛少苔，脉细数。

（4）痰浊阻滞型　症状：眼睑下垂，声音嘶哑，咀嚼吞咽困难，颈部瘿瘤，胸腺肿大，胸闷纳呆，咽中异物感，咳吐白痰，舌淡胖，苔浊腻或滑，脉滑或沉涩。

（5）湿热浸淫型　症状：肢体痿软无力，下肢明显或兼微肿，身重面黄，喜凉恶热，胸闷纳呆，舌苔黄腻，脉濡数。

402　重症肌无力缓解期，中医药如何辨病和辨证结合治疗？

重症肌无力中医临床归属于“虚损”、“痿证”，大多数起病缓慢，病位在肌肉，主脏为脾，与肾、肝关系密切。初起多以脾气虚损为主，日久气病伤阴可转化为肝肾阴虚或脾肾阳虚。脾胃虚弱为其基本病机。因此，根据治病救病的原则，在重症肌无力缓解期，治当扶正补虚，扶正以调补脾肾为要，贵在辨证精当，疗程要长，缓缓图功。同时兼顾脾胃虚损影响到相关脏腑的兼证，如肝血不足、胃阴不足、肾虚、心血不足、痰湿壅肺、血瘀、外邪等，以补肝血、益胃阴、补肾、养心血、理肺化痰、活血化瘀、疏散外邪等，以实现中医治疗的辨病与辨证结合。研究认为将此病分为眼肌型和全身型两类，前者主要是中气不足，较少累及他脏，亦有少数兼夹风、寒、湿、热之邪，治疗以补中益气为主，再分别依兼夹邪气的不同予以治疗。后者除中气不足外尚有肺、肾虚损，肺脏虚损可分为肺气和（或）肺阴不足，肾虚当包括肾之阴和（或）阳虚损。临床除大剂使用补中益气外，兼有肺肾阴虚者酌加熟地黄、山茱萸、百合、枸杞子、龟板、鳖甲等药；兼有肺气不足及肾阳虚者应加紫河车、蛤蚧、太子参、山药等。

403 治疗重症肌无力，中西医结合治疗思路是什么？

对于重症肌无力，应从以下四方面的思路进行治疗：

（1）有胸腺增生者，应尽早手术切除胸腺，去除自身免疫的始动原，截断病程的进展；对于合并胸腺瘤者，应先通过中西药调整，使患者机体达到最佳状态时再进行手术治疗，手术后可配合中医药治疗。

（2）辨证论治与辨病论治相结合　在重症肌无力的病程中，始终有一个因人、因时而异的动态、个体化的病理生理状态及其临床反应；据其临床反应表现，运用中医理论进行辨证。同时从西医辨病角度出发，根据重症肌无力的原因、发病机制、病理改变等特点，在辨证论治理法方药的基础上，根据中药现代药理研究，选择某些具有免疫抑制或免疫调节作用的中药，配合应用，更能提高疗效。

（3）中西医结合治疗重症肌无力危象　重症肌无力危象是重症肌无力死亡的常见原因，如不及时抢救可危及患者生命。单纯使用中医难以缓解症状或阻止疾病发展，而采用中西医结合方法，尤其是发挥中医药在重症肌无力危象抢救的作用，对提高抢救成功率、防止危象发生相当关键。而在中医药治疗方面，应重点掌握以下三个方面。①认清病因病机：重症肌无力危象病机涉及肾气损、脾气虚、心气衰。以培补脾肾、扶正纳气为主，肃肺化痰为辅。②如患者神志不清，容易出现闭证或脱证，应予以醒脑开窍、回阳固脱。③为了防止感冒和感染等本病的诱发因素，可采用中药或平时服用玉屏风散、胎盘片或黄芪等代茶饮。

（4）中西医结合综合治疗　重症肌无力可根据情况选择多种疗法进行综合治疗，如高压氧疗法、针灸、穴位注射、电针、穴位贴敷、神经肌肉治疗仪治疗等。重症肌无力是以正气虚损为主的疾病，因此，治疗的整个过程中要时时注意顾护正气，正气不虚则邪不得入，从而可控制疾病的加重和复发。

404 重症肌无力如何预防？

（1）振奋精神，保持情志舒畅　精神情志活动与人体的生理变化有密切关系，情志舒畅，精神愉快，则气机畅通，气血调和，脏腑功能协调，正气旺盛，不易发生疾病，即使疾病发生，也能很快恢复；相反，若情志不畅，精神抑郁，则可使气机逆乱，阴阳气血失调，脏腑功能失常，正气减弱，从而发生疾病。临床上本病的发生往往与患者长期精神紧张或过分思虑，悲伤等情志变化有关，如果在恢复期间，患者情志波动常可引起病情发展或恶化，因此患者在治疗及恢复过程中，一定要注意精神调养，保持思想上安定清净，不贪欲妄想，使真气和顺，精神内守，只有这样才能使本病早日康复。

（2）饮食合理，切勿偏嗜　合理的饮食和充足的营养是保证人体生长发育的必要条件。“五味入口，藏于胃，以养五藏气”。饮食不足即缺少营养，影响气血生化，则导致体质虚弱，相反，饮食过量又可损伤脾胃，日久导致体质下降，因此，重症肌无力患者在饮食上要荤素搭配，粗粮细粮搭配，儿童一定要纠正不良饮食习惯，这样才能使患者体质增强，正气旺盛，使本病尽快康复。

（3）劳逸结合，起居有常　避风寒、防感冒，重症肌无力患者抵抗力较差，伤风感冒不仅会促使疾病复发或加重，还会进一步降低机体对疾病的抵抗力。重症肌无力的发病与过度劳累有很大关系，该病患者往往与劳累过度，用眼过度，日夜操劳，或因奔波而起居失常，耗伤气血，体质下降，外邪乘虚而入导致本病发生和发展，因此本病患者在恢复过程中，一定要起居有常，劳逸结合，只有这样才能配合药物治疗，逐步增强体质，早日恢复健康。

405 重症肌无力饮食调理如何？

重症肌无力病机与气虚关系密切，故调节饮食更为重要，不能过饥或过饱，同时各种营养调配要适当，不能偏食。下列食物食用后使本病加重，应避免食用：萝卜、芥菜、绿豆、海带、紫菜、剑花、西洋菜、黄花菜、西瓜、苦瓜、冬瓜、白菜、豆浆、豆奶、冷饮等，特别是萝卜和芥菜最为关键。

少食寒凉，避免食用芥菜、萝卜、绿豆、海带、紫菜、西洋菜、黄花菜、剑花、西瓜、苦瓜之寒凉品。少吃冷饮以免损伤脾胃，多喝温度适宜的温水（37～45℃为最佳）或少量温饮料，温水多喝汤类。温水在人体内能最快的带动人体的血液循环，有助于吸收与排泄；苦味食品也应少吃，苦能泻热、容易伤胃。

多食温补：重症肌无力患者脾胃虚损，宜多食甘温补益之品，能起到补益、和中、缓急的作用，常用补益食物：

（1）肉类　牛肉、猪肉、狗肉、兔肉、鸡肉等。

（2）鱼类、鸡蛋、牛奶都是重症肌无力患者日常膳食中重要的食品。

（3）蔬菜　菜心、韭菜、生姜、莲藕、番茄、土豆、栗子、核桃仁、花生等。

（4）水果　苹果、橙子、柚子、葡萄、杨梅、石榴、桃子、枇杷果、桂圆等。

避风寒、防感冒。感冒后可选用青霉素、先锋霉素类抗生素静脉滴注或口服阿莫西林、头孢氨苄、头孢羟氨苄等，退烧药可选用柴胡针剂肌内注射。

同时，在饮食结构上，也应根据患病阶段作出膳食调养分级，无发热症状、咀嚼能力正常，消化机能正常者，采用普通饭，可以定出标准每日热量及均衡饮食比例；对于病情重，影响到消化功能和咀嚼能力的，肌无力 0～2 级或大手术后（如胸腺切除）或拒食等类型的患者，分别给予软饭、半流质、流质及管饲流质饮食；对于偏于面色白，流口水，四肢不温，腰瘘软无力的脾肾虚的肌无力、肌肉萎缩患者可用一些黑芝麻红糖粥、肉桂鸡肝粥、牛骨髓等服用；对于头晕耳鸣，咽干，胁痛，腰膝酸软，五心烦热，颧红盗汗，舌红少苔，小便少，以浑身软弱无力、肌肉萎缩的可用枸杞水、杜仲猪腰褒、黑枣等加强强身之功；对于气短懒言，乏力，自汗，心悸，失眠，面色苍白或萎缩，口唇舌色淡，肢体麻木不仁的气血不足型无力，肌肉萎缩，可用归芪羊肉汤、饴糖羔蜂乳等；对于脾胃亏虚肢体痿软无力，肌肉萎缩，或有肌肉瞤动，眼睑下垂、少气懒言，语言低弱，咀嚼无力，口张流涎，食少，便溏，面色淡白无华或口黄，舌淡，舌边有齿痕，可见于重症肌无力眼肌型，及运动神经元病的部分症候，可长期服用银鱼汤、砂藕粉、莲子糯米羹等。不论对于治疗期或康复期均可配合以膳食调养，以达到最佳的配合治疗目的。

406 重症肌无力名医、专家经验方有哪些？

（1）邓铁涛强肌健力饮方治疗脾胃虚损型

组方：黄芪45g，五爪龙15g，党参24g，白术10g，当归10g，升麻5g，柴胡5g，陈皮5g，甘草5g。

功用：补脾益损，健脾益气，强肌健力。

（2）尚尔寿复肌宁治疗肝脾肾俱虚，肝风内功，风痰阻络型

组方：天麻60g，全蝎60g，蜈蚣30条，地龙30g，牛膝20g，杜仲30g，黄芪30g。共为极细粉末，早晚各服2.5g，每日3次。

功用：滋补肝肾、镇肝息风、疏风通络。

（3）孟如教授治疗重症肌无力气虚血瘀阻络型

组方：黄芪30g，怀山药30g，党参25g，白术15g，茯苓25g，当归12g，赤芍15g，川芎12g，桃仁12g，红花12g，丹参15g，生蒲黄15g，泽泻30g，甘草3g。

功用：益气养血。

407 邓铁涛教授治疗重症肌无力的经验？

邓老对重症肌无力的治疗用方有独到之处，认为脾为后天之本，主肌肉四肢，重症肌无力的产生多源于脾胃虚弱，中气下陷。因此，治疗上以补中益气、升阳举陷立法，选用李东垣的补中益气汤为基本方，随症加减。补中益气汤为金元四大家之一李东垣所组方，由黄芪、甘草、人参、升麻、柴胡、橘皮、当归、白术八味药组成，具有补中益气、升阳举陷功效。方中以黄芪为君，补中益气，升阳举陷；人参、白术、甘草为臣，补气健脾，甘温补中；气虚日久，必损及血，故佐以当归养阴血；气虚下陷，佐以轻清升散的升麻、柴胡升阳举陷；甘温之品易于壅滞，又配少量陈皮理气疏壅，使补而不滞。邓老临床中以此方基础加五爪龙（又称五指毛桃、南芪、岭南草药，具有健脾补肺、益

气利湿之功效）、枸杞子、何首乌、黄精、菟丝子、桑葚子、杜仲等。

邓老临床运用本方时有以下特点：

（1）用量取舍，精益求精　根据方剂的配伍原则，君药是针对主证和主病起主要治疗作用的药物，宜重用。重症肌无力患者由于长期虚损所致，再加上服用激素，过早透支气血，虚损益加严重，所以补益之君药应重用。邓老在用药中，北黄芪的用量可用至160～180g，最高时达到240g，充分体现了力大为君这一配伍原则；而陈皮在方中起到理气疏壅之效，作为佐药，量宜少不宜大，否则用会伤气耗气，影响治疗效果。在用方过程中，陈皮的用量，多在3～6g。

（2）方证相合，效不更药　临床用方需要根病情的变化，不断调整药物。但有些疾病，如重症肌无力，不可能在一两周或一两个月治疗中出现明显的效果，如何调整用方，这是我们临床用方中需要面对的问题。遇到这些问题，不少医生往往自己先失去信心，怀疑以前的用方原则，不断的改变处方用药，反而更达不到理想效果。邓老根据重症肌无力病证特点，认为本病虽属中医学的虚损证范畴，但它又不同一般的虚证，是由于气血亏耗，导致形体与功能都受到严重损害。所以治疗上不能贪一时之功，需要较长时间治疗，只要方证相应，不要轻易改变处方。邓老强调，该病的治疗需要1～2年时间，而且病情稳定后仍需服药1年以上。

（刘　泰　廖美容　李品纯）

（十八）运动神经元病

运动神经元病是指一组病因未明，选择性地侵犯脊髓前角细胞、脑干颅神经运动核及大脑运动皮质锥体细胞及锥体束受损的上、下运动神经元的运动系统进行性变性病，包括运动神经元障碍和运动神经病。其治疗可参考中医痿证辨证用药。

408 运动神经元病的中医病因病机是什么？

（1）脾、肾、肝三脏虚损是发病的内在原因　本病属中医痿证范畴。《素问·痿论》中提出五痿之分，然其病机都是内脏精血损伤所致。《三因极一病证方论·五痿叙论》言："脏气不足之所为"，《丹溪心法·痿》言："乃阴血不足"等，都认为痿证是由内脏亏损所致。本病之中，有一部分呈遗传性、家族性，中医认为属先天禀赋不足，若加后天失养，则发病更速。本病多于中年后发病，起病隐袭，其临床首期症状多表现为肢体的运动缺陷、声音改变及吞咽困难、肌肉萎缩、劳累后呼吸困难等。对此，中医认为运动神经元病发病以脾肾为本，脾胃居中，运转上下，统阳明脉。脾胃虚则阳明虚，不能奉养先天肾精，亦不能行气血、营阴阳、濡筋骨、利关节，故发为痿症，此即李东垣在《脾胃论·脾胃胜衰论》中所言："大抵脾胃虚弱，阳气不能生长，是春夏之令不行，五脏之气不生。脾病则下流乘肾，……则骨乏无力，是为骨痿"。肾脏亏虚，骨枯髓空，肾不养肝则筋脉痿弛，亦发为痿证。肝藏血，主筋，为"罢极之本"。如果因脾胃虚弱、生化不足或肾虚髓亏、不能化血，造成肝血不足，不能荣筋，不能荣养四末与爪甲，则见筋痿。

（2）湿浊之邪是本病的重要致病因素　《素问·痿论》中指出："有渐于湿，以水为事，居处向湿……发为肉痿"，这就明确指出本病与外来的湿邪有着密切关系。我们在临床所见的，若经仔细询问，相当一部分人或居湖畔海滨，或居住、工作于潮湿秽浊的环境之中。此类患者舌象多为腻苔、滑腻苔、腐苔。另外尚有一些患者找不出与潮湿环境相关的证据，但发病后也有明显的腻苔、滑腻苔、腐苔，一派明显的湿浊中阻之象，其病位在中焦脾胃。盖脾失健运，湿浊内生，致使水谷精微不能布散于四肢，筋骨、肌肉失于荣养而成痿证，临床从湿浊或痰湿论治常可获良效。

（3）毒邪侵犯是重要病因　外来毒邪侵犯人体，长期客于督脉和络脉，耗伤气血，阻滞络脉，败坏形体，引动肝风，致生本病。同时，内生的湿浊、痰热之邪也可酝酿成毒，阻滞脉络，致生本病。病毒学研究表明：慢性病毒感染与运动神经元病的发病有密切关系，有些研究认为脊髓灰质炎病毒、人类免疫缺陷病毒-2、乙型肝炎病毒也与本病的发病有关。

（4）瘀血既是病理产物又是致病因素　除考虑患者临床表现如肌肉萎缩、发音障碍等虚损的症状外，还要考虑患病过程中瘀血阻滞、脉络不通的病机。本病的病理过程中，瘀血形成的病理机制有：①气虚致瘀：本病患者有脾气虚，气虚则无力鼓动血行，血行不畅，停为瘀血，此即所谓“气虚血瘀”之证；②阴血亏虚成瘀：本病多有肝肾不足，肝不足则为血虚，肾不足常有阴精亏虚，阴血不足不能濡润脉道，致脉道干涩、血流不畅而成瘀；③痰浊阻滞致瘀：脾气亏虚，不能运化津液，则湿浊内生，聚而成痰，痰浊阻滞脉道，则造成瘀血之证，使筋骨肌肉失于濡养，阴阳不能自和，疾病难以痊愈。

（5）络病是本病缠绵难愈的主要机制　本病常因脾、肾、肝三脏虚损，毒邪内侵，瘀血停著于络脉而成络病。络病是病邪内侵，客于十五别络、孙络、浮络而发生的病变，是以络脉阻滞为特征的一类疾病。该学说在叶天士的《临证指南医案》中得到了系统的阐述，认为凡久病、久痛诸症，多因络脉瘀滞而引起。虚损、邪毒、瘀血客于络脉，败坏形体，继而又常加重病情，变生诸病，形成恶性循环，缠绵难愈。所以“络病”是本病的病位，又是其核心机制。

（6）虚风内动是本病进展的重要病理环节　本病临床表现为肌肉软弱无力及萎缩等症状，除与一般痿证相似外，亦有其本身的特点。肌萎缩侧索硬化症和进行性脊髓肌萎缩在肌肉未完全萎缩之前，往往具有肌肉颤动、肢体僵硬强直、痉挛步态、强哭强笑面容、反射亢进、病理反射等表现，这些症状越明显则其疾病的进展越快。《素问·至真要大论》言："诸暴强直，皆属于风"，这些症状当属风气内动，是机体阳气亢逆所致的一种病理状态，病位在肝。由于肾脏亏虚，精血不足，肝失所养，而致阴虚不能制阳，阳升无制，亢逆而动，出现强直、震颤等病理现象。肾藏精，肝藏血，肾为肝之母，肾精充足，则肝血化生有源；阳明者，五脏六腑之海，主润宗筋，宗筋主束骨，利关节，故肝风内动与脾肾之亏虚密切相关。

409 如何基于"方证相关"内涵对运动神经元病进行分型治疗？

"方证相关"学说是探讨临床处方药物应用规律的学说之一，是在整体观的基础上对辨证论治的具体应用，达到"有是证用是方，用是方而治是证"。方证相关体系在临床上具有很强的指导性。基于"方证相关"内涵，可将运动神经元病分为以下7个证型。

（1）血虚肝热，筋脉拘急　由于感受寒湿之邪，寒湿侵犯于下，血虚不养筋，故以筋急而挛为主。如《素问·痿论》云："肝气热则胆泄口苦，筋膜干，筋膜干则筋急而挛"。以两上肢痉挛性瘫痪为主，肌肉拘急，或有大小便失禁，晚期可有强哭强笑，并有肝气郁滞、情志失常等症状，脉弦数，舌质红，苔薄黄。肌电图和肌活检提示神经源性损害。治宜养血清肝、柔筋通络，取大定风珠加减。若伴下肢抽搐、肌肉僵硬者加白僵蚕、全蝎、白花蛇舌草；大小便失禁者加覆盆子、菟丝子；强哭强笑甚至神志不宁、失眠者加茯苓、茯神、远志。

（2）肝肾阴虚，筋肌枯萎　久病内伤精血，肝肾阴虚。肝主筋，肾主骨，精血亏损，精虚不能濡养筋骨，血虚失于灌溉肌肉，则筋骨失荣、肌肉萎缩消瘦。首先多见于两手肌肉，以大小鱼际肌肉、骨间肌、蚓状肌肌肉萎缩为主，严重则成爪形手、握固无力。肌肉萎缩从远端向上发展则有前臂、上臂及肩胛肌萎缩，前臂抬举困难，形体消瘦，情绪不稳，脉沉细，舌体萎缩，舌红，少苔。肌容积变小，肌电图提示运动神经传导速度异常。治宜滋补肝肾、养血柔筋，施地黄饮子加减。若伴四肢萎缩、肌肉挛急者加地龙、僵蚕；肌肤干涩、握力不固者加女贞子、白芍；阴虚有热、掌热颧红者加玄参、知母。

（3）脾胃气虚，精血不足　久病气虚，脾胃不足，精微亏虚，肌肉失于水谷精微之溉养上肢肌肉萎缩，下肢萎缩无力，此即《素问·太阳阳明论》“脾病而四肢不用……令脾不能为胃行其津液，四肢不得禀水谷气气日以衰，脉道不利，筋骨肌肉，皆无气以生，故不用焉”。临床见上肢肌肉萎软，其后相隔数日，下肢也发生肌肉无力，或僵直动作不协调，行走困难，疲乏无力，但无明显肌肉萎缩；由于肌肉拘挛，行路呈痉挛步态，肌张力增高，肌肉拘紧，运动不灵活，或肢体麻木、发凉，脉沉弱无力，舌体胖大，质淡，苔薄白。肌电图提示运动神经传导速度异常。治宜益气养血、生精润脉，方用补中益气汤加减。若伴食少腹胀者加砂仁、枳壳、焦三仙；四肢乏力者加枸杞子、冬虫夏草、刺五加；气虚心悸者加龙眼肉、远志、柏子仁。

（4）阴虚内热，精亏肉陷　由于体弱，病久伤阴，精血不足，筋肌失养，肌肉陷下。主要症状为肌肉枯萎，手掌肌肉最为明显，肌肤干枯，肉消陷下，手指间肌肉萎枯，肌腱间呈现凹沟，握之无力，或见肌颤，伴有头晕耳鸣，两目昏花，或见两颧潮红，阴虚盗汗，口燥咽干，心烦口渴，声音嘶哑，脉沉细数，舌质红绛少津、有裂纹，少苔。患者的血清和脑脊液中可能存在免疫复合物增高，肌电图提示运动神经传导速度改变。治应益精填髓、育阴清热，取大补阴丸合左归丸加减。若伴腰背疼痛痠软、肌肉消瘦者加续断、狗脊、肉苁蓉、巴戟天；声音嘶哑、言语謇涩明显者加木蝴蝶、锦灯笼；阴虚内热明显者加秦艽、鸡血藤、银柴胡。

（5）脾肾两虚，津精匮乏　脾主津液，肾主藏精；脾主肌肉，肾主闭藏；脾主仓禀，肾主作强。脾气虚则津液匮乏，肌肉痿软无力；肾气不固，精关失守。临床表现为肢体痿软，活动乏力，肌肉瘦剥，皮肤松弛，举握无力，精神疲惫，面浮气短，面色无华，或伴肾虚阳痿，精关不固遗精早泄，脉沉细，舌体胖质淡，苔薄白。生化检查提示神经营养因子缺乏，肌电图提示运动神经传导速度改变。治以温肾健脾、固精生肌，方从右归丸加减。若伴阳气虚衰者加人参、黄芪；遗精者加金樱子、莲须、生龙骨、生牡蛎；阳痿者加巴戟天、肉苁蓉、淫羊藿。

（6）气虚血滞，筋肌失煦　由于气虚不能运血，血滞肌肤，肌筋失于温煦，故肌肉枯萎筋弛无力。主要症状为手指及手肌肉削陷萎软，双手痿软无力，运动功能障碍，抬举握固无力，神疲乏力，肌倦懈怠，易汗出肢冷，心慌气短，口不干，纳食可，二便调，舌质黯、有瘀斑，脉细涩。血清抗神经节苷脂抗体阳性，肌电图提示运动神经传导速度异常。治宜益气活血、壮筋起痿，方取人参归脾汤合虎潜丸加减。若伴气虚明显者加紫河车、冬虫夏草；肌肉萎枯明显者加川芎、白芍、丹参；肌束颤动者加白僵蚕、蜈蚣、钩藤。

（7）邪中廉泉，喑痱失语　病久缠绵不愈，病邪侵入，内犯廉泉，发声障碍，而为喑痱失语症，多属于疾病的晚期。临床可见构音不清，声音嘶哑，鼻音重，饮水呛咳，吞咽困难，流涎，可兼见表情淡漠，呆板，强哭强笑，肢体痿软无力等症。电生理可能显示多灶性传导阻滞，肌电图提示运动神经传导速度改变。治从滋补肝肾、开关通窍，投以地黄饮子加减。若伴痰盛者加贝母、竹沥、胆南星、天竺黄；口流涎、吞咽困难者加旋覆花、法半夏。

410　运动神经元病的中医治疗思路是什么？

运动神经元病属中医痿证，痿证是肢体筋脉弛缓软弱废用的病证。中医认为肾为先天之本，主藏精、主骨生髓。中医痿证，其与肾的关系最为密切，先天禀赋不足，精亏血少不能营养肌肉筋骨，逐渐出现肌肉无力、萎缩。同时，脾胃为后天之本，化生气血，营养五脏六腑、肌肉筋骨，且脾主肌肉，脾胃虚弱，气血生化不足，肌肉无以营养则肌肉萎缩、肌肉无力等。因此对运动神经元病的中医治疗则主要从调整后天之本脾和先天之本肾为切入点进行治疗。运动神经元病早期是中医药治疗的最佳时期。这时应着眼全局，重视内因，强调辨证论治。针对本病虚证的共性，采用补益脾胃、滋养肝肾、固护正气，并从“治痿独取阳明”着手，包括补虚、清热、养阴三方面；因气虚血瘀者，应大补元气为主，佐以活血化瘀；针对本病慢性、进展性的特点，及“久病必瘀”、“久病必虚”的特性，采取补气活血、涤痰通络、祛邪外达等。治疗方法采用内服与外治结合，并配合针灸、推拿、穴位注射等。对于晚期患者，主要是通过扶正祛邪，延长患者生命，提高生存质量。中医治疗上或益气养阴，或清热化痰、涤痰开窍，或生精益髓、祛风通络等。本病为难治之症，在治疗的同时，还要做好运动神经元疾病的护理工作，以减轻患者的痛苦；此外，注意病后七情的变化加重病情，要在药物治疗时配合心理治疗，让患者增加治疗的信心，提高患者的医从性。

411 治疗运动神经元病的单验方是什么？

（1）一把抓30g，伸筋草30g，每日1剂，水煎服，每日2次。适用于气虚血瘀证。

（2）鹿角片300g，酒浸一夜，熟地黄120g，熟附片45g，用大麦米和蒸熟，焙干为末，大麦粥和为丸，每日3次，每次7g，米饭送服适用于脾肾两虚证。

（3）紫河车粉，每服6g，每日2次。治肾精亏虚证。

（4）愈痿汤　党参18g，黄芪15g，白术10g，茯苓10g，丹参12g，陈皮10g，紫河车粉5g（冲），鹿角胶10g，阿胶10g，枸杞子10g，山药10g，山茱萸10g，杜仲10g，桑寄生10g，甘草6g，生姜5片，大枣5枚。

（5）地黄饮子加减　熟干地黄去芯25g，巴戟天去芯12g，山茱萸15g，石斛12g，肉苁蓉酒浸焙干12g，制附子6g，五味子15g，官桂9g，白茯苓15g，麦冬去芯15g，菖蒲12g，远志去芯15g，薄荷3g。加水浸1小时左右，文火慢煎沸腾后30分钟，约煎药汁200ml，接下来再煎上药取汁200ml，2次混均分用，早晚各1次。

412 吴以岭教授如何论治运动神经元病？

（1）从奇经论治

历代医家多重“治痿独取阳明”之言，而对痿证与奇经的关系未予充分重视。奇经八脉在经络中占有极为重要的位置，它对十二经脉、经别、络脉起广泛的联系作用，并有主导地调节全身气血的盛衰。奇经亏损，八脉失养，致人体十二经脉五脏六腑皆失气血阴阳之温煦润养，可致痿废之变。尤其是奇经之督脉，其循行路线恰在骨髓与脑，督脉虚损，奇阳虚乏，不仅统率、督促全身阳气的作用减弱，其循行部位受累尤甚，脊髓与脑皆失温养而发病，此与现代医学认为运动神经元病主要为选择性损害脊髓前角、脑干运动神经元的慢性变性疾病极为吻合。

征之临床，本病患者多有形寒肢冷、颈项腰脊无力之症，遇阴寒气候其病情尤为加重。进行性脊髓性肌萎缩患者属虚寒者见虚乏困顿，行走无力，肌萎缩侧索硬化症患者遇气候阴湿寒冷，肌张力增高。《内经》云：“阳气者，柔则养筋”，奇阳在温煦筋脉中具有重要作用，奇阳虚乏，筋脉失于温照濡养，乃为促使本病发生与发展的重要因素。本病患者在春夏之际其痿废之肌肉易于增长，秋冬之季则痿废肌肉更趋加重。从中医理论而言，春夏阳气升发，虚乏之奇阳尤可支持以温煦经脉，秋冬阴寒肃杀之气盛行，则虚乏之奇阳尤为困顿，难以自持之奇阳失其温煦之功，故病情尤为加重。可见从奇经来探析本病病机，较之单纯从脏腑角度探讨，更能提示其病机实质。

（2）结合五脏分证　《内经》有五脏致痿之说，但其所论均为热证，致后世有“痿无寒证”之说，不切合临床实际。有鉴于此，吴以岭教授将奇经论治与五脏分证结合起来，把运动神经元病的临床症状与体征分为六大类型，探析其发病机制，并制定了相应的治疗方法与系列制剂，收到了良好临床疗效。

1）早期呼吸气短，构音不利，甚则胸闷憋气，呼吸困难，咳痰不出，不能言语，甚至呼吸衰竭而死亡，此为本病延髓麻痹的呼吸衰竭症状。主要病机：奇阳亏虚，真元不足，鼓动无力，加之宗气虚而下陷，肺失其主呼吸之功能。

2）饮食呛咳，吞咽不利，甚则咀嚼无力，吞咽困难，后期则全无吞咽动作，致患者衰竭而死亡，此为本病延髓麻痹的吞咽困难症状。主要病机：真阳不足，清阳不升，浊阴不降，气机乖乱，肺失肃降，胃失和降，咽门不利。

3）肢体僵硬，肌束震颤，肌张力增高，病理反射阳性，或见有髌阵挛、踝阵挛，行走困难，痉挛步态，或有肌肉抽掣，甚则不能行走。主要病机：奇阳亏虚，脾肾两虚，阳虚不能温煦筋脉，寒主收引，遇寒则肢体僵硬，诸症加剧，形寒肢冷，舌淡胖苔薄白，脉沉细无力为其临床特征。奇经亏损，肝肾两亏，阴精既亏，不能濡养筋脉，故筋急而挛，前人亦称为痿挛证。真元虚亏，清阳不升，湿热阻滞，筋脉不舒，临床症见手足心热而汗出，舌红苔黄腻，脉滑数为其特征。

4）肌萎无力，抽掣腹硬，或痿软无力，手足热而汗出，口苦溲黄，舌红苔黄腻，脉滑数。主要病机：真元不足，清阳不升，湿热阻滞，蕴结中焦脾胃，脾运困顿，脾不能为胃行其津液于周身，四肢百骸失其所养。

5）肌肉萎缩无力，肌力下降，上肢不能抬举，下肢不能站立，甚则肌力全无，痿软瘫痪于床，久卧不起，畏寒肢冷。主要病机：奇阳亏虚，奇经受损，肾亏骨弱，脾虚肌萎，阳失温煦之力，精失充髓之功，阴阳并损，奇经脾肾俱呈虚败之象。

6）肌肉萎缩，行动无力，口干而渴，手足心热，咳声低微，知饥不食，舌红少苔，脉细数。主要病机：真精亏损，肺胃津亏，肺热叶焦，敷布无力，胃热阴亏，无津供脾转输至四肢百骸，筋脉肌肉，皆失阴精津液之濡养。

（3）结合三焦分治

吴以岭教授在中医治疗运动神经元疾病的研究中，将从奇经论治、五脏分证与根据三焦不同生理特点而进行三焦分治结合起来，对清楚地分析本病中医病机，指导治疗具有重要作用。

一般而言，上焦病变关乎心肺与胸中大气，或肺热叶焦，不能布散津液，肌肉筋脉失其濡养而发为痿躄；或宗气下陷，斡旋无力，不能贯心脉以行呼吸，肺不能主气而司呼吸，致有呼吸气短、胸闷憋气、呼吸困难等延髓麻痹症状；或心血虚损，不荣脉络，致有胫纵脉痿之证。中焦病变关乎脾胃，若脾虚失运，不能为胃行其津液达于四肢，则有肢体萎软之证；湿热阻滞中焦，壅滞气机，困顿脾运，亦有筋脉弛张、软短之变；气机升降之机窒塞，则真阳之气不能升于上，浊阴之气不能达于下，气机逆乱，清浊相混，致有饮食呛咳、吞咽困难之症。下焦肝肾病变，真精阴血耗伤，不能润养筋脉肌肉，致有肌萎无力、筋脉抽掣之下。

临证之际，应分三焦而施治。治上焦宜举，或清燥救肺、益气生津以助肺宣发敷布之力，或补气升陷，以助大气斡旋之功，或补益心血以荣百脉；治中焦宜化，或健脾助运以滋生化之源，或清化湿热以畅中焦壅滞之机；治下焦宜填，温理奇阳，以振真元之颓废，温填真精，以滋耗损之阴血。三焦施治有异，又与调奇经、五脏密切配合，使本病中医辨证施治理法更为严谨。

（刘　泰　廖美容　李品纯）

（十九）帕金森病

帕金森病又称“震颤麻痹”，是一种常见于中老年的神经系统变性疾病，多在60岁以后发病。主要表现为患者动作缓慢，手脚或身体的其他部分的震颤，肢体僵硬。相当于中医学“颤证”范畴。1991年，在第三届中华全国中医药学会老年脑病学术研讨会上，通过了“中医老年颤证诊断和疗效标准”（试行草案），将本病病名确定为“颤证”，包括了原发性帕金森病与帕金森综合征。

413 历代医家是如何认识颤病的？

对颤病的认识，最早可追溯到《素问·至真要大论》“诸风掉眩，皆属于肝”。《灵枢·邪客》云：“邪气恶血，固不得住留，住留则伤筋络骨节，机关不得屈伸，故病挛矣”。明代楼英《医学纲目·颤振》说：“颤，摇也；振，动也。风火相乘，动摇之象，比之瘛疭，其势为缓”，还指出：“风颤者，以风入于肝脏经络，上气不守正位，故使头招面摇，手足颤掉也”。肯定了《内经》肝风内动的观点。王肯堂《杂病证治准绳》中的论述更加详尽：“此病壮年鲜有，中年以后乃有之，老年尤多。夫老年阴血不足，少水不能制盛火，极为难治”。同时总结了一套因人施治的治疗震颤的方剂：“星负散、独活散、金牙酒，无热者宜之；催肝丸振火平肝，消痰定颤，有热者宜之；气虚而振，参附汤补之；心虚而振，补心丸养之，夹痰，导痰汤加竹沥，老人颤振宜定振丸”。张景岳提出：“凡诸病风而筋为强急者，治宜补阴以制阳，养营以润燥，故曰‘治风先治血，血行风自灭’，此最善之法”。至清代，张璐在《张氏医通》提到：“颤振与瘛疭相类，瘛疭则手足牵引，而或伸或屈，颤振则但振动而不屈也，亦有头动而手足不动者。盖木盛则生火生风，上冲于头位颤振。若散于四末，则手足动而头不动也”。认为该病由风、火、痰所致，按照辨证论治，予以泻肝丸、六味丸、逍遥丸加味、六君子加味等治疗。

414 颤病的病因何在？

风性动荡，摇摆不宁。震颤、强直、拘痉为风邪内动之象，为虚风内动，内风暗煽。肝血亏虚，肾精不足，阴不敛阳，阳无所制，肝阳上亢，虚风内动。内风触动素有之死血顽痰，夹死血顽痰走窜四肢经脉。经脉不通，筋脉失养，而见肢体震颤，行走不利，强直拘急。虚风内动，扰逆窜动，影响气化、水运的正常进行，进一步加重瘀血内生，痰浊阻滞。瘀血阻脉，留滞不去，经气受阻，痕血日久化热生风。风动愈烈，瘀阻痰凝愈深，内风、瘀血、痰浊互相作用，互相影响，使病情逐渐加重。内风是颤病病变过程贯穿始终的因素之一，且为震颤、强直发作的主要动因。颤病患者中，邪实有以瘀血表现为重者，有以痰浊表现为重者，但无论何种情况，均应与“内风”并重。颤病有以震颤为主症者，也有以僵硬、少动为主症而不见震颤者，还有以震颤与僵硬、少动并存者。内风旋动在本病患者表现为两种不同的方式：一为内风旋动之象外露，显示出明确的风象，而见震颤不止之症；一为“内风暗煽”，不显露明确的风“动”之象，不见震颤，而以肢体僵硬、拘痉，甚则言语发紧之症为主。不同的临床表现，相同的病机，内风旋动是发病的动因。

颤病患者震颤、强直等症多为非持续性。放松、平卧、睡眠时可消失，静止性震颤在睡眠时亦可消失。情绪激动、劳累等因素可使症状加重，非持续性的发作特点说明内风旋动的重要作用。有肝肾不足、脑髓受损的根本，有死血、顽痰的存在，内风时时而动，表现出颤病的一系列症状，同时病情在反复发作过程中逐渐加重。培本祛邪，消除内风旋动产生的基础，调畅情志，减少情志不遂、气机不畅而诱发的内风旋动，以期减少震颤、强直的持续时间，是治疗颤病的重要方法。

415 颤病的病机转化特点是什么？

颤病常因年老体虚、情志过极、久病脏腑受损或劳逸失当，致使肝肾、气血不足，髓海失充，肢体失主，并与肝阳、痰热、瘀血等互阻络道；其病虽在筋脉，但为脑髓与肝、肾、脾、肺等脏器受损有关；本病病性为本虚标实。

颤病慢性起病，病程较长，逐渐加重，在长期的病变过程中产生复杂的病理机制，因精血不足，脑髓不充，阴不制阳，阴虚阳动，阳动化风，虚风内动，脏腑之气衰减，气化不利，血运不畅，各种“实邪”内生。或邪实为主，或本虚为重，多种“实邪”同时并存，相互作用，“正虚”涉及多脏腑功能的减退。正虚邪恋不去，进而复伤肝肾，肝肾更亏，形成恶性循环，使病情逐渐加重，难以逆转。病机的根本改变在脏腑之气渐衰，使病情加重的恶性循环关键在“本虚”。虽然患者在疾病的不同阶段可出现痰浊、火热、腑实等邪实症状，但均有不同程度的本虚之征。标本之间相互影响，风、火、痰、瘀之邪因虚而生，诸邪又进一步耗伤阴津气血，如：风因阴虚、血虚而生，也有阳亢动风或痰热化风者；痰因脾虚不运化水湿而成，或热邪煎熬津液所致，痰又与肝风、热邪兼夹为患；火有实火、虚火之分，虚火为阴虚生热化火，实火为五志过极化火；久病多瘀，瘀血常与痰浊并病；故单一或复合因素导致了颤病的发生。

416 帕金森综合征和帕金森病的区别是什么？

帕金森病又名震颤麻痹，是一种中老年人常见的缓慢进展性运动障碍疾病。1817 年，英国医生詹姆斯·帕金森报道了六个病例，首次提出“震颤麻痹”这一名词，之后这一疾病就以他的姓氏来命名。该病病因不明，若某些家庭中有多个成员患病，遗传因素则可能在发病中起一定的作用。另外，环境因素如除草剂、杀虫剂等化学物质也可能诱发该病。患者脑内一些神经核团，包括黑质、蓝斑和迷走神经背核等部位的色素细胞发生变性，导致多巴胺递质生成障碍，造成多巴胺能系统与胆碱能系统的不平衡，而引起一系列的临床表现。典型帕金森病具有四大症状：静止性震颤、运动迟缓、强直和姿势平衡障碍。患者表现为面部表情减少，称为“面具脸”；手指节律性震颤，形成所谓“搓丸样动作”；站立时特殊姿势——头部前倾，躯干俯屈；行走呈慌张步态，即“小碎步”；字迹改变，字体变小，出现“小写征”。除此之外，患者还会出现一些非运动症状，如个性改变、认知障碍、感觉异常、睡眠障碍等。最新流行病学调查显示，帕金森病在我国 65 岁以上人群患病率为 1.7%，55 岁以上人群中约有 170 万人患有该病。很多疾病或因素可以产生类似帕金森病的临床症状，称之为帕金森综合征。其中有明确病因者称为继发性帕金森病，如感染、药物（多巴胺受体阻滞剂等）、毒物（MPTP、一氧化碳、锰等）、血管性（多发性脑梗塞）和头部外伤等因素所致的帕金森病。另外，有些中枢神经系统变性疾病也可伴有帕金森病症状，称为帕金森叠加综合征，包括多系统萎缩、进行性核上性麻痹、皮质基底节变性、路易体痴呆。这些疾病除了帕金森病表现之外，还具有其他特征，用左旋多巴治疗效果不明显。多系统萎缩表现为中枢神经系统和自主神经系统异常，该病患者可出现直立性低血压、大小便障碍、出汗异常等自主神经受损特征，其中的帕金森型需要与帕金森病进行鉴别。进行性核上性麻痹表现为头颈部和躯干肌肉明显僵直，患者具有颈部过伸、仰脸、下颏突出的特殊姿势，眼球垂直运动障碍，易向后倾倒，智力减退，情感淡漠。皮质基底节变性表现为首发一侧上肢笨拙、僵硬、阵挛和感觉异常，患者感到无法控制自己的患肢，称为失用症。路易体痴呆患者除了帕金森病表现之外，还会出现明显的记忆减退和认知障碍，80%患者可有幻觉，且该病症状往往呈波动性。

417. 血管性帕金森综合征和帕金森病的鉴别？

帕金森病根据发病原因不同可分为原发性和继发性。血管性帕金森综合征为继发性病变，又称为动脉硬化性假性帕金森综合征。是有别于帕金森病且由脑血管病及相关因素引起的一类继发性帕金森综合征。常合并有高血压病、糖尿病、高脂血症等形成脑血管障碍危险因素的疾病。此病多发于中老年人，血管性帕金森综合征发病早期多以双下肢僵直、疼痛、步态障碍、表情呆板为其特点，较少出现肢体震颤。常留有痴呆、失语等严重后遗症，患者生活自理能力差，给社会和家庭带来了极大的负担，是危害人类健康的重大疾病。尤其是随着人口老龄化的日趋明显，心脑血管疾病的逐渐上升，此病的发病率亦日趋上升，典型的帕金森病病理改变主要累及大脑黑质苍白球及纹状体等部位，而血管性帕金森综合征的损伤部位主要在大脑白质和基底核，呈弥散性改变，反复发作的脑部小梗死是引发本病的重要原因。由于血管性帕金森综合征治疗使用左旋多巴几乎无效，抑制病情进展的关键在于预防脑梗死的再次发生。另外，运动康复锻炼也是治疗血管性帕金森综合征的重要手段，对缓解肌张力过高有较好作用。因此加强对此病诊治的研究具有重大意义。医师必须根据症状、体征及影像学检查结果做出正确诊断。

目前中医仍将血管性帕金森综合征与帕金森病同归颤证范畴，属异病同证，实际上血管性帕金森综合征和帕金森病皆有其自身的临床特点，血管性帕金森综合征患者多出现脾肾两虚、痰瘀内蕴和气虚血瘀；而帕金森病患者多表现肝肾阴虚、虚风内动和血虚生风，可以认为血管性帕金森综合征病机属本虚标实，本虚为脾肾两虚，气血不足；标实为痰浊，瘀血。可能因血管性帕金森综合征患者年老五脏功能衰减，其中脾肾虚弱尤甚。依据中医舌、脉、症状的观察，吴松鹰等发现大部分血管性帕金森综合征（74%）患者皆伴有瘀证，提示血瘀阻络是血管性帕金森综合征发病的重要病机。也有人主张治疗本病无论辨属何型，均应重视活血化瘀，并取得了较好的临床疗效。

418 颤病如何与痉证、瘛疭、中风之牵动鉴别？

（1）痉证（风痉）　痉证常发病较急，可因感受外邪、出汗过多、热盛伤阴、气血亏虚、痰瘀内阻而发病，发病年龄以儿童多见；病性以实证者居多；临床以项背强急、四肢抽搐、甚至角弓反张为特征，其四肢抽搐动作较大、力量较猛，即使神志昏迷、人事不省，也仍抽动不停；其病情较重，但治疗得当，常可痊愈。而颤病多因风气内动，筋脉失养所致，以老年人发病为多，以虚或虚实夹杂证居多，以头部或肢体颇抖、摇动为主要表现，其病程绵延，渐进加重难以治愈。

（2）瘛疭　两者虽均为风动所致，病位多以肝为主。但瘛疭发病较急，多有原发病，多见于急性热病或某些慢性疾病急性发作，且以儿童多见，病性以实证居多，临床症状筋脉拘急与弛纵交替而见手足屈伸牵引，常伴见发热、神昏、两目窜视等症状，若治疗得当，常可痊愈；而颤病则为慢性疾患，发病较缓，少有原发病，以中老年多见，病性以虚证居多，临床症状以头、肢体的颤动、震摇为特征，一般病程较长，治疗亦较难痊愈。

（3）中风之牵动　中风多由忧思恼怒、饮食不节、恣酒纵欲等致阴阳失调、脏腑气偏、气血错乱所致，发病急剧，变化迅速，病性多虚实夹杂，临床以卒然昏仆、口舌㖞斜、半身不遂为主要特征，亦有未见昏仆，仅见㖞僻不遂者，其局部肢体或肌肉瞤动，常与㖞斜不遂同时出现，牵动较为重迟，病情多较急重；颤病则多因摄生不慎或他病所伤而致风动颤生，其发病较缓，病性以虚为主，临床表现不伴㖞僻不遂。

419 颤病的治疗原则是什么？

颤病是指以头部或肢体摇动、颤抖为主要临床表现的一种病证。轻者仅有头摇或限于手足或单一肢体的轻微颤动，尚能坚持工作，生活自理；重者全身颤动、头部震摇大动，甚则扭转痉挛，手足及四肢颤动不止，筋肉僵硬，颈项强直，四肢拘急，甚者卧床不起。本病多发于中老年人，男性多于女性。本病相当于现代医学某些锥体外系疾病所致不随意运动，如震颤麻痹、舞蹈病、手足徐动症等，凡出现以头部及四肢震颤、抖动为主要特征的病证，均可按本病论治。对本病的治疗，应遵循急则治标、缓则治本和标本兼治的原则。若病人颤震剧烈，其风火、痰热、瘀血症状明显者先宜平息风火、清化痰热、活血化瘀；若颤震无力，表现为髓海不足或气血亏虚者，则重在填精益髓或补气养血；若本虚标实者，又当补虚泻实，攻补兼施，以填精补髓、息风解痉，健脾益气、化痰散结为其治疗大法。综上所述，本病多由年老体衰，或先天禀赋不足，加之七情不遂，饮食不节，房劳过度，致肝、脾、肾三脏功能受损，气血乏源，髓海空虚，筋脉失司所致。病位在脑髓、筋脉，病理性质当属本虚标实，本于肝肾、气血亏虚，标属风（内风）、火（肝火）、痰（湿痰、热痰）、瘀（瘀血）四端为患。临床多见虚实夹杂之证。发病之初，以肝风、痰浊、瘀血等标实相互兼见；病久则肝、脾、肾三脏亏损，正虚与邪实并见，此时病势转重，缠绵难愈，且易变生他证。因此，以预防为主，并积极防止中毒、中风、颅脑外伤等的发生，对颤病防治有重要意义。此外，颤病病程绵延，治疗难取速效，当攻则攻，当补则补，或重攻轻补，治疗均应攻补兼施，最终应归到以补为主，长期坚持治疗，缓缓图之。病情可有一定程度的缓解，但病根难去，病势难转，治疗有很大困难。

420 颤证的中医用药特点是什么？

（1）养肝健脾益肾是治本之法　颤证病位在筋脉，与肝、脾、肾关系密切，肝风内动，筋脉失养是其基本病机。肝藏血主筋，脾为气血生化之源，主肌肉，肾藏精生髓，年老体衰，摄生不慎，房事过度或他病所伤，可使肝肾阴虚，精血亏少，筋脉失养而致肢体拘急强直。肝肾阴亏，肝阳偏亢，风从阳化，则震颤。因此，养肝健脾益肾是治本之法。常选用熟地黄、枸杞子、山茱萸、桑寄生、何首乌、龟甲、续断、杜仲等。若病久肾阳亦虚者，可加肉桂、肉苁蓉，若脾胃功能尚可，也常选用阿胶、紫河车、鹿角胶等血肉有情之品以填精补髓。

（2）颤证属“风病”范畴，平肝息风是贯穿始终的治疗大法　中医学认为，凡在疾病发展过程中，因为阳盛或阴虚不能制阳，阳升无制，出现动摇、抽搐、震颤等病理反映，是“内风”的具体表现。由于“内风”与肝关系密切，故又称为肝风内动。因此，临床对各证型的治疗均可在辨证的基础上配合平肝息风之法。常用药物有：重镇潜阳类，如珍珠母、生龙齿、生龙骨、生牡蛎等；息风解痉类，如钩藤、羚羊角粉、天麻、刺蒺藜、僵蚕等，其中羚羊角粉、钩藤、珍珠母为首选药物，羚羊角粉常以1.5～3g冲服，钩藤入汤剂要后下，防止久煎破坏有效成分；珍珠母宜重用至60g，先入久煎方能发挥最佳药效。

（3）重视祛瘀涤痰药物的运用　颤证总属本虚标实，标实除风外，可夹痰、瘀等邪。而无论表现为何种病证，日久均有痰浊瘀血阻滞经脉，气血不畅，筋脉失养的表现。据“血行风自灭”之理，重用祛瘀活血养血之品对减轻震颤疗效较显著，常选用当归、白芍、赤芍、鸡血藤、川芎、桃仁、红花、毛冬青、丹参等，其中白芍是养血濡筋、缓急止颤的良药，宜重用至15～30g。涤痰药常选用石菖蒲、天竺黄、胆南星、海藻、白僵蚕等以消解顽痰。

（4）注重虫类药物　虫类药物兼具有活血化瘀、搜风通络、息风定痉等作用。故有“虫类搜风”之说。常用虫类药各有特点，如地龙咸寒，能息风止痉，又善清热；蜈蚣辛温，长于息风止痉，散结通络；全蝎辛平，功擅息风止痉，解毒散结，通络止痛；僵蚕咸辛平，能息风止痉，并兼有化痰之效。运用虫类药物，以焙研为末吞服为佳，入煎剂效逊。另外，虫类药物多有毒性，易出现过敏反应，故用量宜从小量开始，用时应密切观察。

（5）强调通腑法的应用　由于本病以肝肾阴虚为主要病机，阴虚则津亏，易出现肠燥便结。在这方面，当发挥中医药的优势，运用通腑法，腑气通则浊气降，清气得升，脑窍清利，临床症状也可改善。根据常见的三种证候，采用不同的治法：热结肠道之热秘，治以养血润燥，选大黄、厚朴、枳实、秦艽、虎杖等，通便而不伤正；阴血亏虚之虚秘，治宜养血润燥，选生地、首乌、当归、桑葚、麻仁、桃仁等；若阳虚内寒之冷秘，治宜温补肾阳，润肠通便，选济川煎或肉苁蓉、怀牛膝、肉桂等。此外，还应根据兼证灵活加减：若阴虚内热，津液已伤，可加生地、玄参、麦冬、知母之类以养阴生津；若兼肝阳亢旺，可另服更衣丸（芦荟、朱砂）以清肝通便；若津液已复，便仍干燥，可用五仁丸（桃仁、杏仁、柏子仁、松子仁、郁李仁、橘皮）以润肠通便。另有年老下元虚损之便秘，大便虽数日不解，却无脘腹明显不适，伴见形体消瘦，精神不振，肌肤欠润者，除用温润之品外，可加用黄芪、当归等益气养血，使气血流畅，则大便自调。

（6）用药禁忌　本病属风证范畴，常见肝风内动、痰热动风等表现者，镇肝、息风、化痰为常用治法。然而，肝豆状核变性患者由于铜代谢障碍，每日铜摄入量应限制在1.5mg以下，故在避免进食含铜量高的饮食之外，尚需注意用药禁忌，贝类、虫类息风之品如全蝎、僵蚕、蜈蚣、地龙、珍珠母、牡蛎等含铜量较高，故不宜使用。而黄连、萆薢属低铜高锌之品；半枝莲、大黄、萆薢、黄芩等均有利尿、通腑之功，有利于促使体内排铜。据报道，中药肝豆汤（大黄、黄连、黄芩、穿心莲、半枝莲、萆薢）治疗本病，疗效较好。

421 临床常用的颤证中成药有哪些？

（1）六味地黄丸　滋养肝肾。适用于肝肾不足，虚风内动者。每次10g，每日3次。

（2）杞菊地黄丸　滋养肝肾。适用于肝肾不足，虚风内动者。每次10g，每日3次。

（3）归脾丸　益气补血，健脾养心。适用于气血两虚，虚风内动者。每次10g，每日3次。

（4）补中益气丸　补中益气，升阳举陷。适用于气血两虚，虚风内动者。每次10g，每日3次。

（5）金匮肾气丸　温补肾阳。适用于阴阳两虚证。每次10g，每日3次。

（6）全天麻胶囊　平肝息风。适用于风阳内动证。每次4

粒，每日 3 次。

（7）血府逐瘀口服液　行气活血。适用于血瘀动风证。每次 10ml，每日 3 次。

（8）蝮蛇抗栓酶　行气活血。适用于血瘀动风证。0.5U 加入 0.9% 氯化钠注射液或 5% 葡萄糖注射液 250ml 静脉滴注。每日 1 次，20 天为 1 个疗程。

（9）清开灵注射液　清热化痰，凉血息风。适用于痰热动风、风阳内动证。40ml 加入 5% 葡萄糖注射液 250ml 静脉滴注。每日 1 次，2 周为 1 个疗程。

422 针刺治疗颤证的主穴及手法？

（1）痰热动风

主穴：百会、风池、合谷、阴陵泉、丰隆、太冲。

手法：百会、风池用平补平泻法，余均用泻法。留针 20 分钟，隔日 1 次，10 次 1 个疗程，疗程间休 3 天。

（2）气血两虚，血瘀风动

主穴：百会、风池、内关、合谷、足三里、三阴交、太冲。

手法：百会、风池用平补平泻法，内关、合谷、太冲用泻法，足三里、三阴交用补法。留针 20 分钟，隔日 1 次，10 次 1 个疗程，疗程间休 3 天。

（3）肝肾不足，血瘀风动

主穴：百会、风池、合谷、阳陵泉、三阴交、太冲、复溜、肝俞、肾俞。

手法：百会、风池、合谷、阳陵泉用平补平泻法，三阴交、复溜用补法，太冲用泻法，留针 20 分钟，每日 1 次，10 次 1 个疗程，疗程间休 3 天。

（4）兼证

1）上肢震颤，握物无力或困难

取穴：内关、阳池、合谷、太冲。

手法：均用泻法，留针 20 分钟。

2）下肢震颤，步行艰难

取穴：内关、阳陵泉、足三里、太冲。

手法：足三里用补法，余均用泻法，留针 20 分钟。

3）四肢肌紧张、强直、挛急、屈曲困难

取穴：曲池、尺泽、合谷、阳陵泉、足三里、行间。

手法：行间、阳陵泉用泻法，余均用平补平泻法，留针 20 分钟。

4）头摇、项急、点头、嘴唇颤抖

取穴：百会、风池、承浆、曲池、后溪、申脉。

手法：后溪、申脉用泻法，余均用平补平泻法，留针 20 分钟。

5）书写困难

取穴：风池、大杼、曲池、外关。

手法：均用平补平泻法，留针 20 分钟。

423· 治疗颤证的推拿疗法有哪些？

推拿可作为一种有效的辅助治疗，疗程需较长，应持之以恒。

指推法：患者坐位，分别沿督脉、膀胱经、胆经，由前发际推至后发际，再推头针疗法中的舞蹈震颤控制区，反复推数次，然后以母指、食指尖叩击整个头部 5 分钟。

推桥弓：左右交替施术，每侧 10～20 次。

拿揉颈后肌肉，再以一指禅法、指揉法施术，然后点揉风池、天柱、风府、哑门等穴及压痛点。

拿肩井穴，然后掌击百会穴及大椎穴数次。

患者俯卧，以掌推法、揉按法、滚法施术于背腰部，然后点揉局部反应点及心俞、膈俞、肝俞、脾俞、胃俞、肾俞，最后以推法，分别沿膀胱经及夹脊穴自上而下施术。

掌击腰阳关穴，然后以拍法施术于骶部，使全身产生震颤感，以透热为度，最后自下而上直擦督脉，再横擦肾俞部，以透热为度。

以指推、指揉法施术于手足三阴经肘膝以下段，并点揉曲池、血海、悬钟等穴。

424 治疗颤证的单验方有哪些?

(1) 全蝎、蜈蚣等量，炒黄，研细末，每服3g，每日2~3次，温黄酒送服。适用于血瘀动风、风阳内动者。

(2) 育阴息风汤　黄芪、黄精各30g，熟地黄、何首乌、山茱萸、当归、川芎、葛根、地龙各15g，茯苓、白芍、木瓜各20g，甘草6g，桂枝5g。水煎服，每日1剂，分2次早、晚服。

(3) 通督除颤汤　生地黄15g，熟地黄15g，当归15g，白芍30g，川芎10g，黄芪60g，天麻15g，秦艽12g，全蝎12g，白术12g，淫羊藿15g，钩藤后下30g，威灵仙15g，珍珠母先煎30g，鹿角片单煎10g，乌梢蛇12g。每日1剂，水煎服，早、晚各服1次。

(4) 芍药甘草汤　白芍60g，炙甘草60g，蜈蚣1条，全蝎5g，麦冬15g。水煎服，治阴血亏耗，筋脉失养所致颤病的筋脉疾患。

(5) 松节10g，乳香30g，木瓜若干，松节、乳香炒焦为末，木瓜煎酒送下。适用于血瘀动风者。

(6) 木瓜15g，葛根30g，磁石30g。每日1剂，重者2剂。

适用于风阳内动者。

（7）定振丸　生地、熟地、当归、白芍、川芎、黄芪、防风、细辛、天麻、秦艽、全蝎、荆芥、白术、威灵仙。治阴血不足，不能制火而见颤震。认为宜于“老人战振”（《证治准绳》）。

（8）治震颤麻痹方　丹参、珍珠母各30g，牡蛎20g，白芍、茯苓各15g，川芎、菊花、熟地黄、白蒺藜、麻仁、生地黄、牡丹皮、泽泻、山药、地龙各10g。水煎服，每日1剂，分2次服（《中国奇方全书》）。

425 治疗颤病的食疗方有哪些？

（1）天麻炖鱼头　天麻25g，白芷30g，川芎10g，大枣5枚，鱼头1个，调料适量。将天麻切片，大枣去核，川芎、白芷布包，鱼头劈开，食盐、味精、葱花、姜末等调味，隔水蒸熟服食。可疏风通络，养阴柔筋。

（2）桑仁桂圆饮　鲜桑仁60g，鲜桂圆30g。将二者洗净，加清水适量捣烂挤汁，每日1剂，分2次服。可滋阴补血。

（3）核桃糯米团　取核桃仁15个，研碎。把红枣6个放入锅内，加入水煮至发软，去核捣烂。用糯米粉100g，加水适量揉成团，放入碗内隔水蒸熟即可食用，每日1次。可补肾健脾。

（4）雪茶、耗牛蹄筋、天麻、半夏、冬桑叶、白芍、龙骨、牡蜗、构祀、桑寄生各30g，何首乌、地龙、野菊花、黄花各20g，郁金、半夏、全蝎、枣皮各15g，岩羊角20g，黑芝麻60g。水煎服。

426 颤证的转归和预后是怎样的？

颤证多见于中老年，隐袭起病，慢性进展，多属原发，亦可由温热病、痹证、中毒、颅脑外伤等引起。一般治疗不易，或取决于原发病本身的治疗进展。颤证日久可导致气血不足，络脉瘀阻，出现肢体僵硬，动作迟滞乏力等现象。病情较难逆转，运用中医治疗部分病例能缓解症状，延缓自然加重过程，若能通过治疗控制病情，并在平日注重生活调摄，坚持药物治疗，部分患者可望恢复。若失治或调摄治疗不当，则逐年加重，可致使生活不能自理，甚则痴呆，不能活动，当避免继发感染而加重病情，预后不良。

颤证之脉，以小弱缓滑为佳，虚大急疾者预后欠佳；若久病而脉反实大，暴病脉反弱小，皆为难治之象。

本病主要与肝肾不足、气血亏虚有关，故本病以虚为主，由虚生风；脏腑气衰，水运不畅，痰浊内停；运化无力，血行阻滞，瘀血内停；风阳夹痰瘀扰动，脑髓、肢体、筋骨、经脉失养；日久累及他脏，出现变证、坏证；肾虚及脾，脾胃失和，见胃脘不适，纳呆，便秘等；肾水亏耗，不能上济心见失眠心烦等；肾水亏耗，肺金亦损，不闻香臭；病位在肝、肾、脑髓，涉及脾、胃、心等脏腑。使病情加重的恶性循环的关键在本虚，故应不拘泥于缓解期和进展期，保持标本兼治、补泻并进之法，延缓病情进展，恢复患者生活自理能力。

427 帕金森病中西医结合治疗原则是什么？

西医治疗可直接缓解症状，改善患者生存质量，但不能改变疾病的进程，并且长期的西医治疗，不良反应较多，部分患者难以坚持治疗，影响疗效。长期治疗过程中，还会出现耗损现象、开关现象等不良反应，对治疗影响较大。中药治疗在缓解症状方面虽不如西药生效快，但仍有缓解主症作用，对减轻僵硬感较为明显，配合西药可增强疗效，长期服用无明显不良反应。中药治疗还可以减轻服用西药所产生的不良反应，可以延长患者的有效治疗时间。中西药结合治疗帕金森病，可充分发挥两方面的优势，起到良好的协同作用，提高疗效。

发病早期患者症状较轻，以单侧肢体震颤或强直为主，不影响基本日常生活能力。这一阶段应以中医治疗为主，控制症状，尽量不用或少用西药，西药应用苯海索、金刚烷胺等作用较为缓和、不良反应较小的药物，以尽可能延长这一阶段的治疗时间，减缓病情的发展。

病情中晚期患者的日常生活能力受限，震颤、强直累及多肢体，生活自理能力降低时，应选用左旋多巴、复方左旋多巴等药物治疗，以补充脑内多巴胺含量，改善患者生活质量。此期间积极采用中医药配合治疗，可减少西药产生的不良反应，利于患者坚持用药。尽可能延长西药的有效时间，减缓西药加量的过程，增加每单位西药的治疗效果。

病情晚期或症状较重的患者，部分应用西药效果衰减，难以服用西药治疗，可选择手术，但仍可配合使用中药治疗以改善患者全身功能，减少合并症、并发症的发生，改善患者的全身状况，减轻患者痛苦。此时常与头痛、郁证、心悸、水肿、阳痿、耳鸣等病证合病，各证型交杂出现，使病情更为复杂化，故临证须知常达变。

428 名老中医颜德馨对颤证是如何认识的？

颜德馨教授认为，颤证多由瘀血作祟，其多属筋脉病变。心主血液以养脉，肝主气机疏泄以濡筋，若气滞血瘀，血气不能滋润筋脉，则颤证频发。其病因病机或因情志不遂，肝郁气滞，导致气滞血瘀，引动内风而成；或挟风痰内阻，壅滞脉络，以致瘀血内生，筋脉失养而成；或因饮食不节，损伤脾胃，致使助湿生痰，日久致瘀，筋脉失养所致；或因年老久病，肝肾精血不足，造成血涩致瘀，风阳内动，筋脉失养，而致颤证；或由于外伤引起瘀血内阻，络脉不通，虚风内动，上扰清窍，筋脉失养而为颤证。

颜老治疗颤证推崇气血学说，在古人“血虚生风”的理论上创立“血瘀生风”的观点，遵遁“疏其血气，令其条达而致和平”的重要治疗原则，主张运用活血化瘀、祛风通络之剂治疗颤证。临床习用王清任的血府逐瘀汤、通窍活血汤化裁。根据患者的表现随症加减，每每能获良效。血府逐瘀汤由桃红四物汤合四逆散加桔梗、牛膝而成。其特点是活血化瘀而不伤血，疏肝解郁而不耗气。诸药配合，使血活气行，瘀化热消而肝郁亦解，诸症自愈。常用药物如：当归、赤芍、桃仁、红花、川芎、生蒲黄、柴胡、枳壳、桔梗、熟大黄等。若肝阳偏亢，则加龙骨、牡蛎、磁石以潜阳息风；阴虚阳亢则予鳖甲、龟甲等滋阴潜阳之品；瘀血日久可加用搜剔脉络瘀血之水蛭、全蝎、蜈蚣、土鳖虫等。临床上辨证施治，随症加减，取得了很好的疗效。

429 王永炎院士是如何认识和治疗颤振病的？

王教授认为颤振病病程绵延，治疗难取速效，当攻则攻，当补则补，或重攻轻补，或重补轻攻，攻补兼施。最终应归到以补为主，长期坚持治疗，缓缓图之。

（1）病机复杂，本虚标实，本虚为发病基础　本病起病隐袭，病程较长，病理机制复杂。或邪实为主，或本虚为重，多种

"实邪"同时并存，相互作用。但基本病机为肝肾不足，主病在肝在肾，可涉及脾、胃、心等脏腑。颤振病病损及脑，伤在泥丸宫，仅以部位而言，病深难及，病重难治。因精血不足，脑髓不充，阴不制阳，阴虚阳动，阳动化风，虚风内动。脏腑之气衰减，气化不利，血运不畅，各种"实邪"内生。邪恋而不去，进而伤及肝肾，肝肾更亏，形成恶性循环，使病情逐渐加重，难以逆转。患者在疾病的不同阶段可表现痰浊、火热、腑实等邪实症状，但均有不同程度的本虚之证。治疗均应攻补兼施，或邪实去后，以补为主。

（2）死血顽痰，实邪难去，标实为发病依据　颤振病患者临床多见口角流涎、脘闷纳呆、或神情呆钝、舌苔白腻或黄腻，临床表现痰浊为患。因脏腑气衰，水运不畅，痰浊内停，病程漫长，痰湿胶着，凝结不化。脏腑气衰，运化无力，血行迟滞，瘀血内停。颤振病患者多数见舌质紫暗，或见瘀点瘀斑，为瘀血内停之表现。瘀血久留不去而成死血，死血留滞新血难生，浊邪不化，运化难复。又兼老人脏腑之气渐衰，无力抗争，邪盛正亏，进而伤及肝肾，使本已衰弱的脏腑之气进一步耗损，正不胜邪，病情逐渐加重。死血、顽痰留滞，是老年颤证症状产生的直接原因。瘀血之象明显，一般活血化瘀之药难以奏效，所以选用破血逐瘀之品。随舌质、舌底脉络瘀象的逐渐减轻，临床症状也可有不同程度的好转。

（3）虚风触动，挟瘀挟痰，内风为发病动因　风性动荡，摇摆不宁。震颤、强直、拘痉为风邪内动之象，为虚风内动，为内风暗煽。经脉不通，筋脉失养，而见肢体震颤，行走不利，强直拘急。瘀血阻脉，留滞不去，经气受阻，瘀血生风。风动愈烈，瘀阻痰凝愈深。颤振病患者震颤、强直等症多为非持续性。放松、平卧、睡眠时可消失，静止性震颤在睡眠时亦可消失。情绪激动、劳累等因素可使症状加重。非持续性的发作特点说明内风旋动的重要作用。有肝肾不足、脑髓受损的根本，有死血、顽痰的存在，内风时时而动，表现出颤振病的一系列症状，同时病情在反复发作过程中逐渐加重。培本祛邪，消除内风旋动产生的基础，调畅情志，减少情志不遂、气机不畅而诱发的内风旋动，以期减少震颤、强直的持续时间，是治疗颤振病的重要方法。

（4）平肝息风、活血化瘀为治疗通则　平息内风主治在肝，治可以镇肝息风，养血柔肝息风，滋阴潜阳息风。应辨证论治，但无论何法，均可加入息风药物羚羊角，以平肝息风。阳亢明显，重用金石类药物以重镇息风，如生龙骨、生牡砺、生石决明、珍珠母等。颤振病慢性起病，治疗过程较长，病难骤去，风难速息，平肝息风应坚持不懈，可合用养血柔肝息风之法，药用当归、赤芍、白芍等；以及息风化痰通络之法，药用天麻、钩藤等，以上诸药，均可作为治疗颤振病常用之药。瘀滞之血为死血，为干血，治当破血逐瘀，搜风通络。临床选用虫类药物，如水蛭、虻虫等，但虫类药物作用峻猛，耗气伤阴，不能单独使用，应配以益气养血，滋补肝肾之法，攻补兼施。

（5）扶正培本，缓图其功　息风、活血、化痰为治疗通则，但治疗颤振病的根本在于固本培原。调理脾胃以助后天之本。脾主升清，胃主降浊。清气得升，浊气得降，则中焦转枢通利，运化有度，气血生化有源，散布精微，滋养五脏，延缓脏腑功能的衰退。治以调补、清补为主，药物选用太子参、西洋参、黄芪、茯苓、白术、淮山药等。肝藏血，主濡润筋脉，肾为作强之官，技巧出焉。老年性退行性改变都以肝肾不足为根本因素。治疗药物选用制首乌、生地、熟地、山萸肉、杜仲、川断、枸杞子等。若病久肾阳亦虚者，可加肉桂、肉苁蓉。若脾胃功能尚可，也常选用阿胶、紫河车、鹿角胶等血肉有情之品以填精补髓。

（刘　泰　廖美容　李品纯）

（二十）癫痫与癫狂

430 历代中医是如何认识痫证的？

痫证古称癫疾，自唐代始定名为癫痫，至金元时期，朱丹溪定名其为痫证。嗣后皆以痫证或癫痫命名。

癫疾之名，始于《内经》，在《素问·奇病论》中记述："帝曰：人生而有并巅疾者，病名曰何？安解得之？岐伯曰：病名为胎病，此得之在母腹中时，其母有所大惊，气上而不下，精气并居，故令子发为巅疾也"。《灵枢·癫狂》之"癫疾始作，而引口啼呼喘悸者，候之手阳明、太阳"等，提出癫疾发病与先天因素有关，而且对癫疾的临床症状作了简扼的描述，为本病提供了最早的临证资料。

隋唐时期，巢元方在《诸病源候论·癫狂候》篇中，对本病的临床特点作了较为详细的描述，并已认识到本病是一种发作性神志失常疾患，其云："癫者，卒发仆地也，吐涎沫，口涡，目急，手足缭戾，无所觉知，良久乃苏"。唐·孙思邈在《备急千金要方》中首提癫痛病之病名，并将癫痫的证候作了比较全面的归纳，计有二十条目，如"日瞳子卒大，黑如常是痛候"；"弄舌摇头是痫候"；"鼻口青，时小惊是痛候"；"闭目青，时小惊是痫候"；"卧惕惕而惊，手足振摇是痫候"等，并对癫痫的临床观察，提出应重视发作先兆的精神状态和表现。

宋、金、元时期，对癫痫论述更详，宋代严用和对癫痫进行分类，他根据五脏、五畜相应原则，依照患者发作时口中发生的不同呼叫声进行分类，应于心的为马痫，应于脾的为羊痫，应于肝的为鸡痫，应于肾的为猪痫，应于肺的为牛痫。嗣后朱丹溪首次提出"痫证"的病名，并从痰浊与痫证的发病关系作了探讨，在《丹溪心法·痫》篇中指出："痫证有五……无非痰涎壅盛，迷闭空窍”，充实了有关痫证的病因、病机及分类等内容。

明清时期，诸医家对痫证的论述和研究不断深化，如王肯堂通过临床观察和研究，对痫证的主要症状、发病过程以及其发病的突然性、反复发作性等特点在《证治准绳·癫狂痫总论》中作了详细描述。清代程国彭对癫、狂、痫三证的临床鉴别诊断作了阐述，并对宋代严用和提出的五痫分类说，提出异议，在对痫证的治疗方法上，程氏还提倡阶段疗法，提出发作期以定痫丸为主，以缓解症状；缓解期以河车丸调治，以断其根。在痫证的病因、病机方面，程氏亦有所发挥，他在《医学心悟·癫狂痫》篇中指出：“经云重阴为癫、重阳为狂，而痫证，则痰涎聚于经络也”。其他医家对痫证亦多有论述，如李中梓对痫证的临床分类作了研究，他在《证治汇补·痫病》篇中，对痫证作了阳痫与阴痫的两大类分类法，并提出阳痫病属六腑，易治；阴痫病在五脏，难治。此一分类方法较宋代严氏的五痫分类法，更科学、更实用。

近现代，对痫证的理论和临床研究颇多，大多医学家认为，痫证多由积痰内伏，每因情志不遂或过度劳累而诱发，其病机责之于气机上逆，风阳夹痰上扰，阻塞心窍、脑窍而发病，在辨证治疗上，主张初起发病，多为阳证，当以息风涤痰为主；痫病经久，多为阴证、靡证，当以益气、育阴、养血为主。发作期以定痫治标为先，休止期调补气血、强健脾胃、滋养肝肾，以治其本为要。

431·痫证的临床表现有哪些？

痫证发病具突然性、短时性、反复性，从其发作前、发作时、发作后的临床表现分述：

发作前：一般于发作前数小时或几天，有精神紧张，易急易躁，心烦不安等前驱症状。在临近发作时，自觉头晕头痛，肢体麻木，或肌肉腘动。

发作时：按发时症状情况，分为大发作和小发作。大发作为猝然昏倒，不省人事，手足抽搐，口吐涎沫，两目上视，呼叫发声。小发作表现为瞬间神志模糊，目睛直视，或口角牵动、吮吸；或短暂失神，呆木不动，呼之不应，或突然停止中断活动，手持物件掉落，双目直视等等。一般大发作持续时间为 5 ~ 15 分钟，小发作一般持续时间为数秒至几分钟。

发作后：对发作情况自己一无所知，常感全身疲惫，头昏头痛，精神不振。

从本次发作至下一次发作期间，称为休止期，休止期的长短不一，短者仅为数小时，长者可为几天，甚至几月。在休止期期间，大多患者一如常人，无特殊临床表现，一部分患者可有脾虚痰湿、肝火内盛、瘀热夹滞、肝肾阴虚等脉证。

432 痫证的中医病因有哪些？

痫证的病因，可归纳为痰、火、瘀、虚四个方面。

（1）因于痰　古有“无痰不作痫”之说，其所谓之痰，当有痰热、痰湿之分。痰热者，可因过食醇酒肥甘，损及脾胃，内生痰浊，蕴而化热；或由七情失和，气郁化火，火邪炼津成痰，酿成痰热，迷阻清窍，或痰湿蒙蔽神明，发为痫证。

（2）因于火　其火当有虚实之别，其实大多缘于五志过极，尤以郁、怒、忧、思过度，使气机壅滞，肝失疏泄，郁火内生；其虚火者，多由房事不节，劳伤过度，脾肾耗伤，肾阴亏耗，肾水不济，心火独亢；此外也可因惊、恐伤肾，肝肾阴亏，阴虚而火旺。火动扰心而神散，火邪上炎则损脑，遂发痫证。

（3）因于瘀　瘀之成，可由产伤、外伤而留瘀；可由气虚、气滞而成瘀；可因火邪灼血而成瘀。瘀血痹阻脉络，或留阻脑络，使心脑络脉阻而不通，脑窍因之而闭，心窍因之而遏，神散而无所依，则作痫证。

（4）因于虚　其虚有先天后天之分、气血脏腑之别。先天因素多由孕育时母体受惊致使婴儿脏气不平，加之哺育喂养失调，致成肝肾不足，水亏木旺，风自内生；后天因素可因饮食不节、七情失调、劳累过度、脑部外伤，或其他病变而使脏腑失调，气血失和，内生痰浊、瘀血、郁火，引动内风而发痫证。

上述四因，多不单独孤立发病，往往四者相互兼杂，相互影响，互为因果。心、脾、肝、肾脏气虚弱，可致痰浊、郁火、瘀血等实邪内生，而实邪居内，亦可损及脏气。由于本病病程大多较久，“病久必归五脏”，“病久必有瘀血”，故痫证之病因具有多元化，虚实夹杂，本虚标实之特点。

433 痫病的病机转化特点是什么？

痫病是一种反复发作性神志异常的病证，亦名“癫痫”，俗称“羊痫风”。临床以突然意识丧失，甚则仆倒，不省人事，强直抽搐，口吐涎沫，两目上视或口中怪叫，移时苏醒一如常人为特征。发作前可伴眩晕、胸闷等先兆，发作后常有疲倦乏力等症状。

痫病的发生，大多由于七情失调，先天因素，脑部外伤，饮食不节，劳累过度，或患他病之后，造成脏腑失调，痰浊阻滞，气机逆乱，风阳内动所致，而尤以痰邪作祟最为重要。痫病初期多为实证，日久损伤正气，形成虚实夹杂，如肝风痰浊，上扰清窍，日久不愈，肝郁化火，痰郁化热，痰火扰神；此时亦可痰火内扰，瘀血内生，使痰、瘀、火相兼。肝风痰浊不除，可损伤脾土，致脾虚水湿内停，肝火亦可灼伤肝肾之阴，致肝肾阴虚之证，病变由实转虚。脾虚湿困，气血生化乏源，致气血亏虚等。

痫病久发不愈，必致脏腑愈虚，痰浊愈结愈深，而成顽痰不除，发痫时，可突然痰涌喉间而窒息，严重者可致阴阳离绝而死。痫之为病，病理因素总以痰为主，每由风、火触动，痰瘀内阻，蒙蔽清窍而发病。以心脑神机失用为本，风、火、痰、瘀致病为标。其中痰浊内阻，脏气不平，阴阳偏胜，神机受累，元神失控是病机的关键所在。而痫病之痰，具有随风气而聚散和胶固难化两大特点，因而痫病之所以久发难愈，反复不止，正是由于胶固于心胸的“顽痰”所致。至于发作时间的久暂，间歇期的长短，则与气机顺逆和痰浊内聚程度有密切关系。此外，痫病与五脏均有关联，但主要责之于心肝，顽痰闭阻心窍，肝经风火内动是痫病的主要病机特点。

痫病的病机转化决定于正气的盛衰及痰邪深浅。发病初期，痰瘀阻窍，肝郁化火生风，风痰闭阻，或痰火炽盛等以实证为主，因正气尚足，痰浊尚浅，易于康复；若日久不愈，损伤正气，首伤心脾，继损肝肾，加以痰瘀凝结胶固，表现虚实夹杂，则治愈较难，甚至神情呆滞，智力减退。

总之，痫病病位在脑，与心、肝、脾、肾脏腑关系密切。其病因病机可概括为风、火、气、痰、瘀上蒙清窍，壅塞经络，神机失控而发病。若痫病久治不愈，必致脏腑愈虚，痰浊愈结愈深。痰浊不除，则痫病反复发作，乃成痼疾。

434 痫病的辨证要点及治疗原则有哪些？

（1）辨证要点

1）辨病情轻重：判断本病的轻重决定于两方面，一是病发持续时间的长短，一般持续时间长则病重，短则病轻；二是发作间隔时间久暂，间隔时间久则病轻，短暂则病重，临床表现的轻重与痰结之深浅和正气的盛衰相关。

2）辨证候虚实：休止期多见心亏虚，多属虚证或虚中挟实。阳痫发作多实，阴痫发作多虚。痫病之风痰闭阻、痰火扰神属实；而心脾两虚，肝肾阴虚属虚。发作期多实，或实中夹虚；休止期多虚，或虚中夹实。

3）发作期辨阴痫、阳痫：发作时牙关紧闭，伴面红、痰鸣、舌红脉数者多为阳痫；面色晦暗或萎黄、肢冷、口不啼叫或叫声微小者多为阴痫。阳痫发作多实，阴痫发作多虚。

（2）治疗原则　临床实践证明，本病大多是在发作后进行治疗的，治疗的目的旨在控制其再发作。发作期以开窍醒神为主，治宜豁痰息风、开窍定痫；恢复休止期以祛邪补虚为主，治宜健脾化痰、补益肝肾、养心安神。痫病处于发作期，病情严重，发作不能缓解者，除积极抢救密切注意病情变化外，应予中西医结合治疗。另外，痫病临床表现复杂，治疗方面宜分标本虚实，轻重缓急。原则是急则治其标，缓则治其本。急则治其标，采用豁痰顺气法，顽痰胶固需辛温开导，痰热胶着需清化降火，其治疗重在风、痰、火、虚四个字上。邪实者，以攻邪为主；有虚象者，予以扶正。攻邪常用息风、化痰、活血、泄火等法。用药时观察其风、火、痰、瘀之偏重，如火盛者，重点泻火，兼以息风、活血等。缓解期应具体分型辨证论治，宜益气养血，健脾化痰，滋补肝肾，宁心安神，但各型均应适当加入重镇潜阳、平肝化痰之品，以控制复发。若痫证日久，风痰入络尚可考虑使用虫类药搜剔，如蜈蚣、全蝎、僵蚕等，但虫类药克伐力强，需根据患者体质、病情，由小量逐渐增大，不可骤用重剂，以免发生不良后果。但因本病多痰、瘀为患，故进补应尽量避免滋腻之品，或同时兼用化痰活血药物，以免闭门留寇。有持续发作状态可配合抗癫痫西药。

435. 为什么祛痰法是贯穿治疗痫病始终的原则？

用祛痰法治疗癫痫由来已久。痰既是中医学特定的病理产物，同时也是重要的致病因素，痰随气行，无处不到，上行阻于脑窍则可发为痫病。张从正在《儒门事亲》中首创“痰迷心窍”之说，朱丹溪则明确提出“无痰不作痫”，他在《丹溪心法·痫》中说：“痫证有五，……无非痰涎壅塞，迷闷心窍”。《局方发挥》中还讲到癫痫因“气积成痰”而发病，“或半月或一月，前证复作”，指出了本病具有缠绵难愈，易于复发的特点和原因。以后历代医家多宗此说，如楼英《医学纲目·癫痫》说：“癫痫者，痰邪逆上也”。总之自金元时期起就逐步认识到癫痫虽然病因复杂，症状多样，但其因痰邪而作则一。若痰浊凝聚，阻于胸膈之间，影响气机，瘀阻脉络，进一步可引起风、火、气、瘀等病理变化，并相互搏结，冲扰心神，蒙蔽清窍，因此发生癫痫。婴幼儿痫证，虽多由胎产、惊恐、热毒等引起，其实也与痰邪有密切关系。婴孩神气未充，气机易乱，或因母腹中受邪，或卒受惊恐，或由热邪肆虐，致使痰涎内生，脏气不平，神不守舍，舍空而痰乘之。所以，痰邪是癫痫发病之根源，正如《临证指南医案·癫痫》所谓：“脏气不平，经络失调，一触积痰，厥气风动，卒焉暴逆，莫能禁止”。痰为津气所聚，凝着既久，裹结日深，即成胶固难拔之势。癫痫患者久发难愈，缠绵不止的病理基础，正是此胶固于心胸脑络之间的“顽痰”所致。诚如喻嘉言所言：“浊痰溢于上窍，久久不散，结为窠囊，……生长则易，剥落则难”（《医门法律·痰饮论》）。由于癫痫因痰邪而起，故治痫必先治痰。祛痰法是治疗癫痫始终一贯的法则，治疗时多以涤痰、行痰、豁痰为法。然而，痰邪为病往往在病机和证候上较为复杂，多数情况下，痰邪与风、火、气、瘀、虚等相互搏结为病，故用祛痰法治疗癫痫常与疏风、清热、泻火、化瘀、理气、健脾等治法配合应用。在导致痫病发作的诸多因素中，痰浊是中心环节，痰浊聚散无常，以致痫病无定时。

痰之内生多责之于脾。脾虚则精微失于运化，水湿内生，聚而成痰。因此，理脾又是治痰的根本之法。临证宜分清标本，各有侧重。发作频繁时，以化痰开窍为主，兼以扶脾。缓解稳定期则以健脾为主，兼以化痰。何梦瑶在《医碥》记载：“（癫痫）治法则一，总以行痰为主”。故祛痰法已是治疗癫痫的主流治法，成为治疗癫痫始终一贯的法则。

436 癫痫的中医辨证分型是什么？在癫痫缓解期，如何实施中医药辨病和辨证相结合治疗该病？

（1）癫痫的中医辨证分型

1）痰火扰神：卒然仆倒，不省人事，四肢强痉拘挛，口中有声，口吐白沫，烦躁不安，气高息促，痰鸣漉漉，口臭便干，舌红或黯红，苔黄腻，脉弦滑。

2）血虚风动：卒然仆倒，或面部烘热，或两目瞪视，或局限性抽搐，或四肢抽搐无力，手足蠕动，二便自遗，舌质淡，少苔，脉细弱。

3）风痰闭窍：发则卒然仆倒，目睛上吊，口吐白沫，手足抽搐，喉中痰鸣，舌质淡红，苔白腻，脉滑。

4）瘀阻脑络：发则卒然仆倒，颤震抽搐，或单以口角、眼角、肢体抽搐，颜面口唇青紫，舌质淡黯或有瘀点，脉弦或涩。

5）心脾两虚：久发不愈，卒然仆倒，或仅头部下垂，四肢无力，伴面色苍白，口吐白沫，四肢抽搐无力，口噤目闭，二便自遗，舌质淡，苔白，脉弱。

6）肝肾阴虚：卒然昏仆，或失神发呆，或舌强语涩，四肢逆冷，肢体抽搐，手足蠕动，健忘失眠，腰膝痠软，舌质红绛，少苔或无苔，脉弦细数。

（2）在癫痫缓解期治疗该病可采取中医辨证和辨病相结合的方法治疗，在癫痫缓解期，痫病多由实转虚，是本虚标实而侧重在“本虚”，上盛下虚而侧重在“下虚”，其虚多见气虚与阴虚，但以脾肾两脏证候为主。按缓则治其本的原则，应以扶正培本为主。因有血瘀、痰浊的标实存在，故治疗方面最宜标本兼顾，而健脾化痰、益气活血、育阴通络、滋阴潜阳、填精补髓等都是常用的治法。治疗上消除病因、平降逆气以控制发作；调整脏腑气血功能可杜绝病根，防止复发。病证结合，标本并图，坚持治疗。此外，结合现代医学的手段应可能查明引起痫病的原因，或脑血管病、或颅内肿瘤、或脑炎、或大脑发育不全、脑外伤、脑寄生虫感染等，可在辨证治疗的同时根据查明的病因进行相关的对因治疗，以提高疗效。

437 如何理解“治痫宜早，贵在辨证准确，用药正确持久”？

治痫宜早：即治疗要及时，尽早治疗，控制发作，这是临床治疗癫痫非常重要的环节，只要诊断为痫病就要马上用药。即使一时尚不能确诊的抽搐患者，也要根据中医辨证论治原则及时处理，坚持治疗，千万不要延误。主要是痫病本身就是一个发作性的难以治疗的疾病，若不及时诊治，控制发作则会使痫病反复发作，迁延日久导致医源性难治性痫病，这样会使痫病更加难以控制，发作频繁伤及五脏，耗损脑髓，脑神失用，变生他疾，给患者带来更大危害，为此治痫宜早，这是临床治疗痫病非常重要的环节。

辨证准确：即要正确用药。首先要辨证准确，在这个基础上选择确有疗效又无明显不良反应的方药。现在不少治痫方中用砂、铅或巴豆等有毒之品，千万注意勿过量，勿久服，需长期服药者，一定将有毒之品去掉。一般初期或病重者可用汤剂，长期服用则以片、散、丸、丹为宜。用药宜简不易繁，不要多种方药混治。如果已经加用抗癫痫西药，一定不能骤减、骤停，这是必须遵循的治疗原则。痫病本身是一个难治性疾病，需要长期服药，这样会导致一些不良反应，若辨证不准确，用药则会发生错误，不仅临床治疗无效，还会导致不良反应，同时还会增加患者的经济负担，故痫病要辨证准确，正确使用各类药物，以保证安全、有效、经济。

用药正确持久：即贵在长期治疗。中医和西医都认为癫痫是难治疾患，所以务必坚持长期治疗。一般说，3 年不犯病开始减药，5 年不犯病则可停药。若遇特殊情况，如青春发育期、月经初潮期，还需延长用药时间。在这期间要取得病者与亲属的信任，提高其医从性。首先让患者及其亲属了解癫痫方面的医学知识，取得他们的合作，坚持长期、规律性给患者服用药。对懂事的儿童，要耐心做他们的思想工作，使他们坚定与疾病作斗争的信心，同时需要家属掌握相关生活调护方面的知识。

在整个治疗过程中，要特别注意：既要千方百计控制癫痫发作，又不能以此为最终目的。因此，某些顽固性痫病，在目前医疗条件下，中、西药物均难控制发作，能想方设法减少其发作，减轻患者的痛苦，就达到了一定的目的。相反，任意加大用药量或使用不恰当的、带有毒性的药物，即使控制一时，也可能因为药物中毒给患者带来危险。因此，用药不仅要正确还要坚持长期服药，以提高临床疗效，减少传变，提高患者的生活质量。

438 治疗痫病中，如何理解“将以施其疗痰之法，当以穷其受病之源”？

痫病多以脏腑受损、内积伏痰为主要病理基础，故有“无痰不作痫”之论。初病实证，多由痰热蒙塞心窍所致；久病虚证，多由痰湿扰乱神明而致。内外因素合致气机逆乱，引动伏痰，风阳上扰而痫病发作。痰与痫病的发生密切相关，积痰内伏是痫病发生的重要原因。因此，治痫当重行痰，以祛除其主要病理因素，故有“将以施其疗痰之法”。祛除痰邪的方法可分化痰、消痰、涤痰三类。根据痰邪产生原因采用不同治法，或温化，或荡涤，或消除生痰病因。

另引起痫病的原因除了主要与痰有关外，还有许多其他因素，与脑心、肝、脾、肾密切相关，痫病的发生，或由于七情失调，或先天因素，或脑部外伤，或饮食不节，或不洁饮食，浊阻脑窍，或劳累过度，或患他病之后，造成脏腑失调，痰浊阻滞，气机逆乱，风阳内动所致，而尤以痰邪作祟最为重要。因此，应依据中医理论进行辨证求因，审因论治，不是一味的仅是“施其疗痰之法”，而是要“穷其受病之源”。针对不同的痫病患者引起的不同病因、病机变化特点采取个体化的治疗，或是在辨证论治基础上加上“疗痰之法”、“疗痰之药”，一方面针对主要的病理产物“痰”，另一方面针对“受病之源”，立法处方用药，这样会更符合患者的个体情况，会更能有效的控制痫病的发作，提高临床疗效。

总之在治疗痫病中要“将以施其疗痰之法，当以穷其受病之源”，告诫我们对痫病的治疗不是一法一方就能解决临床问题，而是要详审病因、因时、因地、因人制宜，全面考虑患者的病机状态，即要抓住病机的关键点，还要兼顾到引起痫病的主要病理产物，制定出切合痫病患者实际的治疗方案。同时也告诫我们痫病的治疗不是一件容易之事，一定要认真考虑各种相关因素，制定合理有效方案，综合处理，让痫病患者发作得以控制，健康的高质量地生活。

439 痫病治疗中，镇痉法临床如何实施？

镇痉法是通过平肝息风、祛风通络以解除四肢抽搐、拘挛、眩晕、震颤等的治法，又称息风法。由于疾病的复杂性，息风法常与其他治法联用，如与清热法合用形成清热息风，主要适用于邪热壅盛，热极动风之证而见高热神昏，四肢抽搐，项背强直等病症。或与镇肝之法合用则形成镇肝息风，主要适用于肝阳上亢，肝风内动之痫病发作。或与养血法联用形成养血息风，主要适用于邪热伤阴，血虚不能濡养筋脉，虚阳不能潜藏，而见手指蠕动，筋惕肉瞬，手足抽动等病症。或与活血法合用则形成活血息风，主要适用于瘀血阻络，筋脉失养而肢体拘挛或弛缓等病症。若与祛风法合用则形成祛风解痉，主要适用于风痰阻络，筋脉痉挛而见抽搐等病症。痫病是痰、火、瘀为内风触动，致气血逆乱，清窍蒙蔽而发病，临床表现突然发病、抽搐、神识障碍、“食顷乃苏”等内风旋动的症候。因而在痫病的治疗中，常在辨证治疗中加上镇痉药如天麻、钩藤、全蝎、蜈蚣、僵蚕等治之。急则开窍醒神以控制其发作，缓则祛邪补虚，多以调气豁痰、平肝息风、通络解痉、清泻肝火等法治之。如对于痰火扰神者，则予龙胆泻肝汤合涤痰汤加减以清泻肝火，化痰开窍；血虚风动者，则予四物汤加减以养血安神，平肝息风；风痰闭窍者，则予定痫丸以豁痰开窍，息风定痫；瘀阻脑络者，则予通窍活血汤加减以活血化瘀，通窍定痫；肝肾阴虚者，则予大定风珠加减以滋阴补肾，潜阳安神。另外在使用镇痉药时需要注意祛风药性多温燥，对津液不足、阴虚或阳亢者慎用。

440 针刺治疗痫病发作期的主穴及手法？治疗痫病的单验方有哪些？临证中，避免痫证复发的措施是什么？

（1）针刺治疗痫病发作期

1）主穴：百会、风府、大椎、后溪、腰奇。

2）手法：根据病情酌情选用 4～5 个穴，采用泻法。正在发作时用较强刺激法。发作过后每日或隔日一次，亦可配合使用电针刺激。

（2）治疗痫病的单验方

1）琥珀散：琥珀 12g，硼砂 30g，朱砂 6g。制用法：上药分别研细粉混合成散剂服用。1~5岁，每次0.5g；6~9岁，每次1g；10~15岁，每次1.5g；成人每次服2g，均为每日2次。1个月为1个疗程，停药1周，病情未愈者可连服2~4个疗程。服药期间停服其他药物。

2）惊气丸：附子、木香、僵蚕、白花蛇、橘红、天麻、麻黄、干蝎、南星各9g，苏子30g，朱砂1.5g。制用法：加冰片，蜜丸如龙眼大，每服1丸，金银薄荷汤送服。

3）朱衣滚痰丸：礞石（煅）30g，沉香1.5g，黄芩10g，大黄30g。制用法：上为细末，水泛为丸，朱砂为衣，用量据年龄而定，白滚水化服。功用主治：豁痰清热。治疗小儿痰痫。

4）家藏五痫丸：全蝎3g（去毒炒），半夏60g（汤洗7次），雄黄4.5g（别研），蜈蚣1条（去头足炙），天南星（炮）30g，乌蛇60g（30g液浸，30g去皮骨烙干），麝香6g（别研），白矾30g，白附子15g（炮），皂角120g，白僵蚕45g（炒去丝），朱砂0.5g（别研）。制用法：上药为末，姜汁煮面糊，丸如梧桐子大，每次服30g，姜汤下。主治：痫病发作，不问久新，并宜服之。

5）祛痫散：皂矾（煅红）、鱼鳔（切断面炒）、铝粉（炒黄）各30g，朱砂9g。制用法：上药共为末，每服9g，空腹酒调服。

6）小茴香花角虫：以小茴香花角虫焙干，研为细末，姜汤送下，每次30~45g，口服，每日1~2次。适用于各类型痫病。

7）蝎朱散：全蝎粉1.5g，朱砂9g。睡前用温黄酒调匀冲服。

8）菖蒲饮：石菖蒲8g，每日1剂，水煎服。治疗各种原因引起的强直-阵挛性癫痫发作者。

9）羚羊角粉0.1g，每日3次，冲服。

避免痫证复发的措施如下：

（1）加强休止期治疗，预防再发　痫病发作控制后，还应实施休止期的长期治疗，依据发作时的症状及休止期兼症进行辨证论治。应耐心坚持长期服药，一旦找到可以完全控制发作的药物和剂量，就应毫不间断的服用。在完全控制发作后应再服3~

5年，而后考虑逐渐停药，减药亦需在1～2年内逐渐递减。休止期治疗应针对患者病后存在不同程度的正气虚损情况进行调补，如调脾胃，和气血，健脑髓，顺气涤痰，活血化瘀等，但不可不加辨证地机械地投入参、茸大补之品或其他温燥之品。

（2）规则用药　每天应按医嘱定时、定量服药。以保证药物血浓度处于稳态血药浓度。

（3）心理调整　七情异常即是痫病发作的诱发因素之一，同时也是痫病久发不愈后所致的症状之一，二者相辅相成，相互为用，在痫病复发中占有重要地位，因此，我们在药物治疗痫病的同时，还要注意做好患者的心理辅导，让患者对痫病有充分的了解，从心理上树立战胜疾病的信心，提高患者的医从性，保证能坚持长期治疗。

（4）注意生活调补　饮食宜清淡，多吃素菜，少吃肥甘之品，切忌过冷过热，辛温刺激及醇酒厚味的食物，禁食辛辣油腻类食物，严禁吸烟，切忌饮酒，以减少痰涎和火热的滋生。可选用山药，苡米，赤豆，绿豆，小米煮粥，可收健脾化湿之功效。注意排痰及口腔卫生。保持精神愉快，情绪乐观，避免精神刺激，怡养性情，生活规律，起居有常，劳逸适度。适当参加文娱活动及体育锻炼，不要长时间参加竞技类运动项目。保证充足的睡眠时间，保持大便通畅。对病程长、体质差的患者，适当加强营养。

（5）预防已知的致病因素和诱发因素　加强孕妇保健，避免胎气受损。痫病发生多与母亲在孕期内外邪干扰及七情、饮食、劳倦等失调有关，尤其在出生过程中，胎儿头部外伤也能导致。因此，特别要注意母亲孕期卫生，加强孕妇自身保健，避免胎气受损。慎防急、慢惊风。严防颅脑外伤。防止感冒、高烧、疲劳、饥饿、暴饮暴食；要保持乐观心态。

441 中医治疗痫证的名医及经验？

（1）治痫宝丹治癫痫恢复期和休止期（任继学）

组成：白花蛇头（其他蛇头亦可）3具，玳瑁20g，郁金25g，天竺黄30g，天麻15g，真沉香10g，白芍5g，清半夏10g，全蝎10g，蜈蚣5条，僵蚕15g，牛黄0.15g，麝香0.3g，琥珀5g，西红花5g，动物脑1具以羊脑为优（牛、马、猪脑多不用）。

功效：调整阴阳，协调脏腑，镇静安神。

主治：适用于各种类型癫痫休止期。

用法：以上药共为细末，每服10g，每日2次，白开水送下，儿童酌量减。

（2）除痫散治恢复期各型癫痫（林夏泉）

组成：天麻72g，全蝎60g，当归150g，炙甘草60g，胆南星21g。

功效：养血活血，息风涤痰，祛风镇痉。

服法：以上各药共为细末。重者每日2~3次，轻者每日1~2次，每次3g，以开水冲服。

（3）赵氏验方治癫痫恢复期痰火扰神证（赵心波）

组成：生石决明12g，天麻6g，菖蒲6g，僵蚕6g，蜈蚣2g，郁金10g，神曲10g，桑枝10g，红花5g，龙胆草5g，全蝎3g，朱砂1.2g（分冲）。

（4）王氏方治癫痫恢复期风痰闭阻证（王烈）

组成：胆南星，川芎，全蝎，天麻，蜣螂，远志，紫石英，甘松，郁金。

用法：将上药按比例调剂，粉碎加工为极细末，装入胶囊中备用。每粒含生药0.25g。

服法：每次用量，半岁以内者1粒，6～12个月者2～3粒，1～3岁者3～4粒，4～8岁者5～7粒，9岁以上者8～10粒，每日3～4次于饭前20分钟糖水送服。疗程2～3个月。

（5）降豚汤治发作期阴痫（张伯臾）

组成：熟附子9g（先煎），白术9g，泽泻15g，桂枝4.5g，茯苓15g，葛根9g，制半夏9g，胆南星9g，石菖蒲9g，炒当归12g，白芍12g，白金丸3g，白矾10g，郁金12g。

功效：温阳逐饮，化痰降浊。

主治：适用于阴痫发作者。

（6）五石散治发作期阳痫（来春茂）

组成：珍珠母94g，代赭石62g，青礞石46g，生明矾94g，琥珀62g，石菖蒲125g，僵蚕110g，蚱蜢110g。

主治：适用于阳痫发作者。

服法：以上药共研为末。每次用量，1～3岁小儿2～3g，4～6岁3～5g，6～9岁3～6g，9～12岁5～8g，12岁以上6～10g。

（7）癫痫清脑汤治发作期阳痫（方宝华）

组成：石决明30g（先煎），玳瑁6g（先煎），天麻9g，川芎9g，天竺黄12g，郁金9g，紫贝壳30g（先煎），龙齿30g（先煎），生地黄12g，麦冬9g，蚤休12g，灵芝草9g，坎无1条。

功效：平肝息风，清脑止痫。

主治：癫痫、肝风病证、脑系疾患等。

服法：每日1剂，水煎，隔6小时服1次。10日为1个疗程。服药期间，避声响，早卧早起，情志安逸，忌食家禽头足。

（8）神赫散治各类癫痫（李修伍）

组成：神曲，生赫石。

主治：治疗癫痫大、小发作及久病体弱等各类典型之痫证。

制法：上两药各等分，研为细末。

服法：每次用量，1～5岁6～10g，6～10岁10～15g，11～15岁15～20g，16岁以上20～25g，每日3次饭后开水冲调服下。

（9）加减风引汤治发作期阳痫（赵锡武）

组成：生龙牡各18g，生石膏18g，寒水石12g，紫石英30g，赤石脂18g，滑石12g，干姜9g，桂枝9g，甘草9g，大黄6g，地龙12g，全蝎3g。

功效：泻火平肝镇痉。

主治：本方适用于频发型癫痫。

服法：服本方后，待症状减轻时再用通用方图缓治，如经服药后半月以上发作1次，或去掉苯妥英钠等西药而病情不加重者，改用治久癫之本方。

（10）谢海洲治肝风痰浊有热型

组方：竹沥（后下）12g，胆南星15g，半夏6g，陈皮10g，贝母12g，茯苓15g，麦冬18g，丹参12g，石菖蒲12g，全蝎15g，僵蚕18g，天麻20g，朱砂（冲服）0.5g，琥珀5g，远志10g，茯神16g，灯芯草20g，甘草10g。

功用：清热祛痰，开瘀利窍。

（11）朱良春治痰瘀交阻型发作期（自拟涤痰定痫丸）

组方：炙全蝎、炙蜈蚣、炙僵蚕、广地龙各60g，陈胆星、川石斛、天麻、青礞石（先煎）、天竺黄各45g，炒白芥子、化橘红、石菖蒲各30g。

功用：息风止痉，化痰开窍。

442 历代中医学家如何认识癫狂的？

癫狂病名，始于《内经》，对其症状、病因、病机以及治疗，书中多有记载。《内经》指出癫证以“不乐、头重痛、视举、烦心”为特征；狂证以“少卧、不饥、善骂詈、日夜不休”为特征，并指出，其病因多系情志所伤，其病机乃为火热扰心，阴阳失调，夺其食，使之服生铁落为饮。

《难经》对癫与狂两者提出鉴别要点，明确指出“重阳者狂，重阴者癫”，如《难经·五十九难》中谓：“狂癫之痛何以别之？然，狂疾之始发，少卧而不饥，自高贤也，自辨智也，自倨贵也，妄笑好歌乐，妄行不休是也；癫疾始发，意不乐，僵仆直视，其脉三部阴阳俱盛是也”。

汉·张仲景提出因本虚而致癫、致狂的观点，认为本病是因血气少，心气虚，虚则邪乘，若邪乘于阴，则发为癫证，若邪乘于阳，则发为狂证。

至金元时期，诸医家对癫狂的病因、病机多有发挥，如刘完素提出癫狂病系五志过极化火而致，尤以喜、怒过极为最，他在《素问玄机原病式·五运主病》中称：“经注曰，多喜为癫，多怒为狂，然喜为心志，故心热甚则多喜而为癫；怒为肝志，火实制金不能平木，故肝实则多怒而为狂，况五志所发皆为热，故狂者五志间发”。朱丹溪则提出癫狂与痰有关，创“痰迷心窍”观点，主张治癫以养心血、镇心神、开痰结之法，治狂则采用大吐、下之法，此外还提出采用精神疗法治疗本病，开创了心理疗法治癫狂之先河。

明清时期，诸医家对癫狂证的认识更为深入，且多有论述，如楼英对阴阳失调而致癫狂的发病机制作了阐述；张景岳对癫与狂的区别作了简明归纳；陈士铎结合临证经验将本病证作分类，分为狂病、癫病、花痴、呆病四类。对癫狂病的治疗，大多数医家主张，治癫宜解郁化痰，宁心安神为主；治狂宜“先夺其食，或降其火，或下其痰，药用重剂，不可畏首畏尾”。清代医家王清任对癫狂的病因、病机、病位等独具创见，提出瘀血可致癫狂，其病与脑有关的观点，揆癫狂“乃气血凝滞脑气，与脏腑气不接，如同做梦”，治疗上采用活血化瘀法，创用功具活血化瘀、疏通气机的“癫狂梦醒汤”，王氏这一学术论点，对后世颇具影响。

近现代，对癫狂病证防治研究颇多，在病因、病机方面的探讨，辨证分型的研究，治疗方法的探索，单方、验方的搜索和整理等方面，均有所获。尤对瘀血与本病关系的研究较多，应用活血化瘀法则治疗亦得到推广。其他从心理治疗、情志调节等配合药物治疗亦多取疗效，以清热泻火、调气活血治疗狂证亦多有报道。

443 癫狂的临床表现有哪些?

癫证的临床表现：早期主要表现为情志抑郁，情志不乐，注意力涣散，神思恍惚，工作学习难以集中和坚持，兴趣下降，逐渐出现个性改变，孤僻懒散，不修边幅，对外界事物及周围人事冷淡，情感平淡，或喃喃自语，或语无伦次，面部表情缺少变化，目光呆滞游移，活动减少，夜寐不宁，甚或出现长时间保持同一姿势而木僵状态；或自我封闭，自我责备，严重者出现消极厌世，企图自残、自杀等异常行为。舌质多晴红、淡暗，苔多薄或薄腻，脉细缓或细涩，为阴气有余之证。

狂证的临床表现：情绪易于波动，好幻想或追究无意义的问题，敏感多疑。临床可分为青春型、妄想型两大类。青春型起病较急，精神失常、情绪偏激、喜怒无常、兴奋躁动、动作离奇、狂乱不安、狂躁易怒、行为幼稚、时常窥镜自笑；或主动接近异性，甚或当众裸体，弃衣而走；或叫骂不休，毁物伤人，彻夜不眠；或喃喃自语，言语荒诞，或支离破碎。妄想型起病较缓慢，以迫害妄想，疑病妄想，关系妄想，夸大妄想，钟情妄想，罪恶及过失妄想等，多有妄作妄动、幻听、幻视、幻嗅，内容离奇荒谬，思维活跃，散漫无序，言语反复颠倒、脱离现实，行为怪异，或有攻击冲动等。两者舌质多偏红或暗红，苔黄燥或黄腻，脉弦数或沉实有力，为阳气有余之证。

癫与狂，临床表现虽异，但其主要共同点在于灵性、情志、行为三方面失常，两者仅为程度及表现形式不同而已。癫与狂两者可相互转化，癫证失治可转为狂证，狂证误治可转化为癫证。

444 癫狂的常见病因有哪些？

癫狂之病因，多与七情内伤有关。喜、怒、忧、思、悲、恐、惊是精神活动中七种正常情绪反应，这些情绪反应变化与环境情况变化密切相关，如遇工作紧张，压力过重；情志不遂，频受挫折；商场失利，情恋失意；突遇意外，遭受惊吓；偶得外遇，偶得鸿运，喜出望外等，均可导致七种情绪反超过正常限度或极限，即造成七情内伤。七情内伤，必将影响脏腑功能，致使五脏功能失调，气血阴阳失于平衡，或气滞、或化火、或酿痰、或成瘀，终致气机逆乱，心窍脑窍被堵，而生癫狂。癫狂病因虽多与七情相关，但其主要致病因素，总括为气、火、痰、瘀四者，分别述之。

（1）因于气　此致病之气主要指气滞、气结、气乱。“气为百病之长，血为百病之始”，《内经》谓：“百病皆生于气”，即是指气运行失常而致的疾病。癫狂之病，亦因气机逆乱，气血失衡所致。若多怒易暴易躁，肝木横逆，郁怒而伤肝，肝失疏泄，气机郁滞；或多思善虑，思虑过度，劳伤心脾，心脾气虚，气虚而行迟，久则气结于内；若多喜多惊多恐卜内伤心肾，心肾气耗而气散，上下失交，则气自内乱，升降失司而成气逆。上述气滞、气结、气乱，皆可导致气血失调，瘀血留滞，瘀血阻于心窍、脑窍而致心窍闭塞，脑窍壅阻，发为癫狂。

（2）因于火　此火，乃为肝胆郁火，阳明热盛之火，虽同为火，但其病位不同。肝胆郁火，是因七情内伤，肝胆气滞，郁而化火，上扰神明，而致癫狂；阳明热盛之火，是系邪热内传阳明，热结为火，其火扰乱心包，而发癫狂。此外尚有痰火上扰，瘀热内阻心脑，痰火与瘀热皆属火热之邪，当在痰、瘀条内分述之。

（3）因于痰　此痰多指痰湿和痰火。历代医家多以“痰迷心窍”为癫狂之病因，临床以“痰”为致病因素者亦多见之。痰湿之邪，多由思虑太过，所求不得，致木旺伐土，脾失健运，生湿酿痰；或因惊恐，气血逆乱，气滞而津聚，结而为痰，此两者皆可内生痰湿；痰火之邪，是因心胃火盛，灼津炼液而为痰，与热交结，致成痰火，亦可由痰湿内盛，结积日久，而成痰热。无论痰湿、痰火，皆与气相并，与气相并则痰气郁滞，迷塞心窍，或痰火与气相合，气火上扰，脑窍失灵，发为癫狂。

（4）因于瘀　此瘀乃指血瘀与瘀热。血瘀之成乃因情志佛郁，气机阻滞，气滞则血行不畅，久之血瘀乃成，或因心脾气虚，气血不足，心神失养，而且气虚则血行迟缓，血缓则凝，凝则血瘀；瘀热系由瘀血内阻日久而成，或由邪热入里，与血相结，煎熬血液，而成瘀热。血瘀既成，脉络失畅，心络、脑络为之阻滞，心脑失气血濡养而壅闭，心窍、脑窍为之格塞，发为癫疾；瘀热内生，上扰神明，心窍为之蒙蔽，脑窍为之阻遏，心神受扰，精神失守，发为狂证。此外，外伤、手术后等亦可致瘀血留阻而发病。

445 癫狂的病机转化特点是什么？

癫与狂，都是属于神智失常的疾病。因痰迷神窍，神机逆乱，精神抑郁，表情淡漠，沉默痴呆，语无伦次，静而少动；或精神亢奋，狂躁刚暴，喧扰不宁，毁物打骂，动而多怒为特征的一类病证。前者为癫，后者为狂，两者相互联系，互相转化，故常并称癫狂。

癫狂的发病原因，多以七情所伤为主，或因思虑不遂，或因悲喜交加，或因恼怒惊恐，皆能损伤心、脾、肝、肾，导致脏腑功能失调或阴阳失于平衡，进而产生气滞、痰结、火郁、血瘀等蒙蔽心窍而引起神智失常。此外，癫狂与先天禀赋和体质强弱亦有密切关系。如禀赋体质健壮，阴平阳秘，虽受七情刺激亦只有短暂的情志失畅，并不为病。反之，遇有惊骇悲恐，意志不遂，则往往七情内伤，阴阳失调而发病，癫狂患者往往有类似家族病史。

癫狂多由情志刺激，思虑忧郁过度，或先天遗传所致。其病与肝密切相关，肝主疏泄和藏血，对情志影响颇大，上述原因可致肝气郁结，疏泄失常，气血运行受阻，津液不得布散，凝而为痰；气不行血，留而为瘀，痰瘀互结，阻滞经脉，凝滞气机，加重肝郁；痰瘀阻脉，蒙窍心脑，清窍失聪，则发为癫狂。初期多实，多由肝郁、心闭、痰阻、瘀滞所致；若久治不愈，导致气血亏虚，阴阳失调，脏腑功能障碍，而出现一系列虚性证候或虚实夹杂证候。

癫与狂都是由于情志所伤，导致气郁、痰气等一系列病机变化，形成精神失常的病证。其病机总以“痰蒙心窍”为特征，癫与狂的病机区别要点在于痰气与痰火，癫为痰气，其证多静，属阴；狂为痰火，其证多动，属阳。两者既能单独存在，又可互相转化，若癫病失治，痰郁化火，痰火扰心，则可转化为狂证；反之，狂证若经治疗后郁火得以宣泄而痰气留滞，亦可转为癫病。因此，辨识癫狂必须紧紧抓住痰气与痰火这一病机特点，分清标本，在辨证基础上，酌情选方用药，切不可拘泥于一法一方。

综上所述，气、痰、火、瘀导致阴阳失调，心神被扰，神机逆乱，是本病的主要病机。其病位在脑，与肝、脾、肾关系密切，以心神受损为主。癫属虚，狂属实，亦有虚实夹杂，二者既有区别，又可互相转化。

446 癫狂的辨证思路和辨证要点是什么？

辨证思路

（1）本病多慢性起病，渐进加重，临证辨证应抓住早期病证。

（2）精神刺激而致精志不遂，或先天因素，是本病形成的两大主因。

（3）痰气阻蔽神明为本病基本病机。

（4）本病总属本虚标实，初期与充分发展期以邪实为主，久病则以心、脾、肾的虚性证候为主。

辨证要点

（1）辨阴阳　平素好动，性情暴躁，又受之痰火阳邪，此为重阳而病狂；平素好静，情志抑郁，又受之痰郁阴邪，此为重阴而病癫。

（2）辨新久虚实　本病早期或初病多以精神失常为其证候特征，但有兴奋、烦躁为主的早期证候，多为实证；病久多见精神抑郁、悲愁、痴呆为主的晚期证候，多属虚证。

（3）辨脏腑　癫狂是一种神志失常的疾病，其病位多与心、肝、脾、肾相关。若临证见语无伦次，时哭时笑，神志恍惚，心烦失眠多梦，心悸易惊症状，舌质红绛，脉弦数，则病位在心。若临证见表情淡漠，所愿不遂，精神抑郁，或寡言多疑，喜怒无常，甚则冲动毁物，狂叫骂人，不避亲疏，舌质红，苔黄厚腻，脉弦数，则病位在肝。若临证见沉默懒言，畏寒蜷缩，卧姿如弓，喜静恶动，怕见生人，记忆力减退，无高级意向要求，甚则秽洁不知者，舌质淡，苔薄白，脉沉细者，则病位在肾。若病情日久不愈，临证见面色微黄或苍白，自言自语，肢体困倦，便溏溲清，生活懒散者，则病位在脾。癫狂无论其在何脏，发病时总与脑神有关。

（4）辨病性　精神抑郁，哭笑无常，多喜太息，胸胁胀闷，此属气滞；神情呆滞，沉默痴呆，胸闷痞满，此属痰阻；情感淡漠，昏昏愦愦，气短无力，此属气虚；沉默少动，善悲欲哭，肢体困乏，此属脾虚；神思恍惚，多疑善忘，心悸易惊，此属血虚。

（5）辨癫病应注重抑郁呆滞症状的轻重　精神抑郁，表情淡漠，寡言呆滞是癫病的一般症状。初发病时常见喜怒无常，喃喃自语，语无伦次，舌苔白腻，此为痰结不深，证情尚轻。若病程迁延日久，则见呆若木鸡，目瞪如愚，灵机混乱，舌苔渐变为白厚而腻乃痰结日深，病情转重。日久正气日耗，脉由弦滑变为滑缓，终至沉细无力。病情演变为气血两虚，而症见神思恍惚，思维贫乏，意志减退者，则病深难复。

（6）辨狂病应区别痰火、阴虚的主次先后　狂病初起以狂暴无知，情感高涨为主要表现，皆由痰火实邪扰乱神明而成。病久则火灼阴液，渐变为阴虚火旺之证，这时应分辨其主次先后，来确定其治法方药。痰火为主者表现为亢奋症状突出，舌苔黄腻，脉弦滑数；阴虚为主者表现为焦虑、烦躁、不眠、精神疲惫，舌质红，苔少或无苔，脉细数。至于痰火、阴虚证候出现的先后的判断，则需对其证候、舌苔、脉象的变化等进行动态观察。

447·癫狂梦醒汤的临床适应证是什么？

清代王清任提出瘀血可致癫狂的理论，并认识到本病与脑有密切的关系，如《医林改错·癫狂梦醒汤》曰：“癫狂一证，乃气血凝滞脑气，与脏腑气不接，如同做梦一样”。创建癫狂梦醒汤，癫狂梦醒汤原主哭笑不休，詈骂歌唱，不避亲疏等癫狂证。

其主治病候可归纳为情绪躁扰不安、恼怒多言；面色晦滞，胸胁满痛，头痛心悸；或呆滞少语，妄想离奇多端；或妇人经期腹痛，经血紫暗。舌质紫暗有瘀斑，苔薄白或薄黄；脉细弦、弦数，或沉弦而迟。斯证由气血凝滞，使脑气与脏腑之气不相接续而成，以血瘀气滞为主因。治疗宜化瘀通窍，调畅气血。癫狂梦醒汤由桃仁、柴胡、香附、木通、赤芍、半夏、大腹皮、青皮、陈皮、桑白皮、紫苏子、甘草组成。方中重用桃仁合赤芍活血化瘀；柴胡、香附理气解郁；青皮、陈皮、大腹皮、桑白皮、苏子行气降气；木通以清瘀热；半夏和胃；甘草调中。全方共凑活血调气，化瘀通窍之功，用以治疗癫证、狂证。癫狂梦醒汤概括了王氏从痰、从瘀治疗癫狂的学术思想，临床上不但能治疗神经症、更年期综合征、癔病、躁狂、抑郁、老年痴呆等精神系统疾病，而且也能治疗心脑血管系统及呼吸系统疾患合并精神症状者，只要是病机为血瘀气滞的精神障碍类患者均可使作此方治疗，此乃“异病同治”也。

448 颜德馨治疗癫狂的辨证治心法是什么？

癫狂病证，系因阴阳失调，气血失衡所致，每以情志不遂而发，其病机与气血逆乱密切相关。气血乃是脑功能活动的主要物质基础，脑赖元气以为用，赖营血以为养，若气机疏泄不及，则气机郁结于脑，病发为癫；若气疏泄太过，则气散而逆乱，气逆于脑，病发为狂。其证初病在经主气，久病入络主血，血不足则恐而为癫，血有余则怒而发狂，故气血逆乱为癫狂之主要病机。

痰、瘀、郁可致气机逆乱。而气机逆乱又可导致痰、瘀内生，痰与瘀既是癫狂病证的致病因素，亦是癫狂病证的病理产物，日久可累及脏腑、气血、阴阳，故癫狂证有虚实之分。总体而言，癫证虚多实少，狂证实多虚少；初病多实，久病多虚；发病期多实而缓解期多虚；年少体盛多实，年老体弱者多虚。此所谓实者，多以风、火、痰、瘀为主，所言虚者，则有气虚、阳虚、阴虚之别。临床诊治，当须分清病之标本，辨明虚实，分别治之。故对癫狂的辨治，可从气、从痰、从瘀、从火、从虚五方面入手。

（1）从五志过极，气机郁滞论治　对因七情内伤，五志过极，气机郁滞而逆乱，而致神魂不宁，当从气论治。予以疏肝理气，畅调气机；平抑逆乱，使脏腑之气升降出入有度，则能魂宁、神安，从气论治虽为疏肝理气，但亦因其寒热虚实，可有不同之变化。如：因情志不遂，郁而化火，而见精神萎顿，情绪抑郁，喜静嗜卧，不饮不食或心烦易怒，入夜不寐者，当以清肝理气。方拟丹栀逍遥散加嚼噜子、八月札；若以胸脘痞闷，嗳气频仍，多言易躁，或缄默无语，善太息，自觉逆气上冲于喉或巅顶者，治当平肝理气，方用柴胡加龙骨牡蛎汤，并可加入琥珀、降香以增平降安定之功；若肝郁日久，肝血虚衰，神疲乏力，头晕短气当以养肝疏肝之法，多以抑肝散（白术、茯苓、当归、川芎、钩藤、柴胡、甘草），并酌情加女贞子、何首乌、虎杖、佛手等。

（2）从痰凝脑窍，神明受蒙论治　癫狂可由痰凝于心、脑，窍闭神蒙而发病。当以治痰为先，但治痰必须理气。气行则津行，津行则痰浊自消而化，故采用理气化痰法以治其痰。痰有寒热之别，痰湿、痰浊皆归于寒，痰凝、痰火皆归于热。若痰浊交阻心脑，症见表情呆滞，语言不利，或遇事易惊，坐卧不安，心神不宁，或胸闷不舒，时欲嗳气，泛泛欲恶，夜不能寐，则治以理气化痰，用温胆汤加入青礞石、开心果、旋覆花、琥珀等；若痰热阻于心脑之窍，症见彻夜不寐，大便秘结，易躁易怒，哭笑无常，当以泻火逐痰，可用菖蒲郁金汤（菖蒲、郁金、山栀、连翘、丹皮、竹叶），并可加入连翘心、莲子心、龙胆草等以清逐痰热。或以明矾若米粒大一枚吞服，有助于清除痰热。

（3）从瘀阻心脉，神魂不宁论治　心主血主神，肝藏血主魂，血脉瘀阻，心肝失养，则神不安，魂不宁。活血化瘀法能疏其血气，令其调达。若瘀血夹痰凝滞于脑，则见哭笑不休，骂人毁物，不避亲疏，治当以活血化痰开窍法。方用癫狂梦醒汤加菖蒲、生蒲黄；若瘀热交结心脑，其人如狂，少腹急结，脉沉涩而有力者，宜清热逐瘀，轻则以桃核承气，重则以抵当丸，再加水蛭、丹皮、水牛角。

（4）从火扰神明，心神不宁论治　从火论治即是清心泻火之意，火性炎上，火扰神明，则见狂越妄动，神昏谵语。泻火即清心，清心以安神。常以具清心泻火之力的新泻心汤（黄连、甘草、丹皮、赤芍、连翘心、莲子心、竹叶心、大黄、生地）治之，若气热亢盛而谵语妄言，声高气昂，兼有烦热口渴、汗出、脉洪大者，可合用白虎汤；若阳明腑实，狂妄躁动，大便秘结者可合用大承气汤以通腑泻火；若气郁化火，面红目赤，烦躁易怒，气力逾常，喃喃自语，彻夜不眠者加用黄连解毒汤以清郁火；若热入心营，昏狂谵语，朝日安静，入暮则狂躁者，则加用犀角地黄汤以凉营血之热。

（5）从气血不足，阴阳失调论治　对虚证患者，尤其是疾病缓解期，一般均从虚论治。其治疗方法颇多，常用下述诸法。缘于气血阴阳失调，心脑失养，神明为之不安，病发癫疾者，治当补虚养心，佐以安神定志，用养心汤（黄芪、茯苓、茯神、当归、川芎、炙甘草、半夏、柏子仁、酸枣仁、远志、五味子、人参、肉桂）加龙眼肉；若心血虚少，健忘失眠，心悸神疲，精神恍惚，梦遗头晕者，治宜养心安神，常用天王补心丹加虎杖、琥珀；若因思虑过度，劳伤心脾，症见表情淡漠，呆滞沉默，健忘不寐，食少体倦，当补脾养心安神，以归脾汤合苍术、菖蒲；若系肝血不足，肝魂不守，虚烦不寐，易怒易笑，或沉默寡欢，性情抑郁者，治当养肝安魂，可予酸枣仁汤，加入灵磁石、远志、钩藤等；若肾水亏于下，君火亢于上，情结不宁，语无伦次，失眠多梦，心烦易躁者，当滋水安神，以黄连阿胶汤加龟甲、鳖甲、生地，或入肉桂同用，有助于心肾相交，水火相济；若先天禀赋不足，或后天化源失调、气血阴阳偏弱，清阳不升，脑失所养，治当补脑益智，予以黄芪、白术、丹参、生蒲黄、远志、通天草、党参、当归、龙眼肉；若因气血亏虚不足者，当以气血双补，方用定志小丸（人参、茯菖蒲、远志）加当归、何首乌、白术、白芍；若脾气虚弱，中气下陷者，当益气健脾，拟益气聪明汤（黄芩、人参、升麻、葛根、蔓荆子、白芍、黄柏、炙甘草）；若肾精亏虚者，当以补肾益精之左归丸；肾阳不足者，宜温补肾阳之右归丸，五子衍宗丸。

（刘　泰　廖美容　李品纯）

（二十一）痉　证

痉证是以项背强急，四肢抽搐，甚至角弓反张为主要表现的病证。西医学的锥体外系疾病、高肌张力综合征和引起脑膜刺激征的有关疾病，其临床症状、体征符合本病临床特征者，均可参照痉证进行辨证论治。

449 历代医家对痉证的认识是什么?

《内经》对痉证有较多论述，如《素问·至真要大论》认为:“诸痉项强，皆属于湿”，“诸暴强直，皆属于风”。《灵枢·经筋》也说:“经筋之病，寒则反折筋急”。《素问·骨空论》又说:“督脉为病，脊强反折”。《索问·气厥论》载有“柔痉”之病名，由“肺移热于肾，传为柔痉”。《金匮要略》在继承《内经》理论的基础上，明确了外感表实无汗为刚痉，表虚有汗为柔痉，并认为表证过汗，风寒误下，疮家误汗以及产后血虚，汗出中风等误治、失治也可以致痉，其有关伤亡津液而致痉的认识，不仅是对《内经》理论的发挥，同时也丰富了对内伤致痉的认识。巢元方《诸病源候论·风痉候》描述痉证的症状为

"口噤不开，背强而直，如发痫状"。朱丹溪《医学明理·痉门论》指出："方书皆谓感受风湿而致，多用风药，予细详之，恐仍未备，当作气血内虚，外物干之所致"，认为痉证也可由于气血亏虚所致，切不可作风治而专用"风药"。张景岳《景岳全书·痉证》说："凡属阴虚血少之辈，不能养营筋脉，以致搐挛僵仆者，皆是此证。如中风之有此者，必以年力衰残，阴之败也；产妇之有此者，必以去血过多，冲任竭也；疮家之有此者，必以血随脓出，营气涸也……凡此之类，总属阴虚之证"，强调阴虚精血亏损致痉。清代，随着温病学说的发展，对痉证的认识日趋完善。华岫云在《临证指南医案·肝风》按语中，首先阐述了痉证和肝脏的关系，他认为："肝为风木之脏，因有相火内寄，体阴用阳，其性刚，主动主升……倘精液有亏，肝阴不足，血燥生热，热则风阳上升，窍络阻塞，头目不清，眩晕跌仆，甚则瘛疭痉厥矣"。清·吴鞠通则进一步将痉证概括为虚、实、寒、热四大纲领，他在《温病条辨·痉有寒热虚实四大纲论》中说："六淫致病，实证也；产后亡血，病久致痉，风家误下，温病误汗，疮家发汗者，虚痉也。风寒、风湿致痉者，寒证也；风温、风热、风暑、燥火致痉者，热痉也"。王清任《医林改错》提出了气虚血瘀可以致痉。

450 痉证中医辨病是什么？痉证的病机转化特点是什么？

（1）痉证中医辨病

痉证是由于风、寒、湿、痰、瘀等因素，致气血壅滞、筋脉失养；或阴虚血少，元气亏损，筋脉失濡，拘急挛缩；或脏腑热邪炽盛、邪扰神明引起的以颈项强急、四肢抽搐、口噤戴眼、角弓反张为主要临床表现的危急重证，俗称"抽风"，在历代医籍中有"痉厥"、"抽搐"等名称。

中医尚有“瘈疭”一证名，瘈疭即抽搐，《张氏医通·颤振》云：“瘈者，筋脉拘急也，疭者，筋脉弛纵也，俗谓之抽”。《温病条辨·痉病瘈疭总论》云：“痉者，强直之谓，后人所谓角弓反张，古人所谓痉也。瘈者，蠕动引缩之谓，后人所谓抽掣。搐搦，古人所谓疭也”。

如因金疮破伤，创口不洁，感受风毒之邪，也可发痉，名为“破伤风”。属外科疾病。

（2）痉证的病机转化特点

肝主筋，主藏血，为风木之脏，体阴而用阳，若热动肝风，或水不涵木，风阳内动，或血虚肝失滋养，虚风内动，或邪壅经脉，均可导致筋脉拘急，项背强急，甚至角弓反张。根据前人的认识，其病因病机有外感与内伤两方面。外感主要是感受风、寒、湿、热之邪，邪壅经脉，或热甚风动而致痉；内伤则主要是热甚于里，热极生风，或消灼津液，阴虚风动，或气血亏虚，筋脉失养，或病久入络，瘀血内阻而致痉。

若热盛动风致痉，治疗不及时或治疗不当，则往往热毒内陷，痉厥并见，病情凶险。若热盛伤阴，肝肾精竭，则转为虚证，或虚实夹杂，致病情迁延难愈。内伤致痉多为虚证，内伤之体又常易遭受外邪侵袭，又可表现为外感痉证特征，此时成虚中夹实。而痰瘀阻于脉络，致气血不能正常运行，久则无以充养正气，致正气亦虚，此为因实致虚。

临床外感与内伤两种因素常相兼为患。或先有内伤复加外感，或外感误治而转为内伤，使病情更加变化多端，难以控制。

451 痉证的鉴别诊断有哪些？

（1）痫病　痫病是一种发作性的以神志异常为主要临床表现的疾病，其发作时常见有筋脉拘急、四肢抽搐等表现，临床特点为平素一如常人，病发时多突然扑倒，昏不知人，双目上视，四肢抽搐，口中吐涎沫，喉间发出如猪羊叫声；大多发作片刻，不经治疗可自行缓解，醒后如常人；既往多有类似发作史。而痉证则多见于疾病过程中，不经治疗，一般不会自行恢复，即使部分患者痉证有时可暂时缓解，亦有原发疾病的症状存在。

（2）破伤风　古称“金疮痉”，其发作时症状与痉证相类似，临床可从病史及临症特点两方面加以鉴别。破伤风为外伤后创口不洁，感受风毒而成，常在外伤后4～14天会出现恶寒发热的症状；痉证则多有原发疾病如外感或内伤史，面无创伤史。破伤风发作时自头面部筋肉拘挛开始，延及四肢或全身，有典型的苦笑面容。而痉证发作时，主要以颈项强直、口噤不开、角弓反张、四肢抽搐为主要表现。

（3）狂犬病　古称瘈咬病，发作时有痉挛抽搐的表现。其特点是：有被患狂犬病的狗、狼、猫咬伤或搔伤史，有典型的恐水、怕风、流涎及兴奋躁动表现，且肢体抽搐时多伴有疼痛，一般患者的痉挛仅局限于咽部，后期多见肢体瘫痪。痉证是以颈项强直、角弓反张、四肢抽搐为主要表现，无咬伤史，无恐水、怕风等表现。

452 痉证的中医分型有哪几型？

（1）外邪侵袭　项背强急，肩背拘紧，甚则四肢抽搐，口噤不开，伴头痛、恶寒发热，舌红，苔薄白或白腻，脉浮紧。寒邪盛者，症见恶寒重，无汗；湿邪重者，症见肢体痠重，胸脘痞闷，渴不欲饮，脉滑；若为暑温犯卫，则症见身热无汗，微恶风寒，头痛呕吐，项背强急，筋脉拘急，苔薄黄，脉濡数。

（2）肝热动风　项背强直，四肢抽搐，角弓反张，身热壮盛，剧烈头痛，口噤啮齿，手足躁动，心烦易怒，眩晕，口苦咽干，舌红，苔黄或少苔，脉弦数或细数。

（3）热结阳明　项背强急，四肢抽搐，手足挛急，甚则角弓反张，壮热汗出，口渴冷饮，烦躁不安，神昏谵语，腹满拒按，大便秘结，舌质红，苔黄燥，脉数沉实有力。

（4）心营热盛　高热不退，神昏谵语，项背强急，四肢抽搐，甚则角弓反张，头痛呕吐，皮肤瘀斑或瘀点，舌绛少苔或剥苔，脉细数。

（5）气血两虚　素体虚弱，或失血，或汗下太过，项背强急、四肢抽搐，伴头晕目眩，自汗神疲，气短，舌质淡，脉沉细。

（6）阴虚风动　项背强急，四肢抽搐无力，头晕目眩，面色潮红，五心烦热。舌质红，少苔或剥苔，脉细数。

（7）痰瘀内阻　头痛昏蒙或刺痛，项背强急，四肢抽搐，甚至角弓反张，伴胸脘满闷，呕恶痰涎，舌质紫黯边有瘀斑，苔白腻，脉弦涩或弦滑。

453 痉证的辨证思路与治疗思路是什么？

（1）辨证思路

必须首先辨清外感和内伤。属外感者，又当区分邪气的性质，是风寒湿杂感，或湿热入络，是风寒（湿）化热还是温热毒盛；属内伤者，又当区别素体亏虚，还是失血产后，是因病误治，还是久病损伤，是气血两亏，还是兼有阳弱。治疗上，外感发痉以祛邪为先，内伤发痉，以扶正为主；若正虚邪中，或邪盛正衰，皆宜正邪兼顾。由于痉证的病机关键是筋脉失养，故无论外感、内伤，虚证、实证，皆当注意培补保护气血津液。

邪气盛为本病的主要矛盾，单纯因虚致病的相对较少。致痉之实邪，或为外感，或为内生，因导致经气不通，筋脉失养而发痉。痉证病变往往虚实夹杂，既有阴虚血少，津液耗损，正气不足，也有痰瘀气滞及风寒湿等实邪存在，二者相互制约和影响。在辨证过程中，抓住致痉的主要病机，根据证候的实质，随机应变。

（2）治疗思路

痉证的治疗要强调未病先防、既病防变。积极控制高热，防止热极生风。对邪热壅盛者，应采用清肝、凉营、清心、通腑等措施，泄露其邪热。早期发现痉证发作的苗头，及时控制。痉证与厥证常并见，治疗痉证当积极预防厥证的发生。

痉证起病多急，变化较快，预后较差，因此，在对症治疗的同时，还应尽早对原发疾病作出正确诊断，如对高热惊厥当积极查找高热病因，对流脑、乙脑等各种急性热病致痉者，遵循辨证与辨病相结合的原则，发挥中西医各自的优势，采取适宜的急救措施，以免失治误治，贻误病情。

本证病情多较危重，当及时救治，加强护理，并注意是否属他病并发症，积极治疗原发病，必要时配合西医和其他各种疗法，综合救治，以期迅速控制病情。

454 针刺治疗痉证的主穴和手法有哪些？

（1）外邪侵袭

主穴：水沟、印堂、合谷、太冲。

手法：针刺得气后行捻转泻法，每日针 1 次，每次留针 30 分钟，每隔 10 分钟行针 1 次。

（2）肝热动风

主穴：大椎、曲池、合谷、委中、阳陵泉、三阴交、阴陵泉、十二井、十宣等穴。

手法：采用泻法，大椎刺络拔罐，十宣，井穴点穴出血。

（3）热结阳明

主穴：大椎、曲池、合谷、水道、支沟等。

手法：采用泻法。

（4）心营热盛

主穴：大椎、百会、印堂、人中、少商、合谷、十宣、涌泉、阳陵泉。

手法：采用强刺激手法。

（5）气血两虚

主穴：气海、关元、足三里、三阴交、血海、曲池。

手法：气海、关元采用补法，余穴平补平泻。

（6）阴虚风动

主穴：百会、太冲、曲池、尺泽、太溪、三阴交、阴陵泉。

手法：百会、太冲、曲池、尺泽采用泻法，太溪、三阴交、阴陵泉采用补法。

（7）痰瘀内阻

主穴：合谷、太冲、血海、三阴交、阴陵泉、丰隆、内关。

手法：采用泻法。

455 痉证的常用方药有哪些？

（1）外邪侵袭

治法：祛风散寒，燥湿和营。

方药运用：小续命汤加减。防风6g，桂枝10g，汉防己10g，生麻黄6g，生白芍12g，川芎9g，杏仁15g，炮附子6g，黄芩6g，炙甘草3g。

加减：身痛者，加秦艽12g、羌活9g，以祛风湿止痛；自汗者，去麻黄、杏仁，加白术12g，黄芪12g，以健脾益气止汗；血虚者，去附子、麻黄，加当归15g、鸡血藤30g、熟地黄15g，以滋阴行血补血；有热者，去附子以免助热；无热者，去黄芩以免伤阴；项强急者，可加葛根10g、羌活10g，祛风胜湿散寒解肌。

（2）肝热风动

治法：清热凉肝，息风镇痉。

方药运用：羚角钩藤汤加减。羚羊角片先煎3g，钩藤后下30g，桑叶10g，菊花12g，生地黄30g，白芍15g，川贝母10g，竹茹10g，茯神木9g，生甘草3g，寒水石先煎30g。

加减：口渴饮冷者，加生石膏先煎20g、知母10g，以清热泻火；便秘者，加大黄后下6g，芒硝冲服3g，泻下清热软坚通便；神昏肢厥者，加服安宫牛黄丸或至宝丸、紫雪丹以清热开窍；痉甚或反复发作者，加全蝎3g，蜈蚣2条、僵蚕10g；蝉衣6g，以息风止痉。

（3）热结阳明

治法：泻热养阴，息风止痉。

方药运用：白虎汤合增液承气汤加减。生石青先煎25g，知母10g，生大黄后下5g，芒硝冲服6g，生地黄12g，玄参6g，麦冬6g，羚羊角先煎3g，钩藤后下12g。

加减：痉甚者，加地龙12g、全蝎3g、蝉衣6g、天麻12g；以平肝息风止痉；腹满者，加枳实6g、厚朴12g，破气除痞；发热身重，头疼而沉者，加苍术12g、佩兰6g、羌活6g，以燥湿健脾；神昏者，加安宫牛黄丸、至宝丹或紫雪丹清热解毒开窍。

（4）心营热盛

治法：清心透营，开窍止痉。

方药运用：清营汤加减，并送服安宫牛黄丸或至宝丹，或紫雪丹。水牛角先煎30g，玄参12g，生地黄12g，麦冬6g，牡丹皮6g，黄连3g，钩藤后下15g，连翘12g，竹叶6g。

加减：高热者，用赤芍6g、生石膏先煎20g、知母10g，以清热凉血；抽搐甚者，加金银藤15g、全蝎3g、蜈蚣2条、地龙10g、僵蚕10g、蝉衣6g以清热息风止痉；痰涎壅盛者，加天竺黄6g、胆南星6g、竹沥6g以清热豁痰；便秘者，加大黄后下

5g、芒硝冲服5g；肢厥深者，合化斑汤加减，并服安宫牛黄丸。

（5）气血两虚

治法：益气养血，柔筋止痉。

方药运用：十全大补汤加减。人参6g，炙黄芪15g，熟地黄20g，当归15g，生白芍12g，生白术12g，川芎9g，茯苓15g，天麻12g，钩藤后下12g，生甘草3g。

加减：腹胀纳呆者，加陈皮6g、砂仁后下3g，心烦失眠者，加炒栀子6g、夜交藤30g，心悸梦多者，加龙骨先煎1g、牡蛎先煎15g，便溏者，加干姜6g，草果6g；肢冷腹泻者，加肉豆蔻5g、制附子6g。

（6）阴虚风动

治法：滋阴息风。

方药运用：三甲复脉汤加减。生鳖甲15g，生龟甲先煎15g，生牡蛎先煎20g，生地黄12g，白芍12g，麦冬6g，阿胶烊化6g，麻仁10g。

加减：时时欲脱者，加五味子6g、鸡子黄1枚敛阴滋养阴液救脱；喘而气短者，加人参6g、沙参12g、五味子6g；心悸者，加茯神15g、人参6g、小麦30g；自汗者，加煅龙骨先煎15g、浮小麦30g、人参6g。

（7）痰瘀内阻

治法：化痰通络，息风止痉。

方药运用：三甲散加减。鳖甲先煎15g，穿山甲先煎15g，地鳖虫12g，僵蚕10g，全蝎3g，白附子6g，桃仁6g，赤芍12g，胆南星6g，石菖蒲6g，白术12g，葛根12g。

加减：余热未清者，可加青蒿6g、白薇6g、地骨皮10g；阴虚明显者，可加生地黄10g、白芍12g、阿胶烊化6g；痰热甚者，加全瓜蒌20g、天竺黄10g、黄芩6g、竹沥6g；抽搐频繁者，可加羚羊角粉冲服0.3g、天麻12g、地龙10g、乌梢蛇6g；痰浊壅盛者，可加皂角刺3g、法半夏12g、枳实12g；气血亏虚者，可加生黄芪15g、当归12g。

456 痉证的食疗方有哪些？

食疗方

(1) 西瓜汁加冰糖适量代茶饮。适用于火盛发痉证。

(2) 金银花 9g、牛蒡子 15g，煎汤去渣，加扁豆 18g、淡豆豉 9g，粳米 60g 煮粥食。

每天 1 剂，连服数剂。用于流行性乙脑初期。

(3) 鲜荸荠 250g，苋菜 50g，冰糖适量。将荸荠洗净去皮，与苋菜、冰糖同放锅内，加水适量，煎煮 30 分钟。吃荸荠喝汤，不拘时间，少量频服。适用于热盛痉证。

(4) 狗干菜 30～60g、菊花 30g，冰糖适量。煎水代茶饮，连服数天。用于热病发痉。

(5) 人参 10g、陈皮 6g、紫苏叶 6g、砂糖 30g，加水 1000ml，熬至 500 ml，去渣，澄清，任意代茶饮。适用于气血两虚之痉证。

(6) 江鳔（石首鱼鳔）15g（炒焦）、蜈蚣 1 对（炙研）为末，每次 3g，用防风、羌活、独活、川芎各 6g，煎汤调下。适用于金创痉。

457 痉证的转归和预后如何？

痉证之实证、虚证间可互相转化，实痉日久，正气大衰，可转化为虚痉，各证候间亦可互相转化。外邪侵袭，邪壅经脉之痉证，及时恰当治疗后，外邪去，经络通，气血调和则效好，痉愈快。若邪气不解，阳入里化热而致里热炽盛之痉证，如肝经热盛证，阳明热盛证乃至心营热盛证。此时若治疗得当也均可使热势得减，病情得以阻止或减轻；治疗不当，则热毒内陷，可致痉厥并见，病情凶险。若攻伐太过，耗气伤津，便成真阴耗伤证。真阴耗伤证多出现于温热病后期，予滋阴息风调理，部分患者可好转，但若阴阳耗竭，阴不敛阳，亦可转化为阴阳离绝之候，病情危重。

气血两虚证，一般多见于素体虚弱或久病不愈者，病势较缓，经补气养血调理，病情多可好转或痊愈。在痉证病程中可出现痰壅气道、气机阻塞、阴阳之气不相顺接之危候，患者面青唇紫、鼻息微弱、肢冷汗出淋漓，当即刻疏通气道。

痉证患者的预后取决于其发作的轻重、频率、持续时间的长短及原发病的轻重等因素。发作程度轻，次数少，持续时间短，痉后神清者，病多轻、预后良好。反之发作时症状重，频频而作且持续不止，痉后神昏不醒者，病多重、预后较差。热甚发痉者，经正确治疗，多预后较好；气血两虚者预后多较好，但须长期调理以巩固疗效；真阴耗伤证的部分患者经调治，预后较好，部分患者可出现危重之候预后较差。

痉证患者出现变证时，若救治及时，病情可转入平稳，预后较好；若救治延误或措施不得力，则病情易急转，预后较差。

458 谢海洲先生是如何将补肾荣脑法运用于痉证中的？

痉病的病机关键在于筋脉失养，究其所以，乃精、气、血、津液亏损，不足以濡养筋脉所致。辨证首当明确虚实，最后确定治法。虚证总以补肾荣脑、滋阴养血、荣养筋脉为大法。肾藏精、生髓，上充于脑，脑为髓之海，质属清灵，元神之府，是人体生命活动的中枢，主精神活动，主感觉运动。《素问·金匮真言论》谓："夫精者，身之本也"，阴精与阳气的转化输注是脑发挥正常生理功能的根本保证。“肾者，作强之官，技巧出焉”、“髓海有余，则轻劲有力”，髓海不足，不仅可见“脑转耳鸣，胫痠眩冒，目无所见，懈怠安卧”，肾虚精亏，脑髓不足，阴血生化乏源，筋脉失养，则发为痉病。水不涵木，肝风内动，故以头摇、手足抽动为主症，治以补肾荣脑、滋水涵木，肝风内动，故以头摇，手足抽动为主症，治以补肾荣脑、滋水涵木为大法，肾精得补，髓海得充，阴血得养，筋脉得荣，痉病可愈也。

谢海洲先生自创补肾荣脑汤（《谢海洲临证妙方》），原治颅脑损伤后遗症癖血已化者，临床运用于治疗痉病，证属肾虚精亏、髓海不足、筋脉失养者，亦颇有良效，异病同治，此之谓也。方中生地黄、熟地黄、当归同用，动静相合，滋阴养血填精之中，又有活血之功；重用黑芝麻、黑桑葚（“二黑”）与制何首乌、龙眼肉相合，益精血，补肝肾，荣脑髓功效显著增强；女贞子、枸杞子伍用，滋阴血，益精髓，补肝肾之力倍增。补骨脂（破故纸）善补命门之火，为壮火益土之要药；胡桃肉功能补肾润燥，为益精荣脑之佳品。两者润燥相合，脾肾双补之功相得益彰。李时珍曰：“按白云霞《方外奇方》云破故纸收敛神明，能使心包之火与命门之火相通，故元阳坚固，骨髓充实，涩以治脱也。胡桃肉润燥养血，血属阴恶燥，故柔以润之，佐破故纸有木火相生之妙”，故语云：“破故纸无胡桃，犹水母之无虾也”。临证常与三黑荣脑汤（《谢海洲临证妙方》）化裁，酌加黑大豆、菟丝子、黄芪、党参以增强补肾健脾、益精荣脑之力，或佐以陈皮补中兼疏，则无壅滞之弊，使以羌活升举清阳，常有事半功倍之效。

（刘　泰　廖美容　李品纯）

（二十二）五迟、五软

459 何为“五软、五迟”？其对应的西医疾病是什么？

（1）五软　近代《儿科要略》提出了五软为先天禀赋不足，“禀五脏之气，虚弱不能滋养充达”，表现出“头项软、手软、脚软、身软、口软”。小儿先天禀赋不足、后天为六淫邪毒所染，病变以脾气伤损为要，日久常累积肝肾气血，而致小儿发育迟缓，体弱无力。明代《保婴撮要》主张使用补中益气汤“以滋化源。头项手足三软，兼服地黄丸”，其意乃主因先天五脏之气虚弱，后天气血生化之源乏源，阳明气血虚少，难以营运精微物质至经脉之中，又致五脏失养，肌肉失充。治疗以滋化脾胃辅以补益肾精。

（2）五迟　清·张璐所撰《张氏医通》将古代分述的各类迟证归纳在一起，冠以“五迟”之称：“五迟者，立迟、行迟、齿迟、发迟、语迟是也”。历代治疗多用补肾荣养气血之品，通过书中记载药物应用的频次统计发现，生地黄、虎胫骨、当归、黄芪等补肾养血之品占首位。中医现代研究认为，儿童脑病虽然见症复杂，但均表现出脑髓虚损的病候，肾精亏损是其直接原因。特别是“语迟”，即是现代研究所说之“语言障碍”，是小儿脑病不可忽视的症状之一，语言为智慧的表现，为心所主，心气不足，则智力发育迟缓。孕母的情绪的强烈变化可以影响到胎儿的生长发育。

可以看出，“五软”、“五迟”的定义基本上可以概括出今日小儿脑性瘫痪之发育迟缓的中医证候特点，可以确切的作为小儿脑性瘫痪的中医病名。

460 五迟、五软的病机转化特点是什么？其辨证思路和治疗思路是什么？

病机转化特点

（1）五迟的病机转化特点　五迟的发生主要在于先天肾气不足，髓海不充再加上乳食不节，营养不良，后天调护失宜，脾胃损伤，进而导致脾肾亏虚。脾胃虚弱，气血不足，肝失所养而导致肝肾不足症候。肾精不足，无以濡养心肺二脏。心开窍于舌，肺主宗气。心肺不足则致语迟。因五脏亏损程度不同，所以病机转化上，既可以五脏亏虚为主，也可一脏二脏，以及数脏亏虚为主，故临床症状既有五迟之候俱见，也有仅见一二者。

（2）五软的病机转化特点　先天不足者主要由于父母体质素虚，精血不足，或母孕期间，病势缠绵，以致胎元失养，使胎儿先天禀赋不足，出生后肝肾亏损，气血虚衰，并可兼见六淫邪毒而为虚中夹实之变。本病亦有因护理不当，或因乳食失调，或久患疾病，以致脾胃虚弱，营养不足，气血亏虚而致虚证。

辨证思路

（1）五迟的辨证思路　五迟与五软常并见，临床上五迟以发育迟缓为特征，而五软则以痿软无力为特征。二者为生长发育障碍所致。重视先后天之本。本证的病因多属于先天禀赋不足，后天调护失养，气血虚弱所致。本病以虚实交错为主，虚多属先天不足，实以痰饮、瘀血为主。

（2）五软的辨证思路　五软为小儿时期的软弱证之一，病程较长，辨证着眼于早期轻证。本病由于先天禀赋不足，后天乳养失调以及病后影响，以致脾胃虚弱，气血不足，筋骨肌肉失于滋养所致。

治疗思路

（1）五迟的治疗思路　五迟是以正气不足为其病理特征的

一类病证，以填精益髓补脑为主，治疗时即按先后天之因分别补益肝肾，西药以营养神经，改善脑部血液循环为主。对西医学中的脑瘫、大脑发育不全等病，要采用辨证与辨病相结合。此外，可配合针灸推拿疗法、食疗及其他疗法，综合治疗以提高疗效。五迟之治，以扶正补虚为治则，以培补肝肾，益气补血，养心通窍为治法。由于本病目前尚缺乏有效的治疗，因而本病的预防尤为重要，应早期治疗，还应持之以恒。长期综合治疗，并需要患者和家属的积极配合。

（2）五软的治疗思路　五软为小儿时期的软弱证之一，病程较长，由早中晚期之别，早期轻证是治疗的关键阶段，本期治疗的好坏决定着本病的预后。本期的治疗采用辨病与辨证相结合的原则，中药以滋补肝肾为主，西药以营养神经，改善脑部血液循环为主。中西医结合治疗，以改善症状，提高远期疗效。重在健脾益气，培补脾肾。其病久而有气血虚衰之候者，则兼以益气养血。近年来，随着人们优生优育知识的提高，本病的发病率已大为降低，但在临床上仍能见到其中一、二软，五软悉俱者不常见，其临床表现与西医学中的进行性肌营养不良等运动神经元疾病相似。临证时要注意五软出现的部位和范围，其部位多、范围广者，病情多重，相反者则轻。此外，尚应分辩兼有症状，其中以观察精神状态为要，本证的神情大多清爽，若见神乏无欲之貌，病情多重，若神情呆滞则病情深重，其预后多不佳。

461 阴阳偏衰如何决定先天性脑病的发病？

阴或阳的偏衰，是指“精气夺则虚”的虚证。“精气夺”实质上是包括了机体的精、气、血、津液等基本物质的不足及其生理功能的减退，同时也包括了脏腑、经络等生理功能的减退和失调。通常凡是精、血、津液等物质，表现为质或量的不足，则属于阴精亏耗；而脏腑经络等组织功能不足，及其气化作用减弱者，则属于阳气虚衰。阴阳相互制约，相互依存维持机体的相对平衡，如果一方面不足，必然不能制约对方，而引起另一方相对亢盛。

脑病形成阴偏衰的主要原因，多由于先天禀赋不足、阳邪伤阴、五志过极化火伤阴或久病耗伤阴液所致，临床上表现出智能减退、口燥咽干等症。

脑病形成阳偏衰的主要原因，多由于先天禀赋不足，或后天饮食失养，劳倦内伤或久病损伤阳气所致。阳气不足多以脾肾阳虚为主，由于阳气虚少，温养和气化功能减退，以致精血、津液的运行迟缓，水液随之不化而潴留，成为痰饮，或精微物质化生不足，导致清阳蒙蔽或脑神失养。临床上可见畏寒怕冷、表情淡漠、沉默寡言、反应迟钝、乏力嗜睡、精神萎靡等症状。

在脑病的进展过程中，尤应注意阴阳的互生互化问题，由于阴阳的互根互用的关系，阴阳双方互相削弱，使二者均低于正常水平，如阴虚而致的阳虚，在某些慢性病中，如呆病等常常表现为阴阳俱损。另外，在脑病垂危阶段，阴精或阳气的消亡，是阴阳亡失的表现，实际上是生命物质基础耗竭，人体功能活动的解体。

462 治疗五迟、五软的单验方及食疗方有哪些?

（1）白僵蚕、薄荷，先煎薄荷取其汁，浸泡白僵蚕 8 小时，将僵蚕汁分为 3 份，每日 3 次分服。用于五软证。

（2）楮实子，研细粉，每日 3 次，连服 1 个月。用于五软证。

（3）醋炒鱼骨 50g，胎盘粉 7g，炒鸡蛋壳 20g，白糖 25g，共研为细粉，每次 0.5g，每日 3 次，连服 1~3 个月，用于五迟。

(4) 当归10g，山药、熟地黄、防风各6g，石菖蒲3g，研粉、煎汁均可，适量口服，用于行迟。

(5) 肉苁蓉、当归、生地黄、白芍各30g，轻粉15g，蜜丸粟米大，每次10丸，黑豆汤送下；也可制成药饼，外敷头部。用于发久不生。

(6) 五加皮100g，研细粉，粥饮调下，每次9g，每日3次。用于腰膝软，筋骨弱而行迟者。

(7) 鹿角胶、党参、牛膝各6g，枸杞子、熟地黄、茯苓、当归、白芍、山药、菟丝子各10g，水煎服，每日1剂。用于五迟。

(8) 紫河车粉：每次3g，每日3次，口服。适用于血虚为主。

(9) 桑葚子，每次1g，每日2次。久服可黑发，健步，利关节。

(10) 龙眼肉，每次1g，每日2次。常服能益智安神。

(11) 公鸡骨架一具，用净黄土焙黄，加入东北人参9g，共研细末，按患儿年龄酌用，每次1.5～3g，红枣煎汤送服。适用于立迟、行迟。

463 如何用小儿推拿疗法对脑性瘫痪儿童进行康复治疗？

小儿推拿是在传统中医理论的基础上发展起来的，是一种古老的医疗疾病的方法，民间又称为“掐惊”、“推惊”。中医认为“头为精明之府，头为诸阳之会”，“五脏六腑之精气皆注于头”，推拿按摩头部，可以达到调理全身、纵贯阴阳的作用。按摩头部相应的穴位可以治疗头部相应区域障碍引起的疾病。

小儿脑瘫推拿手法要求轻快、柔和、平稳、着实。常用的手法有推、运、揉、按、摩、掐、捏等。小儿脑瘫的各种症状关键是运动功能失调而导致的功能障碍和姿势异常，灵活巧妙运用这种手法，最大的特点是通过按摩，可以缓解肌肉痉挛，促进局部血液循环，加快新陈代谢，调节神经运动功能，达到“通则不痛”，从而痉挛的肢体逐步松弛，挛缩的肌肉逐渐舒展，使患儿在生长发育过程中加速康复。

（1）健脾和胃，增强食欲，强壮身体　由于先天禀赋不足，大部分脑瘫患儿体质差，常有营养不良、多汗，易发生反复呼吸道感染，这些因素严重影响康复疗效，感染后亦可加重痉挛、紧张、手足徐动等症状。脾胃为后天之本，气血生化之源，有一分胃气就有一分生机，脾胃之气旺盛，疾病易于康复。保健推拿处方：补脾经200次，摩腹2~5分钟，捏脊3~5遍，掐揉足三里50~100次；外感病和饮食内伤，以解表：推攒竹、坎宫、太阳，拿风池等；清热：清河水、退六腑、推脊等；消导：推脾经，揉板门、中脘、天枢等。

（2）预防小儿脊柱畸形的发生　正常脊柱有四个生理性弯曲，小儿脊柱在生长发育过程中，常可因坐姿不良而出现脊柱侧弯双肩不对称等畸形。除了平时注意纠正孩子的不良坐姿外，也可以采用推拿手法预防小儿脊柱畸形的发生：①推脊柱10遍，配合点揉背部腧穴；②小儿仰卧位，施者位于小儿头部，用双手握住小儿腕部反复屈伸上伸数遍；③小儿取坐位，施者双手拿其双肩10遍，最后用掌根搓揉小儿背部脊柱两侧数遍。

小儿推拿的适用对象一般为6岁以下儿童，特别适用于3岁以下的婴幼儿。6~12岁的儿童除了选用小儿推拿特定穴位外，配合选用成人推拿手法，结合体穴进行治疗。通过推拿手法的刺激，作用于人体某些部位或经络穴位，不仅反射性地调节神经系统功能，还可以改善局部血液循环，促使脑部血流和淋巴的循环，促进新陈代谢，增强体质，从而达到活血化瘀、散结止痛。现代研究证明小儿推拿手法可以有效防止肌肉萎缩。但有以下几点注意事项：①保持适宜的室温，光线充足有利于观察病情及推拿后的反应，结束后应令患儿避风；②推拿时要根据病情，所选穴位及操作方法使患儿取适当的体位以施治；③小儿肌肤娇嫩，操作时宜采用介质进行推拿，如滑石粉或按摩精油；④选择在简单、抒情、柔和、舒畅的音乐环境中进行推拿，音量不宜超过40～60分贝；⑤按摩师必须将手指甲剪短修理圆滑以免划伤患儿，按摩手法注意操作方向、次数、频率和强度，切忌用力硬拉，以防关节脱位及拉伤患儿筋骨。

（刘　泰　廖美容　李品纯）

（二十三）春温、暑温

中枢神经系统感染是各种病原体如病毒、细菌、立克次体、螺旋体、真菌、寄生虫等侵犯脑脊髓的实质、被膜入血管等引起发热、头痛、恶心呕吐、意识障碍、肢体乏力麻木等神经系统表现的一大类疾病总称，尤其以发热、意识障碍为多见，中医学多按温病治疗，积累了丰富的经验，对中枢神经系统感染可参考温病来诊治。

464 春温、暑温的西医辨病是什么？

春温是由风热病邪引起的一种以肺系病变为中心的外感热病。本病初起以发热、恶风、咳嗽、口微渴等肺卫症状为主要表现，具有起病急骤、传变迅速的临床特点。本病好发于冬春季节，容易出现逆传心包等临床特点，西医某些呼吸系统急性传染病、感染性疾病如流行性感冒、急性支气管炎、大叶性肺炎、病毒性肺炎、流行性脑脊髓膜炎、化脓性脑膜炎、重型流感等与本病相似可参考春温治疗。

暑温，是夏季感受暑热邪毒所致，临床表现为初起即见壮热、汗出、烦渴、喘息、面赤、头晕，甚则神昏、抽搐等为主要表现的急性外感热病。其特点是发病急骤，高热势盛，易耗伤气津，其病变化多端而迅速，极易热毒内陷，出现窍闭动风及津气欲脱等危重证候。根据本病的证候特点，根据发病季节与临床表现，西医的流行性乙型脑炎、钩端螺旋体病、夏季流行性感冒、登革热、中暑、夏季热等，可参考暑温病进行辨证治疗。

465 春温、暑温的病机转化特点是什么？

春温是发生于春季或冬春之交的急性外感热病。历代医家对春温的认识不尽相同，但以伏邪温病而论者占多数。本病所发外因感受温热病邪，内因阴精素亏，里热内蕴，故发病急骤，传变迅速，起病即可出现里热炽盛的表现。由于感邪轻重、体质情况有所不同，邪热虽盛，正气未衰者，多见发病即热郁气分，或郁胆腑，或郁胸膈；邪热炽盛，则热灼胸膈，也可发生阳明热盛、阳明热结；或热结阴伤，或热结癃闭。若病势发展，可深入营血，侵犯心、肝、肾，出现动血、动风、神昏谵语等危重证候。久热不退，病至后期，可耗损肝肾阴精，甚或出现虚风内动之候。这是春温病机传变的特点，临床辨证必须详察。病位以肺为主，可累及三焦。肺卫之邪内传入里，既可顺传气分，壅阻肺气，郁于胸膈或传入阳明，亦可直接内陷心营。病程中易于化燥伤阴，尤多肺胃阴伤表现；后期邪传下焦，则产生肝肾阴伤，“邪少虚多”的病机变化。

暑温是由感受暑热病邪所致的急性外感热病，其感邪与人体正气虚衰有一定关系。本病的发生有较明显的季节性，一般认为是夏至到立秋之间。暑热病邪炎热酷烈，侵犯人体每见发病急骤，热势亢盛，传变迅速。临床上邪在卫分阶段极为短暂而往往不易觉察，故一发病即出现高热、汗多、口渴、脉洪大等气分阳明胃热炽盛证候。若气分暑热病邪不解，可侵入营分而出现心营热盛或引动肝风。若暑热病邪进而侵入血分，则可迫血妄行，出现斑疹或各种出血症。暑热病邪极易耗伤人体津气，故在病程中常有背微恶寒、自汗、气促而喘、心烦口渴、肢倦神疲、脉芤等津气耗伤证候；甚则身热骤降、四肢不温、大汗淋漓、脉微欲绝等津气外脱的危重证候。若邪气猖獗而人体正气不足，则可见暑热病邪直入心脑、肝经而引起神昏、痉厥等危急证候。邪虽外受，暑热为阳热之邪，其病机初起即多见正邪相争于阳明气分。暑多挟湿，暑热与湿交结，上可犯肺，中困脾胃，或结于下焦。病机可呈现气机阻滞之特点。随着疾病的发展，由气分进入营血分，可扰蒙心包，甚至动风痉厥。至后期，病机可为余邪未尽，气阴未复。总之，暑温的病机始在肺卫，继及营血，暑热、湿邪是其标，气阴两虚是其本。病在卫气阶段以邪实为主，病入营血分则邪盛正虚，暑邪极甚，亦可动风痉厥，内闭外脱，病邪衰减则属正虚邪恋。

466 卫气营血理论如何指导春温、暑温的辨证？

卫气营血辨证是温热病的主要辨证方法。卫气营血是概括春温、暑温的四个不同临床阶段的不同证候，以此反映温热病在病程发展过程中病位的深浅、病情的轻重、病势的进退的规律性，为温热病的辨证论治提供依据。

卫分是身体的表浅部分，是人体的最外层。一般温热病邪首先侵袭卫分，故卫分证是春温、暑温的初期阶段。卫分证病在表，与肺卫有关，卫分证的主要症状有：发热恶寒，口微渴，咳嗽，舌苔薄白，舌尖边红，脉浮或浮数。卫分证入里化热，即属气分证。

气分证病在里，与胸膈、肺、胃、肠、脾、胆有关。气分证是风温、暑温病的第二阶段，主要表现为发热不恶寒而恶热，口渴，舌质红，苔黄，脉数。治以清热、泻下法。

营分证病位主要在心包与心，营分证多是气分证的进一步发展，亦可由卫分传来，也有初病即在营分，此期主要影响心肝两脏，以发热夜甚，烦躁，神昏谵语，斑疹隐隐，舌绛无苔，脉细数为主要表现。治以清营透热，开窍清心。因抽搐常与神昏并见，故列入营分证内，治疗以凉肝息风法。

血分证是温热病重阶段，与心、肝、肾有关。血分证为营分证的进一步发展，是春温、暑温的危重阶段，以出血、耗阴精为主要病变特点。常见为气血两燔、血分实热证及热伤阴虚证。气血两燔为气分与血分热毒并炽，以壮热，烦躁，舌绛苔黄，发斑及吐血、衄血为主要临床表现；血分实热证以营分证存在，尚有出血证、舌质绛为主要临床表现。热伤阴虚者，以低热暮甚，五心烦热，咽干口燥，神疲欲寐，耳聋，舌光红绛，脉细数为主要临床表现，气血两燔治以清气凉血；血热出血者治以凉血散血；阴虚者治以滋阴养血法。

根据卫气营血不同证候的临床特点，才能掌握春温、暑温的辨证。

467 春温、暑温的辨证思路和治疗思路是什么？

辨证思路

（1）春温、暑温的整个发展过程，是卫气营血的传变过程，随着病情的发展和病机演变，在卫气营血的不同阶段，会相应地反映出不同的证候。掌握不同类型的证候特点以认识卫气营血的不同病机。

（2）春温、暑温发病多急骤，发病过程中病变变化较多，传变迅速，病邪除可顺传气分，深入营血外，还可逆传心包，深入营血。后期易出现肝肾阴亏、虚风内动之变，少数可出现内闭外脱等危重变化。

（3）春温、暑温俱属阳邪，容易耗伤气阴，可出现清窍干燥征象，亦可灼伤肝肾真阴，或致心阴亏耗，或元气欲脱。这些都必须及时救治，杜其他变。

治疗思路

（1）祛邪是早期治疗的关键　本病患者多起病急，正气未衰，故祛邪至关重要，卫气分期用药重猛，及时祛邪、截邪，防病深入，因势利导，使病向愈。

（2）分期论治　风温、暑温的临床演变具有急性期、恢复期、后遗症期的规律，故在治疗上应注重分期论治。在急性期，重在清热解毒，清营透气，化痰开窍；在恢复期，邪衰正虚，气阴两虚，宜治以益气养阴，和血化痰，祛痰通络；在后遗症期则多见肝肾不足，气虚血瘀，痰浊内阻，或见阳气虚衰，治宜滋补肝肾养髓、益气活血化瘀、豁痰通络开窍、温肾助阳等法。

（3）风温、暑温多见闭证，窍闭多与热、痰、瘀、虚有关，因此“开窍”之法贯穿治疗的始终，临床上常用清热开窍、豁痰开窍、通腑醒神开窍、息风开窍等法。在正确运用开窍法的同时，要结合辨证在各期应用活血化瘀法治疗。结合现代医学的观点，意识障碍与脑水肿与脑实质的损害与脑功能障碍有关，运用活血化瘀法能减轻脑水肿及脑实质的损害，有一定的脑保护作用及促使脑功能恢复的作用。

468 春温、暑温针灸疗法有哪些？

体针疗法

（1）卫分证　大椎、曲池、太阳、印堂、百会、内关、少商。刺灸法：太阳、少商，点刺出血；其他穴位在得气基础上采用泻法，每日1次，留针20～30分钟。

（2）气分证　大椎、曲池、合谷、太冲、人中、阳陵泉、十宣。刺灸法：强刺人中，十宣点刺出血，再刺大椎、曲池、合谷、太冲，均用泻法。每日2～3次。

（3）气营两燔证　大椎、曲池、人中、十二井或十宣、曲泽、劳宫、哑门、涌泉、百会、丰隆。刺灸法：十二井或十宣先点刺出血，其他诸穴均用泻法，依病情每日2～4次，强刺激，留针20～30分钟。每10分钟捻转1次。

电针疗法：上述针刺用穴，每次选2～4穴，电流量由零逐渐增大，以患者耐受度为限，每次10～15分钟，每日1次。

头针疗法：取运动区、感觉区。根据病变部位取相应区域。

耳针疗法：取心、肝、肾、神门、皮质下、枕、额。用毫针强刺激，每10分钟捻转1次，留针1小时，每2～3日1次。

刺络：取百会、印堂、大椎、关冲、尺泽诸穴。用三棱针消毒后，快速刺入皮下，迅速出针，挤出血液数滴，再行皮肤消毒，每日1次。

皮肤针：取项背及脊柱两侧1.5～3寸处、每1～10椎间。患者低头坐位，局部消毒后，用皮肤针捶叩患者局部10～15分钟，以皮肤潮红为度，每日或隔日1次。

梅花针：取脊柱两侧或病变局部，用强刺激叩打，以皮肤潮红而不出血为度，每日1次。

469 治疗春温、暑温的单验方有哪些？

（1）复方九里香煎液　九里香叶15～30g，金盏争盘（全草）30～60g，狗肝菜（全草）或大青叶30～60g。水煎服，每日1剂。适用于卫气同病者。

（2）板蓝根30g，金银花30g，生石膏10g，石菖蒲10g，郁金10g。水煎服，每日1剂。用治卫分、气分证者。

（3）金银花合剂　金银花、黄芩、板蓝根、紫花地丁各30g。水煎服，每日1剂，适用于邪在气分，高热多汗，心烦恶热，口渴引饮，面赤气粗，舌苔黄燥，脉洪数或洪大者。

（4）文蛤、首乌各30g，白矾4g，上药共研末，水调为糊，敷于脐部。适用于高热者。

（5）陈胆星10g，天竺黄15g，远志10g，雄黄粉冲服0.1g，煎成120ml，另加鲜石菖蒲汁15～30ml，分3～4次鼻饲灌服。用于浊邪蒙蔽清窍者。

（6）生龟甲先煎、生鳖甲先煎各10g，珍珠母先煎15g，生地黄12g，煎成60～90ml，分3次服。另将鸡子黄（将鸡蛋投入沸水中1～2分钟后取出，去蛋清），每次1个，每日分3次冲服。适用于久热伤阴，阴虚血燥所致的虚风。

（7）雪羹汤　陈海哲30g，大荸荠10枚，煎汤频频灌服。适用于多寐、惊跳等神昏先兆者。

（8）青蒿15g，扁豆20g，六一散15g，或根据证情调整药量，水煎服。适用于本病初起，头目不清，心微烦，口微渴，食纳减退，小便不利，或有微热等症。

470 治疗春温、暑温的食疗方有哪些？

（1）清开竹沥粥　先将粟米煮粥，粥成加竹沥及清开灵口服液1支，调匀。凉服，若昏迷者，可鼻饲。功能清营透热，豁痰开窍。有痰蒙心窍者尤宜。

（2）石膏芦根粥　生石膏100g（打碎），芦根30g，水煎30分钟，去渣留汁，下粟米100g煮粥。分2次取食，凉服为宜。功能清热生津，可用于肺胃热炽证。

（3）清营增液粥　玄参30g，麦门冬30g，生地黄30g，金银花15g，竹叶5g，水煎去渣留汁，入粟米50g煮成粥，将熟加冰糖适量即可。顿服，或分2次服食，凉服为宜。功能清营透热，用于热盛动风证。

（4）冰糖乌梅饮水　将乌梅10g（去核）、麦门冬10g，生地黄10g，竹叶5g以水煎煮，去渣留汁，加冰糖适量，稍煎等溶。再入阿胶6g，搅拌烊化即可。适量饮用。功能清心火，补肾水，适用于热伤阴血。

（5）蛋黄阿胶饮　水500ml，先煮龟甲18g，淡菜9g，得200ml，去渣入阿胶6g，上火烊化。再加鸡子黄1枚，顿服。功能滋补肝肾，适用于肝肾阴亏，筋脉失养而致虚风内动证。

（6）荷叶菖蒲饮　延胡索10g加水适量煎20分钟，再入荷叶10g，石菖蒲20g，共煎15分钟，取汁200ml，分2~3次服，服时加少许红糖高味。每日1剂，连服7~10天。功能避浊涤痰，祛瘀止痛，用于痰瘀阻络证。

（7）茯苓陈皮饼　陈皮250g为末，与白茯苓粉250g、米粉250g、少量白糖混合拌匀，加清水适量，调成糊状。以文火在平锅里摊烙成极薄煎饼。功能健脾化痰行气。适用于痰气郁结之证，见精神抑郁、表情淡漠、食不下等症患者，食之最宜。可随量服用。

（8）薏米粥　将生薏米100g洗净，加水适量煮粥，待米熟，加入红糖即成，每日1顿，连服10~15天。功能健脾利湿。用于脾虚生痰者。

（9）陈皮白术粥　将陈皮10g、白术12g置于锅中，加清水适量煮沸，沸后改用文火继续加热20分钟，去药渣；将粳米100g放入药液中煮粥，米熟即可。每日1次，连服10~15天。功能健脾燥湿，宽中理气。可治疗脾胃虚弱，痰湿阻滞之病证。制成粥后，早晚均可食用。

471. 春温、暑温的转归和预后是怎样的？

春温的整个发病过程，就是卫气营血和三焦所属脏腑病机的相互传变过程。一般说，春温卫分之邪如不外解，则每多传入气分，进而深入营血，亦有邪热入里后始终在气分流连不解的。若病情呈暴发性突变，则卫分之邪可不经气分而直接内陷营分。邪入营分后，如治疗得当，则邪热犹可外透，转出气分而解，否则进一步深入血分。春温的预后，主要决定于邪热的轻重，传变的浅深和正气、阴液损伤的程度。邪热不盛，传变不深，病程中无"逆传"、内陷的厥脱病变，后期阴伤而未至耗竭，其预后大多良好；反之邪势深重，传变急骤，而有闭窍动风、伤络动血以及正气暴脱、肝肾阴竭等变化，则预后多较严重。

暑温为病，发病急骤，变化多端而声速，若观察周详，辨证无误，治疗及时，大部分患者可获痊愈。但是本病的变症，如神昏、抽风、厥脱等，证情凶险，若治不及时，易致死亡。也有部分患者，经过救治，虽有幸存，但遗有痴呆、神昏、瘫痪、抽风强直、言语不利或失语等症，其中有的经过调治，可获得恢复或症状改善；有的则虽经多方治疗，效果不佳，成为终身遗患。

472 病毒性脑炎的中医辨证分型是什么？

（1）急性期

1）温热毒邪，侵袭肺卫。症状：发热微恶寒，咽痛或咳嗽，头痛甚，烦躁，身倦嗜睡，恶心呕吐，口干，舌红苔黄或薄白，脉浮数或滑数。

2）气营两燔。症状：高热、头痛、呕吐，神昏痰鸣，四肢抽搐或发颤，项背强直，便结，尿黄赤，舌红，苔黄垢，脉数。

3）热盛动风。症状：剧烈头痛，频频呕吐，且有身热，肢厥，口角抽动，四肢抽搐，双眼凝视，眼球震颤，神昏，舌绛红，脉细数。

4）痰气郁结。症状：精神抑郁，表情淡漠，缄默呆滞，神志恍惚朦胧、嗜睡，默默不欲饮食，纳呆，寡言少语，口角流涎，定向力、记忆力障碍，理解力及判断力下降，联想困难，舌苔白腻，脉弦数。

5）痰湿蒙窍。症状：轻证患者可见意识朦胧，胸闷不适，或嗜睡，或有发热。重证患者起病急骤，癫痫发作，起病即抽搐，直视，痰鸣，口中流涎，口噤，手足翻颤，或头痛呕吐，或神志不清，舌质红，苔白腻，脉弦数。

（2）恢复期

1）气虚痰阻。症状：气短音微，吞咽困难，腰膝无力，震颤或瘫痪，二便失禁，言语不清，舌质淡，脉弦细。

2）热伤阴血。症状：手足心热，口干舌燥，神倦无力，面白肤糙，耳鸣头昏，肢体干瘦，手足麻木，脉虚无力。

3）痰瘀阻络。症状：头昏，胸闷，倦怠，吞咽困难，肢体麻木，手足震颤，行走不稳或瘫痪，二便失禁，一侧或双侧肢全瘫痪，或下肢瘫痪，呕吐，口涎，精神异常，或发作性四肢抽搐，舌紫黯，苔垢腻，脉弦滑。

473 治疗病毒性脑炎，中西医结合治疗思路是什么？

（1）采用辨病与辨证相结合的治疗方法以求提高疗效

采用辨病与辨证相结合的治疗方法，在疾病的不同阶段，根据患者体质因素及四诊特点，针对西医的发病机制，结合西医学对病毒性脑炎的病因、病理生理及诊断等方面的明确认识，在辨证施治的基础上加入相关针对性的中药，如运用现代药理学对中药抗病毒及增强机体免疫方面的研究成果，以求提高疗效。

把握辨证关主要是注重辨证思路，详审病因，立足病机，运用中医卫气营血传变规律，把住气分关防传杜变。本病为四季散发，病位以心脑为主，与肝、脾、肾关系密切，因此，在卫气营血辨证的基础上应结合病因辨证和脏腑辨证的方法。辨证中应密切观察邪正的消长，及时把握病情的性质、病势的动态变化，在准确进行辨证施治的基础上，临床治疗不必拘泥于“有是证用是药”，对于发病较急、病情演变较快的病例，可将辨证与辨病相结合，在辨证论治的基础上，结合“截断疗法”进行治疗。例如，在卫分阶段就可早用重用清热解毒、通腑泄热之品或在气分即用凉血开窍药物，以求在早期阶段“先安未受邪之地”，截断病邪，扭转病势，缩短病程，提高临床疗效。同时，注意卫气营血之间的传变界限多难截然划分，临床以卫气同病、气营两燔等兼证居多，而传变的病机重点也以气营两燔、窍闭风动为主，为此，在治疗上除深思发汗、清气、透营、凉血等治则外，也要考虑针对病因、脏腑阴阳失调等方面的治疗，强调辨证治疗的个体化，随证遣方用药，切忌一方一药治一病的方法。对本病急性期病势凶猛、症状复杂而危重者，应利用各种给药途径、各种治疗手段，中西结合，进行综合救治，发挥综合效能，提高临床疗效，降低死亡率。

病毒性脑炎早期多属热邪炽盛，入营动血。恢复期则多属气阴两虚或痰瘀内留。中药治疗病毒性脑炎大多选用清热解毒、活血化瘀、祛风镇静等药物，后期用少量补益药。根据现代药理研究部分中药对病原体有直接抑制作用，部分可以调节免疫功能，提高吞噬细胞能力或减少超敏反应对人体的损害，还有的中药注射剂对增强肾上腺皮质功能或减缓皮质激素的分解代谢而起到抗炎作用。

（2）中西医优势互补，降低病死率及致残率　在病毒性脑炎的急性期，病情发展快，病死率与致残率较高，积极应用西医对症处理，有助于保护病人重要生命器官，纠正水、电解质紊乱，平衡渡过危险期。而同时运用中药整体调控及综合治疗，一方面减轻西药不良反应，另一方面对改善患者的临床症状有一定的疗效。病情平稳后，中医的优势得以发挥。根据病变的发展规律及临床表现，采用活血通络、涤痰清热、柔肝息风、滋肾补益等方法，对后期的康复效果比较肯定。

（3）尽早使用抗病毒作用的中药　由于目前尚无有效的针对病毒性脑炎病原体的治疗药物，中药的抗病毒作用引起关注。近年来的实验研究证实许多清热解毒、芳香化浊的中药对病毒有不同程度的抑制作用，如大青叶、板蓝根、银花、连翘、黄连、黄芩、柴胡、紫草、贯众、佩兰、知母、穿心莲、黄柏、青蒿等。且各种药物对病毒抑制的作用点常有不同。因此在辨证施治的基础上注意尽早使用有抗病毒作用的中药、中成药及中药注射剂，对提高临床疗效有很大的帮助。

（4）运用中医综合疗法进行有效的康复治疗　本病患者易遗留失语、瘫痪、癫痫、功能减退等后遗症，除应用中医推拿、按摩疗法，注重早期康复外，针对恢复期患者有正虚邪恋、气阴亏虚、心火上浮、肝肾亏损、余邪夹痰、瘀滞经络的病理特点，此时更应抓住时机，用中医辨证处方，配合针灸、理疗、推拿、按摩、中药熏洗、食疗以及现代康复疗法进行积极治疗，对减少和减轻后遗症有非常积极的意义。同时鼓励患者加强自身锻炼，有计划的锻炼和顽强的意志常能收到意想不到的效果。

474 细菌性脑炎的中医辨证分型是什么？

（1）卫气同病　发热恶寒，无汗或有汗，头痛项强，肢体酸痛，口微渴，恶心呕吐，或见咳嗽，嗜睡，或烦躁不安，或精神不振，神志尚清，或见皮下斑疹隐隐，舌质正常，或舌尖略红，苔白满舌，或黄白相兼，干而少津，脉数或浮或不浮。

（2）热在气分　恶寒发热，头痛剧烈，颈项强直，呕吐频繁，神疲嗜睡，常有细菌感染史，舌苔黄厚而腻，或酱黄黏厚，脉弦数。

（3）气营两燔　壮热烦躁，头痛如劈，颈项强直，频频呕吐，呈喷射状，口渴唇干，神识不清，或神昏谵语，四肢抽搐，斑疹红艳显露，尿黄而少，大便干燥，或秘结不通，舌红而绛，苔黄而燥，脉象弦数。

（4）热陷营血　壮热不退，肌肤灼热，神识昏迷、躁扰谵语，频频抽搐，角弓反张，皮肤大片斑疹，色紫而瘀，或鼻衄吐血，唇燥口干，舌绛少苔，或光剥如镜，且无津液，或舌体干绛不展，齿龈干结如瓣，脉细弦而数。

（5）内闭外脱　起病急暴，高热、神昏、惊厥，皮下瘀斑紫黯、迅速融合成片，突然大汗淋漓，面色苍白，四肢厥冷，唇指发绀，呼吸不匀，血压下降，或初起神志尚清，旋即神迷而昏，烦扰躁动无力，舌质淡黯，舌苔灰黑而滑，脉伏而数，或散乱无根，或脉微欲绝。

（6）气阴两虚　热势已退，或留低热，或夜热早凉，神倦气弱，肌肉瘦痛，甚则肢体筋脉拘急不展，心烦易怒，口干易汗，纳食少思，瘀斑消退，尿黄便干，舌质红绛少津，或光剥无苔，脉细数。

475 治疗细菌性脑炎，中西医结合治疗思路是什么？

细菌性脑炎是一组严重的颅内感染性疾病，高热、惊厥、意识障碍、脑膜刺激征，严重者出现呼吸衰竭，或出现败血症、弥散性血管内凝血，因此，中西医结合治疗可优势互补，提高疗效，缩短病程，降低病死率。对于细菌性脑炎，一旦明确诊断，应立即给予足量高效、易透过血脑屏障的抗生素至关重要，在未能确定致病菌及药敏试验未出现结果前，应据流行病学情况及经验用药，选用抗生素，或使用如第三代头孢菌素为代表的广谱抗生素，或加用中药醒脑静等静脉滴注以增强清热解毒抗菌的作用，待培养、药敏结果出来后，立即换用敏感抗生素。对症治疗如抗脑水肿、抗惊厥等脑保护治疗措施对帮助渡过急性期，减少神经系统损害及病残有帮助，如合并休克、DIC 等，则更应积极抢救性治疗，减少病死率，配合辨证使用中药汤剂，可按卫气营血辨证方法进行辨证施治，能口服者则口服，不能口服则经鼻导管鼻饲中成药，可提高疗效。特别是新型中药剂型如清开灵注射液、醒脑静注射液、生脉注射液、参附注射液等方便了给药途径，对抢救极重症者，亦有一定疗效。化脓性脑炎恢复期及后遗症期的治疗是中医药的优势，当以中医为主，辨证施治，配合针灸等治疗措施，往往取得显著疗效。对于年老体弱的患者根据中医扶正祛邪的治则辨证施治，提高机体自身免疫。恢复期由于抗生素需用较长时间，可产生各种不良反应，也可加用中药以减轻其不良反应，甚或减少抗生素的用量。总之，中西医结合疗法可以提高疗效，而避免抗生素使用不当引起的各种弊病。

476 治疗春温、暑温名医、专家经验方有哪些？

（1）徐迪华用宣氤泄浊汤治疗温邪夹湿，蕴于肺胃，酿热生痰，蒙蔽心包型乙脑

组方：藿香15g，佩兰15g，白芷10g，羌活10g，防风10g，胆南星10g，黄连5g，茯苓10g，陈皮6g。

功用：宣氤泄浊，化痰开窍，解除头身疼痛。

（2）朱良春用夺痰定惊散治疗乙脑极期，邪热炽盛，痰浊阻塞气机，蒙蔽心窍，惊厥神昏，痰鸣如嘶，有闭、脱之趋势者

组方：炙全蝎15只，巴豆霜0.25g，牛黄0.35g，硼砂1g，飞朱砂1.5g，飞雄黄1.2g，陈胆星3g，川贝母1.5g，天竺黄1.5g，麝香（后入）0.15g。

功用：涤痰泄热，清心开闭。

（3）孙学全针灸治疗脑膜炎

取穴：主穴：印堂、大椎、安眠2、曲池、内关、涌泉、委中、尺泽。

配穴：百会、后溪、人中、十二井穴、十趾端、口脘。

操作：先用三棱针点刺印堂、委中、尺泽等出血，再刺大椎，徐徐提插，短促行针。后针安眠2、曲池、内关、涌泉等。均用提

插捻转手法，留针30～60分钟，10～15分钟行针1次，至症状缓解或消失后起针。病情重者日针2～3次，轻者每日1次。

477 孟澍江教授治疗温病的经验？

孟澍江教授认为热象显著是温病的主要临床特点，所以清法是一个极为重要、也是最为常用的治法。

（1）清法异于退热法　对外感热病的治疗，清法是祛除邪热的主要手段，但这不是说一见发热便要投用清法。孟氏强调指出，对邪热的治疗，首先应区分其发生原因及其性质。如邪热有无形与有形之不同，其治法有很大的区别。若邪热已与有形之邪，如燥屎、痰湿、食滞、瘀血等相结，其治疗就非得投用攻下、祛痰化湿、消食化滞、活血化瘀等法，如徒用清法，则为扬汤止沸，邪热必不能去。有的发热并不是邪热所引起的，此时就不可滥用清热之法，如寒邪客表使腠理郁闭，亦可发热，如用寒凉清热之法，必致寒邪内闭难解。此外，邪热还有因阴虚或虚阳外浮所致者，此时当分别投用养阴或温阳之法，更非清热法所宜。孟氏进而指出，对于外感热病发热的治疗，除了清法之外，汗、吐、下、和、消，甚至温补、滋养等法对某些病证都有清热的作用。由此可见，把清法等同于退热法是不恰当的，不能一见温热病发热就首先想到用清法，而是应仔细分析其发热的原因，针对原因治疗才能收到较好的效果。

（2）运用清法宜辨卫气营血　清法包括的内容十分丰富，要想取得理想的疗效，就必须针对各种不同的病证选用恰当的清法。而治疗温病用清法首在辨明邪热所在部位，除了要分辨脏腑外，最重要的是按邪热在卫气营血的不同而用不同的清法。如邪热在卫分时，以清表热为主，多为辛凉解表，其用药多为疏散表邪之品及具有清热作用者，亦可适当配合辛温疏散之品。如邪热在气分，则应以清气法为主，但要注意区别热势的外浮与内郁、邪热的有形与无形。如属热势浮盛于外，患者多表现为壮热，面目红赤，汗多，渴欲饮水，脉洪数。其治疗以辛寒清气为主，若滥用苦寒之剂，容易化燥伤阴，遏抑邪毒。白虎汤是辛寒清气法的代表方，其作用是以辛寒之性因势利导，使浮盛之邪热透达肌表而外解。孟氏在临床上对肌肤壮热、大渴引饮、脉洪大而数者，虽肌表干燥无汗，亦诊断为阳明无形邪热亢盛，并认为其无汗是由表气郁闭所致，仍投以白虎汤。而患者在服用白虎汤后，每见汗大出，热势随之大减，这正是白虎汤"达热出表"的作用所致。孟氏还提出，如这类病人身无汗又伴有凛凛恶寒，可仿俞根初新加白虎汤之法，加入薄荷 3g、荷叶 10g 以助开腠达表之力。如病人兼见腹满、便秘、舌苔焦黄而燥，则可加入大黄、芒硝，即是白虎承气汤之意。邪热在气分除了白虎汤证外，还有热势内郁而化火者。孟氏用苦寒之品一般不主张盲目重投，特别是黄连，一般只用 3～5g。主要的是这类苦寒药如用量偏大，每可造成败胃或化燥伤阴等不良后果。对于温病气分热盛阶段用清法，还要注意与祛痰化湿药的配合使用。对湿热性疾病在气分热盛当清热与化湿并用，这一点一般不容易忽视，但对温病兼夹痰热湿浊的治疗却较易忽略。在临床上，因患者素体痰浊较甚，或因邪热炽盛，炼液为痰，所以每易兼夹痰热，如不及时注意祛除，极易引起动风、闭窍之变。孟氏提出，对此类病证的治疗可参考王孟英的经验，即"四竹"（竹叶、竹沥、竹茹、天竺黄）并用，此为治疗温病痰热之首选。如邪热已深入营血分，当以清营凉血为主，主要用犀角、生地等清营血邪热和丹参、赤芍等凉血化瘀的药物。孟氏提出，犀角可用水牛角代替，但后者的清热凉血作用毕竟不够理想，可以用大剂生地配伍水牛角，其凉血作用可以增强。对于营血分的邪热，孟氏强调注意两个方面：一是治疗营分之热，应注意"透"。孟氏认为，只要病邪在营分，这一治则都是适用的。如邪热初入营分而气分邪热尚未尽彻，甚至表现为气营两燔时，清气药物固然当用，而其清气之品多为透热外达者，此时当然寓有“透”意。在邪热已全部传入营分后，要清营分之热，仍当在清营之中加入银花、连翘、竹叶等轻宣透热外达的药物。对营分证的治疗不可一味投用滋腻凉血养阴之品，此即叶天士所说：“慎勿用血药，以滋腻难散”。二是对营血分的邪热应注意阴液的耗损与血液的凝滞，特别是要配伍滋养阴液的甘寒之品。

（3）清气与通利小便　温病在气分热盛之时常有小便不利或小便短赤的见证。一般来说，这是热盛伤阴所致，不可用淡渗利小便的方法，以免进一步加重伤阴。但孟氏指出，气分热盛小便不利的原因很多，其中有因热结膀胱者，有湿热蕴结下焦者，有暑热内盛者等。对这些病证的治疗不可一概认为忌用通利小便之法。如对于热结膀胱而致小便不利者，当加用芦根、滑石、晚蚕砂等以清利小便；对于湿热蕴结下焦而影响水道通利者，则可用五苓、八正之类；如暑热内盛而见小便短涩红赤者，须用六一散、竹叶等以导暑热下行。对某些气分证，通利小便是使邪热外出的一个重要通道。但在具体运用通利小便之法时，应注意不可通利过度，会加重阴液的损伤。

（4）清法之变通运用　孟氏用清法一般法度鲜明，但对于某些特殊的病例有时也会采用一些变法。一是清法中的各法配合运用，如对热毒充斥内外之证，每以辛寒清气与苦寒泻火合并使用；对气营（血）两燔之证，则把清气与凉营（血）法配合而用，并每投用大剂；如同时有邪热郁闭于内脏者，当配合清泄脏热之品；如伴有内结之实邪者，当与攻下之法相伍。二是对传统认为非清法的治法，在对某些温病病证的治疗时，也可作清法使用。

478 董建华教授治疗温病的经验？

董建华教授认为必须：

（1）综合辨治温病　提出三期分证辨治规律新学说。提出了把六经、卫气营血和三焦辨证三种理论有机结合起来，创立了辨治温热病三期分证的新学说。本方法根据温热病的病变发展过程和病势轻重浅深，把温热病分为表证期、表里证期和里证期三个阶段。表证期足病邪尚浅，居于卫分，病在皮毛，以肺卫症状为主。包括：表寒、表热、表湿、肺燥四个证候。表里证期是指邪在半表半里或表里同病，属卫气之间，有半表半里、表寒里热、表里俱热、表里湿热四类证候。里证期是包括气、营、血等方面的病证，有气分热毒、热结肠道、痰热阻肺、脾胃湿热、肝胆湿热、膀胱湿热、肠道湿热、气营两燔、热入心营、热极生风、阴虚风动、热盛动血、阴竭阳脱13种证候。

（2）治温初期注重驱邪，强调透、清、下三法 董建华教授认为外感温热病，是由温热毒邪侵袭机体而致的以热象偏重、易伤津液为特征的外感疾患。温热毒邪是致病的主要因素，其具有发病急、传变快、变化多的特点，因而在温病早期，祛除病邪、截断病势、扭转病机，是治温之关键，而根据病邪性质，入里浅深及所侵部位的不同，采用宣透、清里、攻下是驱邪外出的主要方法。温热病邪侵袭肺卫，邪在浅表，郁于肌腠，卫气不畅，肺气不宣，当选以金银花、连翘、薄荷、牛蒡子、僵蚕、蝉蜕等辛凉宣泄，散热透邪，使邪从表而解；若邪入里，热势较盛则当寒凉清热，所选之法，当视邪热在气、在营、在血之别，在脏和在腑之差，或清气热，或清热泄火，或清营泄热，或凉血散血，或清瘟败毒，或清心开窍，使邪有出路，热散而病解。应用之时须忌过用苦寒损伤正气，使邪气留伏不出。他认为温病中表已得汗而热势不退，或里热已炽而尚未见有腑实，是应用清法的最佳时机。下法具有清泻热结，驱除积滞，通畅腑气的作用，早有温热病下不嫌早之说。董教授选用下法强调须审证度势，察邪之盛衰，病位之高下，兼邪之多寡，正气之强弱，病势之缓急而善为之。阳明之腑实，热结为甚，当苦寒峻攻；正气不足，腑气不通，须养阴益气，扶正而攻下；若兼有瘀血、积滞、痰浊者，更宜相合而用，逐邪外出，以防滋生他变。

（3）养阴生津，固护胃气思想，贯穿温病始终　温热病是以发热阴伤为基本特征，而“耗津伤阴”足温热病过程中的基本病机，热邪与阴伤的关系决定温热病的传化与转归。董教授主张治疗温热病在清热祛邪的同时，必须注重凉润救阴，不可妄投辛温发散之品，以防劫阴耗液产生变证。他指出阴液的存亡，对于温热病的预后顺逆有决定性的作用。根据其多年的临床经验，总结出的滋润肺胃以养阴，清解余毒以生津，息风潜阳以救阴，酸苦泄热以育阴，清热透邪以养阴的治疗方法，充分体现了其诊治热病注重养阴生津的学术思想，但同时也要根据患者体质，热病不同的阶段中津液耗伤程度的轻重，而选用不同的养阴生津之品，或纯用养阴生津，或寓于他法之中，这对于防止温热病的传变，提高疗效，均有十分重要的意义。“保胃气”作为治疗温热病另一治疗方法，自古就有“有胃气则生，无胃气则死”的名论，与“留得一份津液，便有一份生机”一样，董教授则认为通降胃气，是“保胃气”的重要措施，从而丰富了“保胃气”的理论内容，增加了“保胃气”的具体方法。

（4）治湿热邪气，宣畅为先，轻以制胜　湿热病属温热病中的另一大类疾病，为湿和热邪共同患病，具有病程长，缠绵难愈，易犯中焦脾胃的特点。因而倍受历代温病大家的重视。吴鞠通所创的“治上焦如羽，非轻不举”，“治中焦如衡，非平不安”，“治下焦如权，非重不沉”的治法，是被推崇的治湿法则。董教授在吸取前人精华的基础上除注重湿热病邪所在部位以及湿与热邪轻重不同之外，更强调宣畅气机而化湿。他认为湿热之邪内蕴机体非初起即为燥热的温热之邪。湿性黏腻，最易阻遏气机，郁闭阳气。为湿热病缠绵难愈的根本所在。因而强调治湿热病应先宣气化湿，即调畅气机，芳香化湿，这样气行则血行，湿行则热退，既可使郁闭的阳气不受过分清热的损伤，同时也大大缩短了缠绵难愈的病程，提高了临床疗效。在用药上，由于湿为阴邪，其性黏腻，热为阳邪温热上炎，因而在选择用药时多用质轻芳香之品，如清水豆卷、藿香、佩兰、蔻仁、生薏、苡仁、杏仁之类，轻可去实。既不可过用苦寒，造成冰伏，使病势难解；也不可大辛大温，以助热动势，蒙蔽清窍；更不能滥用滋补，使病情缠绵，难以收效。

479 刘仕昌教授治疗病毒性脑炎的经验？

病毒性脑炎多由肠道病毒、疱疹病毒等引起，全年均有所见，尤多发于夏秋季。起病多有发热，头痛，呕吐，甚至出现昏迷、痉厥、瘫痪等，病情往往缠绵难愈，西医尚无特效疗法，往往危及患者生命，或者留下瘫痪、失语、痴呆等严重后遗症。刘仕昌教授在长期的临床工作中，积累了一套行之有效的治疗方法，并治愈了不少病毒脑危重患者。根据本病发病特点，刘老多将本病归于暑湿或伏暑范围。认为病因多与感受暑湿有关。暑为火邪，易耗伤津气，湿性腻滞，暑湿合邪为患，缠绵难解。暑湿蕴蒸化热，上冲于脑，可见头痛如裂，并见不同程度发热，热盛动风则见抽搐，暑湿酿痰，蒙蔽心包则见神昏、谵语；暑湿若阻滞经络则见瘫痪。后期则多耗津伤气，津不柔筋则行走不利，心神清窍失养则痴呆、失语、木僵等。根据不同阶段，不同表现，刘老将本病分为三期辨治：

（1）暑湿蕴蒸，阻滞少阳三焦　本期多为发病初期，常见寒热，头痛如裂，周身不适，呕吐呈喷射状，神倦纳呆，口干口苦，小便黄，舌红苔腻，脉濡数或滑数。此时暑湿胶滞，难解难分，最易阻滞少阳，三焦枢机不利。刘老认为治疗既不能辛温发散，亦不能太过苦寒清解。必须宣通三焦，务使暑湿之邪从上下分消而解。常用蒿芩清胆汤加减治疗，头痛加菊花、白蒺藜、苍耳子、葛根等；热毒较重者重用大青叶、板蓝根、银花、蒲公英，水牛角等；呕吐不止者可用薛氏止呕散（川黄连、苏叶少许，泡开水慢慢呷服）。

（2）极期最易暑湿酿痰，蒙蔽心包　此期为本病危重阶段。

由于暑湿之邪蕴蒸不解，进而酿痰内蒙心窍，甚则引动肝风。常见发热不退，昏谵或失语，致精神行为失常，二便失禁，或见痉厥、瘫痪。刘老认为，由于暑湿酿疫。痰湿阻滞，难于速清，治疗困难不少，且易出现反复。治疗的关键在于豁痰开窍，解暑清热，温病“三宝”（安宫牛黄丸、紫雪丹、至宝丹）为常用之急救药，必须早用，重用，且应一天用 2～3 次方能奏效。并配合豁痰开窍清解之品：川贝母 6g，竺黄精、石菖蒲、郁金、连翘、胆南星各 10g，花粉 15g，栝蒌皮 12g。热盛加生石膏、知母、鱼腥草、大青叶、板蓝根；气虚加西洋参、太子参；痰热较盛加正牛黄；动风加羚羊角。刘老用这些方法曾经治疗病毒脑深昏迷 10 余例，疗效极佳。

（3）后期往往耗伤津气　刘老认为暑邪最易耗伤津气，暑湿合邪，蕴蒸难解，迁延日久，津气严重耗伤，气津耗伤，失却充养，易出现神倦，汗多；甚或失聪、失语、瘫痪。如不注意调治，易留下后遗症。刘老认为，此时亦非腻滞温养可行，必清补清养。常用太子参、沙参、石斛、花粉、生地、麦冬、五味子等，尤喜用西洋参补气生津而不温不燥。

（4）后期食复邪闭不可不防　本病由于暑湿为患，湿性黏滞，难于速解，且后期患者往往津气受伤，若此时早进温补，易出现“食复”，轻则病情缠绵不愈，重则病情出现反复，暑湿与食积秽浊合邪，更易内蒙清窍，重新陷于昏迷状态。刘老治疗暑湿内闭兼食复者重视解暑化湿，豁痰开窍外，加用消积化滞之品，如麦芽、谷芽、鸡内金等，并力主饮食清淡，如白粥、藕粉、马蹄粉等少量多餐，效果极佳。

病毒性脑炎虽然是一种危重病，且西医无特效治疗，但刘老抓住暑湿致病特点是易蕴蒸阻滞三焦，易酿痰内蒙心窍，后期易耗气伤律，容易出现食复，病情缠绵难愈等特点，将本病分为三期，根据不同时期表现特点，采用层层分解透泄外邪，步步维护正气津液，配合细心调护，效果极佳。

480 名老中医蒲辅周辨证施治流行性“乙型”脑炎的经验是什么？

中医治疗乙型脑炎，应根据治疗温病的原则。暑温有偏热、偏湿、伏暑、暑风和暑厥的不同。必须根据乙型脑炎在发展过程中各种证型、各个阶段的具体情况，以及环境、气候、年龄、体质等加以全面的综合考察，选择适当的治疗方法。

（1）辛凉透邪法　辛凉透邪是治疗温病的第一要务，治疗流行性“乙型”脑炎——暑温尤为重要。温病初起，邪未深入之际，总宜辛凉透发，使其热邪外达而愈，也说明温病虽忌汗而喜汗出，最怕表气郁闭，热不得越，不仅热邪在卫在气，宜用辛凉透邪之法，即表邪未罢而邪已入营，仍可透邪使之转到气分而达外。临床上，初起患者，慎勿过早使用苦寒，使邪遏郁不解，亦勿乱施香窜之品，引邪深入，必须掌握辛凉透邪的原则，即至中期，也应参用透邪外出之旨。必须辨证明确，随证立方，因时制宜，灵活掌握。

（2）逐积通里法　逐积通里法，是治疗温病过程中紧要的环节。温病不仅最怕表气郁闭，热不得越，更怕里气郁结，积浊阻塞，亦怕热闭火腑，水道不通及热遏胸中，大气不行，以致升降不灵，诸窍闭滞。温病虽忌下，乃原防其因道下伤阴，若见热结里实，消灼胃阴，必使里热下行，以救胃液，并疏通火腑不使热结而伤下焦之阴。因此在“乙型”脑炎——暑温临床上，应时刻注意，若暑积内阻，热结阳明，只须芳香以逐积，清下以通里，不使热毒内陷，里通而表自和。

（3）清热解毒法　清热解毒是治疗暑温的重要关键。暑热原为一气，暑热伤人，其性最烈，热盛而化火，火极而为毒是暑滥的必然现象，治法若不急清其热，道泄其毒，必然有燎原之势，以致不救。根据治疗“乙型”脑炎的实践，也可得出必须以清热解毒为主的结论，可以与之后先印证。关于这个方法的具体应用，仍应视热邪之深浅，毒素之重轻，体质之虚实，辨其在营、在血，或三焦皆热，或气血两燔等情况随证变通。

（4）开窍豁痰法　开窍豁痰是治疗暑温急迫方法之一。暑多有痰，蒙蔽心包，甚至三焦受阻，内外不通，必见神智昏迷，卒倒不醒之症。治法宜先开窍豁痰，然后退热清神，否则虽用退热清神之药无所施其功。因此，在临床上，发现有昏迷不醒或谵妄不安的症候，即应注意其因火、因痰，分别施治。

（5）镇肝息风法　痉厥抽风是“乙型脑炎”的几个证候。中医暑痫、暑厥、暑风，名虽繁多，而其要领仍在分别证候，即辨证立法。吴鞠通说：“小儿暑温身热，卒然痫厥，名曰暑痫”。临床实践也证明痉厥抽风在乙型脑炎病程中，是一种非常明显突出的征象，常见于重型或极重型的患者。根据前贤“热甚生风，热解则风自息”和“热邪规阴，累及肝肾，镇肝即可息风”的理论，结合临床具体情况，灵活运用，可以收到预期效果。

（6）通阳利湿法　通阳利湿是治疗暑温不可偏废的一个方法。暑由湿热化气而来。通阳利湿一法，对治疗乙型脑炎来说，占有极其重要的位置。一般发病在秋前的证候多属热胜，必以暑温法治之，在秋后的证候，多属湿胜，必以湿温法治之，这是言其常。若秋后天气亢热，则须以燥胜治之，这是言其变。同时，在临床上，暑之偏于湿者，有热湿兼胜，有热胜于湿，有湿胜于热三种不同的类型。治湿之法，非若寒邪之一汗即解，温热之一凉即退，宜用淡渗以通其阳。

（7）生津益胃法　一切热性病患，未有不灼伤津液的。吴鞠通主张温病“撤热以保津液”，吴坤安说：“以存津液为要旨”，汪瑟菴也说：“叶氏以保津液为要”，这都说明温热病注意保存津液的重要性。特别是在一切热病末期，胃阴消灼，津液愈亏，此时用生津益胃法、真能收到泽枯润稿之效。

（8）清燥养阴法　清燥养阴是治疗温病后期最重要的方法。燥本六气之一，但热病伤阴、津涸化燥，则与之有本质的区别。治疗“乙型”脑炎“养阴”是宗旨。一般热病在初期和中期，当撤热以救阴，急下以存阴，如用白虎承气之类即可，不须直投养阴之品而已寓养阴之义。若在末期，除伤液涸，致生内燥，直须清凉甘寒之物，才能收到养阴清燥之功。

（刘　泰　廖美容　李品纯）

参 考 文 献

［1］日本·丹波元简. 素问识、紊问绍识、灵枢识、难经疏证. 北京：人民卫生出版社，1984

［2］山东中医学院，河北医学院校释. 黄帝内经素问校释. 北京：人民卫生出版社，1991

［3］罗石标. 说医解字. 长沙：湖南科学技术出版社，2006

［4］隋·巢元方. 诸病源候论. 北京：人民卫生出版社，1982

［5］京中医学院校释. 诸病源候论校释. 北京：人民卫生出版社，1980

［6］李戎. 中医难字字典. 成都：四川科学技术出版社，1990

［7］李经纬，邓铁涛. 中医大辞典. 北京：人民卫生出版社，1998

［8］朱文锋，何清湖. 现代中医临床诊断学. 北京：人民卫生出版社，2003

［9］张登本，武长春. 内经词典. 北京：人民卫生出版社，1990

［10］张纲. 中医百病名源考. 北京：人民卫生出版社，1997

［11］金·刘守真. 河间医集. 北京：人民卫生出版社，1998

［12］王占利. 试论痰瘀在互结与中风. 陕西中医，1990，（98）2:75－76

［13］郑国庆，黄培新. 中风病辨治阴阳为纲源流. 中华医学杂志，2003，（33）4:227－229

［14］卢明，杜宝新，郭建文，等. 对中风病急性期以阴阳辨证代替传统九型辨证的可行性临床验证. 广州中医药大学学报，2006，23（4）：279－281

［15］王莹莹，焦玉梅，杨金生，王永炎. 通腑法在中风病防治中的应用. 中国中医基础医学杂志，2007.（13）12:924－925

[16] 刘茂才，黄燕，杜宝新，等．中西医结合综合救治高血压性中、大量脑出血201例临床研究．广州中医药大学学报，2001，18（1）：13－17
[17] 熊杰，陶盟，张果忠，等．应用醒脑开窍针刺法对急性脑梗死超早期患者神经功能缺损的影响．中国临床康复，2005，9（37）：4－5
[18] 王立新，蔡业峰，黄燕．脑血管病围手术期中医药辨治思路．广州中医药大学学报，2008，25（1）：15－17
[19] 刘金民整理．中国名老中医药专家学术经验集．贵州：贵州科技出版社．1999，36－37
[20] 王永炎，晁恩祥．今日中医内科．北京：人民卫生出版社，2000
[21] 王永炎，严世芸．实用中医内科学．上海：上海科学技术出版社，2009
[22] 田德禄．中医内科学．北京：中国中医药出版社，2005
[23] 王永炎．中医内科学．上海：上海科学技术出版社，1994
[24] 周仲英，蔡淦．中医内科学．北京：人民卫生出版社，2008
[25] 王永炎，张伯礼．中医脑病学．北京：人民卫生出版社，2007
[26] 孙广仁．中医基础理论．北京：中国中医药出版社，2002
[27] 周仲瑛．中医内科学．北京：中国中医药出版社，2003
[28] 袁兆荣，袁杰．老年中风发病与体质因素的关系．山东中医杂志，1997，16（6）：245－246
[29] 许沛虎．中医脑病学．北京：中国医药科技出版社，1998
[30] 高学敏．中药学．北京：中国中医药出版社，2002
[31] 桑韩飞，张英民，徐礼鲜，等．葛根素对大鼠灶性脑缺血再灌注后热休克蛋白70表达的影响．中华麻醉学杂志，2003，23（10）：50－51
[32] Pesce Me，AcevedoX，Bustameate D，eta1．Progess terome and testost terome modulate the convulsant actions of penty lene tetrazol and strychnine in mice．Pharmacoligy & Toxicology，2000，（8）7：116
[33] 李晓天，张丽容，翁世艾，等．马钱子碱在小鼠体内的组织分布具有明显的抑瘤作用．中国临床药理学与治疗学，2006，11（3）：34
[34] 朱太咏，赵翠萍．中药促进神经再生的实验研究．世界中西医结合杂志，2006，8（2）：85－90
[35] 赖光强，林中，韩正雪，等．地龙胶囊对缺血性脑梗死患者颈动脉粥样斑块的影响研究．中国中医急症，2009，7：1034－1035

[36] 郭泽新，汪润生. 治疗中风偏瘫需要针灸与康复医学的结合. 中国针灸，2002，22 (4)：268－270
[37] 王梅康，李静，魏友碧. 针刺时机、针法、刺激量对针刺治疗脑卒中疗效的影响. 中国临床康复，2003，7 (13)：1996
[38] 解庆凡，王建华，邹忆怀，等. 三个水平针灸介入时机对急性脑梗死患者运动功能和日常生活能力的影响. 中国临床康复，2005，9 (17)：128
[39] 石学敏. "醒脑开窍"针刺法治疗脑卒中. 中国临床康复，2003，7 (7)：1057－1058
[40] 张伯礼，王玉来，高颖，等. 中风病急性期综合治疗方案研究与评价——附522例临床研究报告. 中国危重病急救医学，2005，(5)：12
[41] 谢雁鸣，宇文亚，王永炎. 缺血性中风的二级预防及中医药应用评述. 时珍国医国药，2008，19 (11)：2730－2731
[42] 高丽波，闫燕，李妍怡. 中医药对缺血性脑卒中二级预防的前瞻性分析. 甘肃中医，2009，22 (10)：9－11
[43] 邓小兰，赵红，黄燕，等. 中风病二级预防的研究进展. 陕西中医，2009，30 (9)：1267－1269
[44] 胡英，胡跃强. 中医"治未病"理论对中风病二级预防的指导意义. 中西医结合心脑血管病杂志，2010，8 (2)：230－232
[45] 李可法. 辨证治疗中风后吞咽困难160例. 实用中医内科杂志，2005，19 (2)：112－114
[46] 闰咏梅，刘力. 卒中后抑郁症中医辨治初探. 陕西中医学院学报，2000，23 (5)：49－50
[47] 王海荣. 针刺治疗脑卒中后抑郁症140例. 中国中医急诊，2002，11 (4)：303－304
[48] 刘志顺，刘军，黄漫，等. 调理髓海法治疗中风后抑郁症. 中国针灸，1997 (9)：543－544
[49] 孙妍. 卒中后抑郁症的辨证与针灸治疗. 江苏中医药，2004，25 (1)：35－36
[50] 陈红霞，郭友华，欧海宁，等. 中风后疲劳的中医证候分布及影响因素初探. 陕西中医，2009，30 (2)：132－134
[51] 李铁明. 综合康复治疗提高中风患者的生活质量的探讨. 中国实用医药，2008，3 (34)：222－223

[52] 张依蕾，周德生．缺血性中风的中医药研究进展．广西中医学院学报，2009，12 (2)：75－77
[53] 中华医学会神经病学分会脑血管病学组急性缺血性脑卒中诊治指南撰写组．中国急性缺血性脑卒中诊治指南2010．中华神经科杂志，2010，43 (2)：146－153
[54] 杨增良，许庆友．谢海洲论治脑髓病．北京：人民军医出版社，2010
[55] 李勇，谢冬梅．古今中医脑病辩治精要．北京：人民军医出版社，2007
[56] 焦树德．中风病的诊治和预防．新中医，1997，29 (9)：6－8
[57] 邱志济，朱建平，马璇卿．朱良春治疗中风及后遗症用药经验特色选析．辽宁中医杂志，2002，29 (3)：129－130
[58] 黄燕，杨利，蔡业峰，等．出血中风和缺血中风病机差异与“脑中血海”“升降枢轴”的关系初探．中国中医药信息杂志，2004，11 (6)：472－473
[59] 商阿萍．路志正教授治疗中风经验撷菁．中医药学刊，2003，21 (7)：1057
[60] 肖长国，刘志梅．冉雪峰辨证中风学术经验述要．中华中医药学刊，2008，26 (1)：31－33
[61] 杨志敏，周雯．师从颜德馨教授膏方治疗中风后遗症的经验体会．中医药通报，2009，8 (3)：26－27，30
[62] 郭琼娥．运用中医时辰医学防治中风．湖北中医杂志，2010，32 (11)：43－44
[63] 周仲英．出血性中风（瘀热阻窍证）证治的研究．中医药学刊，2002，20 (6)：709－711，723
[64] 中华医学会神经病学分会，中华神经科杂志编辑委员会．眩晕诊治专家共识．中华神经科杂志，2010，43 (5)：369－374
[65] 粟秀初，孔繁元，黄如训．眩晕的临床诊断和治疗流程建议．中国神经精神疾病杂志，2003，9 (4)：315－317
[66] 粟秀初．眩晕的临床诊断．中国现代神经疾病杂志，2005，5 (5)：292－297
[67] 王白玲，王晓东．眩晕的病因病机和中医治疗．中华当代医学，2005，3 (11)：76－77
[68] 刘邦丽．浅谈脾胃功能失调与眩晕发病的关系．桂林医学杂志，

1997, 13 (4): 325 - 326

[69] 姜桂宁. 眩晕病因病机古今对比暨其总体防治思路研究. 江西中医学院学报, 2009, 2 1 (2): 91 - 94

[70] 王春生, 刘轲. 对中医眩晕病证名称及病因病机的认识. 光明中医, 2008, 23 (10): 1506 - 1507

[71] 韩向辉. 浅谈中医对眩晕病因病机的认识. 光明中医, 2009, 24 (10): 1870 - 1872

[72] 任绍林. 从肝风论治眩晕. 光明中医. 2008, 23 (8): 1145

[73] 卓萍, 对补虚法治疗眩晕的认识. 光明中医. 2010, 25 (1): 137 - 138

[74] 田琳. 整理挖掘名老中医诊疗眩晕病辨证思维模式的思路与探讨. 中国中医基础医学杂志, 2006, 12 (8): 618 - 622

[75] 任继学. 任继学经验集. 北京: 人民卫生出版社, 2000

[76] 陈可胜. 伤寒论中厥的基本病机探讨. 中医杂志, 2004, 10, 45 (10): 786 - 787

[77] 吕黎明. 论《伤寒论》厥证之源流及其发展. 光明中医, 2010, 25 (6): 930 - 931

[78] 杨德钱. 痰厥治验. 中国中医急症, 2007, 16 (7): 887

[79] 刘茂才, 黄燕. 中医脑病临证证治. 广东: 广东人民出版社, 2006

[80] 于智敏. 周超凡治疗偏头痛的经验. 中医杂志, 1995, 5 (36): 270 - 271

[81] 石忠, 朱矗, 郭立中. 周仲瑛教授辨治头痛经验浅析. 福建中医药, 1995, 41 (3), 27 - 28

[82] 谢炜, 赵云燕. 陈宝田治疗头痛经验. 中医杂志, 1998, 39 (6): 330 - 331

[83] 李晓丽, 张志全. 刘福友教授治疗偏头痛经验介绍. 新中医, 2008, 10

[84] 任元元, 李唯钢. 谢强三针为主治疗耳鸣临床经验举隅. 江西中医药, 2009, (318): 13

[85] 秦彩虹, 陆小左. 耳鸣耳聋的中医研究进展. 江西中医药, 2008, 39 (4): 79 - 80

[86] 钰松. 耳鸣耳聋的药粥食疗方. 开卷有益 求医问药, 2005, (8): 30

[87] 王士贞. 中医耳鼻咽喉科学. 北京: 中国中医药出版社, 2003

[88] 梁辉, 李明. 耳鸣耳聋的辨证分型论治. 现代中医药, 2009, 29 (2): 37 - 39

[89] 刘立公，顾杰. 昏厥证的古代针灸治疗特点探讨. 中国针灸，2000，(4):255－256
[90] 李淑珍. 浅谈神昏的辨证论治. 中国民间疗法，2008，(3):50－51
[91] 李耀辉，姜良铎，张东梅. 神昏辨治初探. 吉林中医药，2008，(11):928－929
[92] 吴雪梅，刘建新. 针灸治疗昏厥临床体会. 光明中医，2004，(2):31－32
[93] 刘占文，文海英. 应用温阳法治疗顽固性不寐浅议. 辽宁中医杂志，2007，34 (2):152－153
[94] 姚亮，杨佩兰. 睡眠呼吸暂停综合征中医分型初探. 河南中医，2004，24 (2):32 －33
[95] 骆仙芳，王会仍. 试述睡眠呼吸暂停综合征的辨证与治疗. 浙江中医杂志，2003，38 (11):490－491
[96] 王永红，李国翔，刘荣芹. 浅析中药治疗阻塞性睡眠呼吸暂停综合征. 河北中医，2001，23 (4):295
[97] 夏晓红，陈美娥. 略谈针灸治疗阻塞型睡眠呼吸暂停综合征的思路. 江苏中医药，2003，24 (7):44－45
[98] 刘桂玲，相永梅. 针刺治疗无器质病变睡眠呼吸暂停综合征 16 例. 中国针灸，2000，20 (7):392
[99] 陈建. 推拿治疗睡眠呼吸暂停综合征. 按摩与导引，2003，19 (4):15
[100] 王术凤，胡翔燕，曹晓岚. 调气活血法治疗不寐经验. 山东中医杂志，2007，7，26 (7):486
[101] 安妮，马智. 马智教授治疗不寐经验撷菁. 时珍国医国药，2008，19 (5):1288－1289
[102] 中华人民共和国卫生部. 中药新药临床研究指导原则. 北京：人民卫生出版社，1993，186
[103] 李丽春. 从阴阳跷脉谈针刺治疗不寐与多寐症. 江西中医药，2008，9 (9):51
[104] 罗希全. 捻转针刺手法为主治疗失眠症 80 例. 河南中医，2008，7 (27):84
[105] 何春水. 精选千家妙方. 北京：人民卫生出版社，1989
[106] 赖天松. 临床奇效新方. 北京：人民卫生出版社，1992

[107] 陈永灿，黄飞华. 失眠的中医保健. 北京：人民卫生出版社，2000
[108] 兰胜作. 睡眠与失眠. 北京：华夏出版社，1999
[109] 王庆其. 内经临证发微. 北京：人民卫生出版社，2007
[110] 孙田华. 嗜睡的证因论治. 江西中医药，1997
[111] 周国琪，张宇鹏. 内经嗜睡证之辨析. 中国中医基础医学杂志，2008，14（2）:2
[112] 谈多刚. 失眠症中药外治疗法. 东方药膳，2007，7
[113] 刘卫平. 中药敷脐治疗经前期失眠症56例. 中医外治杂志，2006，15（3）:61
[114] 王中男. 不寐证中医辨证综合治疗方案的选择. 吉林中医药，2007，5（27）:7
[115] Swadling C. Narcolepsy. Nurs-ing times. 1999，95（31）
[116] 张培东. 针刺治疗嗜睡78例. 中华中医药学会外治分会第四次学术会议会刊，162
[117] 王庆其. 内经临证发微. 北京人民卫生出版社，2007
[118] 王少杰，董丛丛. 发作性睡病的中医认识及治疗概况. 中医杂志，2008，49（4）:369
[119] 张洪斌. 发作性睡病的中医治疗. 中国医药学报，1995，10（6）:35－37
[120] 刘宗莲. 路志正教授治疗发作性睡病撷菁. 中医首学刊，2002，20（7）:7－8
[121] 朱慧明，杨国晶，李阿玲. 电针与耳穴贴压法治疗发作性睡病临床观察. 白求恩医科大学学报，2001，27（1）:82
[122] 慈勤仁，解乐青，仲春光. 针刺治疗发作性睡病18例. 中国针灸，2007，8:568
[123] 王藕儿. 心理护理干预对抑郁症患者的影响. 实用医学杂志，2008，24（4）
[124] 李健. 抑郁症患者的心理护理. 护理实践与研究，2007，4（2）
[125] 章金飞. 丹栀逍遥散加味治疗气郁证临床体会. 医药论坛杂志，2009，（16）:76
[126] 李毅. 中医治疗梅核气的近况. 黑龙江医药，2007，12（20）:609
[127] 陈家旭，杨维益. 神经－内分泌－免疫网络研究概况及其与中医肝脏关系的探讨. 北京中医药大学学报，1995，18（4）:7

[128] 程士德. 素问注释汇注. 北京：人民卫生出版社，1982
[129] 任继学. 悬壶漫录. 北京：北京科学技术出版社，1990
[130] 唐启盛. 抑郁症－中西医基础与临床. 北京：中国中医药出版社，2006
[131] 方药中，邓铁涛，李克光，等. 实用中医内科学. 上海：上海科技出版社，1984
[132] 吴敦序. 中医基础理论. 上海：上海科学技术出版社，2002
[133] 刘琴，郭立中，周仲瑛. "疑病多郁"学术思想初探. 环球中医药，2009，2（1）：67－68
[134] 谢宇霞，皮明钧. 从临床流行病学调查探讨肝气郁结病机特点. 中国中医药信息杂志，2009，6（12）：18－20
[135] 吴玉斌. 《金匮要略》方治疗梅核气验案两例. 时珍国医国药，2000，11（2）：110
[136] 韩喜旺. 药茶治疗梅核气. 新中医，2002，34（10）：34
[137] 邱茂良. 针灸学. 上海：上海科学技术出版社，1985
[138] 夏治平. 实用针灸推拿治疗学. 上海：上海中医学院出版社，1980
[139] 杨长森. 针灸治疗学. 上海：上海科学技术出版社，1985
[140] 李复峰. 历代针灸名家医案选注. 哈尔滨：黑龙江科学技术出版社，1985
[141] 葛红颖. 梅核气身心并治临床初探. 陕西中医，2004，25（3）：251
[142] 耿引循. 治疗梅核气经验. 江苏中医杂志，2000，21（6）：7
[143] 王永炎，张天. 临床中医内科学. 北京出版社，1994
[144] 黄帝内经素问. 北京：人民卫生出版社，1963
[145] 张从正. "情志疗法"探析. 天津中医，1999，6，16（3）：28
[146] 闫少校，邹义壮，崔界峰，等. 中医心理治疗122例分析. 时珍国医国药，2008，19（6）：1471
[147] 叶天士. 临证指南医案. 北京：人民卫生出版社，2006
[148] 石学敏. 针灸学. 普通高等教育"十五"国家级规划教材. 北京：中国中医药出版社，2002
[149] 殷明伟，刘敏. 针刺治疗郁证66例. 山东中医杂志，2006，3，25（3）：179－180
[150] 邱有法. 电针并药物离子导入治疗面瘫后遗症临床观察. 实用中西医结合临床，2006，6（4）：53

[151] 魏若雯. 两种理疗法对周围性面神经麻痹不同阶段的效果观察. 右江民族医学院学报, 2004, 26 (2): 253 - 254
[152] 郭润田. 辨证治疗周围性面瘫临床总结. 北京中医, 1997, 16 (3): 32
[153] 刘福英. 中药穴位敷贴治疗面瘫100例. 新中医, 1997, 29 (4): 24
[154] 李玉梅. 针刺治疗颜面神经麻痹 40 例. 江苏中医, 1997, 18 (1): 32
[155] 周贤刚, 杨闯, 杨丽霞. 中药穴位贴敷治疗面瘫的 Meta 分析. 中国针灸, 2005, 25 (11): 797 - 801
[156] 邵淑娟, 王卫红, 李其英. 穴位贴敷朱砂蓖麻膏治疗顽固性面瘫 36 例. 中国针灸, 2000, 20 (3): 159 - 160
[157] 马小平. 复方马钱子散穴位贴敷下关穴治疗周围性面瘫 64 例临床观察. 中医杂志, 2001, 42 (10): 598
[158] 马英. 面瘫. 北京: 中国中医药出版社, 1998
[159] 欧阳兆龙. 穴位注射合推拿治疗顽固性面瘫 38 例. 广东省针灸学会第十一次学术研讨会论文汇编, 247 - 248
[160] 张洁怡, 马碧茹. 陈全新教授治疗面瘫的经验. 广东省针灸学会第十一次学术研讨会论文汇编, 432 - 433
[161] 柴国剑, 李志文, 吴秀贤. 中华当代名医妙方精华. 长春: 长春出版社, 1993, 208
[162] 张昱. 当代名医临床秘诀. 北京: 科学技术文献出版社, 2003. 5
[163] 陈连起. 辨证治疗急性感染性多发性神经根炎 27 例. 陕西中医, 1990, 11 (11): 494
[164] 王丽华, 高静飞. 分型施针治疗格林 - 巴利综合征 28 例疗效分析. 现代康复, 2001, 5 (7): 125
[165] 孔祥梅. 急性感染性多神经根神经炎从寒湿论治的体会. 中医杂志, 1997, 38 (7): 404
[166] 南柏江. 中药针灸治疗格林 - 巴利 46 例. 黑龙江中医药, 2009, 34
[167] 王伟民, 吴颖悟. 王松龄治疗格林 - 巴利综合征经验. 中医杂志, 2009, 50 (8): 689 - 690
[168] 黎明全, 赵建军, 王庆伟. 益髓通经方治疗格林 - 巴利综合征恢复期 36 例临床观察. 中国社区医师, 2009, 25 (11): 43
[169] 王永炎. 中医对急性感染性多发性神经炎的辨证论治初探. 北京中

医学院学报，1985，8（3）：26
[170] 杨明信．碥石集．长春：吉林科学技术出版社，1999
[171] 仇丽伟．补阳还五汤加味治疗肢体麻木85例．河南中医学院学报，2003，18（1）：62
[172] 邱立新．傅山论治麻木经验探微．光明中医，2009，24（1）：27
[173] 金杰，张振强，陈海燕．张学文治疗丘脑卒中后麻木的经验．江苏中医药，2006，27（5）：18－19
[174] 戴晓艳，金良昆．导师陆家龙治疗急性脊髓炎的经验．云南中医中药杂志，2002，23（4）：2－3
[175] 冯福海，张淑君．四妙丸加味治疗急性非特异性脊髓炎37例．中国民间疗法，2000，8（10）：36－37
[176] 游建明．健脾利湿活血汤治疗急性脊髓炎疗效观察．中国中医急症，2006，15（7）：716－717
[177] 王庆琛．加味补阳还五汤治疗急性脊髓炎1例．中国中医急症，2001，2
[178] 方小华，李小珍．浅谈马钱子在治疗急性脊髓炎的疗效．当代医学，2008，14（24）：165－166
[179] 何玉琴，吴宣富．补阳还五汤加减治疗难治性急性脊髓炎．山东中医杂志，2007，26（8）：531－533
[180] 彭雁玲．急性脊髓炎治验．中国中医急症，2002，2
[181] 杨敏，任彬．针刺治疗急性脊髓炎案．针灸临床杂志，2002，18（3）：16
[182] 李炳茂．《黄帝内经》治疗痿证思想探讨．中医杂志，2011，52（3）：186
[183] 樊永平．痿证理论的源流梳理．北京中医药大学学报，2011，34（1）：12
[184] 中华中医药学会发布．中医内科常见病诊疗指南．北京：中国中医药出版社，2008
[188] 尚晓玲，高颖．关于多发性硬化病因病机的理论探讨．中国中医基础医学杂志，2006（6）：414－415
[186] 樊永平．多发性硬化的中医药病证结合治疗．中华中医药杂志，2007，22（5）：289－292
[187] 陈韫炜．黄芪桂枝五物汤加味治疗多发性硬化30例．湖南中医杂

志，2006，22（5）:50－56
[188] 何庆勇，张吉，唐玉秀. 针药并用治疗多发性硬化11例. 世界针灸杂志，2007，17（3）:43－45
[189] 马俊勇. 郑绍周教授治疗多发性硬化经验简介. 四川中医，2008，26（11）:5－6
[190] 王宝亮，钱百成. 中西医结合治疗多发性硬化症163例. 中医研究，2009，22（3）:44－45
[191] 张鑫，张俊龙. 伏邪概念实质研究. 北京中医，2006，25（3）:155－157
[192] 陈刚. 伏邪学说探讨. 中国医药导报，2007，4（25）:82
[193] 张洪军. 老人记性差，痴呆健忘要分清. 药物与人，2009（7）:32－33
[194] 李珀，聂长娥，赵俊芳. 试论脾胃虚衰是老年健忘肇始病机. 辽宁中医杂志，2005，32（3）:201－202
[195] 张友和. 健忘症辨治体会. 内蒙古中医药，2002（6）:15－16
[196] 李国民. 老年健忘症食疗方. 中国保健营养，2007（5）:50－51
[197] 李晓宏. 辨证治疗血管性痴呆37例. 云南中医中药杂志，2002，23（2）:9－10
[198] 刘涛，王灿辉，杨进，等. 改良三甲散对血管性痴呆病患者智状态的调节作用. 中国中西医结合杂志，2005，25（6）:492－494
[199] 唐正祥，申涛. 中医对血管性痴呆的认. 陕西中医，2009，30（7）:936－937
[200] 陈永灿. 陈士铎. 健忘呆病证治方药探析. 中医药临床杂志，2004，16（5）:497－499
[201] 李志强，赵国平. 对陈士铎论治呆病健忘的思考. 浙江中医药大学学报，2007，31（3）:284－285
[202] 周文泉. 关于老年期痴呆中医药治疗的思考. 暨南大学学报：医学版，1999，20（6）:14－17
[203] 宫洪涛，任德启，郭会军. 郑绍周论治血管性痴呆的经验. 浙江中医杂志，2002，37（5）:187
[204] 李涓. 针灸治疗血管胜痴呆临床研究进展. 黑龙江中医药，2011，01:57－58
[205] 杨喜艳. 颜德馨教授对老年性痴呆的中医治疗. 四川中医，2005，23（8）:4－5
[206] 叶进. 关于百合病的讨论. 上海中医药杂志，1992，8:40－41

[207] 伍典智. 百合病证治心得. 实用中医药杂志, 2006, 22 (3): 177
[208] 曲丽芳. 以中医神志学说辨析百合病. 上海中医药大学学报, 2004, 18 (2): 8-9
[209] 胡献国. 秋燥润肺食百合. 家庭医学, 2007, 9: 47
[210] 李郑生. 李振华教授治疗脏躁病经验. 中医药学刊, 2006, 10 (10): 1804-1805
[211] 鲍远程. 现代中医神经病学. 北京: 人民卫生出版社, 2003
[212] 梁繁荣. 针灸学. 中国中医药出版社, 2007
[213] 郑开梅. 孙慎初治疗重症肌无力的经验. 上海中医药杂志, 2005, 39 (7): 19-20
[214] 刘小斌, 刘友章. 邓铁涛教授救治重症肌无力危象的方法和思路. 河南中医, 2004, 1, 24 (1): 18-19
[215] 尹改珍, 陈蕾. 谈痹证的针灸治疗及护理. 新疆中医, 2005, 23 (5): 35-36
[216] 邹忆怀. 王永炎教授治疗颤振病（帕金森氏病）经验探讨. 北京中医药大学学报, 1996, 19 (4): 15-16
[217] 黄培新, 刘茂才. 神经科专病中医临床诊治. 北京: 人民卫生出版社, 2005
[218] 高建忠. 癫狂梦醒汤新用. 新中医, 2002, 34 (11): 68
[219] 李怀民. 癫狂梦醒汤临证新用. 甘肃中医学院学报, 2006, 23 (2): 42-43
[210] 王灿晖. 温病学. 湖南: 湖南科学技术出版社, 2001
[211] 赖新生. 针灸脑病学. 北京: 人民卫生出版社, 2006
[212] 崔乃杰, 石学敏. 中西医临场急症学. 北京: 中国中医药出版社, 1998
[213] 孙怡, 杨任民. 实用中西医结合神经病学. 北京: 人民卫生出版社, 2000
[214] 苏中昊, 余小萍. 颜亦鲁治疗暑温病的独特思路. 山西中医, 2008, 2, 24 (2): 11-13
[215] 钟嘉熙, 史志云, 徐贤实. 刘仕昌教授治疗病毒性脑炎经验介绍. 新中医, 1991 (11): 2-4
[216] 中医研究院. 蒲辅周医疗经验. 人民卫生出版社, 2006